염증의 바다 건너가기

염증의 바다 건너가기

초판 1쇄 인쇄 | 2025년 05월 20일
초판 1쇄 발행 | 2025년 05월 26일
지은이 | Dr. Barry Sears
옮긴이 | 장준홍 안병해 장연복 김종순 김동호
펴낸이 | 최몽순
펴낸곳 | 조윤커뮤니케이션
디자인 | 윤영화
교정 | 윤금희
출판등록 | 제 2022-000161호
등록일자 | 2001년 4월 13일
주소 | 서울 종구로 삼봉로 81 두산위브 파빌리온 703호
전화 | 02-730-8841 팩스 | 02-730-8814
이메일 | joyoon10@naver.com
ISBN 979-11-91779-19-6 13510

값 29,500원
도서 구입문의 | 02-583-2296
※잘못 만들어진 책은 구입하신 서점에서 교환해 드립니다.

Dr. Barry Sears

THE ANTI-INFLAMMATION ZONE

내가 먹은 음식은 내 몸과 달라서 염증반응을 일으킨다

염증의 바다 건너가기

장준홍 안병해 장연복 김종순 김동호 옮김

JOYOON Communications

추천의 글

만성질환과 음식을 잇는 염증의 내밀한 침묵에 귀 기울인 쾌저(快著). 의학과 영양학의 고루(固陋)한 머뭇거림을 넘어, 노자(老子)의 시선으로 자연과 인간의 소통까지 겨냥한 묵음(默音)의 새로운 패러다임까지. 그 놀라운 영향력을 마땅히 기대한다.

- 유형준(한국만성질환관리협회 명예회장, 전 한림의대 내분비내과 교수, 시인)

이 책은 건강을 위협하는 만성 염증을 이해하고, 올바른 식습관을 통해 이를 극복하는 방법을 제시합니다. 과학적 근거를 바탕으로 실천 가능한 전략을 담아 누구나 쉽게 따라 할 수 있도록 구성되었습니다. 염증의 비밀을 풀고 건강한 삶을 원하는 모든 분께 강력히 추천합니다.

- 고기현(약사, 꼬기약사TV, ㈜스마힐 대표)

제가 CJ제일제당에서 식품사업을 총괄할 때 연구소에서 검증을 마친

후, 120kg의 비만으로 삶의 활력을 잃은 P부장에게 존 다이어트 홈딜리버리 메뉴를 적용하여 8주 만에 20kg 체중 감량을 달성하고 자신감을 회복시킨 경험이 있습니다. 고도비만으로 포기했던 결혼을 하고, 행복한 삶을 사는 그를 만날 때면, 존 다이어트가 탁월한 '게임 체인저'임을 공감합니다.

- 윤석춘(조인(주) 사장, 전 (주)하림, (주)SPC삼립 사장, CJ제일제당 부사장)

2009년 이래 200km 이상 장거리 도로 사이클 라이딩을 즐기면서, 어떻게 하면 더 오래, 더 안정적으로 탈 수 있을까 고민했습니다. 단순히 사이클 성능이나 훈련량뿐 아니라, 식단과 에너지 관리가 정말 중요하다는 걸 체감한 후 '존 다이어트'를 실천하고 있습니다. 일상 컨디션 유지는 물론 장거리 라이딩을 자주 하시는 분께 정말 잘 맞는 식사요법입니다.

- 이재성(성균관대학교 생명과학과 교수)

네 번의 교통사고로 오랫동안 우울증과 무기력 그리고 원인을 알 수 없는 통증으로 무척 힘들어하던 중에 장준홍 원장님의 강좌를 수강하였습니다. 존 다이어트는 저의 모든 불편한 증상을 떨쳐내고, 정상적인 삶을 시작할 수 있도록 기적처럼 치료해준 생명수 같은 식사법입니다. 지금은 최상의 건강 상태로 들어가는 문을 활짝 열어주는 존 다이어트를 회원들과 함께 실천하며, 활기차고 즐겁게 필라테스를 수련하고 있습니다.

- 이지혜(더브릿지 필라테스 센터 원장)

20여 년 전 한국여자의사회에서 장준홍 원장님의 강의를 듣고 공감하여, 수험생이었던 아들에게 존 다이어트 홈딜리버리 메뉴를 적용해 보고 존 다이어트의 놀라운 효과를 직접 경험했습니다. 이후 지인들에게 소개하고 진료실에서도 꾸준히 알리고 있습니다. 이 책을 통해 만성 염증을 예방하는 올바른 식습관을 익혀 건강한 삶을 유지하시기 바라며, 특히 수험생을 둔 학부모들께 일독을 권합니다.

- 김희주(대치서울영재소아청소년과의원 원장, 전 보라매병원 소아과 과장)

제 인생에서 가장 잘한 일 중 하나는, 2010년쯤 40대 중반에 도로 사이클 동호회 도싸에서 장준홍 박사님을 만나 '존 다이어트' 강좌를 수강하고, 곧바로 실천한 것입니다. '내 건강을 지켜주는' 핵심 철학이자 방법론이기 때문에, '다이어트'라는 이름으로 인하여 단순한 체중 감량법으로 오해하지 않아야 합니다. 《염증의 바다 건너가기》 출간을 진심으로 축하드리며, 많은 독자께서 이 책을 통해 건강의 진실과 마주하기를 바랍니다.

- 김태현(한국방송광고진흥공사 국장)

국내 최대 도보 카페인 인도행에서 20년째 열심히 걷고 있는 70대 여성입니다. 2012년에 우연히 존 다이어트 강좌를 수강하고 바로 실천에 옮긴 후 불과 2주일 만에 체력이 향상되고 동시에 건강 검진 상의 혈액 검사 치가 호전되는 놀라운 경험을 하였습니다. 약이나 영양제를 복용하지 않고도 실천하기 쉽고, 효과를 빠르게 확인할 수 있는 존 다이어트를 10년 이상 실천함으로써 체력을 탄탄하게 유지하며, 노화 속도를 최대한 늦추고 있는 중입니다.

- 박순경(인생길 따라 도보여행(인도행) 카페 우수회원, 보노)

15년 전 강서구의사회 주최 강좌에서 서울의대 장준홍 선배의 강의를 들은 후부터 지금까지, 존 다이어트를 꾸준히 실천하여 전과 달리 활기찬 일상을 지내고 있습니다. 한 번 사는 인생, 아프지 않고 염증 없이 살고 싶으면, 이 책을 읽고 존 다이어트를 꼭 실천하세요.

- 이진행(이진행비뇨기과의원 원장, 전 록밴드 Why Not 리드보컬)

십여 년 전인 50대에 걷기 동호회 인연으로 '휴먼영양학'을 접하게 된 것은 크나큰 행운이었습니다. 3대 영양소의 칼로리 개념 식사법을 벗어나 호르몬 개념을 기초로 탄-단-지 균형을 이룬 존 식사법을 알게 된 것은 천동설의 세상에서 지동설에 눈을 뜬, 가히 혁명적인 발견이었습니다. 일상생활뿐 아니라 걷기, 산행에서 균형 있는 식사를 어떻게 마련해야 할지, 궁금증이 일시에 해결되었습니다. '휴먼영양학'의 후속편, 《염증의 바다 건너가기》 출간을 축하드리며, 많은 분이 염증을 잘 다스려서 최상의 건강 상태로 건너가기를 바랍니다.

- 이미례(인생길 따라 도보여행(인도행) 카페 최우수회원, 전 운영자, 강물)

이 책이 출간되기 오래전에 신세계와 현대백화점 문화센터에서 장준홍 박사님의 강좌를 수강한 적이 있는 70대 여성입니다. 그때부터 '존 다이어트'를 꾸준하게 실천함으로써 건강한 삶을 유지하고 있는 것을 더할 나위 없는 행운이라 여기고 있습니다. 여러분도 이 책을 통해 단백질, 탄수화물, 지방이 균형을 이룬 탁월한 식사법과 만나는 행운을 놓치지 않기를 바랍니다.

- 류기성(사진가, 전 서울신문, 중앙일보 사진부 기자)

옮긴이 서론

침묵의 염증에 귀 기울이자

이십 세기에 등장한 약 중에서 가장 놀라운 효과를 나타낸 약은 아스피린이 분명하다. 지금도 아스피린의 폭넓고 뛰어난 효과 덕분에 적용 분야가 점차 확대되고 있다. 진통해열의 기능을 뛰어넘어 심장마비, 뇌졸중 등의 혈관질환을 예방하고 치매까지 예방할 수도 있다고 한다. 또 혈관질환의 예방 덕분에 당뇨합병증, 고지혈증, 고혈압 그리고 일과성 허혈성 발작을 예방하고 관리하는데 적용하기도 한다. 더욱 놀라운 점은 직장암, 유방암 등의 발생률을 낮출 수 있다는 보고도 있다. 이처럼 엄청난 효능을 보유하고 있는 아스피린 약리작용의 정체를 밝혀낸 이들에게 수여한 1982년 노벨 의학상으로 아스피린의 위력을 알게 되었다.

1960년대 말에 영국 의과대학(Royal College of Surgeons)의 약리학자 존 베인(John Vane)이 아스피린은 세포에 작용해서 프로스타글란딘

(prostaglandin)이라는 주요 아이카사노이드(eicosanoid)의 생산을 중지시킨다는 사실을 알아냈다. 실제로 아스피린은 프로스타글란딘 생산을 조절하는 핵심 효소(cyclooxygenase)를 억제한다. 이처럼 아스피린이 프로스타글란딘 생산에 관여하는 양상에서 아스피린의 광범위한 효능을 미루어 짐작할 수 있다.

1970년대 중반에는 스웨덴 연구소(Karolinska Institute)의 벵트 새뮤엘손(Bengt Samuelsson)이 프로스타글란딘 G2가 트롬복세인(thromboxaine) A2라는 또 다른 아이카사노이드로 전환된다는 사실을 알아냈다. 트롬복세인 A2는 혈소판을 응집시켜 혈병(血餠, 피떡, blood clot)을 만든다. 혈병은 심장마비나 뇌졸중의 원인이다. 따라서 아스피린이 심장마비와 뇌졸중을 예방할 수 있다. 또 다른 공동 수상자인 수네 베르그스트롬(Sune Bergstrom)은 아이카사노이드의 구조를 밝혀냈다.

다시 말해서, 아스피린은 아이카사노이드의 기능을 억제함으로써 놀라운 효과를 발휘한다. 이제까지 상당히 많은 아이카사노이드의 정체가 밝혀져서 현재 100여 개가 넘는다. 이와 동시에 아이카사노이드가 우리 몸과 마음의 많은 기능을 담당하고 관리한다는 연구결과들이 보고되었다. 따라서 아스피린이 우리 몸과 마음의 상태를 조절하는 큰 힘을 발휘하는 약으로 등장했다. 그러나 모든 약이 그러하듯이, 약을 복용해서 유리한 면이 있으면 그 반대로 불리한 면을 보여 주고야 말기 때문에, 아무리 뛰어난 효능을 지닌 아스피린이라도 오래 복용하면 부작용을 피할 수 없어 새로운 문제가 발생한다.

아이카사노이드는 오메가-6와 오메가-3 필수지방산으로부터 만들어진다. 다시 말해서, 아이카사노이드를 합성하려면 반드시 지방 식품을 섭취해야 한다. 아이카사노이드를 염증반응을 일으키고 진행시키는(pro-inflammatory 또는 more inflammatory)것과 반대로 염증에 대항하는(anti-inflammatory 또는 less inflammatory) 것, 크게 두가지로 나눌 수 있다. 정도의 차이는 있겠지만, 반드시 섭취해야 하는 필수지방산이 포함된 지방 식품이 우리 몸에서는 아이카사노이드로 등장해서 염증반응에 참여함을 간과할 수 없다. 한편 2017년에 하버드의대 찰스 서르핸(Charles N. Serhan)이 오메가-3 지방산으로부터 DHA를 거쳐 합성되는 레졸빈(resolvin)을 소개하면서, 레졸빈이 염증회복을 담당하는 주체로 등장했다.

한편 염증반응을 강하게 나타내는 아이카사노이드와 염증반응을 약하게 진행시키는 아이카사노이드를 합성할 때, 인슐린(insulin)과 글루카곤(glucagon) 그리고 EPA가 어느 쪽을 더 많이 만들 것인지를 결정한다는 사실이 밝혀졌다. 즉 섭취하는 음식에 들어있는 탄수화물·단백질·지방 3대 영양소가 아이카사노이드의 종류를 결정한다.

외부로부터 침입한 박테리아·바이러스·곰팡이 등에 의한 감염도 아니고 또 상처가 나지도 않았는데, 오로지 먹은 음식이 염증반응 과정에 개입한다는 사실에 주목해야 한다. 물론 염증반응이 염증회복단계로 마무리되어 염증의 흔적을 남기지 않으면 좋겠지만, 그러지 못하고 염증반응이 계속되면 문제를 일으킬 수 있다. 염증반응이 지속되지만 염증이 있음을 느끼고 확인할 수 있을 때까지 전혀 인식하지 못하는 상태를 침묵의 염증(silent inflammation)이라 한다.

당뇨병, 비만 등 생활습관질환·심근경색 등 심장질환·각종 암·아토피, 건선, 습진 등 피부질환·류마티스 관절염, 루프스 등 자가면역질환

· 알츠하이머병 등 뇌 질환· 생리전증후군, 불임 및 유산 등 여성 질환을 포함해서 노화에 이르기까지 침묵의 염증과 관련이 있는 분야는 상당히 많다. 현재 의료계에서 다루는 거의 모든 만성질환이 침묵의 염증으로부터 시작한다 해도 크게 어긋나지 않는다.

따라서 현재 적용하고 있는 영양학과 의학에만 의존할 게 아니라, 3대 영양소에 의해 인슐린 · 글루카곤 · 아이카사노이드 · 레졸빈이 엮어내는 현상에 바탕을 두는 새로운 개념으로 만성질환을 분석 평가하고 관리하면 만성질환에 얽힌 온갖 난제를 풀어내는데 크게 이바지할 것이다.

끝으로 "내가 먹은 음식은 내 몸과 같은가, 다른가?"라는 질문과 "내가 먹은 음식은 내 몸과 달라서 염증반응을 일으킨다."라는 명제를 제시한다.

한편 일찍이 번역에 참여한 안병해 원장과 이어서 참여한 대학 동기 장연복, 김동호 원장 그리고 서둘러 우리 곁을 떠난 김종순 원장과 아버지의 원고를 다듬어 준 따님 김예슬 선생(신경과 전문의), 또 우리말 표현에 탁견(卓見)으로 도와준 대학 동기 유담(柳潭) 유형준 교수와 오랜 외신기자 생활의 내공으로 번역 전문가가 아닌 역자들의 미숙함을 보완해 준 박찬경 선생에게 큰 고마움을 전합니다. 아울러 편집과 디자인을 담당한 원기획 서창원 대표, 저작권 계약과 출판을 맡아준 조윤커뮤니케이션 최몽순 대표, 그리고 출판사 선정에 도움을 준 도서출판 지누 박성주 대표께 큰 마음으로 감사드립니다.

2025년으로 건너가는 길목에서

장준홍

서론

침묵의 염증 끝내자

많은 이가 여전히 존 개념을 잘못 알고 있다. 더욱이 의사들도 그렇다. 여전히 살 빼는 식사법(diet) 정도로 얕잡아 보고 있다. 그러나 호르몬 균형이 최상의 건강상태(wellness)를 결정한다는 사실을 일깨워주려 한다는 점을 모르고 있다. 최상의 건강상태로 들어가는 방법의 핵심은 아이카사노이드라는 특정 호르몬을 일정 영역(zone)에 머무르게 하는 것이다. 생소해서 더욱 신비로운 이 호르몬들이 우리의 미래를 지켜주는 보호자다. 특정 호르몬, 아이카사노이드들이 균형을 이루면 장래는 밝고, 균형을 잃도록 내버려 두면 장래는 어두울 수밖에 없다.

저자는 무슨 근거로 이처럼 주장하는가? 아이카사노이드는 염증을 통제하는데, 건강 관리시스템을 무너뜨릴 정도로 위협적인 만성질환의 원인으로 염증을 꼽고 있는 공감대가 점차 확대되고 있다는 점에서 저자는 확신을 갖고 주장한다.

호르몬 조절의 이점은 체중감량에 그치는 게 아니라, 그 이상이다. 실제로 호르몬 조절은 우리 삶의 모든 영역에 영향을 준다. 저자가 소개하는 프로그램을 따라 해서 염증회복 영역(anti-inflammation zone)에 들어가면 체중감량을 넘어 다음에 열거하는 상태를 체험한다.

- 건강 향상
- 생명 연장
- 만성질환 증상 완화
- 정서 관리 향상
- 왕성한 정신력
- 신체 활력 향상

심장질환, 당뇨병, 암, 알츠하이머병과 같은 질병들은 건강관리 자원을 상당히 차지한다. 이 질환들은 모두 강력한 염증 요인을 안고 있다. 염증은 우리를 가차 없이 만성질환으로 몰고 간다. 그러나 염증을 조절하면, 질병의 증상을 없애지는 못해도 상당히 완화시켜서 최상의 건강상태로 돌아가는 길에 들어설 수 있다.

우리 삶에서 중요한 모두(건강, 수명, 정신과 신체 수행능력, 정서 등)는 결국 아이카사노이드 호르몬이 조절한다. 아이카사노이드가 균형을 이루면, 삶의 가장 소중한 목표에 해당하는 정신과 육체의 최상의 건강상태를 획득한다. 최상의 건강상태라고 해서 마음 상태가 애매한 게 아니다. 앞으로 소개하겠지만, 혈액검사로 측정해서 숫자로 확인할 수 있다. 다시 말해서, 최상의 건강상태는 더 이상 철학적인 상태를 말하는 게 아니라 의학적으로 표현할 수 있는 실제 상황이다. 염증을 조절해서 최상의 건강상태의 영역으로 들어가는 방법을 소개하는 일이 본 도서의 핵심이다.

존 개념은 궁극적으로 아이카사노이드 균형에 기초하므로 지난 10년 동안 존 호르몬 조절 기술을 소개한 저자의 저서들은 계속해서 염증 조절을 다뤘다. 1995년에 존개념에 관한 저자의 첫 번째 도서를 발행했을 때, 일반 대중은 말할 것도 없고, 우리가 앓고 있는 질병에 늘 깊이 관여하는 아이카사노이드에 관해 연구 발표한 공로를 인정해서, 1982년 노벨 생리의학상을 시상했음에도, 의료계에서도 아이카사노이드라는 단어를 들어본 적도 없었다. 오늘날도 여전히 아이카사노이드의 위력을 인정하는 이는 일부에 불과하다. 그렇지만 누구나 염증은 나쁘다고 알고 있다. 그래도 염증이 아이카사노이드와 연결되어 있다는 사실은 잘 모른다. 아이카사노이드를 조절하면 염증과 나아가 최상의 건강상태마저 조절할 수 있다. 아주 간단하다. 아이카사노이드를 조절해서 미래를 바꿀 수도 있다.

미래를 바꾸는 가장 좋은 방법은 존 다이어트와 함께 극도로 정제된 어유를 고용량복용하는 일이다. 비록 존 다이어트를 철저하게 실천하지 않더라도 제대로 운동하고 명상 등으로 스트레스를 줄여주면 염증으로 인한 부수적 피해를 줄일 수 있다. 존 다이어트, 운동, 명상을 합해서 존 라이프스타일 프로그램(the Zone Lifestyle Program)이라 부른다. 30일 정도면 존 라이프스타일 프로그램에 익숙해진다. 저자의 말만 믿을 게 아니라 혈액검사로 확실하게 확인할 수 있다. 이제 시작에 불과하다. 염증을 제대로 계속 제압하려면 이 프로그램을 평생 실천해야 한다.

염증과 싸움을 멈추는 날, 염증에 뒤따라오는 만성질환과 함께 노화 진행이 빨라진다. 그렇다. 평생 염증을 제압하는 일의 핵심 요소는 과도한 체지방을 감량하는 일이다. 살을 찌우고, 찐 살을 유지할 뿐 아니라 염증을 키우는 일은 모두 다 인슐린 과다 분비이기 때문이다. 과도한 체지방 감량도 중요하지만, 극도로 정제한 어유를 고용량 복용해서 염증과 싸우는 일보다는 덜 중요하다.

통증을 느끼지 못할 정도의 염증이 새롭게 확산하고 있음을 경고하려고 이 책을 쓰기로 했다. 통증을 느끼지 못할 정도의 미약한 염증을 침묵의 염증(silent inflammation)이라 부르기로 한다. 침묵의 염증이 위협으로 다가오는 까닭은 십수 년에 걸쳐 만성질환으로 드러날 때까지 계속해서 건강을 해치고 있음에도 염증의 존재를 알지 못하기 때문이다. 이 책은 최소한의 노력으로 침묵의 염증을 제압하는 방법을 알려준다. 아무리 긍정의 효과가 있다 해도, 변화를 시도하는 모든 노력은 스트레스로 받아들여지기 때문에, 저자는 최소한의 노력이라는 점을 강조한다. 30일 이내에 삶의 질이 놀라울 정도로 나아진다고 약속하겠다. 혈액검사 등으로도 최상의 건강상태로 진입했음을 확인할 수 있다. 우리가 모두 환영하는 변화다. 지속해서 염증을 조절하는 일이 존 개념의 기초다. 그러나 완전하게 라이프스타일로 자리 잡으려면 1년 정도는 걸린다. 그러니까 이 책을 식사요법과 라이프스타일의 요령을 지키도록 가르쳐주는 최상의 건강상태 매뉴얼(설명서)로 생각하면 된다. 아이카사노이드 호르몬 변화의 이로운 점을 객관적으로 확인하는 측정도 중요하다. 한 끼 식사로도 호르몬 변화가 있고, 존에서 지내는 며칠 사이에 느낌, 사고(思考), 활동력이 향상된다고 해도, 저자의 말만 쉽게 믿지 않기를 바란다. 검사로 확인해보기를 권한다. 혈액검사 변화가 최상의 건강상태로의 변화를 알려준다. 해당 혈액검사는 침묵의 염증을 가장 정밀하게 알려주는 지표라서 앞으로 건강상태를 레이저처럼 정확하게 예측해준다.

호르몬을 다뤄서 염증을 조절하는 방법을 배우지 않으면, 앞날이 생각보다 훨씬 더 힘들어진다. 그래서 염증회복(anti-inflammation) 존에 도달하면 미래를 원하는 대로 바꾼다. 침묵의 염증이 심해서 앞날이 어둡다 해도, 30일 이내에 바꿀 수 있으니까 염려하지 마라. 한 번만이라도 그리하면, 최상의 건강상태를 끝까지 이끌고 갈 수 있다.

《도서 염증회복 존》 (The Anti-Inflammation Zone)에 방문을 환영합니다. 최상의 건강상태로 복귀하세요.

한국 독자에게 드리는 글

Introduction to The Anti-Inflammation Zone

As we learn more about the complexity of metabolism, we realize there is a growing convergence between Eastern and Western medical philosophies. Western medicine focuses on using drugs to treat the symptoms of chronic disease, whereas Eastern medicine has been more focused on diet and, specifically, medical herbs to treat the cause. These two philosophies merge in the metabolic control of inflammation.

Inflammation is complex. We need some initial inflammation to alert our immune system to fight against microbial invasion or to prevent further damage from physical injury. But then we must turn that initial inflammation off to allow the body to heal. This process is called resolution. However, the diet strongly influences inflammation, both its initiation and its ultimate resolution. If this inflammatory response is not balanced, the result is a build-up of chronic lowlevel inflammation below the pain perception. You might describe this type of inflammation as silent inflammation. You can measure it in the blood years before chronic disease develops. Silent inflammation is the ultimate starting point for virtually all chronic diseases. Wellness can be defined as maintaining the dynamic balance of initiating and resolving inflammation. In other words, to live a longer and more productive life, you have to keep inflammation in a zone.

This book continues my scientific odyssey to understand the complex link between diet and chronic disease, particularly how diet can control inflammation. Once you can maintain inflammation in a zone, your reward is a longer and better life. This book provides the dietary roadmap to that goal.

I wish to give special thanks to Dr. Joonhong Jang and his colleagues Dr. Byounghai Ahn, Dr. Younbok Chang, Dr. Chongsoon Kim, and Dr. Dongho Kim, who were instrumental in translating my work for the Korean public.

This book will provide the reader with a dietary pathway for lifelong control of silent inflammation, the starting point for a longer and better life.

February 2025

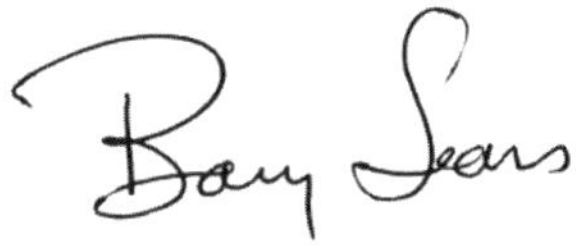

Dr. Barry Sears

한국 독자에게 드리는 글

염증 치유
존으로의 초대

신진대사에 관해 더 많이 알게 되면서, 동양과 서양 의학의 철학적 시각 사이에 점차 융합이 일어나고 있습니다. 서양 의학은 만성 질환의 증상을 치료하기 위해 약물을 사용하는 데 중점을 두었고, 동양 의학은 원인을 치료한다며 음식과 약초에 중점을 두었습니다. 이와 같은 두 철학적 시각은 염증 반응의 대사 조절과정을 다스리는 단계에서 통합에 이르렀습니다.

염증 반응은 복잡합니다. 면역 체계가 미생물 침입에 맞서거나, 신체적 부상으로 인한 추가 손상을 방지하기 위해 반드시 염증 반응을 시작해야 합니다. 그리고 시작한 염증 반응에서 벗어나 신체를 낫게 하려면, 염증 반응을 반드시 마무리해야 합니다. 이 마무리 과정을 치유(resolution)라고 합니다. 그런데 음식은 염증 반응의 시작과 마무리에 큰 영향을 줍니다. 염증 반응의 시작과 마무리가 순조롭게 이어지질 못해 균형이 깨지면, 통증을 느낄 수 있는 정도에 미치지 못하는 미미한 염증이 쌓입니다(chronic low-level inflammation). 이러한 유형의 미미한 염증에 침묵의 염증(silent inflammation)이라는 이름을 지어줬습니다. 침묵의 염증은 만성 질환이 발병하기 수년 전부터 혈액 검사로 측정할 수 있습니다. 실제로 모든 만성 질환은 어김없이 침묵의 염증으로부터 시작합니다. 염증 반응을 시작하고 마무리해서, 둘 사이에 확실하게 균형을 유지하는 상태를 최상의 건강(wellness)이라 정의합니다. 다시 말해, 더 오래 살고 더 생산적인 삶을 살려면, 염증 반응을 일정 범위 내(in the zone)에서 시작하고 마무리해야 합니다.

이 책에서, 음식과 만성 질환 사이의 복잡한 연관성, 특히 음식이 염증을 어떻게 조절하는 지를 설명하고자 애써온 저의 과학적 여정을 이어가고 있습니다. 염증 반응을 일정 범위 내에서 유지할 수 있다면 더 오래, 더 나은 삶으로 보답합니다. 이 책에서는 그 목표를 향한 식사 지침을 소개합니다.

저는 한국 국민의 건강 증진을 위해 저의 연구 내용을 번역하는데, 중요한 역할을 한 장준홍 박사와 그의 동료인 안병해 박사, 장연복 박사, 김종순 박사, 김동호 박사에게 깊은 감사의 마음을 전합니다.

모든 만성 질환의 출발점인 침묵의 염증을 평생 제대로 관리해서, 여러분의 뛰어난 삶을 더 오래 유지해주는 식사 지침(zone diet)을 추천합니다.

2025년 2월

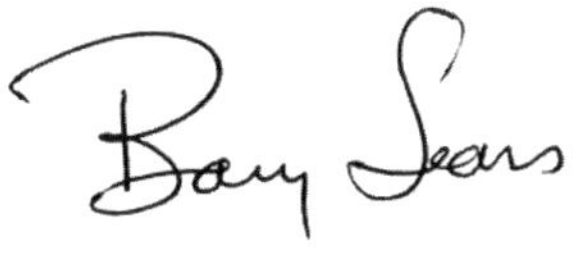

배리 시어스 박사

목차

제1부
침묵의 염증 증가로 건강 악화

제1장 최상의 건강이란?

우리는 병에 걸리기 전까지는 당연한 것으로 여긴다. 저자는 최상의 건강(웰니스, wellness)을 말하고 있다. 웹스터 사전에서는 웰니스를"특히 적극적으로 추구하는 목표로서 양호한 건강 상태나 특질"이라고 정의하고 있다. 이것은 건강하기를 원하면 노력을 해야 하는데 많은 사람들이 그러지 않는다는 뜻이다.

아마도 최상의 건강을 단순히 만성 질환이 없는 상태라 생각할 수도 있다. 물론 병들지 않았다면 분명히 건강해야 한다. 그러나 심장병, 당뇨병, 암, 알츠하이머병 같은 질환이 생기는 데는 수십 년은 아니더라도 수년이 걸릴 수 있기 때문에 그런 정의가 단순하게 맞지 않을 수 있다. 만성질환의 씨앗은 일찍이, 때로는 어린 시절에 심어질 수도 있다. 우리의 유전자, 체중, 식습관, 체력 등 모든 것이 우리가 현재 최상의 건강 상태에 있는지, 앞으로 수년 내에 나타날 만성질환의 길로 이미 향해가고 있는지를 결정한다. 또한 은밀한 살인자인 '침묵의 염증'을 갖고 있는지 여부를 결정한다.

실제로 저자가 개인적으로 생각하는 웰니스에 대한 정의는 다음과 같다.

웰니스(최상의 건강) : [명사] 침묵의 염증이 없는 상태

도대체 침묵의 염증이 무엇인지 궁금할 것이다. 게다가 더욱 혼란스러운 것은, 어떻게 염증이 소리 없이 조용할 수 있을까? 침묵의 염증이란 단순히 고통을 지각하는 역치(threshold)에 못 미치는 정도의 염증이다. 그렇기 때문에 매우 위험한 것이다. 수십 년은 아니라도 수년 동안 연기가 나다가 마침내 소위 만성 질환이 되어 폭발할 때까지 아무런 조치도 취하지 않는다. 생명을 위협하는 만성 질환과 침묵의 염증 사이에 강력한 연관성이 있다는 것은 아무리 강조해도 지나치지 않다. 만일 신체에 침묵의 염증 수준이 높다는 것은 뚜렷한 병이 없어도 결코 건강할 리가 없다는 것을 의미한다.

공교롭게도 염증은 세균, 바이러스, 진균, 기타 미생물 침입자를 방어하는 데에 도움이 되는 면역 체계 중에서 생명을 구하는 구성 요소이다. 또한 염증은 손상된 조직이 손상으로부터 스스로 회복하도록 도움을 준다. 염증이 없으면 우리에게 끊임없이 닥치는 손상을 복구할 방법을 찾지 못하고, 매우 적대적인 세상에서 무방비 상태의 손쉬운 목표가 될 것이다. 그러나 염증을 멈추게 하지 않으면 드러나는 어두운 측면도 있다. 연구하면 할수록 만성 염증은 무수히 많은 방법으로 신체에 커다란 해를 끼친다는 것이 밝혀졌다. 염증은 동맥에 손상을 입혀 심장

발작과 뇌졸중을 일으킬 수 있으며, 알츠하이머병 환자의 뇌에서 신경세포를 파괴한다. 또한 면역 체계를 저하시키고 악성 종양의 형성을 촉진하도록 돕는다. 본질적으로 침묵의 염증은 최상의 건강과는 완전히 반대편에 해당하며, 만성 질환의 토대를 마련한다. 더욱이 미국에서는 침묵의 염증이 급속히 확산되어 우리가 알고 있는 건강 관리 체계를 무너뜨릴 정도로 위협이 되고 있다.

좋은 소식은 지금 만성 질환에 이르는 길에 있다고 해도 미래를 바꾸기 위해 무언가를 할 수 있다는 것이다. 심장병이나 당뇨병을 막을 수 있는 초기 단계라면 최상의 건강 상태에 이를 수 있다. 그러기 위해서는 물론 행동을 해야 한다. 먼저 최상의 건강 상태에 있는지, 질병을 향해 가는 길에 있는지 알아내야 한다. 만일 체지방이 과다하고, 식생활이 형편없고, 거의 운동도 하지 않는다면 아마도 잘못된 길로 가고 있는 것이다. 이는 매우 명백한 사실이지만, 침묵의 염증 정도를 측정해보면 실제로 얼마나 나쁜 상태인지 알 수 있다. 놀라운 점은 이제는 당신의 건강 상태를 과학적으로 측정할 수 있다는 것이다. 혈액검사로 침묵의 염증 수준을 알아낼 수 있다. 만일 수치가 높다면 다음 단계의 행동, 즉 염증회복 존(Anti-Inflammation Zone)으로 이동하여 최상의 건강 상태를 되찾는 길로 향해야 한다.

침묵의 염증의 은밀하게 진행하는 특성

모든 통증은 궁극적으로 염증 때문에 생긴다. 일반적으로 관절과 조직이 부으면 염증이 있다는 것을 알기 시작하지만, 통증을 일으킨 후에야 제대로 주목하기 시작한다. 이러한 종류의 염증은 저자의 용어로 격렬한 통증(screaming pain)의 모습으로 나타난다. 그래서 통증이 있으면 바로 인지하고, 아마도 아스피린이나 이부프로펜 같은 소염제로 다스리려고 할 것이다. 만일 이런 일반의약품이 효과가 없으면, 좀더 강력한 약을 구하기 위해 마지못해 의사를 찾아갈 수도 있다.

실제로 염증이 무엇인지 의사에게 물어보면, 매우 복잡한 현상이라는 단순한 답변만 들을 것이다. 이것은 "사실은 저도 잘 모르지만 아마도 나쁜 일일 겁니다."라는 말을 줄여서 표현한 의학 용어이다. 사실 태초부터 의학의 주된 관심은 통증을 줄여주는 화합물을 찾아내는 것이었다. 진통제는 일시적으로 통증을 완화시키는 데에는 효과가 뛰어날 수 있지만, 염증의 원인을 근본적으로 저지하는 데에는 무력하다.

여기에서 한 걸음 더 나아가 보자. 다행히 만성적인 격렬한 통증을 일으키는 상태까지는 이르지 않았다고 가정해 보자. 그러면 겉으로는 자신이 괜찮다고 느낄 것이다. 하지만 통증을 지각할 수 있는 역치 이하의 만성 염증으로 인한 위험한 상황에 빠져 있을지도 모른다. 우리 몸은 불편함을 못 느낀 채로 이러한 침묵의 염증을 앓고 있는 것이다. 이것을 침묵의 통증이라고 생각할 수도 있다. 이러한 유형의 염증이 뇌, 심장, 면역 체계 등에 끈질긴 피해를 입히는데도 통증을 느끼지 못한다.

독자에 대한 저자의 약속

침묵의 염증이 있다는 것은 더 이상 건강하지 않으며 이미 만성 질환에 접어들었다는 것을 의미한다. 그 사실을 아직 모르고 있을 뿐이다. 이런 사실을 믿기 어렵다는 것을 알지만, 실제로 거의 모든 만성 질환이 이런 식으로 진행된다. 그러나 결코 하룻밤 사이에 생기지는 않는다. 대부분의 암환자는 처음 진단 받았을 때 충격을 받는다. "하지만 나는 괜찮은데 어떻게 아플 수 있죠?"환자들이 흔히 하는 질문이다. 그래서 암을 은밀하게 진행하는(insidious) 병이라고 부른다. 종양은 종종 정체를 드러내기 전에 몇 년씩 들키지 않고 체내에 잠복해 있을 수 있다. 침묵의 염증도 마찬가지다. 통증 유발을 통해 자신의 존재를 알리지 않을 수 있지만, 그렇다고 해서 침묵의 염증이 없다는 것은 아니다. 침묵의 염증 수준이 높으면, 현재 몸이 아프지 않더라도 더 이상 건강하지 않다는 뜻일 뿐이다.

이러한 만성 질환이 나타나기 수십 년은 아니라도 수년 전에 침묵의 염증이 시작된 것을 찾아낼 수 있다고 상상해 보자. 만약 침묵의 염증을 중지시키고 만성 질환을 현저하게 늦춰서 근절시킬 수 있는 올바른 "기적의 약"이 있다고 가정해 보자. 그렇다면 복용할 의향이 있는가?

과연 누가 그러지 않을까? 저자는 이 기적의 약을 이 책을 통해 여러분에게 전달하고 있다. 이 책은 염증에 관한 최신 연구뿐만 아니라, 처음부터 침묵의 염증에 이르게 하는 체내 호르몬 환경을 바꿀 수 있는 방법을 알려주기 위해 기획된 것이다. 이 책에서 권장하는 식사와 생활습관 처방을 제대로 따라 하면 침묵의 염증을 되돌림으로써 본격적으로 만성 질환으로 악화되는 것을 막을 수 있다. 이 책을 통해 간단한 혈액검사로 확인할 수 있는 최상의 건강 상태로 되돌아가는 명백한 경로를 알 수 있다, 이것이 이른바 좋은 의술(good medicine)이다.

최상의 건강에 도달하는 것은 만성 질환에 이르는 경로를 바꾸는 것뿐만 아니라 성공적인 노화의 길에 접어드는 것을 의미한다. 물론 노화를 피할 수 없지만 나이가 들어도 삶의 질을 유지할 수 있을까? 인생의 마지막 몇 년을 쇠약해져서 간병에 의존하여 지내는 것을 피할 수 있을까? 이 책 《The Anti-Inflammation Zone》에 있는 식사와 생활 습관에 대한 간단한 조언을 따르면 대답은 확실하게 '그렇다'이다. 이러한 건강 상태를 오래 유지할수록 현재와 미래의 삶의 질도 그만큼 더 좋아질 것이다.

실제로 존에 진입하면 며칠 이내에 바로 기분이 나아지기 시작하는 느낌이 들 수 있다. 이러한 염증회복 존은 공상과학 소설이 아니고, 그 개념이 하버드 의과대학에서 시행한 연구를 포함한 많은 연구에서 입증된 바 있다. 지금 삶의 질이 꽤 괜찮다고 하더라도 얼마나 더 나아질 수 있는지 알게 되면 놀랄 것이다. 수년 동안 수많은 존 지지자들이 존에 진입하기 전에는 자신이 얼마나 좋은 기분을 느낄 수 있는지 몰랐다고 저자에게 말했다. 저자의 말을 그대로 믿지 말고 프로그램을 직접 체험해 보라. 혈액 검사를 받고, 최상의 건강 상태에 있는지 확인해 보라. 그 다음에 존에 진입한 후에 다시 혈액 검사를 받아 보라. 잘 따라 했다면 개선된 것을 확인할 수 있을 것이다. 그리고 진정으로 건강하다는 것이 어떠한 느낌인지 깨닫게 될 것이다.

지속되는 존의 진화

저자가 십 년 전에 존을 소개했을 때 음식에 관한 사고방식의 혁명을 시작한 것이었다. 음식이란 단순히 영양소만을 제공하는 것이 아니라, 호르몬 조절을 개선함으로써 최상의 건강 상태로 되돌릴 수 있는 사실상 강력한 "약"이다. 하지만 음식도 잘못된 방법으로 사용하면 약과 마찬가지로 병을 일으킬 수 있다. 존은 신비의 영역도 아니고 영리한 마케

팅 용어도 아니다. 존은 건강 상태를 극대화하고 만성 질환을 최소화하도록 호르몬의 균형을 이룬 인체의 실제 생리적 상태이다. 이러한 호르몬은 주로 식사로 조절된다. 올바른 음식을 적절한 양으로 섭취하면 호르몬 균형을 이룰 수 있을 것이다. 잘못된 음식을 잘못된 양으로 섭취하면 침묵의 염증 수준이 높아져서 만성 질환에 이르게 될 것이다.

저자가 십여 년 전에 발간한 도서 《The Zone》("나와 가족을 위한 휴먼영양학" 장준홍 역)에서 처음 제시했던 단백질, 탄수화물, 지방 등 3대 영양소의 균형 잡힌 식사법은 지금도 인슐린을 조절하는 최선의 방법으로 남아있다. 인슐린 조절은 만성적인 침묵의 염증뿐만 아니라 과도한 체지방을 줄이고, 당뇨병이나 심장병과 같은 비만 관련 질환을 예방하는 것을 돕기 위해 꼭 필요하다. 저자가 3년 전에 도서 '오메가 존' 《The Omega Rx Zone》에서 처음 주장한 초정제 고순도 어유 복용법은 궁극적으로 모든 염증을 조절할 수 있는 아이카사노이드의 균형을 맞추는 가장 좋은 방법이다. 저자의 존 다이어트를 따르고 고용량 어유를 복용하는 것은 최상의 건강을 유지하는 핵심이다.

그러나 모든 사태에 대해 만반의 준비를 하고 침묵의 염증을 줄이는 데 도움이 되는 다른 방법들도 있다. 여기에는 적절한 운동과 단순 스트레스 감소 기법을 일일 건강 프로그램에 포함시키는 방법이 있다. 이러한 기법들을 추가할수록 존 다이어트를 덜 엄격하게 할 수도 있고, 고순도 어유 복용량을 줄일 수도 있다.

이 책은 저자의 최신 존 다이어트 종합 프로그램이다. 개인 맞춤형 식사 처방을 준비하는 것 외에도, 30일 이내에 침묵의 염증을 줄이기 위한 단계별 계획을 제시한다. 현재의 생활 습관을 조정할 필요가 있겠지만, 그렇다고 해서 이러한 변화로 인해 급격하게 뜯어고칠 필요는 없다는 것을 알게 될 것이다. 저자의 운동 프로그램은 집에서 텔레비전을 보면서 할 수 있도록 설계되었다. 저자의 이완 기법은 사무실 책상이나 안락의자에서도 할 수 있다. 존 다이어트를 하려면 접시를 삼등분한 다음 손바닥을 이용해서 눈대중으로 탄수화물, 단백질, 지방 식품을 적절한 비율로 나누어 담기만 하면 된다. 그리고 어유를 필요한 만큼 복용하는 데는 15초밖에 걸리지 않을 것이다.

약간만 노력하면 침묵의 염증으로 인한 파괴적인 영향을 줄이는 데에 큰 도움이 될 수 있다. 이러한 새로운 건강 존에 들어선 첫 주에 어떤 일이 벌어질 지 저자가 보장할 수 있는 것은 다음과 같다. 침묵의 염증을 되돌림으로써,

- 사고력이 증진된다
- 업무 능력이 증진된다
- 더욱 건강해 보인다
- 더욱 기분이 좋아진다

이 모든 혜택은 침묵의 염증이 신속히 감소한 결과이다.

침묵의 염증을 일으키는 호르몬들을 조절함으로써 시간이 지남에 따라 다음과 같은 도움을 얻을 수 있다.

- 심장병과 뇌졸중 예방
- 암 예방
- 2형 당뇨병 회복
- 신경계 질환(알츠하이머병, 우울증, 주의력 결핍장애, 파킨슨병) 예방
- 자가 면역 질환(류마티스 관절염, 루푸스, 다발성 경화증) 예방

• 통증(섬유근육통, 편두통, 만성 통증, 관절염 등) 완화

그러나 가장 중요한 것은 자신의 미래를 스스로 통제하기 시작한다는 점이다.

만일 단계를 건너 뛰어서 프로그램을 시작하고 싶다면, 4장으로 시작하는 2부로 바로 이동하라. 2주 이내에 결과를 확인할 수 있을 것이다. 하지만 뒷받침하는 과학적 자료도 없이 저자의 약속만을 믿어 주기를 바라지는 않는다. 이어지는 다음 두 장에서는 침묵의 염증이 무엇인지, 그리고 침묵의 염증을 조절하지 않으면 우리 몸에 왜 그렇게 위험한지 간략하게 이해할 수 있을 것이다. 또한 존 테크놀로지의 다양한 구성 요소가 어떻게 함께 협력하여 침묵의 염증과 싸우는지를 이해할 수 있을 것이다. 일단 이러한 지식을 습득한 후에는, 최상의 건강을 유지하는 것이 목표라면 평생 동안 염증회복 존에 있어야 한다고 확신하게 될 것이다.

제2장
침묵의 염증 왜 위험한가?

저자가 지난 십 년 동안 염증에 관한 글을 써왔음에도 불구하고, 염증이 갑자기 커다란 뉴스가 되고 있다. 2004년 2월호 〈타임〉지의 표지를 장식하고 또 수많은 신문 기사와 텔레비전 뉴스의 주제가 되었다. 염증이 이렇게 주목 받는 것은 당연한 결과이다. 수십 년에 걸친 연구가 정점에 이르러 한 가지 사실을 지적하고 있다. 즉, 느낄 수 없는 염증(침묵의 염증)이 중년기와 노년기에 가장 두려운 많은 질환을 일으키는 암흑의 원흉일 가능성이 있다는 것이다.

이러한 획기적 발견은 부정적인 면과 긍정적인 면이 동시에 있다. 부정적인 면은 보통 미국인들이 침묵의 염증을 일으키는 생활 방식을 유지하고 있다는 것이다. 이로 인해 최근의 온갖 의료 기술의 발달에도 불구하고 장래에 심각한 장애를 겪을지도 모른다. 긍정적인 면은 심장병, 암, 당뇨병, 알츠하이머병에 대해 각기 다른 치료를 할 필요 없이 침묵의 염증을 줄이는 한 가지 방법으로 이 네 가지 외에 다른 여러 질환까지 예방할 수 있다는 것이다. 이 말은 암이나 알츠하이머병을 치료하기 위해 수십 년이 걸릴지도 모르는 생명공학의 새로운 돌파구가 열리기를 앉아서 기다릴 필요가 없다는 뜻이다. 이미 간단하고 효율적인 해결책 – 즉, 염증회복 존에 머무르는 것 – 이 있어 여러분이 바로 사용 가능하다. 그 방법이 어떻게 작용하여 약물로도 극복하기 어려운 침묵의 염증과 효과적으로 싸우는지 곧 이해할 것이다.

염증 = 통증

모든 통증은 염증 때문에 발생한다. 태초부터 의학의 주된 관심사는 통증을 줄이는 화합물을 찾아내는 것이었다. 하지만 당신의 주치의에게 염증이란 무엇이며, 어떻게 통증이 생기는지 설명해 달라고 하면 몹시 당황할지도 모른다.

고대 그리스인들은 염증을 "몸 안에 생긴 불"이라고 기술했다. 1세기 말에 고대 로마 의사 셀수스(Celsus)는 염증을 "열감과 통증을 동반한 발적과 부종"이라고 그 정의를 상세히 설명했다. 2천 년이 지난 지금도 염증에 관한 고대 로마 시대의 설명은 그다지 달라지지 않았다. 우리는 아직도 염증이 생긴 손상 부위를 붓고, 빨갛고, 만지면 따뜻하다고 생각한다. 그리고 아프기도 하다.

그러나 염증은 눈에 보이는 것보다 훨씬 넓은 범위를 망라하고 있다. 1장에서 말했듯이 염증은 우리 몸에 들어와서 전염병을 일으키는 외부 침입자(세균, 바이러스, 기생충)를 막아내는 우리의 최종 병기이다. 이러한 침입자 중 하나가 혈류 속에 들어오자마자 염증은 침입자와 그에 감염되었을 수 있는 모든 조직까지 파괴하는 전면 공격을 조율한다. 또한 염증은 인체가 스스로를 복구하기 위해 외상과 손상에 대해 반응하는 방식이기도 하다. 일단 치유 과정이 시작되면 염증은 즉각 사라지고 신체는 정상 기능을 재개한다. 염증이 없다면 우리는 불치의 손상이나 기회 감염을 일으키는 유기체에 대해 무방비 상태로 있는 셈이다.

하지만 이 복잡한 전체 과정이 제때에 종료되어야 하는데, 그러지 못하는 경우가 종종 있다. 이 경우에는 염증이 일시적이라기보다는 만성화되지만, 이제는 우리가 통증으로 느끼지 못할 정도 이하로 지속된다. 우리를 궁극적으로 죽음에 이르게 하는 것은 이러한 만성적인 침묵의 염증이다. 이렇게 지속적으로 침묵의 염증이 생기는 것은 비만, 나쁜 식사 또는 흡연 같은 생활 습관 요인이나 유전적 성향 때문이다. 원인이 무엇이든 침묵의 염증이 증가는 건강한 혈관과 조직, 그리고 세포를 파괴하는 장기전이 되어 만성 질환의 발판을 마련한다.

침묵의 염증은 여러 가지 방식으로 신체에 해를 끼친다. 여러 연구에서 만성 염증은 관상동맥에 쌓여 있는 콜레스테롤 침전물을 불안정하게 만들어 심장마비와 뇌졸중까지도 일으킨다는 사실이 발견되었다. 또한 알츠하이머병에 걸리기 쉬운 사람의 뇌에서 신경세포를 공격하고, 또 빠른 세포 분열을 촉진하여 건강한 세포를 암세포로 변하게 한다.

최상의 건강을 유지하는 비결은 평생 동안 최선을 다해 침묵의 염증을 조절하는 것이다. 우리 몸은 생존을 위해 제대로 기능하는 염증 체계를 갖추는 것이 필요하지만, 일단 침입자를 물리치거나 상처가 치유되고 나면 이 과정을 중지시킬 필요도 있다. 침묵의 염증이라는 전투에서 보병은 아이카사노이드(eicosanoids)라고 알려진 호르몬이다. 이 호르몬은 체내에서 일어날 수 있는 어떤 전투에서도 이길 수 있도록 면역세포와 협력 체계를 이루어서 작용한다. 또 전투가 끝난 후에는 임무에서 해제되어야 한다. 그렇지 않으면 침묵의 염증을 유발하는 매개체가 된다.

이제 면역을 담당하는 군대를 좀더 자세히 살펴보기로 하자.

아이카사노이드: 이 호르몬은 궁극적으로 염증의 전 과정을 조절한다. 이들은특화된 염증 세포(호중구와 대식세포)들을 전투 현장에 도달할 수 있도록 혈관의 내벽 사이로 이동하여 비집고 들어가게 한다. 그리고 이 특수 세포들은 침입자를 파괴한 다음에 포식해 버린다. 또한 아이카사노이드는 사이토카인이라는 염증성 단백질을 더 많이 방출시켜서 병력을 증강시키라는 신호를 보낸다. 곧 면역 세포 군대가 그 부위에 내려와 미생물과 손상된 조직을 모두 파괴한다. 또 복구와 재생을 담당하는 아이카사노이드도 있다. 이렇게 서로 상반되는 아이카사노이드들이 균형을 이룰 때는 건강한 상태에 있다. 그렇지 않으면 만성질환을 향해 나아가고 있는 것이다.

면역 세포: 비만 세포(mast cell)라 부르는 우리 몸의 보호 세포들은 문제 발생의 징후가 있는지 항상 주시하고 있다. 이 비만 세포는 외부 침입자의 징후가 처음으로 보이면 히스타민이라는 화학물질을 방출해서 면역 체계에 공격을 개시하도록 신호를 보낸다. 히스타민은 혈류를 타고 가다가 특정 세포에 달라붙은 다음, 염증진행(pro-inflammatory) 아이카사노이드의 분출로 시작하는 일련의 연쇄 반응을 일으킨다. 이러한 아이카사노이드에 대한 반응으로 혈관이 확장되어 더 많은 세포 군대(호중구와 대식세포)가 가능한 한 신속하게 목표 지점에 도달하도록 한다. 이러한 혈관 확장은 아이카사노이드를

매개로 염증의 대표적인 징후인 부종, 열감, 발적 등을 일으킨다.

이러한 면역 담당 병사들은 어떻게 통증을 일으키는가? 이 책의 뒷부분에서 더 자세히 설명하겠지만, 염증진행 아이카사노이드는 면역세포들이 혈관벽을 더 쉽게 통과하여 전장에 도달하도록 해준다. 또한 동일한 아이카사노이드는 전투 현장에 과도한 체액 축적을 유발한다. 이로 인해 혈관이 더욱 더 확장되면 신경 말단을 자극하여 통증이 있다는 메시지를 뇌에 보낸다. 뇌가 그 메시지를 확실하게 전달 받도록 아이카사노이드는 신경 섬유의 민감도를 증가시켜 훨씬 더 강력한 통증 신호를 보낸다. 우리 몸은 뇌로 하여금 면역학적 전투가 벌어지고 있다는 것을 알게 함으로써 그 원인을 차단하고 몸을 위험에서 벗어나게 하려고 한다. 예를 들면, 손가락을 화염 속에 넣었을 때, 신체의 동증 반응은 재빨리 손가락을 빼내라고 알려준다. 전투에서 이기고 난 뒤에는 면역 체계의 군대를 정상적으로 다시 불러들인다. 이것은 염증회복 아이카사노이드와 코티솔 호르몬의 형태로 염증회복 물질을 방출하는 방식으로 이루어지며, 염증진행 아이카사노이드와 정반대의 효과를 나타낸다. 이러한 염증회복 물질은 통증을 멈추게 하고 치유 과정을 자극하기 시작한다.

과다한 체지방은 어떻게 침묵의 염증을 일으키는가?

예전에는 지방세포를 단순히 과다한 지방에 대한 비활성 저장소고 생각했다. 안타깝게도 현재 연구에서 밝혀진 바로는 지방세포가 보기와 달리 무해하지 않다는 것을 시사하고 있다. 사실 지방세포는 침묵의 염증을 발생시키는 강력한 주범이다. 이것은 과도한 체지방이 심장병, 암, 알츠하이머병 등 많은 질환과 관련이 있다는 명백한 증거이다.

지방 세포(특히 복부에 위치한 지방)는 모든 염증진행 아이카사노이드의 구성 요소인 아라키돈산(AA)을 압류해 두는 경향이 있다. 이것은 다른 세포에 잠재적으로 높은 수준의 AA가 축적되는 것을 막아주는 보호 기전이다. 이것은 분자 수준에서 "눈에 보이지 않으면 곧 잊혀진다"는 말에 비유할 수 있다. 그러나 AA이 지방 세포에 계속 쌓이면 결국에는 염증진행 아이카사노이드를 국소적으로 생성하기 시작할 것이다. 이렇게 국소적으로 생성된 염증진행 아이카사노이드는 지방세포에서 인터루킨-6(IL-6)와 종양괴사인자(TNF) 같은 염증진행 사이토카인을 더욱 많이 생산한다. 혈류로 들어갈 수 없는 염증진행 아이카사노이드와 달리 이들에 의해 유도된 사이토카인은 지방 조직을 떠나 혈류를 순환하면서 몸 전체에 일련의 염증 반응을 추가로 일으킨다.

요점: 체지방이 많아질수록 24시간 내내 더 많은 염증이 발생한다. 그렇기 때문에 과도한 체지방을 줄이는 것이 침묵의 염증과 평생 싸우는 최전선 방어책이다.

염증이 지속되는 경우

문제는 염증 과정이 지속되다가 만성적인 침묵의 염증으로 전환될 때 시작된다. 통신망이 망가지면 비록 양은 적지만 염증진행 아이카사노이드가 계속해서 생산된다. 이 아이카사노이드는 계속해서 면역 전쟁을 벌이는데, 이제는 우리 편이 아니다. 건강한 조직, 세포, 혈관들이 지속적으로 공격을 받는다.

공격의 강도가 충분히 높아지면 지속적인 통증을 느끼게 될 것이다. 매우 아파서 아스피린, 이부프로펜(Advil, Motrin, Nuprin), 나프록센(Aleve) 등과 같은 소염제를 찾으려고 약장으로 달려갈 만큼 격렬한 통증이다. 그래서 그 중 하나를 복용하거나, 혹은 COX-2 억제제 같은 더 비싸고 새로운 처방약을 사용하고, 심지어는 코르티코스테로이드 같은 훨씬 더 강력한 약을 복용해서 효과적으로 염증을 다스릴 수도 있을 것이다. 그것은 실제로 거의 모든 진통제가 염증진행 아이카사노이드의 과잉 생산을 차단하기 때문이다.

불행히도 이 동일한 약들은 전장의 피해를 복구하는 데 필요할 뿐만 아니라 건강을 유지하기 위해서도 필요한 염증회복 아이카사노이드의 생산도 차단하는 재래식 폭탄과 같다. 따라서 장기간 사용하면 위궤양을 비롯해서 장누수증후군(leaky gut syndrome)이라 부르는 소화기 내막 기능 부전이나 심부전, 심지어 사망에 이르기까지 많은 부작용이 일어날 수 있다. 실제로 미국에서 매년 에이즈로 인한 사망자와 거의 비슷한 수의 사람들이 소염제 복용을 권장 받은 후 사망한다. 이러한 이유로 저자는 이 약제들이 침묵의 염증을 다스리는 좋은 방법이라고 생각하지 않는다.(이에 대해서는 12장에서 더 자세히 논의하겠다)

적어도 격렬한 통증이 있을 때에는 무언가 적극적인 조치를 하고 있다. 침묵의 염증이 있을 때는 아무 것도 하지 않는데, 바로 여기에서 진정한 위험이 시작된다. 침묵의 염증은 뇌에 통증 신호를 전달하는 신경말단을 자극하는 정도로 강한 염증을 유발하지는 않는다. 하지만 우리 몸을 장기간의 손상에 취약하게 만들기에 충분한 정도의 염증은 분명히 존재한다. 염증은 점차 혈관, 면역 체계, 뇌 등을 점차적으로 마모시켜서 심장병, 암, 알츠하이머병 같은 만성 질환을 일으킨다

격렬한 통증을 일으킬 때와 동일한 염증성 아이카사노이드에 의해 유발되지만, 침묵의 염증은 몇 년씩 잠복해 있다. 감지할 수 없기 때문에 이를 멈추기 위해 아무 것도 하지 않는다. 이것이 바로 건강에 그토

록 치명적인 이유이다. 이로 인해 끔찍한 교환 거래가 이루어진다. 침묵의 염증을 조절하기 위해 정기적으로 소염제를 복용하고 있지는 않은가? 이렇게 하면 심장병과 같은 만성 질환의 가능성은 줄어들겠지만, 동시에 위장관 부작용이나 어쩌면 사망의 위험이 높아질 수도 있다. 아니면 다른 대안은 없는가? 염증회복 존에 도달하는 것이 바로 그 대안이다.

최근 연구에 따르면 침묵의 염증은 여러 가지 방식으로 신체를 손상시키는 것으로 나타난다. 흥미로운 점은 침묵의 염증에 의한 악영향이 얼마나 광범위하게 미치느냐 하는 것이다. 그것은 독약처럼 신체의 모든 시스템에 스며들어, 세포 분열, 면역 체계, 그리고 심장과 뇌 같은 주요 장기에 큰 피해를 입힌다. 그 결과, 질병에 대해 의사들이 갖고 있던 일반 통념의 많은 부분이 지금 도전을 받고 있다. 다음에 몇 가지 예를 든다.

심장병

많은 의사들이 심장병을 주로 주요 관상동맥에 지방 침전물이 쌓여서 발생하는 배관문제로 생각한다. 이러한 침전물 혹은 플라크가 두꺼워져서 결국 동맥에 공급되는 모든 혈류가 차단되면 심장 마비가 일어난다. 플라크에 콜레스테롤이 많이 포함되어 있기 때문에, 혈중 콜레스테롤 치가 높으면 심장병 위험이 증가한다. 문제는 심장 발작의 50%는 콜레스테롤 치가 정상인 사람에게 일어나며, 심장 마비를 줄이는 가장 좋은 약(아스피린)이 콜레스테롤 치에는 아무런 영향이 없다는 것이다. 게다가 의사들은 가장 위험한 침전물이 그리 크지 않은 경우가 흔하지만 매우 파열되기 쉽다는 사실을 최신 영상 검사로 알아냈다. 이것을 연성 플라크(soft plaque)라고 한다.

다른 기여 인자도 분명히 있을 텐데, 과연 무엇일까? 그 단서는 유럽의 손꼽히는 병리학자인 루돌프 피르효(Rudolf Virchow)가 처음 언급한 1848년으로 거슬러 올라간다. 그는 심장병으로 사망한 이들의 심장 조직을 관찰하고 나서 심장병은 염증 상태라고 말했다. 그 당시에는 염증을 측정할 방법이 없었기 때문에 피르효의 통찰력은 잊혀지고 말았다. 하지만 콜레스테롤을 측정할 수 있는 방법이 등장하고 얼마 안 있어 콜레스테롤이 심장병의 "원인"으로 알려지게 되었다(더 자세한 내용은 15장을 보라)

이후 심장병과 염증의 연관성에 대한 연구가 다시 시도되지 않다가, 1970년대가 되어서야 비로소 워싱턴대학교의 러셀 로스(Russell Ross)가 심장병이 염증 상태라고 하는 당시로서는 논란이 많은 주장을 옹호하기 시작했다. 그러나 그때까지만 해도 높은 콜레스테롤 치가 심장병의 주원인이라는 주장이 정설로 확립되어 있었다. 염증, 특히 침묵의 염증을 측정할 방법이 아직 없었기 때문에 콜레스테롤 치를 떨어뜨리는 것이 심혈관의학의 금과옥조로 남아 있었다.

마침내 1990년대 후반에 침묵의 염증을 대략 측정할 수 있는 최초의 혈액 표지자가 개발되었다, 이 표지자는 염증에 대한 반응으로 간에서 만들어지는 분자로 C-반응단백질(CRP)이라고 알려져 있다. 다음에 설명하겠지만 침묵의 염증을 훨씬 더 민감하게 찾아낼 수 있는 새로운 지표가 있는데, 이것은 염증 과정에서 C-반응단백질 보다 훨씬 더 일찍 상승하는 혈액 표지자들을 탐지해낸다. 이 새로운 검사는 침묵의 염증이 증가하기 시작했다는 것을 가능한 한 빨리 알려준다.

당뇨병

연구자들은 염증, 인슐린 그리고 과도한 체지방 사이의 복잡한 상호작용을 면밀하게 밝혀내기 시작했다. 체중이 증가할수록 지방세포가 사이토카인이라고 알려진 염증진행 단백질을 점점 더 많이 분비하여 면역세포처럼 작용할 수 있다는 것을 알게 되었다. 다른 말로 하면, 살이 찔수록 더 많은 침묵의 염증을 일으킨다는 것이다. 이러한 사이토카인은 세포의 인슐린 저항성을 더 높여서 점점 더 많은 인슐린을 분비하게 만들고, 이로 인해 더욱 더 많은 사이토카인을 생산하게 만든다. 그 결과로 생기는 것이 2형(성인형) 당뇨병이다. 그렇다면 염증과 인슐린 증가 중 어느 것이 먼저일까?이 책에서 나중에 설명하겠지만 저자는 염증이 먼저라고 믿는다(14장을 보라).

암

염증은 유전적 돌연변이와 상호 협조를 통해 정상세포를 잠재적으로 치명적인 종양으로 만들 수 있다. 대식세포와 기타 염증 세포들은 자유 라디칼을 방출하는데, 이로 인해 미생물뿐만 아니라 건강한 세포의 DNA도 파괴된다. 이것이 바로 전시에 우리 편으로부터 부대가 포격을 받는 생물학적인 "아군 포격(friendly fire)"에 해당한다. 이로 인해 세포가 빠르게 성장하고 증식하는 유전적 돌연변이가 일어날 수 있다. 염증진행 아이카사노이드(침묵의 염증의 궁극적 원인)는 종양 형성과 밀접한 관련이 있을 뿐 아니라 주변 조직으로의 확산(전이)을 촉진시키기도

한다. 더욱이 이와 동일한 염증진행 아이카사노이드는 종양세포와 면역 체계 사이에 효율적으로 장벽을 쳐서 종양세포가 거의 보이지 않게 만든다.

과학자들은 현재 이러한 염증진행 아이카사노이드를 많이 만들어내는 사이클로옥시제네이즈 2(COX-2)라는 효소의 역할을 연구하고 있다. 이 효소는 염증이 있으면 증가하는데, 또한 여러 암의 발생 과정에서도 증가한다. 여러 연구를 통해 아스피린을 매일 복용하는 사람은 암으로 발전할 수 있는 종양인 대장 용종(polyp)이 생길 가능성이 적은 것으로 밝혀졌다. (아스피린은 COX-2 효소를 차단하는 것으로 알려져 있지만, 내출혈로 인한 사망과 같은 부작용도 일으키기 때문에 최고의 항암제라고 할 수는 없다.)

알츠하이머병

연구자들은 일부 알츠하이머병 환자가 다른 환자보다 일찍 발병하는 이유를 알아보려고 노력하다가 흥미로운 단서를 발견했다. 관절염이나 다른 이유로 이미 소염제를 복용하고 있는 환자는 복용하지 않은 환자보다 발병 가능성이 낮았다는 것이다. 아마도 면역 체계가 알츠하이머병 환자의 뇌에 형성되는 특징적인 플라크와 전쟁을 벌이는 것이며, 만일 그렇다면 이러한 염증 반응이 실제로는 병을 악화시킬 수 있다.

새로운 연구에 따르면, 염증진행 아이카사노이드 생산을 줄임으로써(아스피린 복용이나 생선 섭취) 침묵의 염증을 감소시키는 것은 모두 알츠하이머병의 발병 위험을 감소시키는 것처럼 보인다고 알려져 있다. 문제는 알츠하이머병이 발병하기 수십 년 전부터 침묵의 염증을 줄이기 위해 이러한 조치를 취해야 한다는 것이다. 이미 치매가 온 사람의 치매를 되돌리기는 매우 어렵지만, 충분히 일찍(이를테면 30년 전에) 시작하면 그 가능성을 상당히 줄일 수 있다.

자가 면역 질환

류마티스 관절염, 다발성 경화증, 루푸스 등은 염증이 통제를 벗어나 생기는 질환의 가장 명확한 예이다. 염증 반응을 유발할 만한 미생물 침입의 징후가 없음에도 면역 체계가 자신의 건강한 세포와 조직에 대한 정교한 공격을 시작함으로써 우리 몸은 말 그대로 자신과의 전쟁을 벌이는 것이다. 지난 수년 동안에 매우 고가의 새롭고 강력한 소염제가 도입되어 심한 류마티스 관절염 환자에게 희망을 주었다. 이러한 약제들은 작용 특이적인(action-specific) 염증성 사이토카인을 억제하여 격렬한 통증을 줄이는 데에 도움이 된다. 문제는 이 약들도 역시 부작용이 있으며, 다른 소염제와 마찬가지로 이미 조직에 발생한 손상을 복구할 수 없다는 것이다. 유일한 방법은 침묵의 염증이 지속적으로 생기는 것을 차단하고, 우리 몸의 자연적인 염증회복 기전에 따라 치유 과정을 시작하도록 하는 것이다.

상기 질환 중 어느 하나가 발병하기 수년 혹은 수십 년 전에 침묵의 염증이 있다는 것을 발견할 수 있다고 가정해 보자. 진단을 받기 위해 혈액 검사를 받겠는가? 만일 침묵의 염증 수준이 높아서 위 질환 중 하나에 걸릴 가능성이 훨씬 높다는 말을 들었다고 가정해 보자. 이를 막기 위해 무언가 조치를 하겠는가?

저자의 생각으로는 이 질문에 대한 유일한 답은"당연히 한다."이다. 저자는 수년 전에 이 결론에 이르렀고, 자신이 건강하다고 생각하는 수많은 미국인의 침묵의 염증을 줄이기 위한 사명에 착수했다. 저자는 그들이 진정으로 건강하고 나이 들어서도 최상의 건강을 유지하기를 바란다. 최상의 건강에 대한 의학적인 정의를 내리고, 그에 도달하기 위한 간단한 경로를 제시하기 위한 저자의 개인적인 여정이 이 책의 목적이다.

저자는 스스로 건강하다는 것을 알고 있다. 그것은 저자가 인식한 것이 아니다. 4장에서 설명할 혈액 검사에 근거한 증거가 있으며, 이를 통해 실제의 진정한 건강 상태를 완벽하게 파악할 수 있다. 염증회복 존에 진입하여 존 다이어트를 실천하고, 고용량의 초정제 어유 농축액을 보충하고, 적절하게 운동을 함으로써 거기에 머무를 수 있다.

저자는 여러분에게 최상의 건강이라는 선물을 주고 싶다. 다음 장에서는 침묵의 염증을 줄이면 어떻게 30일 이내에 여러분을 최상의 건강 상태로 회복시키고, 향후 만성 질환으로부터 보호할 수 있는지를 알게 될 것이다.

제3장 침묵의 염증의 원인과 치료

침묵의 염증은 몸의 균형이 깨지고 더 이상 건강하지 않다는 첫 번째 신호다. 느끼지는 못하지만, 침묵의 염증은 당신의 심장, 뇌, 면역 체계를 무너뜨리고 있다. 실제로 침묵의 염증과 관련된 세 가지 근본적인 호르몬의 변화가 있다. 이는 모두 만성 질환의 발단이 된다. 이 질환들은 다음 세 가지 유형의 호르몬을 과잉 생산하는 것과 관련이 있다.

- 염증진행 아이카사노이드
- 인슐린
- 코티솔

이 세 가지 호르몬은 각각 체내에서 과잉 생산되면 침묵의 염증을 일으키는 원인이 된다. 다행히 이 책 《*The Anti-Inflammation Zone*》에서 제시하는 식사법과 생활 습관 처방을 따르면 각 호르몬의 균형을 회복할 수 있다.

염증진행 아이카사노이드

저자의 존에 관한 이전의 저서들을 읽은 적이 있다면, 아마도 염증진행 아이카사노이드에 관해 몇 번이고 들어봤을 것이다. 앞으로 더 자세히 설명하겠지만 아이카사노이드는 살아있는 유기체에서 만든 최초의 호르몬이며, 우리 몸의 모든 세포에서 생산되고 있다. 아이카사노이드를 원시적인 호르몬으로 간주할 수도 있겠지만, 아이카사노이드는 면역 체계로부터 뇌, 심장에 이르기까지 모든 것을 조절한다. 두 종류의 아이카사노이드가 있는데, 하나는 염증과 조직 파괴를 촉진(염증진행)하고, 다른 하나는 염증을 차단하고 치유를 촉진(염증회복)한다. 최상의 건강 상태에 있으려면 두 종류 사이의 균형이 맞아야 한다. 불행히도 우리 대부분은 염증진행 아이카사노이드를 지나치게 많이 생산함으로써 침묵의 염증 수준이 높아져서 결국은 만성 질환에 이르게 된다. 존 다이어트는 이러한 호르몬의 적절한 균형을 회복시키려고 개발된 것이 주목적이다.

아이카사노이드는 면역 체계의 지휘 본부를 구성하고 있다. 아이카사노이드가 완전히 기능을 상실하면 면역 체계도 같은 운명을 맞는다. 이런 일은 에이즈 같은 면역 결핍 질환을 가진 사람에서 발생한다. 그러나 아이카사노이드가 면역 체계의 군사 쿠데타를 일으킬 때에 더 흔히 일어나는 일이다. 반란군처럼 염증진행 아이카사노이드가 병영으로 돌아가지 못하면, 염증이 제멋대로 작동하여 면역 체계가 자기 몸을 공격하기 시작한다. 류마티스관절염, 다발성경화증, 루푸스, 크론병 등과 같은 자가 면역 질환은 면역 체계로부터 "아군 포격"을 너무 많이 받으면 발생할 수 있다. 사실 아이카사노이드의 불균형은 심장병, 암, 알츠하이머병과 같은 만성 질환의 기초가 된다. 침묵의 염증을 일으키는 것은 바로 이러한 아이카사노이드의 불균형이다.

여러 가지 방법을 사용하여 염증회복 아이카사노이드 쪽으로 균형을 되돌릴 수 있다. 가장 먼저, 먹는 음식을 바꿔야 한다. 염증회복 아이카사노이드 – 저자는 "좋은 편"이라고 부른다-는 장쇄 오메가-3 지방산(어유에 포함)이 풍부하고 오메가-6 지방산(옥수수, 콩, 해바라기, 잇꽃 같은 식물에서 유래한 식용유에 포함)이 적은 식사를 함으로써 얻을 수 있다. 장쇄 오메가-3 지방산은 염증진행 아이카사노이드를 감소시키는 반면에, 오메가-6 지방산은 염증진행 아이카사노이드의 생산을 증가시키기 때문이다. 약 80년 전까지는 우리 세대는 오메가-6 대 오메가-3 지방을 2:1의 비율로 섭취했다. 그 당시에는 생선을 훨씬 더 많이 먹었으며, 우리 조부모들 중에 오메가3 지방이 풍부한 대구 간유를 매일 섭취하는 사람들이 많았다. (맛은 역겨웠지만, 염증 억제 효과도 있었다.) 또한 정제된 식물성 기름은 식단에서 아주 적은 부분을 차지했다. 이제는 모든 것이 바뀌었다. 오메가-6 지방을 훨씬 더 많이 먹고, 장쇄 오메가3 지방을 훨씬 덜 먹기 때문에 두 지방산 그룹의 비율이 20:1에 가까워졌다. 식단에서 오메가-6 지방의 비율이 급격히 증가함에 따라 침묵의 염증도 그에 상응하여 증가했다. 심장병, 당뇨병, 암 등은 모두 염증진행 아이카사노이드의 과잉 생산에서 비롯된 침묵의 염증으로 인해 시작되기 때문에 증가 추세에 있다.

섭취한 지방 종류에 따라 어떻게 침묵의 염증을 유발할 수 있을까?

지질(즉, 지방)을 연구하는 사람으로서 저자는 25년 이상 이 문제에 흥미를 갖고 있다. 특정 염증진행 아이카사노이드(주로 프로스타글란딘과 류코트리엔)들은 장쇄 오메가-6 지방산인 아라키돈산(AA)에서 유래한다는 사실이 밝혀졌다. 프로스타글란딘과 류코트리엔은 격렬한 통증의 원인으로 흔히 의심되는 물질이며, 침묵의 염증 원인이기도 하다. 이 때문에 모든 소염제는 이러한 특정 염증진행 아이카사노이드의 과잉 생산을 막기 위해 작용한다. (염증진행 아이카사노이드 수치를 낮추면 염증진행 사이토카인의 방출도 줄어드는 추가적인 이득이 있다.) 염증의 전형적인 증상은 대부분 이러한 아이카사노이드 때문에 나타난다. 프로스타글란딘은 통증을 일으키고, 류코트리엔은 염증과 관련된 부종과 발적을 일으킨다.

AA에서 유래한 염증 군대의 돌격대원들을 물리치려면 "좋은" 염증회복 아이카사노이드를 늘려야 한다. 염증회복 아이카사노이드들은 아이카사펜타논산(EPA) 같은 장쇄 오메가-3 지방산으로부터 생긴 것이다. 결국 혈액 내 EPA와 AA 사이의 균형이 침묵의 염증 수준을 결정한다. 그래서 저자는 이 두 가지 지방산의 비율을 침묵의 염증 프로필(SIP: silent inflammation profile)이라고 부른다. SIP가 높을수록 건강하지 못하고, 어떤 종류의 만성 질환에 걸릴 가능성이 더 높다. 다른 말로 하면 SIP를 통해 당신의 미래를 엿볼 수 있다. 이것이 바로 저자가 SIP를 의학에서 최고의 단일 검사법이라고 믿고 있는 이유이다. 왜냐 하면 여러분이 최상의 건강 상태에 있는지(혹은 부족한지)를 레이저처럼 정확하게 알려주기 때문이다.

인슐린

단순히 어유를 훨씬 더 많이 섭취하고, 식물성 기름을 훨씬 덜 소비하는 것만으로도 침묵의 염증을 되돌리기 시작할 수 있다. 또한 존 다이어트를 따라 식습관을 바꾸면 간접적으로 침묵의 염증에 영향을 미치는 인슐린 치가 떨어지기 때문에 즉각적인 효과가 있다. 이것은 인슐린 치가 높아지면 모든 염증진행 아이카사노이드의 구성 요소인 AA 생산이 증가하기 때문이다. 존 다이어트의 위력은 7일 이내에 인슐린 수치의 차이를 확인할 수 있다는 점이다. 실제로 하버드 의과대학의 연구에서는 한 끼 식사만으로 인슐린 치가 낮아지기 시작하여 건강 상태로 회복되기 시작하는 것을 알 수 있었다. 에너지 수준과 전반적인 웰빙 측면에서 그런 점을 바로 느낄 수 있을 것이다. 물론 그 반대의 경우도 마찬가지여서 인슐린 치를 증가시키는 한 끼 식사로 인해 염증회복 존 밖으로 벗어나기 시작할 수 있다.

오늘날 인슐린에 대해 많이 들어봤겠지만, 왜 중요한지는 정확하게 알지 못할 수도 있다. 우선 인슐린은 영양소를 세포 내로 운반하는 저장 호르몬이다. 인슐린은 세포가 영양소를 저장하거나 즉시 에너지로 이용하도록 하기 때문에 생존에 필수적인 호르몬이다. 인슐린 수준이 적절하지 않으면 세포는 곧 굶어 죽게 된다. 이것이 바로 인슐린을 전혀 만들지 못하는 1형(소아기 발병) 당뇨병에서 일어나는 일이다. (실제로 당뇨병 환자 중 소수만이 이러한 유형에 속한다.) 인슐린 주사를 매일 맞지 않으면 사망이라는 결과를 피할 수 없다. 그러나 우리 대부분은 정반대의 문제를 겪을 가능성이 훨씬 더 높다. 즉, 인슐린을 지나치게 많이 생산하는 것이다. 과도한 인슐린은 비만을 일으키고, 비만을 유지하도록 하기 때문에 이것은 나쁜 소식이다. 또한 침묵의 염증을 증가시키는 것도 과도한 인슐린이다. 이것이 바로 과도한 지방을 심장병, 2형 당뇨병(모든 당뇨병의 90% 이상을 차지), 암, 알츠하이머병 등 다양한 만성질환과 관련 짓는 확실한 증거가 된다.

나이를 먹어감에 따라 세포는 인슐린에 대한 반응성이 점점 떨어지고, 췌장은 섭취한 식이 영양소(주로 당분과 아미노산)를 세포에 저장해야 한다는 메시지를 간과 근육에 있는 세포에 전달하기 위해 점점 더 많은 인슐린을 지속적으로 분비해야 한다. 이것을 인슐린 저항성이라고 부른다. 일반적으로 체지방이 많을수록 인슐린 저항성이 높아지며, 이를 극복하기 위해 더 많은 인슐린을 생산해야 한다. 이것은 침묵의 염증 수준이 증가하고, 만성 질환이 발생할 위험성이 훨씬 높아진다는 것을 의미한다.

과도한 인슐린과 침묵의 염증과의 연관성은 인슐린이 AA 생산을 증가시킨다는 사실에서 비롯한다. 그리고 더 나쁜 일은, 최근 연구에 따르면 인슐린은 침묵의 염증의 또 다른 표지자인 CRP를 형성하는 염증진행 사이토카인인 인터루킨-6(IL-6)의 생산을 증가시켜 염증을 유발하는 것으로 나타났다. 결론적으로, 침묵의 염증을 되돌리고 최상의 건강 상태에 도달하려면 인슐린을 조절하는 것이 필수적이다.

인슐린이 과도하게 생산되는지 알 수 있는 쉽고 빠른 방법은 거울 앞에 알몸으로 서서 스스로에게 두 가지 질문을 던져보는 것이다. 첫째, 당신은 과체중에 속하는가? 둘째, 복부 주위에 과도한 지방이 쌓여 있는가(즉, 사과 모양인가)? 두 질문에 모두 '예'라고 대답했다면 인슐린 저항성이 있을 가능성이 꽤 높다. 인슐린 저항성은 2형 당뇨병과 심장병의 전조 증상이다. 2형 당뇨병에서는 세포 내로 포도당을 밀어 넣는 데에 필요한 엄청난 양의 인슐린(고인슐린혈증)을 췌장이 더 이상 분비를 계속할 수 없기 때문에 결국은 췌장 기능을 상실하기 시작한다. 혈당치를 조절하기 위해 인슐린이 과도하게 분비되지 못하면 혈당치는 위험한 수준까지 상승한다. 심장병의 경우 인슐린 생산이 증가하면 발병의 근본 원인인 침묵의 염증이 증가한다. 이들은 장기적인 인슐린 저항성의 결과로 나타나는 매우 상이한 두 가지 증상이다. 존 다이어트는 특히 인슐린 과잉 생산을 억제하기 위해 개발되었으며, 그 결과로 침묵의 염증도 감소시킨다. 이와 더불어 다음과 같은 추가 혜택도 누릴 수 있다. 즉, 과도한 체지방의 감소, 심장병, 당뇨병 및 기타 인슐린 관련 질환의 위험 감소, 수명 연장 등의 효과를 기대할 수 있다. 이것은 괜찮은 거래이다.

아이카사노이드 호르몬과 인슐린 호르몬의 두 시스템은 서로 복잡하게 연결되어 있다. 균형이 맞지 않으면 둘 다 침묵의 염증을 유발한다. 균형이 회복되면 둘 다 침묵의 염증을 감소시킨다. 이들은 서로 연관되어 있기 때문에 독립적으로 작용하지 않는다. 나쁜 소식은 우리 대부분은 두 호르몬 시스템이 동시에 불균형 상태에 있으며, 나이가 들어감에 따라 더욱 악화될 뿐이라는 사실이다. 좋은 소식은 존 다이어트로 두 호르몬 시스템을 정상화시킬 수 있다는 것이며, 이것이 바로 존 다이어트가 침묵의 염증에 대한 궁극적 해결책이 되는 이유이다.

코티솔

우리 몸에 침묵의 염증 상태가 지속되면 부신은 과도한 염증을 차단하는 데 필요한 주요 항염증 호르몬인 코티솔을 다량 분비하여 이에 대응한다. 코티솔을 스트레스 호르몬으로 생각하는 경향이 있지만 실제로는 항스트레스(anti-stress) 호르몬이다. 세포 수준에서 모든 스트레스는 염증진행 아이카사노이드를 과잉 분비함으로써 염증 상태를 만든다. 코티솔은 이러한 염증진행 아이카사노이드의 수치를 낮추기 위해 분비되는데, 스트레스가 일시적일 때에는 단기적으로는 괜찮다. 그러나 침묵의 염증이 계속 높은 수준에 있으면 코티솔 치가 영구적으로 높아져서 이로 인해 인슐린 저항성이 증가(비만을 일으킨다)하거나, 신경세포의 파괴(감각이 둔해진다), 전반적인 면역체계의 저하(병을 일으킨다) 등 여러 가지 심각한 결과를 초래할 수 있다. 이것은 침묵의 염증이 증가함으로써 생기는 부수적인 피해다. 염증회복 존의 처방에 따른 식사법과 생활 습관을 따라 하면 침묵의 염증을 줄이고, 우리 몸이 코티솔 수치를 높이는 것을 막아줄 수 있다. 실제로 존 다이어트에 성공할수록 그만큼 더 코티솔을 잘 조절할 수 있다. 아마도 열대 낙원에서 느긋한 휴가를 보내고 있을 때 정상적으로 분비되는 정도의 코티솔 수준까지 낮추는 것이 가능할지도 모른다.

침묵의 염증은 유전하는가?

침묵의 염증이 이렇게 점점 더 유행하는 이유는 무엇일까? 유전자 탓으로 돌려라. 진화는 특정 종에서 다음 세대에 유전자를 더 잘 전달할 수 있게 만들어진 생물학적 특성을 선호하는 경향이 있다. 이러한 유전자는 다음 세대로 하여금 다른 세대에 비해 불공정한 이점을 누릴 수 있게 해 준다. 출생 후 생존 확률이 높고, 번식할 수 있을 만큼 오래 생존한 운 좋은 소수의 조상에게 유리하도록 지난 15만 년 동안 진화는 열심히 이루어졌다. 당시에는 외래 세균, 기생충, 진균, 바이러스 등의 끊임없는 위험은 말할 것도 없고, 식량 부족이 심각한 문제였다.

자연은 여러 가지 방법으로 이러한 장애물을 극복했다. 지방을 더 효율적으로 저장할 수 있는 개체에 유리하게 작용하여 어려운 시기에도 생존할 수 있게 했다. 체지방은 생존에 필수적인 요소이다. 체지방은 부피가 작고 에너지가 많으며 어디를 가든 함께 가지고 다닌다. 예를 들어 체지방 4.5kg에 해당하는 에너지를 탄수화물의 형태로 간에 저장하려면 45kg의 간이 필요할 것이다. 45kg의 간 대신에 4.5kg의 지방을 갖고 다니고 싶지 않을 사람이 누가 있겠는가? 인슐린은 만일의 경우에 대비해서 지방을 쉽게 저장할 수 있게 해 주는 호르몬이다. 따라서 우리의 초기 조상들은 잔치 기간 동안에 과도한 칼로리를 섭취할 때마다 다량의 인슐린을 생산하는 유전 성향을 개발할 필요가 있었다. 우리의 유전자는 탄수화물을 너무 많이 먹거나 칼로리를 지나치게 많이 섭취하는 두 가지 방식으로 인슐린을 증가시키도록 진화했다.

이제 시간을 앞으로 돌려 오늘날의 미국으로 가 보자. 더 이상은 굶주림이 없으며 탄수화물이 풍부하고 값싼 음식을 항상 무제한으로 먹고 있다. 그러나 우리는 그렇지 않은데 우리의 DNA는 여전히 석기시대에 살고 있다. 우리의 유전자는 크리스피 크림 도넛 세대에 적응할 시간이 없었다. 그래서 정기적으로 과식을 하면 우리 세포는 인슐린을 점점 더 많이 분비한다. 그 결과 우리는 지방을 점점 더 많이 비축하게 되고, 짜잔! 이제 비만이 널리 유행함으로써 그에 따른 침묵의 염증이 만연하게 되었음을 의미한다. 수만 년 전에 인류를 구했던 유전자가 이제는 해결해야 할 최대의 골칫거리이다.

강력한 염증 반응을 일으키는 우리 몸의 능력에 대해서도 같은 사실이 적용된다. 이 능력은 미생물이나 기생충의 침입으로부터 살아남는 유일한 방법이었다. 70년 전만 해도 전염병에 대해서는 그런 유기체를 죽이는 강력한 염증반응 외에는 대항할 수 있는 무기가 거의 없었다. 기껏 할 수 있는 일이라고는 우리의 면역 체계가 이러한 참상으로부터 우리를 보호해 주기를 바라며 기도하는 것뿐이었다. 노먼 록웰(Norman Rockwell)의 그림에서 환자의 손을 감싸 쥐고 열이 떨어지기를 기다리는 의사의 모습을 상상해 보라. 이것이 70년 전에 시행했던 의료의 방식이다.

우리 중에서 면역 체계가 과도하게 활성화된 사람은 면역 방어력이 약한 사람보다 생존 가능성이 더 높았다. 따라서 우리는 미생물의 끊임없는 공격으로부터 살아남은 조상들에게서만 강력한 염증 반응에 대한 유전적 성향을 물려받았다. 오늘날 우리가 직면한 전염병의 위협은 이전에 비해 훨씬 적다. 예방 접종, 깨끗한 물, 향상된 위생 관리 등으로 인해 이러한 미생물이 많이 사라졌다. 게다가 우리는 미생물 감염에 대비한 약품 일체를 보유하고 있다.

불행히도 이제는 염증 반응을 과도하게 일으키는 유전적 성향이 더 이상 필요 없게 되었다. 그러나 다시 말하지만, 유전자가 미처 진화할 시간이 없었기 때문에 우리는 여전히 이러한 성향에서 벗어나지 못하고 있다. 이로 인해 식습관과 생활 방식에 의해 활성화되는 침묵의 염증이 증가할 수 있는 발판이 마련된다. 우리의 식물성 기름(염증진행 아이카사노이드의 구성 성분이 풍부)의 섭취가 급격하게 증가하고, 어유(염증

회복 아이카사노이드의 구성 성분이 풍부)의 소비가 감소한 것은 이러한 염증을 활성화시킨 식습관 중의 하나이다. 그것은 마치 비만의 유행으로 인해 이미 불타고 있는 침묵의 염증에 기름을 붓는 격이다.

유전자를 다른 것으로 대체할 수는 없는 것이 사실이지만, 식사와 생활 방식을 바꿈으로써 유전자의 발현을 변화시킬 수는 있다. 염증회복존에 도달하면 평생 동안 이러한 유전자의 기능을 변화시키고 침묵의 염증이 진행되는 과정을 역전시킬 수 있을 것이다.

유전자 조절

생존 가능성을 높여준 유전자가 침묵의 염증을 일으킬 가능성도 증가시킨다면, 우리는 어떻게 여기까지 왔을까? 답은 식습관과 생활 방식에 있다. 인류는 지구 상에 존재하는 대부분의 시간 동안 염증진행 유전자와 함께 작용하는 염증회복 식사를 해왔다. 1만 년 전의 식사는 채소, 과일, 저지방 단백질, 장쇄 오메가-3 지방(주로 생선에서 섭취) 등이 풍부하지만 오메가-6 지방은 적게 포함된 식단이었다. 이러한 구석기 시대 식사에는 실제로 곡물이나 전분은 거의 없었다. 그것은 수렵채집인 식사였으며, 염증과 과도한 인슐린을 생성하는 유전적 성향이 증가하는 것을 관리하기 위한 방법으로 역할을 하였다. 그 결과 침묵의 염증을 통제할 수 있었다.

농사를 짓기 시작하면서 상황이 변하기 시작했지만, 우리의 식사가 유전자와 조화를 이루지 못하고 완전히 어긋나게 된 것은 불과 지난 두 세대 동안에 벌어진 일이다. 물론 수렵/채집 혈거인 시대로 돌아갈 수는 없다. 어느 누가 슈퍼마켓 이용을 포기하고 싶겠는가? 그러나 구석기 시대 식사의 염증회복 작용을 더 잘 반영하도록 현재의 식습관을 바꿀 수는 있다. 이 식사를 통해 만성적인 침묵의 염증을 일으키지 않으면서도 면역 체계를 전면 경계 태세로 유지할 수 있었다. 이것은 진정으로 침묵의 염증을 조절하고 최상의 건강에 도달하기를 원한다면 지금 우리 모두가 따라야 할 식사법이다

진화로 인해 증가한 인슐린과 염증 반응에 대해 식사를 통해 균형을 맞출 수만 있다면 좋은 삶의 질이 가능하다. 만성적인 침묵의 염증이 나타나기 시작하는 것은 균형이 깨졌을 때뿐이다. 구석기시대 식사의 현대판 식사가 바로 지난 10년 동안 필자가 글을 통해 소개하고 있는 존 다이어트이다. 이것이 바로 최상의 건강 상태로 복귀하여 평생 동안 유지하기 위한 비결이다. 염증회복 존에서는 염증 유전자가 침묵의 염증을 통제하는 염증회복 식사와 새로운 균형을 이루고 있기 때문에 침묵의 염증은 더 이상 증가하지 않는다. 이것이 최상의 건강에 대한 분자생물학적 정의이다.

염증회복 존에 도달하려면 존 다이어트 외에도 침묵의 염증에 대한 여러 가지 새로운 전략을 도입한다. 침묵의 염증에 대항하기 위한 조리법에는 엑스트라버진 올리브유, 포도주, 참기름, 강황, 생강과 같은 염증회복 식품이 눈에 띄게 등장한다. 인슐린 치를 적절하게 유지하는데 도움이 되기 위해서는 따라 하기 쉬운 종합적인 운동 계획이 필요하다. 그 외에 명상과 같은 코티솔 감소 전략을 통해 인슐린 조절 효과를 훨씬 더 증대시킬 수 있을 것이다.

이러한 생활 습관의 변화를 침묵의 염증을 조절하기 위해 매일 복용하는 '약'이라고 생각하라. 염증회복 존에 도달하는 힘은 조절 가능한

호르몬(아이카사노이드, 인슐린, 코티솔)들을 적절한 범위(지나치게 높지도 않고, 지나치게 낮지도 않은)로 유지하여 더 오래, 더 건강하게 살 수 있도록 - 즉 본질적으로 최상의 건강 상태를 유지하도록 - 하는 데에 있다. 아니면 아무 것도 하지 않기로 선택할 수도 있지만, 그러면 침묵의 염증의 증가로 인한 노화의 참상에 직면해야 할 것이다. 선택은 여러분의 손에 달려 있다.

제2부
염증회복 존에 들어가기:
평생 침묵의 염증 이겨낼 비법

제4장
침묵의 염증 검사

최상의 건강은 궁극적으로 우리 몸의 염증, 특히 침묵의 염증 수준에 달려있다. 통증에 시달리거나 이미 만성 질환이 있다면 당연히 건강하지 않다는 것을 잘 알고 있다. 2형 당뇨병, 심장병, 암 혹은 알츠하이머병이 있다면 염증이 있다는 뜻이다. 다발성 경화증이나 루푸스와 같은 자가 면역 질환이 있다면 역시 염증이 있다는 것을 의미한다. 만성 통증 질환("-염"으로 끝나는 질환)은 통증을 유발하는 부위에 염증이 있음을 의미한다. 그러나 침묵의 염증은 다르다. 침묵의 염증은 통증을 인지하지 못하는 수준의 지속적인 염증이다. 최근까지는 이를 검사하는 방법이 없었다. 이제는 검사가 가능하므로 질환 여부를 알아낸 다음, 평생 동안 침묵의 염증을 저지할 염증회복 프로그램을 시작할 수 있다. 또한 주기적인 임상 검사를 통해 그 노력이 성공적이었는지 확인할 수도 있다.

염증회복 존에 도달하기 위해 취해야 할 첫 번째 단계는 침묵의 염증이 있는지 확인하고, 어느 정도인지 파악하는 것이다. 침묵의 염증은 발견하기 어려워서 육안으로만 판단하기는 불가능하다. 비만이면 침묵의 염증이 있을 가능성이 있지만, 그렇지 않을 수도 있다. 실제로 과체중이라도 인슐린 치가 건강 범위에 있으면 아직 건강한 상태에 있다(수백만 미국인에게는 희소식이다). 반대로 이상적인 체중을 유지하고 있더라도 상당한 침묵의 염증이 있을 수 있다.

그렇다면 이 모든 것을 어떻게 알아낼 수 있을까? 침묵의 염증 정도를 파악하기 위한 임상 혈액 검사가 유일한 정답이다. 그러나 단서를 제공하는 데에 도움이 되는 주관적 방법도 있다. 저자는 여러 해 전에 심장병 환자와 세계적인 운동선수들이 이러한 염증과 싸우기 위해 필요한 식사법의 변화를 돕기 위해 침묵의 염증 평가표(Silent Inflammation Report)를 개발했다. 질문 사항은 순전히 관찰에 기초한 것이지만, 침묵의 염증이 있을 가능성 여부를 일반적으로 알려주는 쉬운 방법이다.

질문에 "예"라는 답이 세 개를 넘으면 아마도 침묵의 염증 수준이 높을 가능성이 있다. 물론 이것은 침묵의 염증 수준을 그다지 과학적으로 정확하게 측정하는 방법은 못되지만, 침묵의 염증이 있을 가능성 여부를 알려 줄 수는 있다. 만약 그렇다면 다음 단계는 혈액 검사를 통해 실제 염증의 정도를 파악하고 이를 통해 현재의 건강 상태를 확인하는 것이다.

염증회복 존의 일차 생체 지표

침묵의 염증을 측정할 수 있는 혈액 검사가 개발된 것은 불과 몇 해

전의 일이다. 이러한 검사는 침묵의 염증의 특정 생체 지표와 이미 심각한 침묵의 염증이 진행 중임을 알려주는 수치를 탐색한다. 이러한 생체 지표들은 실제 문제가 발생하고 있으므로 즉시 조치를 취해야 한다는 것을 알려주는 가장 좋은 지표이다. 침묵의 염증을 불쏘시개라고 가정해 보자. 성냥으로 통나무에 불을 붙이면, 아무 일도 일어나지 않는다. 반면에 성냥으로 불쏘시개에 불을 붙이고 나면 통나무는 곧 불길에 휩싸인다. 이제 통나무를 우리 몸이라고 생각해 보면, 불길은 고통스러운 통증이나 만성 질환에 해당한다. 이제야 증상들이 눈에 보이지만, 첫 단계로 이미 불쏘시개에 불을 붙이는 것이었다.

침묵의 염증 평가표

질문사항	예	아니오
과체중인가?	—	—
항상 탄수화물을 갈망하는가?	—	—
계속 배가 고픈가?	—	—
특히 운동 후에 피곤한가?	—	—
손톱이 잘 부서지는가?	—	—
머리 결이 약하고 늘어지는가?	—	—
변비가 있는가?	—	—
잠이 너무 많이 자는가?	—	—
잠에서 깨면 나른한가?	—	—
정신 집중이 잘 안 되는가?	—	—
건강하다는 느낌이 안 드는가?	—	—
두통이 있는가?	—	—
항상 피곤한가?	—	—
피부가 건조한가?	—	—

침묵의 염증 프로필(SIP, Silent Inflammation Profile)

이 검사는 침묵의 염증에 대한 정확한 표준 검사이다. 아이카사노이드의 주요 지방산 구성 성분에 대한 혈중 농도를 측정하여 염증진행 아이카사노이드와 염증회복 아이카사노이드 사이의 균형을 측정한다. 이들은 궁극적으로 염증을 조절하는 호르몬이기도 하다. 아이카사노이드는 혈액 내에 순환하지 않으므로 직접 측정할 수 있는 방법이 없다. 오늘날 의학계가 아이카사노이드에 대한 이해가 부족한 것은 이 때문이다.

아이카사노이드는 세포와 세포 사이에 정보를 전달하기 위해 잠깐 존재하다가 수초만에 비활성화된다. 하지만 아이카사노이드는 혈중 순환하는 지방산 구성 성분으부터 합성된다. "나쁜" 염증진행 아이카사노이드를 합성하는 지방산(Arachidonic Acid,AA) 구성 성분과 "좋은" 염증회복 아이카사노이드를 합성하는 지방산(eicosapentaenoic acid, EPA) 구성 성분의 비율을 측정하면 "좋은" 아이카사노이드와 "나쁜" 아이카사노이드 사이의 균형을 알 수 있으며, 그 비율은 우리 몸의 나머지 60조 개 세포에 있는 동일한 지방산의 수치를 상당히 정확하게 알려주는 지표가 된다.

침묵의 염증을 나타내는 가장 정확한 지표는 혈액 내 EPA에 대한 AA의 비율(AA/EPA)이며, 이 때문에 저자는 이 검사를 침묵의 염증 프로필(SIP)이라고 부른다. SIP는 실제 문제가 발생하기 수십 년은 아니라도 수년 전에는 그 위험을 미리 알려 줄 수 있다. SIP 수준이 높을수록 심장마비, 암, 알츠하이머병이 생길 가능성이 그만큼 높아진다. 이러한 병들은 하루아침에 발생하는 것이 아니라 발병하는 데 수십 년이 걸린다. 조기 경고를 많이 받을수록 침묵의 염증을 조절하여 향후 만성 질환으로 발달할 가능성을 획기적으로 낮추는 데 필요한 변화를 이끌어내기 쉬워질 것이다.

저자가 SIP의 중요성은 아무리 강조해도 지나치지 않으며, 저자의 주장은 과학적 근거가 있다. 의료계에 알려진 연구 중에서 가장 현저한 심혈관 사망률 감소를 보여준 획기적인 리용 다이어트 심장 연구(Lyon Diet Heart Study)를 살펴보라. 이 연구에서는 최근 심장 마비에서 살아남은 환자들을 무작위로 두 집단으로 나눠 각기 다른 식사를 제공했다. 한 집단은 곡물과 전분이 많고 지방은 적지만 염증진행 오메가-6 지방산(식물성 기름에 포함)이 많은 미국심장협회 표준 식단을 따랐다. 다른 집단은 과일과 채소는 많지만 염증진행 오메가-6 지방산이 적은 식단을 따랐다. 4년 후, 오메가-6 지방산 섭취를 대폭 줄인 집단은 그렇지 않은 집단에 비해 치명적 심장마비가 70% 감소했다. 또한 심혈관 질환에 의한 돌연사는 단 한 건도 없었다. 일반적으로 돌연사는 모든 심혈관 질환에 의한 사망의 50% 이상을 차지하므로 이는 참으로 중요한 결과이다. 더 중요한 것은, 연구를 시작한지 불과 3개월부터 두 집단의 사망률의 차이가 나타나기 시작했다는 점이다. 심장 마비의 가능성을 줄이는 데에 이렇게 놀라운 영향을 미치는 약물은 없다. 그렇다면 이 기적과 같은 일의 원인은 무엇일까?

연구자들은 두 집단 간에 콜레스테롤, 중성지방, 혈당, 혹은 혈압의 차이가 없다는 사실을 발견하고 대단히 놀랐다.(콜레스테롤은 심장 질환을 일으키는 원인으로 작용하지만 그에 대해서는 나중에 더 언급하겠다.) 유일한 차이는 오메가-6 지방산을 피한 집단은 대조군에 비해

SIP가 30% 감소했다는 점이다. SIP가 1% 감소할 때마다 심장마비에 의한 사망 위험은 2%씩 감소하는 것으로 나타났다. 이는 SIP가 미래를 예측하기 위한 진단 검사임을 강력하게 보여주는 사례라고 하겠다.

SIP를 낮추는 것은 뇌와 신경계에 염증을 일으키는 자가 면역 질환인 다발성 경화증의 회복과도 관련이 있다. 현재로서는 어떤 약물도 다발성 경화증을 되돌릴 수 없으며, 약물은 오로지 다발성 경화증의 끈질긴 진행을 늦출 뿐이다. 그러나 노르웨이의 예비 연구에 따르면 어떤 환자들에서는 SIP를 감소시킴으로써 다발성 경화증에 의한 신경 손상을 실제로 되돌릴 수 있었다고 한다. 발표된 다른 연구에 따르면 SIP가 높은 사람은 치매, 우울증, 주의력 결핍 장애 등에 걸릴 위험이 높은 것으로 나타났다. 이렇게 발표된 연구들과 저자가 지난 3년 동안 실시한 수천 건의 SIP 검사를 종합해 볼 때, 저자는 SIP를 여러분이 할 수 있는 가장 강력한 혈액 검사라고 생각한다. 저자는 이 검사를 통해 암, 알츠하이머병, 심장병 등이 발병하기 수십 년 전에 발병 가능성을 예측할 수 있다고 굳게 믿고 있다. SIP가 높을수록 침묵의 염증이 더 많으며, 최상의 건강 상태와 거리가 멀어진다. 너무 우울해지기 전에 좋은 소식은, 저자가 앞으로 이 책에서 설명하는 식단 처방으로 30일 이내에 SIP를 획기적으로 줄일 수 있다는 것이다.

침묵의 염증 프로필은 어디에서 구할 수 있나요?

최근까지 침묵의 염증 프로필(SIP)의 측정은 전문 대학 검사실에서만 이루어졌다. 하지만 이제는 소수의 상업 검사실에서도 이 검사를 제공하고 있다. 여러분의 주치의에게 EPA에 대한 AA의 비율을 측정하는 혈액 검사를 주문해 달라고 요청하면 된다. 저자가 가장 성공적인 결과를 얻은 검사실은 캐나다에 있는 뉴트라소스 진단연구소(Nutrasource Diagnostics)로 겔프 대학교(University of Guelph)와 연계되어 있다. 이 연구소에서는 EPA에 대한 AA의 비율을 혈장 인지질에서 측정하는데, 이 방법을 사용하면 적혈구에서 비율을 측정하는 것보다 훨씬 더 신뢰할 수 있는(그리고 일관된) 결과를 나타낸다. 복잡한 검사이며 대부분 보험 처리가 되지 않지만 결과는 충분히 할만한 가치가 있다. 여러분이나 주치의가 이용할 수 있는 뉴트라소스 진단연구소의 연락처는 아래와 같다.

130 Research Lane, University of Guelph Research Park
Guelph, Ontario, Canada N1G 5G3
U.S. physicians: 519-824-4120 x58817
U.S. consumers: 800-04-8171
Canadian physicians and consumers: 866-MDS-TEST (866-637-8378)

공복 인슐린 수치

SIP가 침묵의 염증 수준을 정량화하는 최적의 표준이지만, 인슐린 저항성의 정도를 측정하는 것은 차선책의 생체 지표이다. 나중에 설명하겠지만 인슐린 저항성은 비만과 2형 당뇨병의 근본 원인이며, 혈액 내에 인슐린 치가 지나치게 높은 것이 특징이다. 인슐린 저항성의 정도를 측정하는 가장 좋은 임상 혈액 검사는 공복 인슐린 수치이다. 인슐린이 오메가-6 지방산에서 AA 생산을 자극하기 때문에 인슐린 치가 높을수록 인체에서 더 많은 염증이 생긴다. 또한 14장에서 설명하겠지만, 인슐린은 체지방의 저장량을 증가시켜서 침묵의 염증을 더 많이 일으킨다.

SIP와 달리 공복 인슐린 검사는 비교적 일상적으로 실시하며, 흔히 의료보험 혜택을 받는다. 그리고 당뇨병뿐만 아니라 심장병에 대한 선별 검사로도 사용한다. (공복 인슐린 치는 콜레스테롤 치보다 향후 심장병에 걸릴 위험을 훨씬 더 잘 예측할 수 있다.) 안타깝게도 둘 다 비싼 검사이기 때문에 어떤 의사는 검사를 주문하기를 꺼려한다. 왜냐하면 HMO(health maintenance organization)에서 공복 인슐린 검사 비용을 부담하는 것을 꺼려할 수 있기 때문이다. 그러나 검사가 반드시 필요한 사례를 강력히 제시하면, 보험 적용을 받을 수 있을 것이다.

여러분이 정말로 건강한 상태라고 간주하려면, SIP와 공복 인슐린 치 모두 염증회복 존과 그에 따른 건강 상태를 정의하는 다음에 제시된 수치 미만에 속해야 한다.

염증회복 존에 대한 1차 임상 생체 지표

지표	양호	최적
SIP	3	1.5
공복 인슐린(μIU/mL)	10	5

이 수치들은 어디에서 나온 것일까? SIP 치는 세계에서 가장 수명이 길고, 건강 수명(수명에서 장애 발생 기간을 뺀 기간)도 가장 길고, 심장병과 우울증 발병률이 가장 낮은 일본인을 대상으로 한 연구를 바탕으로 한 것이다. 일본인의 평균 SIP 치는 약 1.5인 데 비해 평균 미국인의 SIP 치는 약 1.2이다. 미국인은 세계에서 가장 뚱뚱할 뿐만 아니라, 아마 염증도 가장 많이 갖고 있을 것이다. 이러한 사실은 왜 우리가 건강 관리에 많은 비용을 쓰면서도 성과는 거의 없는 이유를 설명하는 데에 도움

이 된다. 침묵의 염증이 우리 몸에서 일단 기반을 확보하면 멈추기가 어려울 수 있다.

SIP가 높은 것이 좋지 않다면, 가능한 한 낮은 SIP(예를 들어 1미만)를 목표로 해야 하지 않을까? 반드시 그렇지는 않다. SIP가 너무 낮으면 염증진행 아이카사노이드를 충분히 만들지 못하기 때문에, 감염에 적절히 대항하기 어려울 것이다. 이것은 1970년대에 그린란드 에스키모를 대상으로 한 역학 연구에서 사실로 밝혀졌다. 이 에스키모들은 심장병, 우울증, 다발성 경화증, 당뇨병 등의 발병률이 매우 낮았지만, 전염병으로 쉽게 사망하는 경향이 있었다. 그들의 평균 SIP는 약 0.7이었다. SIP가 0.5인 사람들은 출혈성 뇌졸중의 위험도가 훨씬 더 높았다. 다시 말하지만 균형 잡힌 존의 범위 안에서 염증의 예비량을 유지하는 것이 목표이다. 일단 SIP가 15를 넘으면 침묵의 염증이 심각한 수준에 있는 것이 분명하다. 실제로 저자는 SIP가 50(어떤 아이들의 경우 100까지)이나 되는 이들을 검사해 본 적이 있지만, 그들은 대개 심한 만성 통증이나 신경과적 문제를 함께 갖고 있었다. 다음은 SIP와 만성 질환의 위험과의 상관 관계를 나타낸 것이다.

공복 인슐린 치가 10 μIU/mL를 넘으면 심장병으로 발전할 가능성이 다섯 배 이상 증가한다. 콜레스테롤 치가 높으면 심장병에 걸릴 가능성은 단지 2배만 증가한다는 것을 명심하라. 우리는 콜레스테롤과의 국가적 전쟁을 벌이고 있지만, 과도한 인슐린과의 전쟁은 들어본 적이 없다. 그래서 저자는 일반적인 콜레스테롤 선별 검사가 아니라 혈중 인슐린 검사를 받아보기를 강력히 권한다.

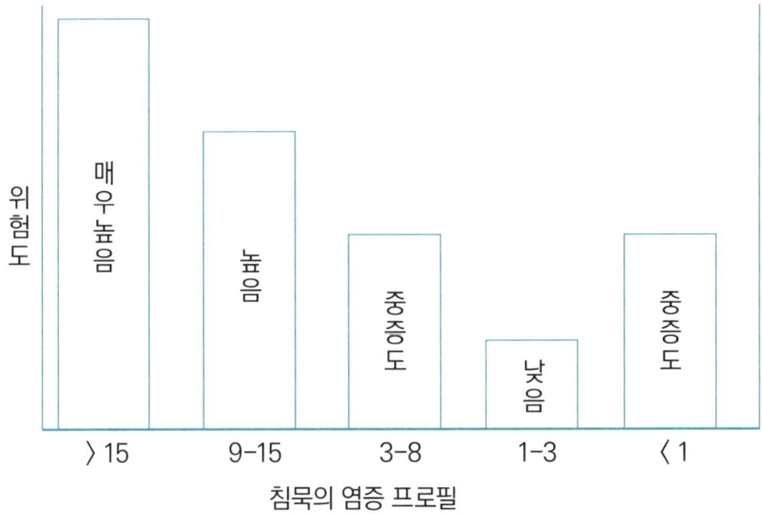

공복 인슐린 치가 15를 넘으면, 다 알다시피 침묵의 염증이 많이 생겨서 조기 심장 마비와 조기 사망에 빠르게 노출된다는 뜻이다. 인슐린 치가 이 정도에 도달할 때쯤이면, 아마도 과체중과 인슐린 저항성이 이미 생겨서 2형 당뇨병으로 가는 길목에 있다.

염증 회복 존의 2차 생체 지표

SIP 측정은 전문 임상 검사실에 주문할 수 있지만, 일상적으로 하는 검사는 아니다. 마찬가지로 공복 인슐린 검사도 표준 혈액 검사보다 비싸기 때문에 의사들이 검사하기를 꺼린다. 그 밖에 미래를 예측하는 단서를 제공하는 검사는 없을까? 다행히 건강 상태를 알아보기 위해 비용이 덜 들고 일상적으로 시행할 수 있는 이차 혈액 검사들이 있다. 이 검사들을 통해 SIP나 공복 인슐린 검사만큼 정확하지는 않지만 전반적인 건강 상태를 파악할 수 있을 것이다.

TG/HDL 비율

이 비율은 표준 공복 혈중 지질 검사를 통해 알 수 있는데, 이 검사는 일반적으로 총 콜레스테롤 치를 개별 성분으로 나누기 위해 실시한다. 중요한 수치는 총콜레스테롤이나 "나쁜"(LDL) 콜레스테롤이 아니고, 오히려 중성지방(TG) 수치와 "좋은" (HDL) 콜레스테롤 수치를 살펴봐야 한다. TG/HDL 비율을 통해 인슐린 저항성으로 인한 대사증후군이 있는지 알 수 있다, 대사증후군이란 인슐린 저항성으로 생긴 높은 인슐린 수치(고인슐린혈증)와 관련된 만성질환(비만, 2형 당뇨병, 심장병, 고혈압)의 집합체를 말한다. 따라서 TG/HDL 비율은 인슐린의 대리 지표가 된다. TG/HDL 비율이 높을수록 인슐린 치도 높으며 침묵의 염증도 그만큼 많이 생성될 수 있다. (주: 공복 인슐린과 TG/HDL 비율이 정상인데도 SIP는 높을 수 있다. 그래서 TG/HDL 비율 검사로 모든 침묵의 염증을 색출해낼 수 없다. 그러나 TG/HDL 비율이 2가 넘으면 침묵의 염증이 증가했음을 나타낸다.)

TG/HDL 비율을 통해 심장병에 걸릴 위험에 관한 정보도 얻을 수 있다. TG/HDL 비율이 낮을수록 심장병에 대한 보호 효과가 커진다. 이러한 보호 효과는 혈액 내에 죽상 경화를 일으키지 않는(즉, 친화적인) LDL 입자의 비율이 높은 데에 기인한다.

최근 몇 년 동안 콜레스테롤에 대한 이해가 더욱 복잡해지면서, "나쁜" 콜레스테롤에도 좋은 것과 나쁜 것이 있다는 것을 알게 되었다. 좋은 "나쁜" 콜레스테롤은 솜털에 싸인 "비치볼 모양의" LDL 입자로 비교적 동맥에 무해한 반면, 나쁜"나쁜"콜레스테롤은 작고 밀도가 높은 LDL 입자로 치명적일 수 있다. 이 콜레스테롤은 쉽게 산화되어서 혈관 내막 세포에 축적되어 결국 혈류로 돌출되어 동맥을 막는 죽상 동맥 경화판(plaque, 플라크)을 형성하게 된다. 이런 “야구공 모양의” 입자는 동맥에 많은 손상을 입혀서 심장병이 발생할 위험을 급격히 증가시킬 수 있다. 내 몸에 어떤 종류의 LDL 입자가 있는지 어떻게 알 수 있을까? TG/HDL 비율이 높을수록, 위험한“야구공” 입자는 많고, 무해한“비치볼”입자는 적다.

TG/HDL 비율이 심장병 발병을 실제로 예측할 수 있는지 의심스럽다면 다음을 고려해 보라. 2001년의 한 연구에 의하면, 흡연을 하거나, 앉아서 생활하거나, LDL 치가 높거나 고혈압이 있더라도 TG/HDL 비율이 낮은 사람은, 심장병을 일으키는 다른 위험인자 없이 TG/HDL 비율만 높은 사람보다 심징병으로 발전할 위험이 절반에 불과했다. 그렇다고 해서 흡연을 하거나, 게으름뱅이가 되거나, LDL 콜레스테롤 치를 높이거나 고혈압이 생겨야 한다는 의미는 아니다. 그러나 TG/HDL 비율이 낮으면, 모든 것을 바르게 하면서도 TG/HDL 비율이 높은 사람보다 앞으로 심장병으로부터 더 잘 보호받을 수 있다.

또한 하버드 의과대학의 연구에 따르면, TG/HDL 비율이 높은 환자는 낮은 환자보다 심장마비를 겪을 가능성이 16배까지 더 높을 수 있다고 한다. 이에 비해 평균적인 미국인의 TG/HDL 비율은 3.3이며, 그 비율이 4 이상이면 당뇨병 전단계에 있거나 2형 당뇨병을 이미 갖고 있다. 저자는 흡연과 같이 심장을 손상시키는 행위에 대해 면죄부를 주려고 이런 말을 하는 것이 아니다. 흡연을 피하고, 운동량을 늘리고, 혈압을 낮게 유지하기 위해 필요한 조치를 반드시 해야 한다. 하지만 가장 중점을 두어야 할 일은 염증회복 존을 정의하는 범위 안으로 TG/HDL

비율을 맞추는 것이다.

C-반응 단백질

현재로서는 염증을 평가하기 위해 가장 널리 쓰이는 방법은 C-반응 단백질(C-reactive protein: CRP)이라고 부르는 지표를 측정하는 혈액 검사이다. 그러나 과연 보기만큼 좋은 검사일까? 급성 염증에 대한 반응으로 간에서 합성되는 CRP는 약 50년 전에 처음으로 발견되었는데, 그때 연구자들은 세균, 바이러스 혹은 기타 미생물에 감염되었을 때 극도로 상승한다는 것을 알아냈다. 하지만 그다지 쓸모 있는 검사가 아니었기에 발견 이후 많은 연구가 이루어지지 않았다. CRP치를 측정할 수 있을 때쯤이면 환자는 이미 매우 아픈 상태임이 분명했다. 수년 전에 고감도 CRP(hs-CRP)라는 좀더 예민한 검사법을 개발했는데, 이 단백질을 훨씬 낮은 농도에서도 검출할 수 있었다. CRP가 약간만 상승하면 급성 감염보다는 침묵의 염증을 나타낼 수 있다는 사실을 발견했다. 초기 연구들은 약간 높은 CRP 치는 콜레스테롤 치보다 심장병 위험을 훨씬 더 잘 예측할 수 있는 것으로 나타났다, 안타깝게도 이보다 최근의 연구에서는 이를 확인하지 못했다. 실제로 과체중, 고혈압 혹은 2형 당뇨병 같은 여러 요인들도 CRP를 상승시킨다. 이러한 지질과 무한한 요인들을 모두 고려해 보면 향후 심장병에 대한 CRP의 예측 가치는 사실상 사라진다.

현재까지의 정보에 따르면, CRP는 염증에 대한 비특이적인 지표로 보인다. CRP는 염증이 있을 때에 존재하지만, CRP치를 낮춘다고 해서 염증을 완화시키는 데에는 도움이 되지 않을 수도 있다. 예를 들면, 아스피린은 탁월한 소염제이지만 CRP치를 의미 있게 낮추지는 못한다. 마찬가지로 비타민 E는 CRP치를 낮추지만 염증을 감소시키거나 심혈관 사망을 예방하지는 못한다. 따라서 이 시점에서 CRP란 염증의 실제 원인이 아니라 단순히 염증이 이미 존재하고 있다는 신호로 보인다. 몇 년 전에 저자가 하버드 의대에서 SIP에 관한 강연을 할 때에 경험한 재미있는 일화를 하나 소개한다. 강의가 끝난 후 한 교수가 저자에게 다가와서 강의를 듣고 깜짝 놀랐다고 말했다.

그는 대학원생을 대상으로 SIP에 대한 연구를 이제 막 시작했는데, SIP치가 매우 높은 데 비해 CRP치는 지극히 정상임을 발견했다는 것이었다. 놀란 사실은 그가 하버드의대에서 여러 해 동안 그런 학생들을 대조군으로 사용해 왔다는 점이었으며, 이제 "정상' 대조군이 이미 염증이 심할 수도 있기 때문에 모든 자료를 재검토해야 하는 것은 아닌지 궁금하다고 말했다.

언론에 고감도 CRP가 소개되고 있지만, 저자는 침묵의 염증에 대한 그다지 좋은 지표는 아니라고 생각한다. 그렇지만 무엇이든 있는 것이 없는 것보다는 낫다. LDL 콜레스테롤 치가 정상이더라도 일단 hs-CRP가 3 mg/L를 넘으면 심장병 위험은 급격히 증가한다. 이 수치를 1 mg/L이하로 유지하는 것이 바람직하지만, 최소한 2 mg/L 미만으로 유지해야 한다. 염증회복 존의 2차 생체지표는 다음과 같다.

염증 회복 존에 대한 2차 생체지표

지표	양호	최적
TG/HDL	2	1 미만
hs-CRP(mg/L)	2	1 미만

마지막으로 혈액검사가 내키지 않는다면, 언제든 체지방률을 측정하거나 단순히 배꼽 높이에서 허리 둘레를 측정할 수 있는데, 둘 다 인슐린 치의 대리 지표가 되기 때문이다. (그러나 염증 지표가 적정 범위에 있으면 과체중이면서도 건강한 상태에 있을 수 있다.)

저자는 체지방률과 허리 둘레가 침묵의 염증에 대한 비교적 약한 지표라고 생각하지만, 부록 E에 나온 것처럼 줄자와 연필만 있으면 둘 다 측정할 수 있다. 또한 측정치가 있으면 저자의 웹사이트(www.drsears.com)에 들어와서 온라인 계산기를 이용할 수 있다. 바람직한 목표 범위는 다음과 같다.

염증 회복 존에 대한 약한 생체지표

지표	양호	최적
체지방 %		
남자	15	12
여자	22	20
허리둘레(배꼽 높이에서 측정)		
남자	40인치 미만	35인치 미만
여자	35인치 미만	30인치 미만

저자가 체지방률과 허리둘레를 약한 지표라고 부르는 이유는 일차 생체 지표인 SIP나 공복 인슐린만큼 침묵의 염증을 광범위하게 찾아낼 수 없기 때문이다. 인슐린 치가 높다면 침묵의 염증 수준이 높을 것이다. 그러나 인슐린치와 체지방이 건강한 범위 안에 있더라도 침묵의 염증이 있을 수 있다. 세계적인 수준의 운동선수들 중에는 강도 높은 훈련으로 유발된 높은 수준의 침묵의 염증을 지니고 있는 사람들이 상당히 많이 있다. 그들은 신체적으로는 튼튼하지만 건강하지 않은 경우가 종종 있다. 결국 면역 체계의 약화로 이어져 이로 인해서 감기에 더 자주 걸리며, 종종 만성 통증과 피로에 시달리고, 반복적으로 몸이 망가지게 된다.

요약

침묵의 염증에 관해서는 아는 것이 힘이 된다. 침묵의 염증은 모르는 사이에 진행되기 때문에 건강에 가장 큰 위협이 된다. 건강은 객관식 시험이 아님을 명심하라. 따라서 인슐린과 아이카사노이드 모두 염증회복 존에 해당하는 적절한 범위 내에서 유지해야 한다. 그래야만 최상의 건강 상태에 있음을 확신할 수 있다. 최상의 건강을 정답 맞추기 게임으로 여기지 마라. 시간을 투자하여 현재 상태를 정확히 알려주는 의학적인 검사를 하라. 만일 아직 미흡한 부분이 있다면 식단과 생활방식을 꾸준히 조정하여 혈액 검사에서 확실하게 건강 상태에 있음을 보여주는 염증회복 존으로 향하게 하라.

제5장
침묵의 염증에 대한 1차 방어선: 존 다이어트

염증을 억제하려면 평생 안전하게 복용할 수 있는 약이 필요하다. 그 약은 바로 염증회복 식사요법인 존 다이어트다. 다이어트(diet)는 삶의 방식(way of life)을 의미하는 고대 그리스어에서 유래했다. 지금은 다이어트의 진정한 의미가 변질되어 단순히 수영복을 입을 생각에 단기간 허기를 견디는 정도로 여기게 되었다. 그러나 침묵의 염증과 싸움은 평생 치르는 일이기 때문에, 그것을 억제하기 위해 평생 식사요법을 유지해야 한다는 뜻이다. 존 다이어트는 정확히 말하면, 침묵의 염증을 회복시키고, 노화 과정을 지연시키며, 만성질환의 위험을 낮추는 주요한 '약물'을 제공하는 셈이다. 하지만 다른 약과 마찬가지로 최대의 효과를 얻으려면, 적절한 시기에 적절한 용량을 복용해야 한다. 존 다이어트를 중단하면 침묵의 염증으로 복귀하고, 만성질환이 악화하여 수명이 줄어들 가능성이 있다.

존 다이어트는 염증을 촉진하는 아이카사노이드의 생성을 감소시킴으로써 염증을 되돌릴 수 있도록 설계되었다. 이는 과도한 체지방(염증의 주요 매개체)을 줄이고 과도한 인슐린(아라키돈산[AA] 형성의 주요 매개체)치를 감소시킴으로써 이루어진다. 이 책 뒷부분에서 더 자세한 설명을 하겠다. 미국인이 지구상에서 가장 뚱뚱한 국민이 되었다는 것은 동시에 침묵의 염증의 비율도 가장 높다는 불행한 사실을 의미하기도 한다.

이와 같은 과도한 체지방과 침묵의 염증 증가 사이의 연관성은 비만이 심장병, 제2형 당뇨병, 암 그리고 알츠하이머병 등의 다양한 만성질환과 관련이 있다는 결정적 증거가 된다. 침묵의 염증 수준이 증가하면 이러한 만성질환의 발병이 가속화된다.

과도한 체지방을 줄이기는 어렵지만 늘지 않게 유지하는 것이 훨씬 더 힘들다. 문제는 왜 최근 몇 년 동안 더욱 어려워졌을까? 미국에서만 발생하는 이상한 유전 변이 때문일까? 아마도 그렇지는 않을 것이다. 1980년까지만 해도 미국인의 비만율은 인구의 14% 정도로 상당히 일정하게 유지되었다. 그러나 이후 25년 동안 비만은 미국인의 33%까지에 달할 정도로 급증하였다. 엎친 데 덮친 격으로 이제는 미국인의 3분의 2 이상이 과체중이다. 왜 미국인 모두의 체중이 통제 불능 상태가 되었을까?

이 책의 뒷부분에서 더 자세히 설명하겠지만, 그 이유를 간단히 말하면 배가 더 고파진 만큼 더 많은 칼로리를 섭취하기 때문이다. 과도한 체지방을 줄이고 침묵의 염증을 감소시키는 가장 좋은 방법은 칼로리를 덜 섭취하면 간단한 일이다. 하지만 항상 배가 고프다면 이 방법은 도저히 실천하기 어렵다.

여기에 고려해야 할 이상한 역설이 있다. 칼로리를 더 많이 섭취할수록 더 배가 고프다는 것이다. 배고픔을 느끼게 만드는 실제 원인이 저혈당이라는 것을 이해하면 그다지 이상하게 느끼지 않을 것이다. 뇌는 연료 공급을 위해 일정량의 포도당(혈당)이 필요하다. 뇌는 체중의 3% 미만을 차지하지만, 기능을 유지하기 위해서 혈당의 70%를 사용할 정도로 포도당을 독식하는 욕심쟁이다. 혈당치가 떨어지면 짜증을 내거나 정신이 혼미해지거나 심한 허기를 느끼는 등 분노발작(temper tantrum)에 해당하는 증상이 나타난다. 증상이 어떻든 간에 포도당의 형태로 신속하게 혈류에 유입되는 탄수화물, 특히 캔디 바, 설탕이 함유된 청량음료, 쿠키, 콘 칩 등을 더 많이 섭취해서 혈당 저하를 스스로 극복하는 방법을 터득하게 된다. 이렇게 하면 기분이 좋아진다. 절실하게 필요한 포도당을 받은 뇌가 보답하는 것이다. 포도당이 뇌에 빨리 공급될수록 기분이 더 빨리 좋아진다. 그런데 미처 깨닫지 못하는 사이에 이어서 한바탕 또다시 저혈당에 빠질 태세를 갖추게 된다. 왜냐하면, 혈당을 신속하게 상승시켰던 탄수화물이 과량의 인슐린 분비를 일으켜서 한두 시간 내에 급격하게 혈당치를 떨어뜨리기 때문이다. 비만을 유발하고 지속시키는 원인은 과도한 인슐린이기 때문에, 이런 식의 자체 극복 과정을 지속하면 과도한 체지방이 급격히 늘어나게 된다.

뇌가 기능을 발휘하기 위해서 혈당을 꾸준히 공급받는 것이 필요하다면, 온종일 탄수화물 위주로 먹어야 한다고 생각할 수 있다. 하지만 그렇게 하면 인슐린과 글루카곤 사이의 섬세한 균형을 깨트릴 뿐이다. 이 두 호르몬은 함께 작용해서 배고픔을 억제하고, 뇌가 행복감을 느끼게 한다. 인슐린은 혈당을 간세포로 끌어들여 나중에 사용할 수 있도록 하고, 글루카곤은 뇌에서 포도당이 필요할 때, 간에 저장해 놓은 포도당을 반출시킨다. 탄수화물은 인슐린 분비를 자극하고 단백질은 글루카곤 분비를 자극한다. 존 다이어트처럼 적절하게 균형 잡힌 식사법을 통해 두 호르몬이 균형을 이루면 끼니 사이에 배고픔을 느끼지 않아 과도한 체지방을 줄일 수 있다. 안타깝게도 수백만 년에 걸친 진화를 통해 구축된 두 호르몬의 동반자 관계는 고탄수화물 식사 때문에 쉽게 깨질 수 있다.

십 년 동안 영양학자들은 칼로리를 칼로리로만 굳게 믿고 신봉해 왔다. 탄수화물은 지방보다 그램(g) 당 칼로리가 적기 때문에, 탄수화물을 많이 섭취하고 지방을 적게 섭취하면 과체중을 줄일 수 있다고 주장하였다. 많은 미국인이 이 조언을 받아들인 결과 어떻게 되었을까? 20년 전보다 지방을 덜 섭취하고 있음에도 불구하고, 체중이 늘어나 비만위기에 직면한 비만 국가가 되었다. 반면에 저혈당이 지속하는 것을 자체 극복하기 위해 무지방 탄수화물을 훨씬 더 많이 섭취하고 있다.

지방을 무지방 탄수화물로 대체하는 식사를 추천함으로써 생기는 호르몬 효과에 대해 의문을 제기하는 사람이 이제껏 아무도 없었다. 탄수화물이 인슐린에 미치는 영향, 단백질이 글루카곤에 미치는 영향, 지방이 아이카사노이드에 미치는 영향 등을 모르는 탓에 당뇨병, 심장병 및 기타 비만과 관련된 문제들이 증가함에 따라 건강관리 시스템에 드는 비용이 급등하였다.

고탄수화물 식사는 인슐린의 과잉 분비로 이어진다. 인슐린이 많이 분비될수록 혈당이 더 많이 떨어진다. 그런데 뇌에 적절한 포도당을 공급해야 하니 탄수화물을 공급하려는 노력에 따라 더욱더 허기를 유발해서 또 먹도록 유도하고 만다. 따라서 지방을 줄이고 탄수화물 섭취를 늘리는 식사법을 따르면 칼로리는 충족시키지만, 허기를 막지는 못했다. 결과적으로, 전 국민이 더욱 비만해진 것은 전혀 이상한 일이 아니다.

인슐린을 정상 수준으로 분비하면, 탄수화물, 단백질, 지방 등 모든 영양소를 세포 내로 운반해서 즉시 사용하거나 장기간 저장하는 매우 중요한 역할을 한다. 인슐린은 생존을 위해 꼭 필요하지만, 인슐린을 과도하게 분비하면 침묵의 염증 수준을 증가시켜 우리 몸에 여러 가지 문제를 일으킬 수 있다. 이런 일이 일어나는 생화학적 과정은 복잡해서 나중에 설명하겠지만, 최종 결과는 만성질환의 가속화와 그에 따른 건강의 상실이다.

우리 몸이 에너지를 얻기 위해 쉽게 사용할 수 있는 연료는 포도당과 지방 두 가지밖에 없다. 휴식 상태일 때에는 필요한 에너지의 70% 이상이 순환하고 있는 혈중 지방으로부터 획득한다. 그러나 우리의 뇌는 포도당만 에너지로 사용할 수 있다. 이는 혈류에 포도당과 지방 모두 적절한 양이 순환할 때 잘 작동한다. 뇌는 원하는 것(포도당)을 얻고, 우리 몸의 다른 세포들은 옥탄가가 높은 연료(지방)를 취하게 된다. 하지만 과도한 인슐린은 저장된 지방이 혈류로 방출되는 것을 차단하여 이러한 균형을 깨트릴 수 있다. 이로 인해 어쩔 수 없이 우리의 몸과 뇌는 상대적으로 제한된 혈중 포도당을 놓고 경쟁하는 상황에 빠진다. 그 결과 더욱더 배고픔을 느끼게 됨에 따라 혈당치를 보충하기 위해서 대부분 탄수화물의 형태로 더 많은 칼로리를 찾게 된다. 이것은 인슐린이 다시 증가하여 결국은 체중이 늘고 침묵의 염증이 증가하는 악순환으로 이어진다.

탄수화물의 이해

문제를 하나 풀어보자. 왜 감자에 포함된 5g의 탄수화물이 각설탕에 포함된 5g 탄수화물보다 인슐린 급등을 더 많이 일으킬까? 과학을 이해하려면 생화학자처럼 생각해야 한다.

예전에는 영양을 매우 단순하게 생각했다. 탄수화물은 단순 탄수화물(설탕)과 복합 탄수화물(빵, 파스타, 감자, 쌀)의 두 가지 종류만 있었다. 단순 탄수화물은 혈당 수치에 나쁘고 복합 탄수화물은 좋다고 믿었다. 그런데 이렇게 완벽하고 훌륭한 이론이 실제로 연구해 본 결과 완전히 무너졌다. 이 연구에 따르면 어떤 단순 탄수화물은 많은 복합 탄수화물보다 훨씬 느린 속도로 포도당의 형태로 혈류에 들어간다는 것이 밝혀졌다. 20여 년이 지난 후에도 기존 영양학계는 대부분 이 사실을 부인하고 있다.

탄수화물에 대한 인식이 이렇게 달라진 것은 생화학 때문이다. 모든 탄수화물은 흡수되기 위해 포도당이나 과당과 같은 단당류로 분해되어야 한다. (우유와 유제품에는 많은 사람이 소화할 수 없는 유당이라고 하는 또 다른 단당류가 포함되어 있다.)

곡물과 전분(빵, 파스타, 쌀, 옥수수, 감자 등)은 소화 과정에서 빠르게 분해되는 매우 약한 화학 결합으로 연결된 긴 포도당 줄로 구성되어 있다. 포도당이 빠르게 방출되면 혈류로 유입되어 인슐린 분비를 증가시킨다. 포도당이 혈류로 빠르게 유입될수록 인슐린이 더 많이 분비된다. 반면에 과당은 빠르게 흡수되지만 간에서 포도당으로 전환되는 속도가 매우 느리다. 결과적으로 단순 당인 과당은 복합 탄수화물로부터 생성되는 포도당보다 훨씬 느린 속도로 혈류에 포도당의 형태로 유입된다. 혈류에 포도당이 적을수록 인슐린이 적게 분비된다는 것을 의미한다.

채소는 약 30%가 과당, 과일은 약 70%가 과당, 곡물과 전분은 100%가 포도당이다. 이것을 알면 왜 곡물과 전분 같은 복합 탄수화물을 더 많이 섭취하면 인슐린 수치를 높이는 데에 더 큰 영향을 미치는지를 이해하는 데에 도움이 된다. 과일이나 채소에 주로 함유된 수용성 식이섬유를 첨가하면 포도당이 혈류로 들어가는 속도를 훨씬 더 감소시켜 인슐린이 증가하는 정도를 줄일 수 있다. (참고: 곡물과 전분에 들어있는 불용성 식이섬유는 포도당이 혈류로 유입되는 속도를 줄이는 효과가 거의 없으므로, 곡물과 전분이 불리한 또 하나의 이유가 된다.) 지금까지의 단기 속성 생화학 이론 소개 때문에 머리가 어지러울 테니 한 가지만 기억하자. 주로 과일과 채소의 형태로 탄수화물을 섭취하는 것이 인슐린 수치를 조절하는 훌륭한 방법이며, 곡물이나 전분을 섭취하는 것은 그렇지 않다는 사실이다.

탄수화물을 함유한 음식은 각기 특정한 속도로 혈류 속으로 들어간다. 특정 식품이 혈류 속으로 들어가는 속도를 해당 탄수화물의 혈당지수라고 부른다. 혈당지수가 높을수록 그 식품은 혈당치를 빨리 올리고 인슐린 분비를 빨리 상승시킨다. 예를 들면, 각설탕은 포도당과 과당이 반반으로 구성되어 있지만 감자는 100% 포도당이다. 따라서 각설탕 형태의 탄수화물은 감자에 있는 같은 양의 탄수화물보다 느린 속도로 포도당으로서 혈류에 들어간다. 그도 그럴 것이 기존 영양학계에서 혈당지수의 개념을 싫어하는 것은 별로 놀랄 일이 아니다.

혈당지수에 대해 과장된 이야기들이 많이 있기는 하지만 실제로 적용하는 데는 상당한 한계가 있다. 혈당지수는 한 번 식사에 한 가지 특정 식품의 탄수화물 50g 섭취를 기준으로 한다. 일반적으로는 어느 한 식품을 그 정도로 많이 먹지는 않기 때문에 해당 식품의 실제 섭취량이 혈당치를 얼마나 올리는지를 알 수가 없을 뿐만 아니라 주어진 식사에서 섭취한 총 탄수화물의 양도 고려하지 않은 것이다. 이것은 특정 식사나 간식으로 인해 혈당치가 얼마나 많이 오르는지 전체적인 상황을 반영하지 못한다는 것을 의미한다. 그 대신 당부하지수(glycemic load)라는 비교적 새로운 용어를 통해 그러한 정보를 얻어야 한다.

당부하지수

당부하지수는 탄수화물이 혈류로 유입되는 속도(혈당지수)뿐만 아니라 한 번에 섭취하는 탄수화물의 총량도 고려한 것이다. 당부하지수는 실제로 섭취한 탄수화물에 반응하여 얼마나 많은 인슐린을 분비하는지 예측한다. 실제로 하버드 의대의 연구에 따르면, 당부하지수가 높은 식사일수록 비만이 되고, 당뇨병이 생기고, 심장마비가 발생할 가능성이 커진다. 무엇 때문에 그럴까? 하버드 의대 연구자들은 식사의 당부하지수가 높을수록 침묵의 염증 수준도 높아진다는 것을 알아냈다.

당부하지수로 본 유행하는 식사요법의 차이

매년 1,000권의 새로운 식사요법 책이 발행되고 있다. 실제로

15,000권 이상의 식사요법 책이 현재 출판되어 있다. 그러나 이렇게 많은 책이 있는데도 불구하고 의학적으로 알려진 주류 식사요법은 네 가지밖에 없으며, 당부하지수의 개념을 기초로 설명할 수 있다. 이렇게 당부하지수를 이해함으로써 현재 시장에 나와 있는 여러 가지 식사에 대한 모든 잘못된 속설에서 벗어날 수 있다. 본질적으로 당부하지수의 개념은 어떤 식사요법의 특징을 알기 위해 광범하게 적용할 수 있는 유용한 잣대이다. 아래 표는 실제 당부하지수로 분류할 수 있는 전형적 식사요법들을 나타내고 있다.

당부하지수	식사요법
매우 낮음	앳킨스
낮음	존
높음	미국 농무부 식품 피라미드, 웨이트 왓처스,
매우 높음	미국심장협회, 미국당뇨병협회 등 전형적 미국식 식사

주: 어떤 식사요법은 양다리를 걸쳐 위험을 피하는 방식을 택하고 있다. 좋은 예로 사우스비치 다이어트가 있다. 처음 2~3주 동안은 당부하지수가 매우 낮은 편에 속하는 앳킨스 다이어트지만, 그 이후는 당부하지수가 낮은 존 다이어트에 해당한다.

일단 당부하지수의 개념을 완전히 이해하면 고단백, 고탄수화물, 저지방 혹은 저탄수화물 등의 용어는 식사법을 설명하는 데에 의미가 없어진다. 평생 지속할 염증회복 식사요법을 찾아내는 열쇠는 생화학적으로 적합한 당부하지수를 가진 식사를 찾는 데 있다. 당신이 섭취하는 식사의 당부하지수가 유전적으로 감당할 수 있는 수준보다 높으면 인슐린 생산이 증가하여 침묵의 염증 수준이 높아질 것이다. 반면에 당부하지수가 너무 낮으면 일련의 복잡한 호르몬 반응이 일어나 코티솔(사람을 뚱뚱하고 멍청하게 하고 병들게 하는 호르몬)의 분비가 증가한다. 장기적 목표가 건강이라면 어느 쪽도 바람직하지 않다.

당부하지수 계산하기

일단 최적의 당부하지수를 알아낸 다음에는, 평생 그 수치를 잘 유지하여 침묵의 염증을 억제하기만 하면 된다. 당부하지수는 실제로 섭취하는 탄수화물의 양과는 거의 관계가 없다. 이는 식품의 영양 정보가 그다지 도움이 되지 않는다는 뜻이다. 당부하지수는 특정 탄수화물의 혈당 상승효과의 역학 관계와 인슐린 분비에 미치는 영향을 고려하기 때문이다.

당부하지수는 아래와 같이 특정 탄수화물의 혈당지수(GI)에다 식사에 포함된 탄수화물의 총량(g)을 곱한 수치를 100으로 나누어서 계산한다.

$$\text{당부하지수} = \frac{\text{탄수화물의 혈당지수} \times \text{1회 제공량당 탄수화물의 g 수}}{100}$$

매일 먹는 식사의 당부하지수는 앞으로 분비되는 인슐린의 양과 매우 밀접한 상관관계가 있다. 매 식사의 당부하지수를 더하면 하루 동안의 총 당부하지수를 알 수 있다. 곡물과 전분은 거의 포도당으로 이루어져 있으므로 과당이 더 풍부한 과일이나 채소보다는 당부하지수가 더 높다. 특정 식품의 탄수화물 총량이 같다 하더라도 과당과 포도당의 함량에 따라 당부하지수가 크게 달라질 수 있다. 따라서 곡물과 전분으로 구성된 탄수화물이 풍부한 식단은 높은 당부하지수를 나타내어 인슐린 분비와 침묵의 염증을 증가시킨다. 반면에 주로 과일이나 채소로 구성된 탄수화물 식단은 같은 양의 탄수화물이 들어있더라도 낮은 당부하지수를 나타내어 침묵의 염증을 감소시키는 최선의 길이 될 것이다. 다음 표는 일반적인 1회 식사량의 당부하지수가 탄수화물의 형태에 따라 커다란 차이를 나타내는 것을 보여준다.

이 표에서 보면 당부하지수가 곡물과 전분 그리고 전형적인 정크 푸드 사이에 큰 차이가 없는 걸 알 수가 있다. 식단의 당부하지수를 조절하려면 과일과 채소를 더 많이 섭취하고 곡물과 전분은 적게 섭취하는 것이 상식이다. (물론 정크 푸드는 적게 섭취하는 것이 좋다.) 과일과 채소 위주의 식단으로 전환하면 심장병, 암 및 기타 만성질환의 발병률이 낮아지는 이유가 바로 여기에 있다.

탄수화물의 형태	전형적 식사 제공량의 당부하지수(g)
전분이 없는 채소	1-5
과일	5-10
곡물, 전분(파스타, 쌀, 감자)	20-30
전형적 정크 푸드(사탕, 감자튀김, 탄산음료)	20-30

당부하지수를 낮추면 결과적으로 침묵의 염증이 줄어든다. 당부하지수가 높으면 왜 침묵의 염증이 증가하는 것일까? 인슐린 분비가 증가하면 모든 염증진행 아이카사노이드의 구성 요소인 아라키돈산(AA) 생성을

촉진하기 때문이다.

이제 네 가지 유형의 식사요법을 일일 당부하지수를 기준으로 다시 정의해 보자.

식품 당부하지수	일일 당부하지수(g)	식사요법
매우 낮음	〈 20	앳킨스
낮음	50-100	존
높음	〉20	미국 농무부 식품 피라미드, 미국 심장 협회, 등
매우 높음	〉300	전형적 미국식 식사

일일 당부하지수가 높을수록 인슐린 분비량이 많아진다. 미국 농무부의 식품 피라미드 권장 사항이나 미국심장협회 추천 식사법을 따르는 경우, 존 다이어트를 따르는 것보다 2~4배의 인슐린을 더 많이 분비한다. 전형적 미국식 식사법을 따르면 존 다이어트와 비교하면 인슐린 수치가 최대 6배까지 증가한다. 앳킨스 다이어트는 존 다이어트보다 인슐린 생산량이 1/2~1/5 정도로 적지만 장기간의 결과로 코티솔 분비가 증가하고 줄었던 체중이 다시 늘어난다. 그러므로 인슐린은 너무 높지도 않고 너무 낮지도 않은 적정 수준을 유지해야 한다.

당부하지수가 매우 낮은 식사의 실제 위험성

당부하지수가 높은 식사법이 과도한 인슐린 분비와 염증을 유발한다는 사실은 이미 잘 알고 있을 것이다. 하지만 존 다이어트와 같이 낮은 당부하지수를 가진 식사법이 좋다면, 앳킨스 다이어트 같은 아주 낮은 당부하지수를 가진 식사법이 더 좋지 않겠는가?

사실은 그렇지 않다. 이렇게 당부하지수가 매우 낮은 식사법도 역시 침묵의 염증과 만성질환을 증가시킬 수 있지만, 그 이유를 설명하는 기전은 건강 전문 단체가 일상적으로 경고하는 방식과는 다르다. 앳킨스 다이어트처럼 당부하지수가 아주 낮은 식사를 하면 우리 몸은 먼저 케톤증이라고 하는 비정상 상태에 빠지게 된다. 적당량의 탄수화물이 들어있지 않은 식사를 하면, 간에서 지방을 물과 이산화탄소로 완전히 대사하기에 충분한 저장 탄수화물(글리코겐이라고 함)이 부족하게 된다. 이렇게 간에 글리코겐이 부족하면 정상적인 지방 대사에 변화가 일어나 비정상인 케톤체가 생성되어 혈류로 순환한다. 우리 몸은 이를 달가워하지 않아 케톤체를 몸 밖으로 배출하기 위해 소변량을 증가시킨다. (청량음료에 함유된 카페인이나 인(燐)과 같은 식이 화합물도 마찬가지다.) 이러한 초 저탄수화물 식사에서 경험하는 초기 체중 감소의 대부분은 지방이 아닌 수분 배출 때문이다. 그러나 이것은 위험하지는 않다.

당부하지수가 매우 낮은 식단이 정말 위험한 이유는 호르몬 문제 때문이다. 첫 번째 문제는 우리 뇌가 적절한 기능을 유지하려면 혈액 내에 일정량의 포도당이 필요하다는 점이다. 우리 뇌는 포도당만을 독식하려는 욕심쟁이다. 앞서 언급했듯이 뇌는 우리 체중의 3%밖에 안 되지만 70% 이상의 포도당을 먹어 치운다. 혈당이 너무 떨어지면 뇌의 기능이 제대로 작동하지 못해 공황상태에 빠진다. 그렇게 되면 뇌는 코티솔 호르몬을 통해 근육을 분해하여 포도당으로 전환하라는 신호를 보내기 시작한다. 이 과정을 당신생(糖 新生, neo-glucogenesis)이라고 일컫는다. 이는 그다지 효율적이지는 않지만, 단기적으로는 효과가 있다.

앳킨스 다이어트 같은 저탄수화물 식사를 하면 처음 6개월 동안은 고탄수화물 저지방 식사를 하는 사람보다 더 많은 체중을 감량할 수 있으며, 이러한 식사법을 비판하는 사람들이 말하는 것과는 달리 심장마비나 다른 질환으로 인한 단기 사망률의 증가도 없다. 그러나 장기적(6개월 이상)으로는 불리한 적응성 대사 변화가 일어난다. 식사요법 중인 사람들이 여전히 탄수화물 섭취를 제한하고 있음에도 불구하고 체중 감소가 멈춘 다음에 체중이 다시 늘어나는 일이 흔히 발생한다. 그들이 식사요법을 제대로 지키지 않았다기보다는 뇌에 충분한 포도당을 공급하는 데 필요한 과도한 코티솔 생성의 효과가 나타나기 시작한 탓이다. 앞서 언급한 것처럼 과도한 코티솔은 인슐린 저항성을 증가시켜 지방세포를 끌어들이는 지방 자석(magnets)으로 전환시킨다. 그 결과 체중이 다시 증가하게 된다. 이것이 앳킨스 식사법을 따른 사람들에게 생기는 전형적인 결과이다. 처음 6개월 동안 체중이 감소하지만, 그 다음 6개월 동안 체중이 다시 증가한다. 결국, 1년 후에는 체중 감소가 아주 조금만 있거나 전혀 없는 상태로 마무리된다.

이처럼 지난 30년 동안 저탄수화물 식사로 감량을 시도했던 수많은 사람의 체중이 모두 다시 늘어난 이유를 설명해 준다. 대부분 사람이 식단을 제대로 지키지 않은 탓이 아니라 당부하지수가 매우 낮은 식사에 신체가 적응하는 과정에서 일어난 생화학적 반응과 호르몬 반응의 희생양이었을 뿐이다.

체중의 원상회복이 그렇게 나쁘지 않다 치더라도, 고단백 식사로 인한 두 번째 호르몬상의 위험은 고지방 단백질 때문이다. 앳킨스 다이어트에서는 지방이 많이 포함된 단백질(스테이크, 베이컨, 달걀노른자 등)을 과다하게 섭취하도록 권장한다. 이들은 모두 식사에 포함된 아라키돈산(AA)의 엄청난 공급원이다. 과도한 체중 감량이 일어난다고 할지라도(대부분 수분 손실에 의한 것이지만) AA을 많이 섭취할수록 그만큼 침묵의 염증이 더 많이 발생할 것이다. 앳킨스 다이어트가 정말 위험한 이유는 코티솔 분비와 침묵의 염증이 증가하기 때문이다.

당부하지수를 실생활에 응용하기

당부하지수의 개념이 과학적으로는 옳은 듯하지만, 실생활에서 사용하기는 도저히 불가능하리라 생각할지도 모른다. 그것은 완전히 틀린 생각이다. 손과 눈만 있으면 식사 때마다 당부하지수를 계산할 수 있다.

탄수화물은 당부하지수에 차이가 있을 뿐 좋고 나쁠 것이 없다. 존 다이어트를 하면 알고 있는 탄수화물은 모두 먹을 수 있다. 다만 더 먹는 것을 그만두어야 할 때를 알기만 하면 된다. 그렇다면 각 탄수화물은 고유의 당부하지수를 갖고 있는데 그것을 어떻게 알 수 있을까?

먼저 탄수화물을 유리한 것과 불리한 것으로 나누어 생각해 보기로 하자. 유리한 탄수화물(과일이나 채소)은 당부하지수가 낮지만, 불리한 탄수화물(곡물이나 전분)은 당부하지수가 높다. 이러한 구별은 지극히 쉬운 일이다.

눈대중 방법

음식의 당부하지수를 알려면 손과 눈으로만 측정하면 된다. 접시를 3

등분으로 나누기만 하면 된다. 만약 불리한 탄수화물을 섭취하고 싶다면 접시의 3분의 1을 채운 다음 멈춘다. 유리한 탄수화물을 먹고 있다면 접시의 3분의 2를 채운 다음 멈출 수 있다. (접시의 나머지 3분의 1은 무엇으로 채울지는 곧 알려 주겠다.)

만약 불리한 탄수화물을 먹는다면 접시에 빈 곳이 많이 남게 되지만 적어도 그 식사의 당부하지수를 초과하지는 않을 것이다. 어떤 탄수화물을 섭취할지는 완전히 자유지만 유리한 탄수화물을 섭취함으로써 같은 당부하지수라고 하더라도 훨씬 더 많은 비타민, 미네랄, 섬유질, 식물성 화학물질을 섭취할 수 있다는 것을 명심해야 한다.

블록 방법

음식을 약물처럼 취급하고 싶다면 조금 더 체계적이지만, 여전히 간단한 탄수화물 계산 시스템이 필요하다. 저자의 첫 번째 책인 《The Zone》(번역서: 나와 가족을 위한 휴먼영양학, 장준홍 역)에서 저자 생각에는 존 식품 블록을 사용하여 식사의 당부하지수를 결정하는 최초의 실행 가능한 시스템을 제시하려고 하였다. 이 시스템의 핵심은 존 탄수화물 블록을 계산하여 한 끼 식사를 위한 최적의 당부하지수의 상한과 하한을 제공하는 것이다. 각각의 존 탄수화물 블록에는 정해진 양의 탄수화물이 포함되어 있으며 특정 탄수화물의 당부하지수에 따라 유리한 탄수화물과 불리한 탄수화물로 구분된다. 유리한 존 탄수화물 블록은 낮은 당부하지수 범주에 속하게 되고 불리한 존 탄수화물 블록은 염증성 혹은 높은 당부하지수 범주에 속하게 된다. 아래는 존 탄수화물 블록의 몇 가지 예시이다.

탄수화물 공급원	탄수화물 1블록의 양
사과(중간 크기)	1/2
브로콜리(익힌 것)	4컵
파스타(익힌 것)	1/4컵
각설탕	3

사과와 브로콜리는 유리한 탄수화물이고, 파스타와 각설탕은 불리한 탄수화물이다. 존 다이어트의 핵심은 다음 4~6시간 동안 혈당과 배고픔을 안정시키기 위해 각 식사가 너무 높지도 않고 너무 낮지도 않은 적절한 당부하지수를 갖도록 확인하는 것이다. 평균적 보통 체격의 여성은 한 끼에 파스타 1/4컵, 브로콜리 4컵, 사과 1/2개로 구성된 존 탄수화물 3블록만 섭취하면 된다. 더 좋은 선택(낮은 당부하지수)은 브로콜리 4컵과 사과 1개이며, 더 나쁜 선택(높은 당부하지수)은 익힌 파스타 3/4컵이다. 만약 당신이 식단에서 불리한 존 탄수화물 블록만을 취급하고 있다면, 탄수화물 섭취를 조절하고 있다고 하더라도 호르몬 재앙 가까이에 있는 것이다. 이는 한 끼 식사에서 각설탕 9개를 섭취하는 것과 같다. 사실 각설탕 9개는 파스타 3/4컵보다 인슐린 반응이 적을 것이다! 이것이 바로 당부하지수를 이해하는 힘이다.

보통 체격의 남성의 경우 한 끼에 존 탄수화물 4블록이 필요하다. 이는 평균적인 여성보다 더 많이 먹을 수 있지만, 그 이상은 아니라는 뜻이다. 언제나 그렇듯이, 핵심은 접시에 탄수화물을 더 이상 추가하지 않는 시점을 아는 것이다.

존 포인트

수년 동안 저자는 존 식품 블록 시스템을 단순화하기 위해 지속적으로 노력해 왔고, 그 결과 존 포인트를 개발했다. 존 포인트는 단순히 끼니마다 당부하지수를 조절하기 위한 또 하나의 계산 방법이다. 당신은 호르몬상으로 마지막 식사만큼만 양호하고 앞으로도 다음 식사만큼만 양호할 것이므로, 식사마다 같은 당부하지수를 유지할 필요가 있다. 왜냐하면, 당부하지수가 식사마다 분비되는 인슐린양을 결정하기 때문이다.

존 포인트는 다양한 탄수화물 식품의 당부하지수를 기준으로, 과식하지 않고 포만감을 느낄 수 있는 1회 제공량을 기준으로 한다. 경험상으로는 대략 계산해 보면 한 끼 식사의 총 존 포인트가 여성이면 15점 이하, 남성이면 20점 이하로 맞추면 된다. 전형적인 존 스낵은 5점의 존 포인트가 들어있다. 존 탄수화물 블록과 마찬가지로, 해당 식사에 허용되는 최대치에 도달할 때까지 계속해서 탄수화물을 추가한 다음 중단하면 된다.

비록 정치적으로는 적절치 않더라도 내가 왜 전곡 탄수화물을 좋아하지 않는지 존 포인트 시스템을 예로 설명해 보겠다. 첫째 전곡이라고 표시된 식품 대부분은 실제로 그렇지 않다. 전곡 식품들은 매우 부패하기 쉽다. 실제 전곡 식품에는 상온에서 산패되는 지방이 포함되어 있으며, 이것이 바로 슈퍼마켓에서 냉동 코너에 보관하는 이유다.

냉동 코너에서 빵 한 덩어리를 마지막으로 구매한 것이 언제였던가? 스틸컷 오트밀 같은 말린 전곡은 먹기 전에 최소 30분 동안 조리해야 한다. 저자는 진짜 전곡(오트밀이나 보리)을 좋아하지만, 여전히 조금만 섭취한다. 전곡은 탄수화물 밀도가 높아 식사의 당부하지수를 빠르게 증가시키기 때문에 적당히 섭취해야 한다. 전곡 식품을 섭취하면 당부하지수가 얼마나 쉽게 과부하가 걸리는지 보여주겠다.

탄수화물	1회 제공량	존 포인트
익힌 파스타	1컵	28
감자 중간 크기	1개	28
베이글 작은 것	1개	28
쌀밥	1컵	35

존 다이어트를 위한 존 포인트의 상한은 여성의 경우 15, 남성의 경우는 20이다. 아무리 우수한 전곡 식품이라 할지라도 그 값을 초과하기에 십상이다. 인슐린 조절이 목표라면 전분 탄수화물과 곡물(전곡 제품도 포함)은 최선의 탄수화물 식품 선택이 아닐 수 있다는 점을 이해하기 바란다.

존 포인트 시스템의 장점은 해당 식사에 대한 존 포인트 한도 내에서 원하는 음식(각설탕일 수도 있음)을 정확히 먹을 수 있다는 점이다. (각설탕은 비타민과 미네랄을 많이 제공하진 않지만, 먹고 싶으면 한도만 알고 있으면 된다.) 이제 식품의 존 탄수화물 블록이 존 포인트로 전환되는 과정을 보자.

탄수화물	분량	존 블록	존 포인트
브로콜리(익힌 것)	4컵	1	3
사과	중간 크기 1/2개	1	5
파스타(익힌 것)	1컵	1	7
각설탕	3	1	2

보통 체격의 여성은 식사당 15 존 포인트가 필요하다. 사과 1/2개(5 존 포인트), 익힌 브로콜리 4컵(3 존 포인트), 그리고 파스타 1/4컵(7 존 포인트)을 먹으면 총 15포인트이다. 만약 사과 1개(10 존 포인트)와 익힌 브로콜리 4컵(3 존 포인트)을 먹었다면, 당부하지수가 더 낮은 식사(13 존 포인트)를 한 것이다. 반면에 파스타 3/4컵을 섭취했다면 식사 한도를 초과하는 높은 당부하지수 식사(21 존 포인트)를 한 셈이다. 기본적으로 존 포인트와 존 탄수화물 블록은 거의 같은 결과를 제공한다.

위의 식품 목록에서 볼 수 있듯이(더 자세한 목록은 부록 C와 D에서 확인할 수 있다.), 식사마다 최적의 혈당 부하를 유지하려면 과일과 채소를 많이 섭취하고 곡물과 전분 섭취량을 줄여야 한다.

그러나 존 다이어트는 단순히 한 끼 식사에서 당부하지수를 조절하는 것보다는 조금 더 복잡하다. 진정으로 존의 범위에 인슐린을 유지하려면 식사의 당부하지수와 적절한 양의 저지방 단백질 및 올바른 유형의 지방과 균형을 맞추어야 한다. 먼저 단백질부터 살펴보자.

단백질

이 영양소는 신체가 자신을 스스로 복구하고, 효소를 합성하며, 적절한 면역 기능을 유지하는 데 필요한 필수 아미노산을 공급한다. 이 모든 것이 좋지만, 존 다이어트에서의 단백질의 중요성은 저장된 글리코겐을 간에서 방출하여 뇌의 혈당치를 유지하는 주요 호르몬인 글루카곤의 분비를 자극한다는 것이다. 한편으로 뇌가 충분한 혈당량으로 만족한 상태라면(충분한 포도당을 섭취하고 있다면) 배가 고프지 않을 것이다. 반면에 뇌의 혈당치가 적절하지 않으면 뇌는 유일한 연료 공급원을 회복하기 위해 충분한 탄수화물을 충분히 섭취할 때까지 성질을 부릴 것이다. 적절한 수준의 단백질을 섭취하면 탄수화물은 간에서 지속해서 방출되기 때문에, 최적의 혈당치를 유지하기 위해 과도하게 탄수화물을 섭취할 필요가 없다.

글루카곤 분비를 적절하게 유지하려고 실제로 많은 양의 단백질을 섭취할 필요는 없다. 한 끼에 손바닥 크기와 두께 정도의 양만 섭취하면 된다. 이는 보통 체격의 여성이 식사마다 약 3온스, 남성의 경우 약 4온스의 저지방 단백질을 섭취하는 것이다. 저지방 단백질이란 무엇인가? 생선, 닭고기, 칠면조, 달걀흰자, 저지방 붉은 고기(지방 7% 미만), 그리고 채식주의자의 경우 콩 제품(두부, 콩고기) 등이다. 모든 동물성 단백질에는 약간의 아라키돈산(AA)이 함유되어 있다. 단백질 공급원의 지방 함량이 낮을수록 섭취하는 아라키돈산의 양이 줄어들고 침묵의 염증을 조절하는 데 사용되는 노력이 덜 필요하다. 이 정도의 저지방 단백질은 앳킨스 다이어트와 같은 저탄수화물(즉, 고단백질) 식사법에서 흔히 주장하는 단백질 폭식과는 거리가 멀다.

단백질을 너무 많이 섭취하면 어떻게 될까? 인체는 음식으로 과도하게 섭취한 단백질을 근육으로 저장하는 데는 한계가 있으므로, 비만해질 수 있다. 그렇지 않으면 우리 모두 아놀드 슈바르체네거와 같은 근육질 체형이 될 것이다. 우리가 먹는 단백질 중에서 당장 필요하지 않은 모든 과잉 단백질은 탄수화물이나 지방으로 전환해서 저장한다.

지방

지방은 존 다이어트 식사나 간식을 완성하는 마지막 영양소이다. 염증을 조절하려면 올바른 지방을 선택하는 것이 중요하다. 잘못된 종류의 지방을 섭취하면 AA 수치가 증가하여 침묵의 염증을 일으킬 수 있다. 이미 언급한 바와 같이, 달걀노른자와 지방이 많은 육류는 상당한 양의 AA를 함유하고 있다. 따라서 AA가 풍부한 식품을 섭취하면, 불에 석유를 붓는 셈이다. 그러나 미국식 식단에서 은밀히 끼어드는 염증의 주범은 오메가 6 지방산이다. 이 지방은 대두, 옥수수, 해바라기씨, 홍화씨 등과 같은 식물성 기름에서 발견된다. 오메가 6 지방산을 많이 섭취할수록, 특히 신체가 이미 인슐린을 다량 분비하고 있는 경우 체내에서 AA로 전환될 가능성이 커진다. 인슐린은 AA를 생성하는 핵심 효소(델타-5-탈포화효소: delta-5-desaturase)의 활성을 촉진하기 때문이다. 12장에서 좀 더 자세히 다루도록 하겠다.

따라서 침묵의 염증을 일으키고 악화시키는 주범은 실제로는 지방의 양이 아니라 지방의 형태이다. 하지만 그 과정을 어떻게 멈출 수 있을까? 식생활을 오메가 6 지방산이 풍부한 식물성 기름을 올리브유로 바꾸는 것이 좋은 시작이다. 샐러드에 달걀노른자 대신 견과류와 아보카도 슬라이스를 뿌려주는 것도 도움이 된다, 올리브유, 견과류, 아보카도 등은 모두 단일불포화지방산이 풍부하다. 염증의 관점에서 보면 이러한 단일불포화지방산은 염증을 유발하는 아이카사노이드로 전환될 수 없으므로 중립적이다. 이렇게 간단하게 오메가 6 지방산 섭취를 줄임으로써 얻는 강력한 효과는 앞에서 설명한 리용 다이어트 심장연구 Lyon Diet Heart study를 통해 입증되었다.

지방은 필수 영양소다. 음식의 맛을 좋게 할 뿐만 아니라, 장에서 뇌로 바로전달되어 식사를 멈추게 하는 호르몬(콜레시스토키닌)을 분비시키기 위해 식단에 일정량의 지방이 필요하다. 무지방 식단은 맛이 없을 뿐만 아니라 뇌에서 "포만감" 신호를 받지 못하기 때문에 배고픔을 더욱 부추긴다. 그러나 가장 중요한 것은 지방이 염증의 수준을 증가시킬 수도 있고 감소시킬 수도 있다는 점이다. 그리고 바로 이것이 건강에 이르는 관건이 된다.

반면에 지방을 너무 많이 섭취해도 괜찮을까? 물론 그럴 수 있다. 지방은 인슐린에 영향을 미치지 않지만 많은 양의 지방을 섭취해서 날씬해지지는 않을 것은 분명하다. 당부하지수가 낮은 식사를 통해 인슐린치를 억제한다고 할지라도 지방을 너무 많이 섭취하면, 세포에 저장된 지방이 방출되는 것은 막을 것이다. 결국, 직전의 식사로 혈류에 적당한 지방산 수준을 유지하고 있다면, 지방세포에 저장된 지방을 더 이상 방출할 이유가 있겠는가?

종합 편: 염증 회복 해법

침묵의 염증을 조절하는 열쇠는 케톤증을 피할 정도로 당부하지수를 높게 유지하되, 인슐린 과다 분비를 피할 수 있는 정도로 당부하지수를 낮게 유지하는 데에 있다. 또한, 적절한 양의 단백질과 지방을 섭취할 필요가 있다. 다시 말해서, 이 두 가지를 모두 특정 범위(zone)로 유지해야 한다. 나의 존 관련 서적에서 일관되게 강조했듯이 올바르게 균형을 유지하는 것이 가장 중요하다. 당신에게 가장 적절한 당부하지수는 어느 정도일까? 우리는 모두 유전적으로 다르므로 각자의 건강에 가장 적절한 당부하지수도 조금씩 다르다. 하지만 존 다이어트를 통한 수년간의 경험에 따르면 앞에서 설명한 간단한 방법으로도 각자에게 이상적인 결과치에 상당히 근접할 수 있다. 대부분 사람은 저탄수화물 식단이나 고탄수화물 식단 모두 침묵의 염증을 조절하는 데 필요한 적절한 당부하지수를 제공하지 못한다는 사실을 알게 될 것이다. 사실은 침묵의 염증을 조절하는 데에 가장 좋은 식사는 아마도 중등도 범주에 해당하는 식사일 것이다. 이는 적당한 탄수화물, 적당한 단백질 그리고 적당한 지방을 뜻한다. 이것은 존 다이어트를 꽤 잘 설명한 말이다. 솔직히 말하면, 개념을 설명하기 위해 높다거나 낮다는 단어를 사용하는 어떠한 식사법도 그것 때문에 일어나는 호르몬의 지장 때문에 결국은 침묵의 염증 조절에 실패할 것이다.

요약

침묵의 염증을 평생 관리하기 위해 존 다이어트를 따르는 것은 생각보다 훨씬 쉽다. 최적의 당부하지수를 계산하고 적절한 양의 단백질과 지방으로 균형을 맞추기 위해서는 손과 눈만 있으면 된다. 존 다이어트에 적용되는 식사규칙은 간단하며 침묵의 염증에 대한 최고의 방어책이다. 다음에는 이러한 규칙을 실제 생활에 적용하기가 얼마나 쉬운지 살펴보겠다.

제6장
주방을 염증 회복을 위한 약제실로 만들기

존 다이어트를 꾸준히 실천해 왔다면 주방에 식재료가 잘 구비되어 있을 것이며, 이 장을 통해 복습할 수 있다. 침묵의 염증이 향후 어떤 영향을 미칠지 염려한다면 주방을 새롭게 바꿔야 한다. 그렇다고 해서 공사업체에 전화할 필요는 없다. 주방에서 몇 가지 음식을 치우고 몇 가지 새로운 음식을 추가하기만 하면 된다.

주방에서 치워야 할 식품

눈에 보이지 않으면 입과 마음에서 멀어진다. 이것은 대부분의 곡물과 전분에 대한 저자의 느낌이다. 아침 식사용 시리얼. 밀가루, 크래커, 파스타, 빵, 베이글, 머핀, 쿠키, 케이크, 막대 빵, 그래놀라 바 등 가공된 전분 제품을 모두 쓰레기 봉투에 담아라. 다른 봉투에는 쌀, 감자,

곡물 같이 늘 먹던 일반 전분을 담아라. 그러나 보리나 스틸컷 오트밀은 갖고 있어도 된다. 지금부터는 식품 저장실을 살펴보고 과일 롤업, 초콜릿, 캔디 등 설탕 함유량이 많은 음식물이 들어 있는지 확인하라. 이것들도 역시 쓰레기 봉투에 담아라. 이제 주방에 버터, 마가린, 크리스코 쇼트닝, 라드 뿐만 아니라, 가장 중요한 콩기름, 옥수수기름, 홍화씨유, 해바라기씨유 등 위험한 지방이 있는지 샅샅이 뒤져 보라. 이러한 기름들도 아끼지 말고 바로 버려야 한다. 이제 개봉하지 않은 고혈당부하 식품과 함께 위의 쓰레기 봉투에 담은 식품들을 근처의 푸드 뱅크에 보내라. 주방에서 이런 식품들을 치우는 것이 어려울 수 있지만, 나중에는 몸이 고마워할 것이다. 이런 식품은 혈중 인슐린치를 높이고 침묵의 염증을 증가시키는 최악의 주범이다. 이들이 고혈당부하 탄수화물 아니면 염증 진행 지방의 범주에 해당된다. 이들은 문자 그대로 미래의 건강에 독으로 작용한다.

주방에 보충해 둘 식품

지금은 주방이 조금 초라해 보일 수도 있지만 걱정할 필요는 없다. 이제 과일과 채소 같은 당부하지수가 낮은 탄수화물로 다시 채우려고 한다. 또한 적당한 종류의 단백질과 지방도 추가할 것이다.

탄수화물

사람들은 보통 좋은 의도로 신선한 농산물을 구매하지만, 시간이 지나면 대개 의도와는 다른 방향으로 갑니다. 샐러드용 채소는 시들고, 베리류는 곰팡이가 슬고, 복숭아는 물러져서 결국 쓰레기통에 버려 돈을 낭비하는 경우가 흔하다. 이 문제를 해결하는 가장 쉬운 방법은 한 번에 2~3일 동안 사용할 만큼의 신선 농산물만 사는 것이다. 좋은 생각이지만 시간에 점점 더 쫓기는 요즘은 매우 어려운 일이다. 그 대신 냉동 과일과 채소를 비축해 두자. 냉동식품은 신선식품보다 더 저렴할 뿐만 아니라, 예상 밖으로 더 영양가가 높다. 왜냐하면, 가장 잘 익은 과일과 채소만 냉동하기 때문이다. 게다가 수확 직후에 냉동하기 때문에, 채소와 과일의 비타민과 식물 화학물질이 그대로 보존된다. 반면에 신선식품은 운송과 저장 과정에서 이러한 영양소가 많이 소실된다.

냉동 채소를 더욱 맛있게 만드는 방법

올바르게 해동만 하면 어떤 냉동 채소도 신선한 채소로 만들 수 있다. 우선 오븐을 화씨 350도(섭씨 176도)로 예열한다. 조리대에 알루미늄 호일을 깔고 달라붙지 않는 요리용 스프레이를 뿌린다. 호일 가운데에 채소를 올려놓고 소량의 올리브유와 라임 주스 몇 방울을 뿌린다. 호일의 끝부분을 접어서 위쪽과 옆쪽을 서로 꼬집어 텐트 모양으로 만든다. 채소를 30분간 또는 부드러워질 때까지 굽는다.

과일과 채소 통조림은 더 문제가 많다. 통조림 제조 과정에서 첨가하는 가당 시럽에 보이는 부유물은 모두 제거해야 한다. (설탕 함량이 높으면 세균의 성장이 줄어든다.) 또 통조림 식품은 냉동식품보다 비타민 함량이 훨씬 낮은 경우가 많다. 그런데도 존 다이어트용 탄수화물로서는 지역 푸드뱅크에 기부하는 당부하지수가 높은 탄수화물보다는 통조림 식품을 선택하는 것이 더 낫다.

단백질

저지방 단백질 공급원을 찾아 1회 제공량 단위로 구입하라. 단백질을 너무 많이 사면 필요량보다 더 많이 먹기 쉽다. 슈퍼마켓의 정육점 직원의 도움을 받아라. 찾을 수 있는 육류, 닭, 생선들이 1kg 묶음으로 포장되어 있다면 직원에게 여덟 묶음으로 나누어 재포장해 달라고 요청하라. 그중에 한 묶음은 냉장실에 보관하고 나머지 일곱 묶음은 냉동 보관하라. 또는 대량으로 구입하여 비용을 절약하고, 직접 냉동 백에 나누어 재포장하라. 냉장 보관했던 포장 중 하나를 사용한 후에는 즉시 냉동 보관했던 포장을 하나 꺼내서 교체하라. 이런 방법으로 양을 조절하면 과량의 단백질을 해동하여 너무 많이 먹거나, 큰 포장을 해동하기 싫어서 단백질을 전혀 섭취하지 않을 가능성을 줄여준다. 저지방 런천미트에 대해서도 같은 요령으로 하면 된다. 정육점에서 런천미트 1/8kg 단위로 왁스 종이 한 장씩 끼워 달라고 부탁하라.

달걀은 훌륭한 단백질 공급원으로서 양 조절이 편리한 크기로 제공된다. 염증진행성 아라키돈산(AA)이 풍부한 달걀노른자가 아닌 흰자를 말하고 있다는 것을 강조하고 싶다. 오믈렛과 스크램블드에그의 경우 저렴한 난황 분리기나 아니면 달걀 교반기 같은 대용품을 구입할 수 있다. 삶은 달걀을 먹을 때는 반드시 노른자는 버리고 흰자만 섭취하라.

저지방 코티지 치즈, 저지방 치즈, 그리고 참치, 연어, 정어리 통조림 같은 포장 단백질도 저지방 단백질의 좋은 공급원이다, 이들은 섭취량을 조절하기 쉬운 저지방 단백질 공급원으로 쉽게 접근할 수 있다. 채식주의자라면 두부나 템페, 혹은 콩고기 같은 콩 단백질 제품을 구입하면 된다. 혹은 순수한 단백질 가루(분리 유청 단백질이 가장 맛이 좋다.)를 구입하여 오트밀 같은 탄수화물이나 혼합 베리를 첨가하여 존 스무디 쉐이크를 만들어서 장기적인 혈당 조절에 필요한 올바른 단백질 대 탄수화물의 균형을 유지할 수 있다.

글루카곤 분비를 자극하여 혈당치를 안정시키는 데에 도움이 되는 단백질 공급원을 쉽게 구하는 것이 존에 머물게 하는데 중요한 열쇠가 된다. 안정된 인슐린 치를 유지하기 위해서는 배고픔을 느끼기 전이나 처음 배고픈 증상을 느낀 후 1~2분 이내에 식사해야 한다. 참치 캔을 뜯거나 삶은 달걀을 냉장고에서 꺼내 혈당 부하가 낮은 탄수화물과 올리브유를 살짝 섞으면 2분 이내에 간편하게 한 끼 식사를 준비할 수 있다. 혈당치를 조절하여 배고픔을 저지하는 것이 베이글, 쿠키, 케이크 등 혈당 부하가 높은 탄수화물에 대한 갈망을 막는 비결이다.

지방

끝으로, 앞에 언급한 것 못지않게 중요한 점은 올바른 종류의 지방을 주방에 갖추는 것이다. 식물성 기름을 없앰으로써 침묵의 염증을 증가시키는 염증 진행성 오메가-6 지방을 이미 제거한 바 있다. 식단에서 포화 지방을 제거하는 것은 지극히 상식적인 일이다. 이제는 단일불포화지방의 공급을 늘려야 한다. 엑스트라버진 올리브유(드레싱과 양념용)와 정제 올리브유(요리용)한 병씩을 구입해야 한다. 또한, 아몬드 슬라이스, 잣, 잘게 썬 캐슈너트 등의 견과류를 저장하여 페스토를 만들거나 샐러드에 토핑으로 얹어 먹기에 좋다. 샐러드에 썰어 넣을 수 있도록 냉장고에 한 개 이상의 아보카도를 보관해 두라.

존 식사 만들기: 네 가지 기본 규칙

이게 전부다. 보시다시피 당신의 주방을 건강 약제실로 바꾸는 것은 어렵지 않다. 일단 냉동실, 냉장고, 식료품 저장실에 적절한 식품을 갖추었다면, 염증 회복 존에 맞는 식단을 준비하여 침묵의 염증을 줄이는 일을 시작하기만 하면 된다.

존 다이어트를 따라 하려면 다음 네 가지 기본적인 존 규칙에 대한 약간의 지식만 있으면 된다.

1. 하루에 다섯 번 (3번의 존 식사, 2번의 존 간식) 식사를 계획한다.
2. 항상 기상 후 한 시간 이내에 아침 식사를 한다.
3. 존 식사나 간식을 먹지 않고 5시간 이상 지나지 않도록 한다. 식사하기 가장 적당한 시간은 배고프지 않을 때이다. 그때가 평균 혈당치가 안정된 상태이기 때문이다.
4. 야간 저혈당을 예방하기 위해 취침 전에 존 간식을 섭취한다.

이러한 규칙을 준수하면, 손과 눈만 가지고 다음과 같이 존 식사와 간식을 만들 수 있다.

1. 저녁 식사용 접시를 균등하게 세 부분으로 나눈다. 간식을 먹을 때는 후식용 접시를 사용한다.
2. 접시의 1/3에는 손바닥만 한 크기와 두께의 저지방 단백질 식품을 놓는다. 보통 체격의 여성은 대략 3온스(85g, 외우기 쉽게 90g), 보통 체격의 남성은 4온스(외우기 쉽게 120g) 저지방 단백질 식품에 해당한다. 저지방 단백질 식품은 닭, 칠면조, 생선, 지방이 거의 없는 소고기 부위(extra-lean cut), 달걀흰자, 저지방 치즈 제품 등의

형태로 섭취할 수 있다, 단백질 공급원으로 두부와 콩고기도 사용할 수 있다.

3. 접시의 나머지 2/3는 전분이 포함되어 있지 않은 채소나 과일과 같이 당부하지수가 낮은 다양한 색상의 탄수화물 식품으로 채운다. (참고: 이 방법으로 당부하지수가 높은 탄수화물 식품을 선택하면 저지방 단백질 식품을 놓은 것처럼 접시의 1/3만을 채운다. 당부하지수가 높은 탄수화물 식품을 정말 먹고 싶다면 다음에 설명하는 존 블록이나 존 포인트를 이용한 방법을 사용하는 것이 좋다.)
4. 마지막으로 비염증성 단일불포화지방을 소량 첨가한다. 올리브유 1작은술, 아몬드 슬라이스 몇 작은술 혹은 아보카도 슬라이스 몇 조각이 적당하다.

이제 존 식사를 만들기 위해 따라 하기 쉬운 4가지 기본 원칙을 알게 되었다. 유일한 비결은 평생 끼니마다 최선을 다해 이 원칙을 따르는 것이다. 호르몬 상태는 직전 식사 구성을 지침대로 지킨 만큼만 좋은 상태를 유지한다는 것을 기억하라. 하지만 직전 식사가 아무리 잘못되었다고 하더라도, 다음 식사를 제대로 하면 존에 다시 들어갈 수 있으므로 존 다이어트에 대한 죄책감을 가질 필요는 없다는 뜻이다.

존 식사는 단백질, 탄수화물, 지방의 적절한 균형을 유지하여 다음 4~6시간 동안 인슐린 치를 안정되게 유지한다. 직전 식사가 존 식사인지 확인하는 방법은 다음과 같다. 간단하게 식사 5시간 후에 시계를 보기만 하면 된다. 공복감이 없으며 예민한 정신 상태를 유지하고 있다면 직전 식사가 존 식사였다는 뜻이다. 동일한 호르몬 효과를 얻으려면 언제든지 그와 똑같은 식사로 되돌아가면 된다.

존에 머물러 있다는 것은 섭취한 칼로리를 지방으로 저장하지 않고 에너지로 사용한다는 것을 의미한다. 이러한 규칙을 벗어나면 인슐린 치는 더 이상 존에 머물러 있지 않게 될 것이다. 한 끼의 식사만으로도 존에서 이탈할 수 있다. 반면에 한 끼의 식사만으로 다시 존에 복귀할 수 있다. 식단을 통해 인슐린을 조절하는 것은 정시에 정량의 약을 복용하는 것과 같다. 누구든 식사에 실수가 있을 수 있으므로 그런 일이 있더라도 자책하지 말고 가능한 한 빨리 존으로 복귀하도록 하라. 직전 식사가 호르몬상으로 아무리 나쁜 영향을 주었다 하더라도 눈과 손을 이용하여 눈대중으로 존으로 되돌아가는 식사를 하면 된다는 것을 명심하라.

존 블록과 존 포인트 사용하기

존 블록이나 존 포인트는 식사의 정확한 당부하지수를 결정하기 위해 손과 눈을 이용하는 것보다 더 정밀한 방법이다. 저자는 10년 전에 식사의 당부하지수를 결정하기 위해, 존 탄수화물 블록을 처음 개발하였다. 단백질과 지방이 식사량에 따라 일정한 대사 반응을 보이는 것과 달리, 탄수화물은 섭취한 탄수화물의 양뿐만 아니라 혈당지수에 따라 달라지는 인슐린 반응을 보인다. 혈당지수가 높은 탄수화물 식품(곡물과 전분)은 혈당지수가 낮은 탄수화물 식품(전분이 없는 채소)보다 인슐린이 급상승하는 정도가 훨씬 더 크다. 과일은 중간 정도 반응을 보이며 이 중에서 베리 종류가 가장 좋다.

존 식사의 탄수화물 식품을 충당하는 방법으로 존 탄수화물 블록이나 존 포인트를 사용할 수 있다. 이 두 가지 방법이 손과 눈을 이용하는 눈대중 방식보다는 더 정확하다. 마찬가지로 같은 양의 저지방 단백질 식품을 접시에 담고 소량의 단일불포화지방 식품을 첨가하라. 유일한 차이점은 이제 해당 식사의 당부하지수 할당량에 도달하도록 정확한 탄수화물 식품을 추가하는 것이다. 즉 저혈당지수의 탄수화물 식품을 선택하면 접시가 넘칠 정도로 가득 담기게 되고, 고혈당지수의 탄수화물 식품을 선택하면 거의 빈 접시가 된다는 것을 의미합니다. 어느 경우든 탄수화물 식품 첨가를 언제 중지해야 할지 알 수 있다. 다음에 존 블록이나 존 포인트 체계를 사용하는 기본 원칙을 제시한다.

- 보통 체격의 여성은 필요한 저지방 단백질 식품(3블록: 약 90g)과 균형을 맞추기 위해 존 탄수화물 3블록 혹은 15존 포인트를 접시에 채운다.
- 보통 체격의 남성은 필요한 저지방 단백질 식품(4블록: 약 120g)과 균형을 맞추기 위해 존 탄수화물 4블록 혹은 20존 포인트를 접시에 채운다.

존 블록이나 존 포인트 방법의 장점은 적절하게 섭취량을 조절하기만 하면, 거의 모든 탄수화물을 식사에 포함할 수 있다는 점이다. 섭취하는 탄수화물 식품의 당부하지수가 높을수록 접시에는 빈 곳이 많아진다. 반대로 탄수화물 식품의 당부하지수가 낮을수록 접시는 풍성해 보일 것이다.

예를 들어, 보통 체격의 여성이 90g의 저지방 단백질 식품을 접시에 담았다면, 각설탕 7개(14 존 포인트)로 균형을 맞출 수 있다. 영양학적으로 좋은 식사는 아니겠지만, 호르몬의 관점에서는 문제가 없다. 여기서 얻을 수 있는 중요한 점은 존 다이어트에서 사용하지 못할 탄수화물 식품은 없다는 것이다. 식품 블록/포인트 시스템을 사용하기로 했다면, 다음 3가지 규칙을 따라 존 식사를 마련하라.

1. 접시에 손바닥 크기의 저지방 단백질 식품 1회 제공량을 접시에 담아라. 양은 디너용 접시(대략 지름 10인치, 25cm)의 약 1/3을 차지해야 한다.
2. 존 탄수화물 블록이나 존 포인트를 사용해 적절한 혈당 지수의 탄수화물 식품을 추가한다.(존 탄수화물 블록 목록은 부록 C를 참조하고, 존 포인트 목록은 부록 D를 참조하라.)
3. 항상 단일불포화지방을 약간 첨가한다.

접시에 가득 채워진 음식을 보면 알 수 있듯이, 존 다이어트는 한 단어로 요약할 수 있다. 적당히 먹기. 끼니마다 단백질, 탄수화물(당부하지수가 낮은), 그리고 지방을 적당히 섭취하는 것이다. 이렇게 적당히 먹는 것을 강조하는 것이 인슐린 수치를 존에 머물게 하는 비결이다.

요약

한쪽 눈과 한 손만 있으면 존 다이어트는 평생 따라 하기가 아주 쉽다. 따라 하기가 쉽기는 하지만, 많은 이가 절제를 지키지 않을 핑계거리를 찾아내기에 바쁘다. 그렇다면 침묵의 염증을 조절할 수 있는 모든 희망이 사라진 것일까? 침묵의 염증에 대한 마지막 강력한 방어 수단이 있으므로 전혀 그렇지 않다. 바로 고용량 어유(fish oil; 오메가-3) 제품이 있기 때문이다.

제7장
침묵의 염증 물리치기 마지노선: 고용량 어유

침묵의 염증을 조절하기 위해 가장 중요한 일 하나는 바로 고용량 어유 보충제를 매일 복용하는 것이다. 존 다이어트는 과도한 인슐린 수치를 낮춰서 침묵의 염증을 물리치는 데에 도움이 된다. 그러나 고용량 어유는 침묵의 염증을 약화시키기 위해 궁극적으로 필요한 도움을 제공한다. 또한 당부하가 지나치게 높아지는 것과 같은 식이요법의 실패에 대한 최선의 방어책이 될 수 있다.

저자가 말하는 고용량 어유는 정말로 고용량을 의미한다. 연어, 참치, 고등어 등과 같이 지방이 많은 생선을 매일 먹는다고 해도 어유를 충분히 섭취할 수는 없다. 점심에 참치 샐러드를 먹거나 저녁에 연어 스테이크를 먹으면 어느 정도 도움이 되겠지만, 침묵의 염증을 제대로 조절하기에는 충분하지 않다.

일본인은 많은 양의 생선을 소비하는 것만으로도 비교적 침묵의 염증이 없는 최상의 건강 상태를 잘 유지하고 있다. 안타깝게도 일본인이 소비하는 엄청난 양의 생선, 해조류 및 기타 해산물은 미국인이 섭취하는 보잘것없는 생선과는 결코 비교도 할 수 없다. 실제로 터프츠 의과대학(Tufts Medical School)에서 지원자들에게 일본인이 보통 먹는 양과 동일한 양의 장쇄 오메가-3 지방산(생선과 해조류에서 나온 것)을 제공하는 식이 연구를 시도했다. 그들에게 보수를 주고 모든 식사를 제공했지만, 실험은 총 3일 동안만 진행했다. 지원자들이 식단에 포함된 엄청난 양의 생선을 견디지 못했기 때문에 연구를 중도에 그만두었다.

어유는 강력한 염증회복 기능을 갖고 있기 때문에 궁극적으로 건강에 제일 좋은 지방이다. 또한 소염제로 인한 장기적인 부작용(사망 포함)을 전혀 겪지 않고도 대단한 효험을 볼 수 있기 때문에, 세상에서 가장 건강에 좋은 약제라고 할 수 있다. 사실 어유의 유일한 부작용은 당신을 더 똑똑하게 만들 수 있다는 정도이다. 그러나 치료 효과를 얻기 위해서는 다른 약제와 마찬가지로 충분한 양을 사용해야 한다. 고용량 어유가 침묵의 염증을 줄이는 데 그토록 효과적인 이유는 염증진행 아이카사노이드의 구성 성분인 아라키돈산(AA)을 30일 이내에 감소시키기 때문이다. 게다가 염증회복 아이카사노이드의 구성 성분인 아이카사펜타논산(EPA)을 함께 증가시키는 추가적인 이점도 있다. 저자가 보장하건대 SIP가 획기적으로 개선되고, 건강을 되찾는 길로 복귀하는 것을 확인할 수 있을 것이다.

15초 법칙

너무 많은 시간을 들이는 일만 아니라면 누구나 최상의 건강을 성취하기를 바란다. 저자가 수년에 걸쳐 살펴본 결과, 우리는 대부분 바쁜 일과 중에 15초 이상 걸리지 않는다면 건강이라는 목표를 추구할 의향이 있다는 결론에 이르렀다. 이것이 바로 지난 10년에 걸쳐 비타민, 미네랄, 허브 요법 판매고가 연간 200억 불의 산업에 이르게 한 원동력이었다. 필요한 모든 마법의 알약을 15초 만에 복용하고 뒤도 돌아보지 않을 수 있다고 장담한다. 멋진 제안이지만, 불행하게도 지난 20년 동안 미국인이 더 건강해졌다고 정색을 하며 말할 수 있는 사람은 아무도 없다. 안타깝게도 건강식품점에 있는 이런 마법의 알약은 대부분 침묵의 염증에 거의 아무런 영향이 없다. 게다가 침묵의 염증을 증가시킨 비만율의 상승으로 인해 그나마 있을 수 있는 잠재적 이득마저 상쇄되었다.

그러나 어유는 독자적인 범주를 형성하고 있다. 비록 전체 보충제 판매량의 1% 미만에 불과하지만, 어유는 심장병, 암, 면역 및 염증성 질환 그리고 주의력 결핍 장애, 우울증, 다발성 경화증, 알츠하이머병 같은 신경계 질환 등 다양한 만성 질환에 대한 탄탄한 임상 연구들을 통해, 적절한 용량을 복용할 경우 그 효능이 뒷받침되고 있는 유일한 보충제이다.

구매자 주의 사항: 어유 오염

항상 그렇듯이 문제는 언제나 있는 법이다. 고용량 어유가 침묵의 염증을 조절하는 데는 효과가 좋지만, 오염이라는 단점이 있다. 분명히 말하지만 오염되지 않은 생선은 지구 상에 존재하지 않는다. 지난 두 세대에 걸쳐 우리는 수은, PCB, 다이옥신, 방염제(防焰劑) 등을 포함해서 다양한 오염 물질을 바다에 내다 버렸다. 오늘날 석탄 연소 발전소에서 매년 50톤 이상의 수은이 배출되고 있다. 따라서 최근 보고에 따르면 실제로 미국의 거의 모든 민물고기에서 수은의 수치가 상당히 높다고 한다. 미국인 식단의 주요 어류 식품인 참치 통조림은 수은 수치로 인한 슈퍼마켓 내 판매 금지 조치를 저지하기 위해 캘리포니아에서는 오랜 분쟁을 벌이고 있다. 그러나 생선의 PCB와 다이옥신 수치는 모르는 사이에 훨씬 더 늘어나고 있다. 1977년에 PCB 생산은 중지되었지만, 이러한 화학 물질은 분해되는 데 수십 년이 걸리기 때문에 바다에는 아직도 고스란히 남아 있다. 다이옥신(베트남전에서 숲 전체에 고엽제로 사용했던 에이전트 오렌지의 활성 성분)도 역시 수십 년 동안 환경에 남아 있을 것이다. 이러한 오염 물질들은 발암 물질 혹은 신경독으로 알려져 있다. 이 때문에 미국의 소비자들이 생선에 대해 혼란스러워하고 있다. 정부는 한편으로는 생선이 건강에 좋으니 먹으라고 하면서도, 동시에 다른 한편으로는 생선이 오염되어 있으니 먹지 말라고 한다.

생선은 바다에서 먹이 사슬의 맨 끝에 있을 뿐이다. 생선이 클수록, 더 많은 독소를 함유하고 있다(참치 통조림은 작지만 참치는 꽤 큰 생선임을 기억하라). 이러한 오염 물질은 지용성이기 때문에 결국은 모두 어유에 남아 있게 된다. 그래서 정제하지 않은 어유를"바다의 하수구"라고 부른다. 건강식품점에서 볼 수 있는 대부분의 어유 보충제는 대형 화학 처리 공장에서 유출된 상태에서 겨우 한 단계 정도만 더 제거시킨 것이다.

얄궂게도 어류 양식은 이 많은 문제들을 막지 못한다. 실제로는 오히려 사태를 더욱 악화시키고 있다. 문제는 양식 어류(특히 연어)를 정상적으로 키우려면 정제하지 않은 어유를 먹여야 한다는 점이다. 물론 정제하지 않은 어유는 앞서 말한 독소로 오염되어 있다. 따라서 양식 어류의 PCB와 다이옥신 수치는 실제로 자연산 어류보다 훨씬 더 높다.

일본인은 침묵의 염증 수준을 조절하기 위해 생선과 해조류를 충분히 먹지만 그에 따른 대가를 지불하고 있다. 오염된 생선 섭취로 인해 일본인의 PCB나 다이옥신 같은 독소의 혈중 수치는 세계보건기구가 설정해 놓은 상한선에 근접하고 있다. 어유 보충제를 염증억제 효과가 나타날 만큼 충분히 먹는다면, 안타깝지만 독성물질도 함께 다량으로 섭취하게 될 것이다. 따라서 침묵의 염증을 줄이면서 독성이 증가하는 위험을 감수할 것인지, 아니면 아무 것도 하지 않을 것인지 진퇴양난에 빠지게 된다.

해결책

다행히도 둘 중 하나를 선택해야 할 필요는 없다. 5년 전에 초정제 EPA/DHA 농축액을 만드는 새로운 제조 기술을 개발함으로써 이러한 딜레마에 대한 해결책을 찾아냈다. 아이카사펜타논산(EPA)과 도코사헥사논산(DHA)은 어유에 들어 있는 주요 오메가-3 지방산이다. EPA는 염증억제 효과가 있고, DHA는 신경계에 유익하다. 자세한 내용은 설명하지 않고 간단히 말하자면, 초정제 EPA/DHA 농축액 4리터를 만들기 위해서 건강식품 등급의 어유 400리터 정도가 필요하다. 이러한 유형의 어유는 고농축, 고순도로 정제되어 바로 사용 가능한 "무기급(武器級)" 어유라고 생각하면 되며, 현재 시중에는 소수의 제품 밖에 판매되고 있지 않다.

어유 보충제가 초정제 EPA/DHA 농축액인지 어떻게 알 수 있을까? 우선 광고 문구나 제품 라벨에 적혀있는 내용을 결코 믿지 마라. 제품 라벨이나 웹사이트를 보면 구매하려는 어유 제품이 "수은 무함유", "의약품 등급""독소 무함유"라고 장담할 수 있지만, 주방에 약 6억 원 정도의 검사 장비를 갖추지 않으면 과대 광고가 사실인지 도저히 알아낼 방법이 없다. 가장 좋은 방법은 이러한 오염물질을 분석할 수 있는 고도의 기술력을 갖추고 있는 동시에 해당 제품과 금전적 이해관계가 없는 독립적인 기관에 의뢰하는 것이다. 저자가 추천할 수 있는 유일한 기관은 캐나다 겔프대학교(University of Guelph)에서 운영하는 국제 어유 표준(IFOS: International Fish Oil Standard) 프로그램이다. IFOS는 제조업자가 제출한 어유 표본에 들어있는 독소의 수치를 지속적으로 검사해서 게시한다. 갖고 있는 어유의 제품 번호가 IFOS 사이트에 표시되어 있지 않다면 구입을 재고해 보아야 한다. 어유 제품을 구매하기 전에 광고에서 주장하는 내용과 상관없이 IFOS 웹사이트(www.ifosprogram.com)에서 확인해 보기를 강력히 권한다.

초정제 EPA/DHA 농축액에 대해 IFOS 프로그램에서 설정한 기준은 엄격하다.

변수	상한치
수은	10 ppb 미만(parts per billion)
총 PCB	45 ppb 미만
총 다이옥신	1 ppt 미만(parts per trillion)
총 산화상태(TOTOX)	20mEq/L 미만

이상은 믿기 어려울 정도로 엄격한 기준이지만, 저자의 의견으로는 평생 고용량 어유를 복용하고자 한다면 최소한의 순도 수준이라고 생각한다. 참고로 저자는 하버드 의과대학에서 많은 주요 연구자들을 대상으로 치료 목적의 어유 사용에 관해 세미나를 개최한 적이 있다. 세미나 말미에 저자는 어유의 효능을 진정으로 믿는 그들에게 개인적으로 어유를 복용한 적이 있는지 물어보았다. 오염에 대한 두려움 때문에 한 명도 어유를 복용하지 않았다고 하였다. PCB나 다이옥신에 대한 두려움이 있다면 여러분도 역시 그래야 한다. 이 오염 물질은 바퀴벌레 잡이(Roach Motel) 광고에서 보듯이 일단 몸 속에 들어오면 밖으로 나가지 않는다는 것을 명심하라.

인터넷 접속이 안 될 경우에 어유가 초정제 EPA/DHA 농축액인지 확인하는 덜 정확한 방법은 제품을 냉동실에 넣어두는 것이다. 액상 어유를 작은술 몇 개 혹은 어유 캡슐 몇 개를 잘라서 컵에 담아 냉동실에 5시간 동안 둔다. 만약 단단하게 얼어버리면 초정제 EPA/DHA 농축액이 아니다. 진정한 초정제 EPA/DHA 농축액이라면 액체 상태를 유지하거나 적어도 죽처럼 되어 있을 것이다. 그렇다고 해서 매우 낮은 수준의 오염 물질을 의미하는 것은 아니지만, 적어도 출발로서는 좋은 편이다.

초정제 EPA/DHA 농축액으로 이루어진 어유 보충제를 찾아내면 아마도 다른 어유 보충제보다 비싸다는 것을 알게 될 것이다. 제품 용기의 가격에 속지 마라. 당신이 값을 지불하는 것은 병에 들어있는 실제 EPA와 DHA 양에 대한 것이다. 재빨리 계산해 보면, 덜 정제된 제품에 들어있는 EPA 및 DHA의 그램당 실제 비용이 초정제 EPA/DHA 농축액

(특히 액상 어유)에 들어있는 같은 양의 EPA 및 DHA의 비용보다 더 비싼 경우가 흔히 있음을 알게 될 것이다. 그 이유 중 하나는 젤라틴 연질 캡슐의 가격이 그 속에 들어있는 건강식품 등급의 값싼 어유의 가격보다 훨씬 더 비싸기 때문이다.

그렇다면 왜 모두가 EPA/DHA 농축액만을 판매하지 않는 것일까? 그 이유는 공급량이 꾸준히 늘어나고 있기는 하지만 아직은 준비할 수 있는 양이 그다지 충분하지 않기 때문이다. 그러므로 당분간은 어디서 구할 수 있는지 IFOS 웹사이트에서 확인하라. 비용은 무료이다.

어유의 필요량은?

SIP를 적절한 범위 내로 유지하려면 적절한 양의 어유를 복용해야 한다. 저자의 연구에 따르면 개인에게 필요한 EPA와 DHA의 적정량은 하루에 3~8g이다. 이는 1~3작은술(또는 4~12캡슐)의 초정제 EPA/DHA 농축액에 해당한다. 이 정도면 어유의 양이 많아 보이지만, 건강의 핵심 지표인 SIP를 1.5~3 사이로 줄이기 위해 필요한 양이다. 어유의 최적 복용량의 범위는 상당히 넓기 때문에 각자에 가장 적합한 용량을 찾아내야 한다. 이것이 바로 SIP가 그토록 중요한 이유이다.

일단 SIP가 염증회복 존에 있는 데 필요한 EPA와 DHA 양을 찾아내면, 아마도 장기적으로 필요한 최적량이 될 수 있다. 당신의 필요량은 나이, 체중, 성별에 따라 달라지지 않는다는 것을 명심하라. 당신의 독특한 체내 생화학, 건강 상태, 식사 등에 달려 있다. 존 다이어트로 인슐린 수치를 잘 조절할수록 침묵의 염증을 조절하는 데 필요한 EPA와 DHA 양은 줄어든다. 반대로 인슐린 수치가 높을수록 침묵의 염증을 되돌리기 위해 매일 복용해야 할 EPA와 DHA의 양은 늘어난다. 염증을 감소시키려면 존 라이프스타일 프로그램(존 다이어트, 어유, 운동, 명상 포함)을 실천하거나 단순히 어유만을 복용할 수 있다. 선택은 당신의 몫이다. 그러나 어유만 복용한다면, 프로그램 전체를 실천할 때보다 훨씬 더 많은 양이 필요할 것이다.

저자가 수년 동안 시행한 수천 건의 SIP 검사 결과를 기초로 해서 현재 건강 상태에 따라 필요한 EPA와 DHA 용량의 범위를 알려줄 수 있다. 이 복용량을 통해 최상의 건강 상태에 이르기 위해 당신이 섭취해야 하는 양을 대략적으로 추정할 수 있다. 대략의 추정치라고 말하는 이유는 SIP가 적정 범위인 1.5~3에 있는 것을 확인하기 위해 주기적으로 혈액 검사를 할 필요가 있다고 생각하기 때문이다.

현재의 건강 상태	EPA와 DHA의 필요량
만성질환 없음	1일 2.5g
비만, 심장병 혹은 2형 당뇨병	1일 5g
심한 통증(만성 통증)	1일 7.5g
신경계 질환	1일 10g 이상

EPA와 DHA 용량이 질병 상태에 따라 다른 이유는 EPA와 DHA의 대사 분해 속도가 특정 질병 상태에 따라 크게 달라지는 것으로 보이기 때문이다. 즉, 꾸준한 혈중 수치를 유지하려면 EPA와 DHA를 더 많이 경구 복용해야 할지도 모른다는 뜻이다. 만일 SIP를 측정할 수 없을 경우에는 침묵의 염증을 줄이기 위해 매일 필요한 EPA와 DHA의 양을

짐작으로 추정한다. SIP를 측정하는 것이 바람직하지만, 어유를 복용하지 않는 것보다는 용량을 어림으로라도 추정하는 편이 더 낫다.

건강하고 정상 체중 범위에 있다면 - 인슐린 치를 아마도 잘 조절하고 있다는 뜻이다-초정제 EPA/DHA 농축액을 하루에 2.5g만 복용하면 된다. 이렇게 하면 SIP의 건강 범위인 1.5~3을 달성하여 유지하는 데에 도움이 될 것이다.

인슐린 치가 높아지면 침묵의 염증이 더 발생하므로, 건강 상태에 도달하여 유지하려면 더 많은 양의 EPA와 DHA가 필요하게 된다. 이런 이유로 인해 비만이나 심장병 또는 2형 당뇨병이 있으면 인슐린 치도 높고, 과도한 체지방으로 인한 침묵의 염증과 싸우기 위해 더 많은 EPA와 DHA가 필요할 것이다.

만일 통증이 더 이상 잠복해 있지 않고 밖으로 드러나는 격렬한 통증이라면 어떨까? 관절염, 만성 요통 및 만성 통증을 일으키는 기타 염증성 질환을 가진 사람이 염증회복 존에 진입하려면 더 많은 양의 EPA와 DHA를 복용해야 한다. 이런 사람들은 SIP가 더 높은 경향이 있다. 마지막으로, 주의력 결핍 장애, 우울증, 알츠하이머병 같은 신경계 질환을 갖고 있으면, 뇌의 침묵의 염증을 줄이기 위해 훨씬 더 많은 양의 EPA와 DHA가 필요할 것이다. 그래서 여러분의 할머니는 어유를 "두뇌식품(brain food)"이라고 불렀는지도 모른다.

고용량 어유를 복용하는 요령

고용량 어유의 중요성에 대해 저자의 말을 믿을 수도 있겠지만, 실제로 그 정도의 양을 복용하는 것은 별개의 문제이다. 우선 어떤 사람들은 생선 뒷맛을 좋아하지 않거나 위가 쓰린 경험을 싫어한다. 솔직히 누가 그런 것을 좋아하겠는가? 이러한 부작용은 주로 건강식품 등급의 어유에 들어있는 불필요한 지방산 때문이다. 초정제 EPA/DHA 농축액을 일단 사용해 보면, 문제를 일으키는 지방산의 대부분을 정제 과정에서 제거했기 때문에, 이러한 부작용이 현저히 줄어든 것을 알게 될 것이다. 그 외에 어유를 복용하는 몇 가지 요령은 다음과 같다.

1. 어유 캡슐은 공복에 복용하지 말고 항상 음식과 함께 복용해야 한다. 음식을 섭취하면 어유를 분해하는 소화 효소가 췌장에서 분비되어 흡수가 잘 되도록 한다.
2. 취침 전에 존 간식과 함께 어유 캡슐을 복용하라.
3. 캡슐을 하루 중에 나누어서 복용하라. 캡슐 여러 개를 한 번에 삼키기 어렵다면 그 방법이 좋은 해결책이다. 혈중에서 몇 시간 밖에 유지되지 않는 비타민이나 미네랄과 달리 어유의 지방산은 며칠 동안 유지된다. 따라서 한 번에 먹는 것이 더 쉬우면 그렇게 하고, 그렇지 않으면 나누어서 먹어도 된다. 어느 쪽이든 안정된 혈중치를 유지할 수 있다.
4. 하루에 네 캡슐을 초과하여 복용해야 한다면 액상 어유로 바꾸는 것을 고려해 보라.(일반적으로 사람들은 무엇이든 네 캡슐까지는 복용하고 그 다음은 중단하는 경우가 많다. 저자는 이것을 "4의 법칙"이라고 부른다.) 또한 비싼 젤라틴 캡슐 비용을 더 이상 지불하지 않으므로 비용을 절약할 수도 있을 것이다. 초정제 EPA/DHA 농축액은 얼지 않기 때문에 냉동실에 보관해야 한다. 그러면 산화를 막을 수 있어 오래 보존할 수 있을 뿐 아니라 맛도 훨씬

더 좋아진다. 어떤 종류의 액상 어유든 아마도 그 맛이 세상에서 가장 역겨운 음식인 대구 간유와 비슷할 것으로 생각할 것이다. 초정제 EPA/DHA 농축액은 불쾌한 맛을 내는 대부분의 화학 물질을 독소와 함께 제거했기 때문에 그렇지 않다. 그러나 솔직히 말하자면, 어유는 여전히 어유다. 그렇지만 액상 어유를 더 맛있게 만드는 추가 요령에 대해서는 다음 목록을 계속 읽어보라.

5. 액상 어유를 오렌지 주스 60cc에 혼합하라. 오렌지 주스의 구연산 성분이 입안의 미각 수용체를 둔화시켜 어유 맛을 거의 느끼지 못한다. 이렇게 소량의 오렌지 주스도 그다지 존 친화적은 아니기 때문에, 어유를 섭취하기 전에 구연산의 농도를 훨씬 더 높이기 위해 오렌지, 레몬 또는 라임 조각을 빨아먹는 방법이 더 낫다.
6. 빅 브레인 셰이크(Big Brain Shake)를 마셔라. 이 레시피는 주의력 결핍 장애와 알츠하이머병과 같이 EPA와 DHA가 아주 많이 필요한 신경계 질환 환자들의 SIP 수치를 감소시키기 위해 저자가 개발한 것이다. 솔직히 커피 한 잔 내리는 데 걸리는 시간보다 짧은 시간에 완벽한 존 식사와 필요한 어유를 모두 얻을 수 있기 때문에 저자가 이 레시피를 직접 사용하고 있다. 좋은 블렌더와 다음과 같은 재료만 있으면 된다.

저지방(2%) 우유 1컵

단백질 분말 15~20그램

해동한 냉동 베리류 1~1.5컵

모든 재료를 블렌더에 넣고 액상 어유(EPA와 DHA 7.5g 포함)를 최대한 큰술까지 넣은 후 돌려라. 얼음을 좀 추가하면 밀크 셰이크처럼 만들 수 있다. 빅 브레인 셰이크의 핵심은 저지방(2%) 우유에 들어있는 우유 입자(globule)이다. 우유 입자는 추가한 EPA와 DHA가 즉시 결합될 수 있도록 미리 형성된 유제(emulsion)이다. 이러한 지방 유제는 실제로 아무 맛도 없으면서 어유의 흡수를 극대화할 수 있는 이상적인 전달 체계이다. 단백질 분말(보통 유당이 없는 유청(whey)이 가장 맛이 좋다)과 베리(냉동 베리를 사용하는 것이 가장 좋다)는 모든 어유를 추가로 유화(emulsification)시킬 수 있을 뿐만 아니라 존 식사를 매우 빨리 만들 수 있다.

어유를 과량 섭취할 가능성은 없는가?

물론 가능한 일이지만 SIP를 주기적으로 측정하면 그럴 일은 없다. SIP가 1 미만으로 떨어지면 어유 섭취량을 줄여라. 그 수준에 도달하려면 보통 EPA와 DHA를 7.5g 이상 섭취해야 할 것이다. SIP가 0.5 이하면 출혈성 뇌졸중이 발생할 위험이 증가한다. 다시 말하지만, 이 정도로 잠재적으로 위험한 수준에 도달하려면 극도로 많은 양의 어유를 섭취해야 할 것이다. 염증회복 존에 도달하여 최상의 건강 상태로 향하게 하는 최소량의 어유를 섭취해야 한다는 것을 명심하라.

SIP가 적절한 범위에 있는지 확인하려면 적어도 일 년에 한 번은 혈액 검사를 해 보기를 권장한다. 또한 어유 섭취를 중단한 후 2주 이내에 SIP가 원래 수준으로 다시 올라간다는 것을 명심하라. SIP는 우리 몸의 침묵의 염증의 정도를 감지하고, 건강 상태를 결정하는 최고의 임상적 무기이다. 염려 말고 활용하라.

요약

침묵의 염증을 조절하기 위해 하루에 15초밖에 쓸 수 없다면 고용량 어유가 최선의 선택이 될 것이다. 존 다이어트를 더 많이 따를수록 고용량 어유의 필요량은 줄어들 것이다. 선택은 여러분의 몫이다.

제8장 침묵의 염증 감소에 도움되는 보충제

존 다이어트를 시작하면서 고용량의 어유를 섭취하는 것이 침묵의 염증을 되돌리기 시작하는 염증 회복 존에 도달하기 위해 취할 수 있는 가장 중요한 두 가지 방법이다. 이미 이 계획을 실천하기 시작했다면 축하할 일이다. 건강 상태로 돌아가는 길을 잘 가고 있다. 하지만 침묵의 염증을 확실하게 제어하기 위해 취해야 할 몇 가지 보완 조치가 있다. 특정 식품, 향신료, 건강 보조 식품 - 이번 장의 목적대로 이들을 보충제라고 부르겠다 - 들은 존 생활방식 프로그램에서 염증 회복 효과를 지원하는 데 도움이 될 수 있다. 당신은 무엇을 섭취해야 하는지 알기만 하면 된다.

저자는 건강보조식품 산업이 엄청난 호황이라는 걸 익히 잘 알고 있다. 연간 200억 불에 달하는 규모로 비타민, 미네랄, 허브, 기타 마법의 물약들이 날개 돋친 듯 팔리고 있다, (처방한 약의 총판매액은 연간 약

1,600억 불에 달한다는 것을 기억하라.) 보충제 중에 어떤 것들은 확실히 도움이 되지만, 침묵의 염증을 줄이는 주요 방법이 되지는 못한다. 보충제(고용량 어유 제외)를 수레의 바퀴살이라고 한다면, 바퀴살이 많을수록 바퀴는 그만큼 더 튼튼해지는 법이다. 그렇지만 바퀴의 외륜(外輪)은 존 다이어트와 고용량 어유다. 만약 바퀴살이 아무리 많아도 바퀴의 외륜이 없다면 좋은 바퀴를 만들 수 없다.

이번 장에 논의하는 모든 염증 회복 보충제(음식, 향신료, 보조 식품)는 다음과 같은 두 가지 방식 중의 하나로 직접적인 염증 회복 효과를 나타낸다.

- 아라키돈산(AA) 형성을 억제하거나
- AA을 염증 진행 아이카사노이드로 변환시키는 효소를 억제한다.

아라키돈산을 억제하는 보충제

AA 형성을 억제함으로써 염증 진행 아이카사노이드 생산을 직접 차단할 수 있다. 이것이 침묵의 염증을 감소시킬 수 있는 가장 고도의 식사요법 전략이다.

어유

보충제의 등급을 1부터 10으로 구분한다면, 고용량 어유에는 12등급을 부여하고 싶다. 앞 장에서 논의한 바와 같이, 들어있는 독소 대부분을 제거한 초정밀 정제 어유는 염증 회복 보충제 중 당신이 택할 수 있는 최고의 제품이다. 평생 복용할 단 한 가지의 보충제를 택한다면, 그것은 고용량 어유임을 명심하라. 어유에 함유된 EPA는 AA을 만드는 델타-5-탈포화효소를 부분적으로 억제한다. 이렇게 함으로써 어유의 주된 염증 회복 효과를 나타낸다. 그러나 AA 생산에 큰 영향을 미치려면, 다량의 EPA를 공급해야 한다. 그래서 특별히 EPA가 풍부한 고용량 어유가 필요하다. 침묵의 염증을 줄이는 데 성공하면, SIP로 측정한 AA/EPA 비율이 감소한 것으로 반영될 것이다.

저자의 추천: 제7장에서 서술한 바와 같다. 침묵의 염증을 줄이려면 다량의 어유를 섭취할 계획을 세워야 하겠지만, 초정밀 정제 제품임을 확인하고 SIP를 사용하여 정확한 용량의 지침을 마련하라.

참기름

참기름에는 오메가-6 지방산이 풍부하게 들어 있지만, 소량(1% 미만)의 리그난(lignan)이라는 식물성 화학물질을 함유하고 있다. 리그난에는 AA을 만드는 효소의 직접적인 억제제로 작용하는 세사민(sesamin)이 들어 있다. 이런 점에서 참기름은 EPA와 같은 기전으로 작용한다. 모든 염증 진행 아이카사노이드의 구성 요소인 AA을 합성하는 특정 효소를 억제함으로써 침묵의 염증을 줄일 수 있다. 하지만 어유와는 달리 참기름은 잠재적으로 염증 진행의 소지가 있는 오메가-6 지방산을 동시에 제공한다. 이것은 일종의 한 걸음 반의 전진(AA 생성을 억제하는 세사민을 제공)과 한 걸음 후퇴(AA을 생성하는 오메가-6 지방산을 제공)를 동시에 하는 셈이다. 그런데도 참기름을 적당량을 섭취하면 단점보다 더 큰 이점이 있다.

저자의 추천: 하루에 1-2 작은술을 섭취한다. 한 끼는 올리브유 대신 참기름

을 사용해도 좋다.

강황

강황은 인도 카레에 오래전부터 사용되었던 노란색 향신료다. 강황에는 커큐민(curcumin)이라는 식물성 화학물질이 포함되어 있다. 참기름과 마찬가지로 커큐민은 AA을 만드는 효소를 억제한다. 그러나 커큐민은 "좋은" 아이카사노이드 혹은 "나쁜" 아이카사노이드의 전구체를 만드는 데 필요한 효소의 활성도 억제하기 때문에 참기름이나 EPA 같은 특이성을 갖고 있지는 않다. 그런데도 참기름과 마찬가지로 향신료로서 강황의 이점은 잠재적인 부정적 결과보다 더 크다.

저자의 추천: 카레를 좋아한다면 강황의 맛을 좋아하게 되어 우리 몸을 꾸준히 지켜주는 도우미로 삼을 수 있다. 강황을 자유롭게 사용하는 것을 두려워하지 말라. 다양한 요리와 레시피에 강황을 사용할 수 있다.

알파리놀레산(ALA)

알파리놀레산은 아마씨유에 고농도로 들어 있는 짧은 사슬 오메가-3 지방산이다. 커큐민과 마찬가지로 ALA는 "좋은" 아이카사노이드와 "나쁜" 아이카사노이드 전구체의 생산을 증가시키는 효소(델타-5 탈포화효소)를 억제하는 역할을 한다. 그러나 EPA, 세사민, 커큐민과 달리 AA의 합성을 억제하는 능력은 없다. ALA의 과다 섭취가 전립선암의 발생 증가와 관련된 이유가 이것 때문일 수 있다. 이론적으로는 ALA로부터 EPA가 합성될 수 있지만, 사람에서는 이 과정이 매우 비효율적이다.

저자의 추천: 고용량의 어유를 복용하고 있다면, ALA 복용은 잊어라. ALA가 EPA로 전환되는 것이 매우 비효율적이므로 어유를 섭취함으로써 훨씬 더 나은 염증 회복 효과를 얻을 수 있다.

결합(conjugated) 리놀레산(CLA)

잠재적으로 좋은 트랜스지방이다. 유제품에 자연적으로 함유되어 있으며, 인공적으로 합성할 수도 있다. 결합한 CLA는 두 개의 이성체를 갖고 있다. 결합 이성체 중 하나는 ALA와 비슷하게 작용하여 "좋은" 아이카사노이드와 "나쁜" 아이카사노이드 모두 최종 합성을 감소시킨다. 그러나 다른 결합 이성체는 인체에서 인슐린 저항성의 증가를 일으키고, 생쥐에서는 지방간을 유발한다.

저자의 추천: 아직 확실한 결론이 나지 않았으므로 당분간은 피하는 것이 좋겠다.

술

술을 보조식품으로 생각해보지는 않았겠지만, 사실은 적당히 섭취하면 침묵의 염증을 줄이는 데 꽤 좋은 효과가 있다. 특히 적당량의 알코올을 마시는 사람의 경우 C-반응 단백질의 수치가 낮다. 적당한 알코올 섭취 기전 중의 하나는 오메가-6 지방산이 강력한 염증 회복 아이카사노이드 생성에 필요한 구성 요소(디호모감마리놀레산, DGLA)로 전환되는 것을 자극하는 것으로 보인다. 이 기전은 하루 한두 잔의 와인이나 그에 해당하는 다른 형태의 알코올이 심장 보호 효과가 있는 것처럼 보이는 이유를 설명하는 데 도움이 된다. 그러나 그 이상의 알코올을 섭취하면 DGLA가 AA으로 변환되는 속도가 증가하여, 적당량의 음주로 얻게 되는 이점이 급속하게 사라져 버린다.

저자의 추천: 남자는 하루 두 단위에 해당하는 양(한 단위는 각종 술에 맞는 잔 하나), 여자는 한 단위에 해당하는 양을 마시는 것이 좋다. 술을 마시려면 인슐린의 과량 생산을 예방하기 위해 와인 한 잔에 치즈 30g, 혹은 맥주 한 병에 대하(혹은 닭 날개) 네 마리 식으로 항상 단백질 안주를 함께 먹어라.

아이카사노이드 합성의 효소 억제제

AA을 많이 만들수록 침묵의 염증을 조절하기가 더 어려워진다. 다시 말해서 1온스의 예방(AA 생성의 감소)은 1파운드의 치료(AA을 염증 진행 아이카사노이드로 전환하는 효소의 억제)와 맞먹는 가치가 있다. 그런데도 존 다이어트에 추가하면 매우 유용하고 맛도 좋은 음식들이 많이 있다.

엑스트라버진 올리브유

엑스트라버진 올리브유의 건강상의 이점에 대해서는 익히 들었을 것이다. 이러한 이점은 수 세기 동안 알려져 왔다. 올리브유는 단일불포화지방의 함량이 풍부하고, 염증 진행성 오메가-6 지방산의 함량은 낮다. 라드(돼지기름lard)도 마찬가지지만, 라드의 건강상의 이점에 대해 말하는 사람은 아무도 없다. 올리브유의 건강상의 진정한 이점은 올리브유에서만 발견되는 히드록시타이로솔(hydroxytyrosol)이라는 독특한 식물성 화학물질 때문이다. 히드록시타이로솔은 아스피린과 마찬가지로 염증 진행 아이카사노이드를 생산하는 효소들을 억제하는 것으로 보인다. 이것이 크레테 역설(Crete paradox)을 설명해 주는 실마리가 된다. 크레테 주민들은 칼로리의 40% 이상을 지방(주로 엑스트라버진 올리브유)으로 섭취하지만 지중해 지역에서 심장 질환 발병률이 가장 낮다. 그들은 기본적으로 액상 아스피린을 복용하는 셈이다.

엑스트라버진 올리브유처럼 맛도 좋고 염증 회복 효과도 상당히 있는 식품이 있다는 것은 좋은 소식이다. 안타깝게도 미국에서 판매되는 대부분의 엑스트라버진 올리브유에는 하이드록시타이로솔이 미량밖에 함유되어 있지 않다. 올리브는 포도와 마찬가지로 과일이다. 올리브의 품종에 따라 하이드록시타이로솔의 함량이 다르다. 하이드록시타이로솔의 함량이 높을수록 올리브유는 더 가치가 있다.(그리고 더 비싸다.) 솔직히 질이 좋은 올리브유는 대부분 이탈리아 밖으로 나가는 일이 없다.

그러나 저자의 말을 그대로 믿지 말고, 다음과 같은 간단한 미각 시험을 해 보라. 올리브유 한 작은술을 입에 넣어 보라. 밍밍한 기름 맛이 아닌 버터 맛이 나야 한다. 이제 입천장을 따라 목구멍 뒤쪽에 닿을 때까지 혀로 올리브유를 휘저어 보라. 후추와 비슷한 맛이 느껴질 것이다. 그렇지 않다면 하이드록시타이로솔이 거의 함유되어 있지 않은 제품이기 때문에 실제로 건강상의 이점이 거의 없다는 뜻이다. 지금 갖고 있는 엑스트라버진 올리브유가 그다지 특상의 제품이 아니라고 해서 낙담하지 마라. www.Oligo2go.com에서 좋은 이탈리아산 올리브유를 구할 수 있다. 한 병당 20~30불 정도는 지불해야 하는데, 이는 여러분이 익숙한 가격보다는 훨씬 비싸다는 것을 알 수 있다. 그만큼을 지불할 만큼의 가치가 있다. 하지만 침묵의 염증을 줄일 수 있다면 그만한 가치가 있지 않을까?

저자의 추천: 하드록시타이로솔이 풍부한 진짜 엑스트라버진 올리브유를 하루 2-3 작은술씩 섭취한다. 끼니마다 저지방 단백질이나 익힌 채소에 한 작은술씩 뿌려서 먹으면 좋다. 이것이 바로 엑스트라버진 올리브유(물론 진짜 올리브유)가 실제로 존 다이어트에서 권장하는 주요 지방인 이유다. 정말 양질의 제품을 구할 수 없다면 이탈리아나 그리스에서 수입한 올리브를 섭취하는 것도 좋다. 하드록시타이로솔이 풍부한 올리브는 뚜렷한 후추 맛을 느낄 수 있다.

생강

생강의 염증 회복 효과는 크산틴(xanthines)이라는 식물성 화학물질군에서 나온다. 크산틴은 염증 진행성 프로스타글란딘을 만드는 사이클로옥시게나제(COX) 효소와 염증 진행성 류코트리인을 만드는 리포옥시게나제(LOX) 효소를 모두 억제하는 이중 억제제다. 이런 점에서 이는 코티코스테로이드보다 훨씬 약한 생물학적 작용을 하는 것으로 간주할 수 있다.

저자의 추천: 될 수 있으면 신선한 생강은 양념으로 사용한다. 생강을 잘게 썰어 볶음 요리에 넣거나, 샐러드나 생선 혹은 닭 요리에는 갈아 넣는다. 건강식품 전문점에서는 크산틴이 풍부한 캡슐도 구입 가능하다.

알로에 베라

알로에 베라는 피부 화상을 진정시켜주는 것으로 잘 알려져 있다.

알로에 베라잎의 겔과 같은 물질은 화상과 관련된 발적과 부종을 완화시키는 염증 회복 작용이 있다. 알로에 베라 특유의 염증 완화 물질은 특히 심한 염증 진행 아이카사노이드인 트롬복세인 A2를 만드는 효소를 억제하는 것처럼 보인다. 또한, 알로에 베라에는 글루코마난(glucomannan)이 풍부하여 상처를 치유하는 독특한 효능이 있다. 이것을 어떻게 침묵의 염증을 완화시키는 방향으로 활용할 수 있을까? 알로에 베라를 경구로 섭취하면 소화관의 염증을 완화하여 영양소를 더 효과적으로 흡수하는 데에 도움이 된다.

저자의 추천: 유기농 알로에 베라를 매일 한 작은술씩 섭취한다. 피부 화상에 염증을 완화시키는 목적으로 사용한다.

염증 회복용 보충제와 항산화제

건강식품 업계가 항산화제에 집착하고 있지만, 염증 완화용 보충제와 항산화제사이에는 막대한 차이가 있다. 하나는 침묵의 염증과의 전쟁에 강력한 도움을 주는 반면에 다른 하나는 의학적 영향이 아주 적다.

비타민 보충제는 최근 몇 년 동안 인기가 떨어졌다. 점점 더 많은 연구 결과가 비타민 섭취로 인한 임상적 이점의 부족에 무게를 두면서 비타민이 마법의 총알처럼 작용할 것이라는 미래 전망은 낙관적이지 않다. 비타민 E, C, 베타카로틴 등과 같은 항산화제를 영원한 건강의 수호자로 종종 선전해 왔다. 하지만 임상적으로 통제된 조건에서는 특히 사망률(실제로 중요한 유일한 통계)과 관련하여 의미 있는 이점을 전혀 나타내지 않는 것처럼 보인다. 어떤 연구에서는 베타카로틴이 실제로는 암을 증가시키는 것으로 보고하기도 했다. 심혈관계 연구 중에서 CHAOS, HOPE, GISSI 연구에서 비타민 E가 사망률을 개선하지 못했다. 반면에 최고로 정제한 EPA/DHA 농축액과 같은 진정한 염증 회복용 보충제는 심장병으로 인한 사망률 감소에 극적인 영향을 미친다.

그러면 항산화제는 시간과 돈의 낭비를 의미하는 것일까? 올바른 식단과 함께 사용하면 아마도 그렇지는 않을 것이다. 항산화 보충제 연구가 효과를 발견하지 못한 이유 중의 하나는 연구 대상자가 오메가-6 지방산이 풍부한 식단을 섭취했기 때문일 수도 있다. 한 예로, 고농도의 비타민 C는 실제로 오메가-6 지방산에서 만들어지는 강력한 염증 진행 아이카사노이드의 형성을 촉진할 수 있다고 밝혀졌다. 즉 고농도의 비타민 C와 오메가-6 지방산의 조합은 명백하게 위험할 수 있다는 뜻이다. 반면에 비타민 C는 오메가-3 지방산과 함께 섭취해도 이러한 영향을 미치지 않는다. Lyon 심장 다이어트 연구에서 알 수 있듯이, 식사에서 오메가-6 지방산을 적극적으로 제거했을 때, 심장병으로 인한 사망률이 70% 감소하고 심장병으로 인한 돌연사가 완전히 사라지는 놀라운 결과가 나왔다. 이런 결과를 보면 염증을 조절하는 것이 산화를 조절하는 것보다 훨씬 더 중요하다는 결론을 내릴 수 있다.

항산화 과정의 양상은 사실 매우 복잡하게 얽혀 있다. 알다시피 황산화제는 자유 라디칼을 중화시키는 데에 도움이 된다. 자유 라디칼 공격의 가장 큰 표적은 DNA가 아니라 세포막에 있는 다중불포화지방산이다. 자유 라디칼이 아이카사노이드를 만드는데 필요한 기폭 장치가 될 수 있으므로 침묵의 염증을 줄이는 데 중요한 의미가 있다. 만일 세포막에 AA이 과도하게 존재하면 자유 라디칼은 잠재적으로 대량의 염증을 유발할 수 있다.

따라서 항산화제와 침묵의 염증 감소의 경로는 기껏해야 상당히 간접적일 뿐이다. AA를 점화시켜 심각한 염증을 일으킬 수 있는 스파크를 줄이려면 충분한 양의 항산화제가 필요하다. 그러나 섭취한 음식을 에너지로 전환하고 침입한 미생물을 죽이려면 충분한 자유 라디칼이 필요하다. (이에 대한 자세한 내용은 13장에서 설명한다.) 이러한 복잡성을 더하는 것은 항산화제가 육상 계주(릴레이) 팀처럼 함께 작용한다는 점이다. 한 가지 성분이 결핍되면 다른 항산화제가 아무리 작동을 잘하더라도 우리 몸이 이겨 낼 수 없다.

과량의 자유 라디칼의 가장 큰 공격 목표는 세포막의 필수 지방산이다. 핵심은 이러한 산화 지방을 중화시키고 인체로부터 산화의 원인을 제거하는 것이다. 이를 위해 지용성, 표면 활성, 수용성 등 세 가지 유형의 항산화제가 필요하다. 지용성 육상 계주팀의 구성원은 비타민 E, 코엔자임 Q10, 베타카로틴 등이다. 이 항산화제들은 세포막에서 자유 라디칼을 중화시키는데, 이 과정에서 부분적으로 안정된 자유 라디칼이 된다. 목표는 마치 뜨거운 감자 게임(폭탄 돌리기)처럼 자유 라디칼을 혈류로 계속 이동시켜 결국 소변으로 배출하는 것이다.

항산화 릴레이팀의 마지막 주자는 안정화된 자유 라디칼을 간으로 운반하여 불활성 화합물로 분해한 다음 체외로 배출하는 비타민 C와 같은 수용성 항산화제다.

릴레이팀의 중간 구성원으로서 그 역할을 잘 모르는 항산화제는 표면 활성 항산화제다. 이들은 전형적인 비타민이 아니고 폴리페놀로 알려진 식물성 화학물질이다. 폴리페놀이 없다면 우리 몸은 자유 라디칼을 지용성 항산화제에서 수용성 항산화제로 실어 나를 방법이 없다. 폴리페놀이 이 과정에서 결정적인 역할을 하므로 비타민 보충제의 이점을 발견하지 못한 연구 결과가 나온 원인이 될 수도 있다. 인체 내에 다른 항산화제의 양과 상관없이 폴리페놀을 충분히 섭취하지 않으면 과잉의 자유 라디칼을 쉽사리 감소시킬 수 없다.

알려진 폴리페놀은 4,000가지가 넘으며, 가장 풍부한 공급원은 (당연히) 과일과 채소다. 이러한 폴리페놀은 레드와인, 베리류, 짙은 색의 채소에 고농도로 함유되어 있다. 사실 과일과 채소에 선명한 색을 띠게 하는 것은 폴리페놀이다. 일반적으로 과일과 채소 색이 짙을수록 폴리페놀의 함량이 풍부하다. 곡물과 전분(특히 미국인의 식사에 많이 들어있는 것들)에는 폴리페놀의 함량이 상대적으로 낮다.

항산화제를 포함한 식품들은 서로 비교해서 다른 것들보다 얼마나 강력할까? 모든 건강식품 제조업체가 동등한 경쟁 업체들보다 자신들의 제품이 각별하다고 주장하기 때문에 말하기 어렵다. 이제 마을에 새로운 보안관이 등장했는데 그는 ORAC(활성 산소 흡수 능력)이라는 이름을 사용한다. ORAC는 특정 식품이나 항산화 보충제가 실제로 갖고 있는 자유 라디칼 제거 활성도의 양을 비교하기 위해 개발한 새로운 표준 검사법이다. 매우 짙은 색의 과일과 채소는 비타민 E와 비타민 C보다 ORAC 수치가 가장 높은 경우가 많다. 그러나 의외로 ORAC 수치가 높은 식품이 몇 가지 더 있다. 예를 들어 녹차에서 분리된 폴리페놀은 ORAC 수치가 매우 높다. 마찬가지로 로즈마리처럼 수 세기 동안 식품 보존을 위해 사용해 온 허브는 ORAC 수치가 훨씬 더 높다. 가장 놀라운 사실은 엑스트라버진 올리브유에서 발견되는 폴리페놀인 하이드록시타이로솔의 ORAC 수치가 가장 높다는 것이다. 엑스트라버진 올리브유가 이토록 건강에 좋은 이유는 바로 염증 회복제로 작용할 뿐만 아니라 지금까지 알려진 가장 강력한 항산화제를 함유하고 있기 때문이다.

어유는 고농도의 불포화도가 높아서 모든 보충제 중에서 염증 회복 효과가 가장 탁월하지만 자유 라디칼의 공격으로 인해 체내에서 산화될 가능성이 있다. 어유의 지방산이 산화되면 염증 회복 효과가 모두 없어질 뿐만 아니라 염증을 일으키는 원인이 될 수 있다. 실제로 연구에 따르면 충분한 양의 항산화제를 복용하지 않고 어유를 섭취하면 시간이 지나면서 비타민 E 저장량이 감소할 수 있다고 한다.

충분한 양의 과일, 채소와 함께 존 다이어트를 실천하면 필요한 수용성 항산화제와 표면 활성 항산화제를 모두 음식에서 섭취할 수 있다. 그러나 충분한 양의 지용성 비타민을 얻는 것은 더 어렵다. 따라서 고용량의 어유를 섭취하고 있다면 체내 저장량을 유지하기 위해 지용성 항산화제 추가로 섭취하는 것을 고려해 보기를 권한다.

저자의 추천: 어유와 함께 매일 200IU의 비타민 E와 30mg의 코엔자임 Q10을 섭취하기를 권장한다. 다른 방법으로는 엑스트라버진 올리브유 섭취를 늘리는 것이다. 노르웨이 올림픽 스포츠 클리닉의 과학자에 따르면, 올리브유는 어유의 과다한 산화를 줄이기 위해 지금까지 시험해 본 최고의 항산화 보충제라고 합니다.

만약 당신이 존 다이어트를 실천하지 않지만 어유를 섭취하고 있다면, 수용성 항산화제를 함유한 품질 좋은 종합 비타민을 복용하는 것이 좋다. 또한, 비타민 E, 코엔자임 Q10, 베타카로틴 등과 같은 좋은 지용성 항산화제도 복용하기를 권한다. 만약의 경우를 위해 식사에는 항상 엑스트라버진 올리브유를 사용하라. 그러나 하이드록시타이로솔이 풍부한 좋은 제품인지 꼭 확인하라.

요약

보충제(고용량 어유 외에)를 침묵의 염증과의 전쟁에 사용하는 주요 도구로 착각하지 마라. 보충제는 도움이 될 수 있지만, 수레바퀴의 바퀴살에 불과하다. 건강이라는 수레바퀴의 강도는 존 다이어트의 준수 여부와 매일 섭취하는 고용량 어유의 양에 따라 결정된다.

제9장
침묵의 염증 물리치기 도우미: 운동

최상의 건강이란 단지"병들지 않은 상태"그 이상을 의미한다. 침묵의 염증과 싸움은 평생 계속하는 일이기에, 가능한 모든 수단을 동원해야 한다. 존 다이어트와 고용량 어유로 최상의 건강을 80% 정도 달성하더라도, 침묵의 염증을 감소시키고 호르몬 효과를 극대화하려면 존 라이프스타일 프로그램(Zone Lifestyle Program)의 일환으로 적절한 신체활동이 필요하다.

적절한 운동은 말 그대로 적절해야 한다. 지나칠 정도로 운동하라는 게 아니다. 사실은 과하게 운동하면 전혀 운동하지 않는 것만큼이나 해롭다. 지나친 운동으로 만성 침묵의 염증을 피할 수 없기 때문이다. 아마 이 말을 듣고 놀랄 수도 있지만, 어쩌면 조금이나마 마음이 놓일 것이다. 그러나 최상의 건강상태에 있다는 것이 결국 균형을 유지하고 있음을 알아야 한다. 음식 균형과 운동 균형을 말한다. 몸이 한계 이상으로 혹사당하면 도리어 염증이 증가하고, 병에 걸리기 쉽게 된다. 그래서 마라톤에 처음 도전하는 이들이 흔히 감기나 독감 혹은 다른 질병에 더 자주 걸린다.

여담으로 재미있는 이야기를 하나 하겠다. 친구 하나가 샌디에이고에서 항노화 클리닉을 성공적으로 운영하고 있는데, 고객의 거의 절반이 운동으로 영생을 누리려는 전직 철인 3종 경기 선수란다. 그런데 그들이 지나치게 운동을 많이 해서 오히려 너무 일찍 늙어버렸다. 골관절염 때문에 지속적 관절 문제와 만성 통증이 있고, 나이에 비해 훨씬 더 늙었다는 느낌이 있고, 실제로 더 늙어 보이는 고객이 많았다. 아주 오랫동안 자신을 한계 이상으로 마냥 혹사했을 뿐이다. 운동을 많이 할수록 좋다고 믿었던 어리석음에 대한 대가를 지금 치르고 있다.

모든 운동이 어느 정도 염증을 일으키지만 존 다이어트와 고용량 어유 복용과 함께 적절하게 운동하면 근육 손상을 복구할 뿐 아니라, 근육을 더욱더 강화시키는 매우 강력한 염증회복 반응을 유도할 수 있다. 그러면 몸을 상하게 하는 것이 아니라 오히려 다시 젊게 할 것이다.

운동은 침묵의 염증을 감소시킴으로써 노화를 막는 데 도움이 될 수 있다. 운동이 인슐린저항성을 완화시켜 복부 주요 장기에 축적되는 위험한 내장지방을 줄여주는 덕분이다. 내장지방은 인터루킨-6(interleukin-6: IL-6) 같은 염증진행 사이토카인 생산을 유도하고, IL-6는 간으로 가서 C-반응 단백질(CRP)의 생성을 증가시킨다. 내장지방을 줄이면 침묵의 염증 대부분의 주요 원인을 줄이는 셈이다.

건강과 체중 감량

반드시 체중을 감량해야 건강해지는 것이 아니다. 건강은 인슐린저항성을 조절해서 침묵의 염증을 줄이는 데 달려있다. 인슐린을 적절하게 유지하면 과체중이라도 건강할 수 있다. 반면에 인슐린저항성 때문에 점점 더 많은 인슐린을 분비할 수밖에 없으면, 밤낮으로 침묵의 염증을 일으켜서 2형 당뇨병과 심장병으로 달려가는 급행열차를 타고 있는 형국이다.

예를 들어 과체중인 사람이 저칼로리 식사로 체중을 감량한 최근 연구에 따르면, 감량했을 때 조금이라도 혈중 CRP 치가 떨어진 사람은 인슐린저항성이 있는 사람뿐이었다. 이것은 과체중인 사람 중에서 가까스로라도 인슐린 치를 건강한 범위에 유지하고 있는 이는 콜레스테롤치가 완전히 정상이고 심장병에 대한 위험도도 상당히 낮다는 사실을 설명해 준다. 이런 경우 체중이 많이 나가는 것은 아주 많이 먹어서 생긴 미용상의 문제이지 건강 문제는 아니다. 텍사스주 댈러스의 쿠퍼(Cooper) 클리닉에 있는 스티븐 블레어(Stephen Blair)는 이처럼 모순된 상황을 연구를 통해 확인하였다. 과체중이면서 건강한 사람은 정상 체중이면서 덜 건강한 사람보다 심장병이 생길 가능성이 제법 낮았다. 물론 정상 체중이면서 건강한 사람은 심혈관 질환의 위험이 훨씬 더 낮았다.

어떤 이는 과체중이면서도 건강한데, 또 어떤 이는 그렇지 않은 것은 무엇 때문일까? 모든 것이 내장지방량의 문제로 귀결된다. 내장지방을 줄이면 CRP 치도 역시 떨어진다. 운동으로 꺼내 쓸 수 있는 것이 바로 내장지방이다. 안타깝지만 보기에 흉해도 비교적 안전한 엉덩이와 허벅지 피하지방에는 운동의 영향이 훨씬 덜 미친다. 그래서 엉덩이와 허벅지 피하지방을 빼는 것이 내장지방에 해당하는 복부지방을 빼기보다 훨씬 더 어렵다. 그런데 엉덩이와 허벅지 피하지방이 남자보다 여자에게 더 많다. 저자는 이러한 점이 여자가 남자보다 운동으로 살을 빼는 것이 훨씬 어려운 까닭을 조금이나마 설명해 준다고 생각한다.

최선의 운동방침은 신체가 최적의 상태이면서 동시에 정상 체중을 유지하는 것이다. 오로지 체중 감량을 건강증진의 목표로 삼기를 바라지 않는다. 무엇보다 우선 지방이 줄어드는 동안에 몇 파운드라도 근육이 더 늘어날 수 있는데, 이러한 변화는 단순히 체중계로는 측정할 수 없어도 아주 잘된 일이다. 이 때문에 체지방률은 지방 감소를 나타내는 훨씬 더 나은 지표다. 그래서 저자는 비록 약하기는 하지만 체지방률을 건강을 측정하는 생체지표 중 하나로 삼는다. 다음으로, 건강이라는 관점에서 보면 운동을 함으로써 허벅지나 엉덩이 둘레를 몇 인치 줄이느냐와 상관없이 침묵의 염증을 줄이는 데 도움이 될 것이다.

운동이 신체에 미치는 영향

운동할 때마다 어느 정도 스트레스를 받는다. 유산소 운동이란 땀을 흘리기 시작하는 시점까지 운동하는 것을 의미한다. 보통 적당한 시간에 걸쳐 심박 수를 최대치의 70%까지 올리면 땀이 난다. 일단 땀이 나면 분자 수준(molecular level)에서 모든 일이 일어난다. 특히 세포가 혈액 내 포도당을 더 잘 흡수해서 혈당이 떨어지므로 췌장에서 분비해야 할 인슐린양을 줄여준다. 만일 과체중이거나 건강이 좋지 않다면, 중심부(core) 체온을 상승시켜 땀을 흘릴 때까지 그다지 오래 걸리지 않을 것이다. 그때가 운동을 멈추는 적절한 시점이다. 꾸준히 운동을 계속하면 땀이 나는 시점에 도달하기 위해서는 더 오래 운동하거나 강도를 더욱 높여 운동해야 할 것이다.

근력운동은 인슐린 치를 감소시키는 유산소 운동과 매우 다르다. 근육량을 늘리면 혈류에서 포도당을 더 많이 가져올 수 있으므로 인슐린 요구량은 떨어질 것이다. 어떤 운동(유산소 운동과 근력운동)을 하든 장기적 결과는 과도한 인슐린 분비를 막을 수 있다는 점에서 같다. 그러나 근력운동을 하면 유산소 운동 때 볼 수 없는 호르몬 변화가 일어난다. 근육이 지칠 때까지 운동하면, 어느 정도 손상이 생긴다. 그러면 근육의 미세 손상을 치유하려고 염증진행 반응을 일으킨다. 염증진행 반응이 그다지 심하지 않으면, 그에 걸맞은 염증회복 반응을 일으켜서 근육 손상을 보수하고 근육의 힘을 증가시킨다. 손상된 조직을 재건하고 더욱 강화하기 위해 뇌하수체에서 성장호르몬을 분비하는 것은 염증회복 반응의 일환이다. 따라서 근력운동선수와 지구력 운동선수 모두 다 공복 혈당이 낮지만, 근력운동선수가 훨씬 더 근육질이다.

다음 근력운동 전에 근육을 충분히 보수, 재건, 회복할 정도의 미세한 손상이 생길 만큼 근력운동을 적당히 해야 한다. 나이가 들어감에 따라 이러한 보수 과정에 필요한 시간도 길어진다. 따라서 젊은 선수는 하루 두 번 강도 높은 운동을 할 수 있는 반면에, 나이 든 선수는 중등도 근력운동을 하루걸러 해야 한다. 회복에 필요한 시간은 타고난 염증회복 반응에 달려있는데, 염증회복 반응은 염증회복 존(Anti-Inflammation Zone)에 있음으로써 강화될 수 있다. 그러나 식사법이 아무리 좋다 할지라도 과도한 운동은 회복에 필요한 염증회복 아이카사노이드 생산 능력이 감당할 수 없을 정도로 염증을 증가시킨다. 결국, 운동 때문에 아프고 기운 없는 것이 다음 운동할 때까지도 계속된다.

반드시 몸이 내는 소리에 귀를 기울여야 한다. 운동하려는 데 이전 운동 때문에 아직도 아프다면 아마도 몸을 너무 혹사해서 염증 중개물질(mediator)을 아직도 대량 생산하고 있다는 뜻이다. 좀 더 휴식을 취하고, 다음 운동량을 약간 줄여한다.

지방을 더 빨리 태우는 방법

지방을 태우기 위해서는 인슐린 치를 낮춰야 한다. 왜냐하면, 인슐린은 저장된 지방이 지방조직으로부터 방출되는 것을 억제하기 때문이다. 이것은 운동할 때도 그렇지만, 텔레비전을 시청할 때도 마찬가지다. 운동은 확실히 지방 연소과정을 가속시킨다. 모든 운동이 같은 열량을 태우지만, 반드시 같은 양의 지방을 태우지는 않는다. 달리기를 살펴보자. 예를 들어 시속 8.8km에서 10.4km로 올리고 같은 거리를 달렸을 때, 지방과 열량 둘 다 더 많이 태울 것이다. 그러나 달리는 속도를 시속 10.4km에서 시속 12km로 올리면 실제로 태운 열량에 비해 지방을 덜 태울 것이다. 그것은 근육이 지방을 근육수축에 필요한 화학적 에너지(adenosine triphosphate: ATP)로 대사시키면 적당한 양의 산소가 필요하기 때문이다. 일정한 운동 강도를 초과하면 근육세포에 산소 운반이 점차 줄어드는데, 근육세포는 ATP를 생산해야 하기에 지방 대신에 저장해 놓은 포도당을 태우는 데 더 의존하게 된다. 여전히 같은 열량을 태우고 있지만, 저옥탄가 연료(포도당)를 태워 얻는 열량이 많아지고, 고옥탄가 연료(지방)를 태워 얻는 열량은 줄어든다. 존 다이어트와 고용량 어유의 조합은 점점 더 운동 강도를 높이더라도 ATP 생산을 위해 계속해서 고옥탄가 지방을 사용하도록 산소 운반능력을 증가시켜 준다.

더욱이 지방을 더 빨리 태우려고 고강도 유산소 운동을 하면 관절에 지나친 충격을 주기 때문에 자칫하면 근육 손상을 입을 수 있다. 달리기할 때처럼 땅에서 발을 뗄 때마다, 한쪽 발이 바닥에 닿으면서 발목, 다리, 무릎, 엉덩이를 통해서 체중의 3배에 해당하는 무게가 전달된다. 따라서 저자는 관절에 대한 잠재적 손상과 염증 증가를 최소화하기 위해 달리기보다 빨리 걷기를 추천한다.

반면에 근력운동은 ATP 생산을 위해 주로 포도당을 사용한다. 그러므로 근력운동을 하는 동안에는 유산소 운동을 할 때 보다 지방을 덜 태울 것이다. 그러나 근육량을 증가시켜서 온종일 혈액으로부터 초과한 포도당을 제거함으로써 충분히 보완할 수 있다. 그러면 인슐린을 더 분비할 필요성이 줄어드는 효과가 있어 종일 더욱 효율적으로 지방을 태울 수 있다.

열량 연소와 ATP 생산

운동선수, 코치, 영양사 그리고 의사들에게 이해시키기 더욱 어려운 개념 중 하나는 열량을 태우는 것과 열량으로부터 ATP를 생산하는 것의 다른 점이다. ATP는 근육수축을 위해서도 필요하지만 실제로 모든 대사에 필요한 화학물질이다. ATP는 포도당보다 지방의 열량으로부터 훨씬 더 많이 생산된다. 염증회복 존에서는 ATP 생산을 위해 포도당이 아닌 지방을 주로 태운다. 이것은 열량을 더 적게 소모해도 필요한 ATP는 모두 생산하고 있다는 뜻이다. 따라서 당뇨병 환자나 세계정상급 운동선수 혹은 평범한 일반인 누구나 존 다이어트를 실천하면 통상 대사 공식으로 계산한 것보다 훨씬 더 적은 열량이 필요하다. 그것은 더 적은 열량으로 더 많은 ATP를 생산하고 있기 때문이다.

인슐린을 저하시키는 능력의 80%는 식사에서 비롯되고, 겨우 20%만이 운동에서 비롯한다는 점을 명심하라. 고당부하(high glycemic-load) 식사를 하면 운동으로 태우는 지방량은 훨씬 더 줄어든다. 이것은 고당부하 식사로 비롯된 과도한 인슐린이 에너지로 사용할 가능성에 대비해서 저장 지방의 방출을 억제하기 때문이다. 따라서 체육관에서 엄청나게 많은 시간을 보내면서도(특히, 여자들) 노력에 비해 결과로 보여줄 게 별로 없다. 그러나 존 다이어트를 하면 운동으로 지방을 태우는 이득을 극대화할 수 있다.

잘 모르는 다른 이득

물론 운동하는 사람의 99%는 체중을 더욱 빨리 줄이는 게 목표다. 그들의 목표는 실제로 과도한 체지방을 더 빨리 빼는 것이다. 그런데 안타까운 점이 있다. 체지방을 빼는 과정은 더뎌서 시간이 오래 걸린다. 실제로 체지방을 일주일에 1파운드(약 450g) 이상 빼기는 어렵다. 다행히 지방을 빼는 이득에 상관없이 운동해야 하는 다른 이유가 많다.

먼저 근력운동부터 시작해 보자. 일차 이득은 나이가 들어도 근육량과 면역기능을 계속 유지하는 것이다. 20세와 40세 사이에 근육량의 약 40%가 소실되며, 그 이후에는 매년 1%씩 근육량이 줄어든다. 나이를 먹어도 새로운 근육을 합성하는 능력을 유지한다는 것은 다행이다.

70~80대에도 20~30대처럼 새로운 근육을 만드는 능력을 갖추고 있다. 나이를 먹어도 새로운 근육을 합성하는 능력을 유지하지만, 노화로 근육 손실 비율이 증가하는 것을 방지해야 한다. 이러한 근육 손실이 일어나는 가장 그럴듯한 이유는 코티솔 치가 증가하기 때문이다. 코티솔은 근육을 신속하게 파괴해서 포도당으로 전환한다. 이것은 앳킨스 다이어트(Atkins diet) 같은 심한 저당부하 식사를 할 때도 일어나는 일이다.

그러므로 근육량을 유지하기 위한 조치를 취하지 않으면 자연히 근육량이 손실될 것이다. 새로운 근육을 합성하는 일련의 과정을 유도하는 자극을 끊임없이 주기 위해 근력운동을 계속해야 한다. 평생 근력운동을 하는 것을 싫어할지 모르지만, 근육이 충분하지 않으면 더 자주 병에 걸린다는 것을 생각해 보라. 그 이유는 무엇일까? 글루타민(대식세포와 호중구라는 면역세포에 꼭 필요한 구성 성분)을 포함한 모든 아미노산은 근육세포에 비축되고 있다. 감염 같은 갑작스러운 스트레스를 받을 때, 면역시스템에 충분한 양의 글루타민을 공급하도록 근육세포를 분해하기 위해 코티솔을 아주 많이 분비한다.

근육이 충분하지 않으면, 위기에 처했을 때 글루타민 양이 충분하지 못해 면역시스템은 제 기능을 발휘하지 못할 것이다. 이것이 바로 많은 노인이 골절 직후에 감염으로 사망하는 까닭이다. 노인이 골절 같은 중상을 입으면 뼈를 복구하는 데 도움이 될 만큼 충분한 글루타민을 방출하기 위해 튼실하지 못해 보잘것없는 근육을 분해한다. 따라서 실제로 감염을 막아낼 만한 글루타민 비축량이 거의 고갈된 셈이다. 그래서 이 환자들이 흔히 입원하고 있는 양로원이나 병원에 퍼져 있는 폐렴,

포도상구균 감염, 또 다른 감염에 훨씬 더 취약하다. 근력운동은 나이와 상관없이 면역기능을 극대화하고 침묵의 염증을 줄이는데 필요한 글루타민 비축량을 충분히 확보하는 훌륭한 방어책이다. 그 결과 가능한 오랫동안 최상의 건강 상태를 유지할 수 있다.

뜻밖에 근력운동이 적절한 면역기능을 유지하는 이점이 있는 것처럼, 유산소 운동의 예상치 못한 이점은 뇌 기능을 회복시키는 것이다. 유산소 운동은 뇌에서 신경세포를 복구하고 또 어쩌면 새로운 신경세포의 생성을 유발하는 뇌신경자극인자(BDNF: brain-derived neurotropic factor)라는 호르몬을 활성화함으로써 전체 뇌 기능을 향상시킬 수 있다. 근육세포를 복구하고 성장시키기 위해 단백질이 풍부한 음식에서 비롯된 아미노산이 필요하듯이, 뇌 신경세포는 에너지 공급원으로 매우 특별한 유형의 긴-사슬 오메가-3 지방산이 필요하다. 도코사헥사에논산(docosahexenoic acid: DHA)이라는 이 지방산은 어유에 많이 들어있다. 어유의 DHA는 BDNF와 협력해서 뉴런(neuron)과 지능을 장시간 최상의 상태로 유지시킨다.

오랫동안 뇌 신경세포 재생은 불가능하다고 생각했다. 하지만 이제는 적절한 조건만 갖춰지면 가능하다는 것을 알고 있다. 신경의 성장을 자극하는 것이 BDNF다. 유산소 운동은 BDNF 분비를 촉진한다. BDNF는 숙련된 석공이라지만 구조물을 건축하기 위해서는 벽돌이 필요하다. 새로운 신경을 만들기 위한 벽돌은 음식으로 충분한 양의 DHA를 먹어서 구한다. 나이를 먹어도 총명한 두뇌를 유지하려면 매일 유산소 운동을 하고 어유를 복용하라.

염증 회복 존 운동 방법

이제 운동은 단순히 체지방을 줄이는 것 이상의 의미가 있으며, 운동은 평생 해야 한다고 믿어야 한다. 운동을 적절한 용량으로 적절한 시기에 복용하는 약물처럼 취급해야 한다. 당신을 위한 염증 회복 존 운동 처방전은 아래와 같다.

- 일주일에 6일 유산소 운동을 한다.
- 일주일에 3일 근력운동을 한다.
- 근력운동을 하지 않는 3일은 스트레칭을 한다.

스트레칭을 하면 지방을 줄이거나 근육을 키우거나 침묵의 염증을 줄이는 데 도움이 되지는 않지만, 운동을 방해하는 성가신 부상을 예방할 수 있다. 나이가 들면 힘줄과 인대가 짧아져 특히 근력운동을 할 때 운동 범위에 제한이 올 수 있다. 스트레칭은 운동에서 올 수 있는 염증에 대한 저렴한 보험이라고 생각하라

이제 최소한의 시간과 노력으로 운동을 하는 방법을 알고 싶을 것이다. 혹시 운동할 시간이 없다고 느낀다면, 생각보다 훨씬 쉬울 것이라고 말해 주고 싶다. 이 방법의 운동 파트너는 당신이 가장 좋아하는 텔레비전 프로그램이 될 것이기 때문이다.

1단계: 장비 준비하기

염증회복 존 운동프로그램에서 가장 중요한 장비는 운동할 때 타이밍을 맞추기 위해 사용할 텔레비전이다. 다른 필수 장비로는 스트레칭을 할 때 필요한 수건(운동 중 사용)과 개봉하지 않은 통조림 캔이나 다 마신 플라스틱 우유통(근력운동 용)이다. 여기까지는 비용이 그리 많이

들지 않는다.

결국은 가벼운 중량 운동 기구 세트를 구입하고 싶겠지만, 처음에는 0.5kg 정도의 무게가 나가는 채소나 과일 캔 혹은 물을 약간 채운 플라스틱 우유병을 사용하여 운동을 시작하는 것을 고려해 봐야 한다. 지금부터 설명하려는 근력운동을 시작하는 단계에서는 아주 가벼운 무게로 출발하는 것이 좋다. 운동이 너무 쉬워지면 언제든지 무게를 늘릴 수 있다. 과도한 운동은 염증을 증가시킬 수 있으므로, 처음 시작할 때는 아주 무거운 것보다는 오히려 가벼운 것이 좋다.

만약 아령 세트를 구입할 계획이라면, 무게가 다른 세 쌍의 아령 세트를 구입하기를 권한다. 중량 운동을 처음 시작하는 여성이라면, 0.5kg, 1kg, 2.5kg 아령 세 쌍으로 시작하는 것이 좋다. 남성의 경우 2.5kg, 3.75kg, 5kg 아령으로 시작하는 게 좋겠다. 아령을 구입하기 전에 먼저 헬스 기구 매장에 가서 부담 없이 들어 올릴 수 있는 무게가 어느 정도인지 확인해야 한다. 아령을 들고 천천히 이두박근 컬(curl)을 해 보라. (이 운동에 대한 자세한 내용은 뒤에서 그림과 함께 소개하는 이두박근 컬 설명 참조). 반복 운동은 천천히 해야 한다. 들어 올릴 때마다 천천히 6까지 세고 2초 동안 유지한 다음, 근육을 쥐어짜거나 구부리는 동안 천천히 6까지 세면서 내려놓는다. 만약 이렇게 하는 반복 운동을 8번 하기 어렵다면, 그게 적당한 정도의 중간 무게이다. 이처럼 천천히 반복 운동을 하면서 들 수 있는 무게가 생각보다 적어서 놀랄 수도 있다. 이제 적당한 중간 무게를 찾았다면 이보다 1kg 가벼운 아령 세트를 하나 더 구입하고, 중간 무게보다 1kg 무거운 아령 세트를 세 번째로 구입하면 된다. 아령 세 세트를 미화로 30~60불 정도면 구입할 수 있을 것이다.(국내에서도 비슷한 비용이 든다.) 또한 대부분의 중량 부하 운동을 텔레비전 앞에서 하므로 거실 바닥을 훼손하지 않도록 고무나 플라스틱 코팅이 된 아령 제품을 구입하는 것을 고려해 봐야 한다. 소파 옆이나 밑으로 굴려 놓으면 보관하기도 쉽다.

2단계: 텔레비전 켜기

맞다. 이 운동은 좋아하는 프로그램을 보면서 하게 되어 있다. 따로 시간을 내서 운동하는 것보다 좋아하는 일을 하면서 틈틈이 운동하는 건 어떨까? 또한, 프로그램에 삽입된 광고는 유산소 운동에서 근력운동으로 그리고 다시 유산소 운동으로 되돌아가기에 완벽한 시점이 된다. 대체로 일반적인 30분짜리 시트콤은 11분짜리 본 방송 두 개와 3분짜리 광고 세 개로 나누어진다. 이 3분짜리 광고 시간을 기준으로 삼아 유산소 운동에서 근력운동으로 전환할 수 있다. 프로그램이 끝나면 약 20분의 유산소 운동과 약 10분의 근력운동이나 스트레칭을 마치게 된다.

이제 아령(혹은 수건)이 앞에 있으면, 텔레비전 프로그램 시작과 함께 운동을 시작할 준비가 된 것이다. 두 차례의 11분짜리 유산소 운동 시간에는 제자리에서 걷기 운동을 한다. 텔레비전을 보는 데 방해가 되지 않는 쉬운 운동을 소개하려는 것이 목적이다. 운동이 진행됨에 따라 속도를 높이거나 무릎을 더 높이 들어 올려 걷기의 강도를 높일 수 있다. 혹은 스텝박스(작은 계단 모양의 운동기구)를 사용하여 오르락내리락하는 걷기 운동을 할 수도 있다.

스텝박스 유산소 운동

헬스장에 가 본 사람은 한 번쯤은 스텝박스 유산소 운동 수업을 받아 본 적이 있을 것이다. 수업을 직접 받아 보지 않았다면, 복잡해 보이거나 무서워서 그랬을 수도 있다. 사람들이 계단을 뛰어넘고, 건너고, 위아래로 뛰고, 왔다 갔다 하기도 한다, 보고만 있어도 내 발목이 삐끗한 느낌이 들 정도이다. 하지만 그렇게 복잡하게 춤추듯이 발을 움직이지 않아도 운동을 잘할 수 있다. 단순히 오른발로 계단을 올라가서 오른발을 고정한 다음, 왼발로 계단을 올라가 왼발을 들어 오른발 옆에 놓기만 하면 된다. 내려갈 때는 오른발을 먼저 내려 딛고 왼발을 따라서 디디면 된다. 이 동작이 편안해지면, 왼발을 먼저 올린 다음 오른발을 올린다. 계단의 높이를 올리기 위해 수직면(riser)을 추가하기 전에는 기본 높이로 시작하는 것이 좋다.

스텝박스(제품에 따라 5만 원에서 10여만 원대까지 다양하다)는 스포츠용품점이나 스포츠언리미티드(www.sportsunlimitedinc.com) 같은 온라인 카탈로그를 통해 구입할 수 있다.

광고 시간에는 근력운동을 한다. (혹은 수건을 이용한 스트레칭을 하루걸러 교대로 할 수 있다.) 근력운동의 목표는 특정 근육에 대해 지칠 때까지 운동하는 것이지만 다음날 근육통이 올 정도로 과도하게 하는 것은 아니다. 저자가 권장하는 지침은 중량을 서서히 들어 올려(중심을 향한 단계) 근육을 수축시키고, 중량을 서서히 내려서(중심을 벗어난 단계) 근육을 이완시키고 늘리는 방법이다. 수축 단계에서는 중량을 들어 올리는 데 6초, 정상에서 유지하는 데 2초, 이완 단계에서는 중량을 내리는 데 6초가 걸리게 한다. 중량을 한 번 완전히 들어 올렸다가 내리기를 1회의 반복 운동으로 간주한다. 매번 반복 운동을 하는 데 약 15초가 소요되므로, 한 가지 운동을 8회 반복하는 데는 약 2분이 소요된

다. 광고 시간에 두 가지 운동을 하는데, 프로그램이 다시 시작되더라도 두 번째 운동을 끝까지 마쳐야 한다. 그러고 나서 다시 제자리 걷기나 계단 오르내리기 운동을 다시 시작하면 된다. 근력운동 시간마다 두세 가지의 상체 운동과 두세 가지의 하체 운동을 목표로 한다.

근력운동을 할 때 사용하는 느린 반복 운동의 형식을 취하면, 올바른 자세로 원하는 근육에 집중할 수 있을 뿐만 아니라 평소의 빠른 반복 운동의 경우보다 훨씬 더 가벼운 중량을 들 수밖에 없다. 이 모든 것이 부상을 예방하는 데에 도움이 된다. 저자는 근력운동을 가벼운 중량을 사용하는 태극권이라고 생각한다.

올바른 반복 운동 방법은 다음과 같다. 먼저 호흡에 집중해야 한다. 올바른 호흡은, 근육이 운동할 때 반드시 적절한 산소가 근육에 공급되도록 하기 때문에 중량을 들어 올릴 때 매우 중요하다. 매번 반복 운동을 시작하기 전에 숨을 깊이 들이마시자. 그리고 여섯을 세는 동안 천천히 중량을 들어 올리면서 숨을 내쉰다. 정상 호흡을 하면서 2초 동안 중량을 유지한다. (숨을 참으면 안 된다!) 중량을 내려놓기 직전에 숨을 일단 내쉰 다음, 깊게 들이쉬면서 여섯을 세는 동안 천천히 중량을 내려놓는다. 처음 자세에서 무게를 유지한 채 2초 동안 정상 호흡을 한다. 다시 숨을 깊게 들이마시고 8회를 완료할 때까지 반복 운동을 한다. 도움이 되는 힌트를 주자면, 마지막 회의 반복 운동의 중량을 들어 올리면서 얕은 숨을 가쁘게 쉰다면 피로에 이르렀음을 의미한다. 호흡이 가쁘지 않게 8회의 반복 운동을 마칠 수 있다면 무게를 늘려야 한다.

공인 개인 트레이너이자 텔레비전 스포츠 해설가이며 산악자전거 전 챔피언으로서 오랫동안 존 다이어트를 지지해온 리아 가르시아(Leah

Garcia)는 사업이나 레저 여행객을 위해 호텔 방에서 할 수 있도록 간단하면서도 효과적인스트레칭 운동과 근력운동을 구성하였다. 저자는 그의 운동프로그램을 이 책의 염증회복 존 운동프로그램에 맞게 조정해서 만들었다.

근력운동 하는 날에는 3세트의 상체 운동과 3세트의 하체 운동을 한다. 매번 다른 운동을 고른다. 다양한 운동을 선택하면 지루하지 않고 광범위한 근육을 운동시킬 수 있다. 아래 목록에 있는 운동들은 부상을 방지할 뿐만 아니라 운동 효과를 높이기 위해 올바른 자세로 실행해야 한다.

상체 운동	하체 및 등 운동
• 숄더 프레스 (Shoulder press)	• 내로우 스쿼트 (Narrow squat)
• 트라이셉스 프레스 (Two-arm overhead triceps press)	• 와이드 스쿼트 (Wide squat)
• 이두근 컬 (Biceps curl)	• 리버스 런지 (Reverse lunge)
• 트라이셉스 딥 (Triceps dip)	• 햄스트링 프레스 (Hamstring press)
• 숄더 레이즈 (Lateral front shoulder raise)	• 크런치 (Crunch)

다음은 각 운동에 대한 설명과 함께 리아(Leah Garcia)가 시범을 보이는` 사진이다.

상체 운동

숄더 프레스(Shoulder Press)

숄더 프레스는 삼두근 뿐만 아니라 삼각근의 전면과 측면 끝부분의 근력을 발달시키고 강화시킨다. 이 운동은 머리 위로 물체를 들어 올려서 운동 범위를 늘리고 싶은 사람에게 좋은 운동이다.

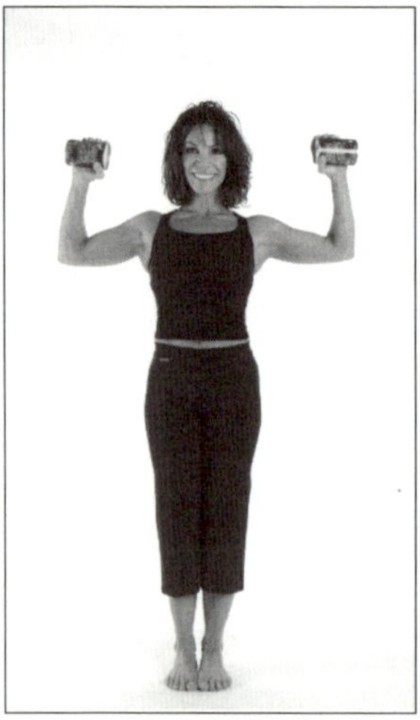

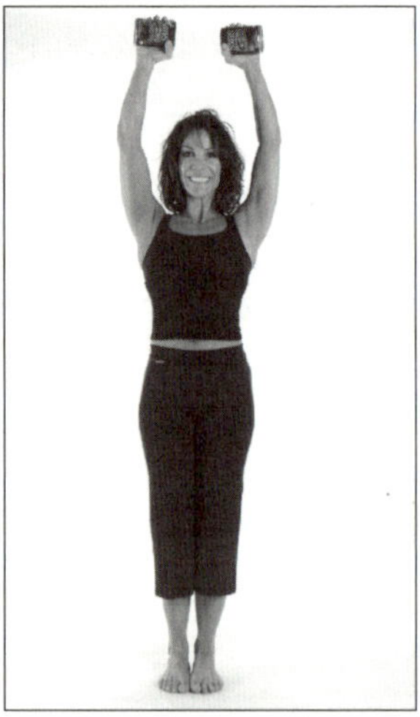

어깨를 세우고 다리와 발을 모은 채 똑바로 선다. 양손에 무게 있는 물건(수프 캔이나 일부만 채운 우유 통)을 들고 손바닥이 천장을 향하도록 한다. 양손은 어깨높이보다 약간만 위로 올린다. 팔꿈치는 구부린다. (양팔을 사용한 필드 골 자세가 된다.) 수프 캔(혹은 아령)을 천장을 향해 들어 올리면서 숨을 내쉬면서 팔꿈치가 펴지도록 팔을 뻗되 뻣뻣하게 고정하지 않도록 한다. 어깨뼈가 등 방향으로 모인 자세를 유지하도록 집중한다. 2초 동안 무게를 유지한 다음, 시작 위치로 내려놓으면서 숨을 들이마신다.

트라이셉스 프레스(Two-arm overhead triceps press)

머리 위쪽으로 하는 양팔 트라이셉스 프레스는 이두근과 반대 방향으로 작용하는 근육을 강화하고 결합 조직의 강도를 향상시킨다. 삼두근은 기본적으로 팔을 곧게 펴고 손목을 위로 비틀 수 있게 하는 기능을 한다. 삼두근 전체를 발달시키면 많이들 속상해하는 "팔뚝 살"이 줄어들고 물체를 누르는 힘이 생긴다.

두 발을 모아 서서 양손으로 수프 캔(혹은 아령)을 머리 위로 높이 올려 쥔다. 어깨를 아래로 내리고 목과 머리는 곧게 뻗은 자세를 유지한

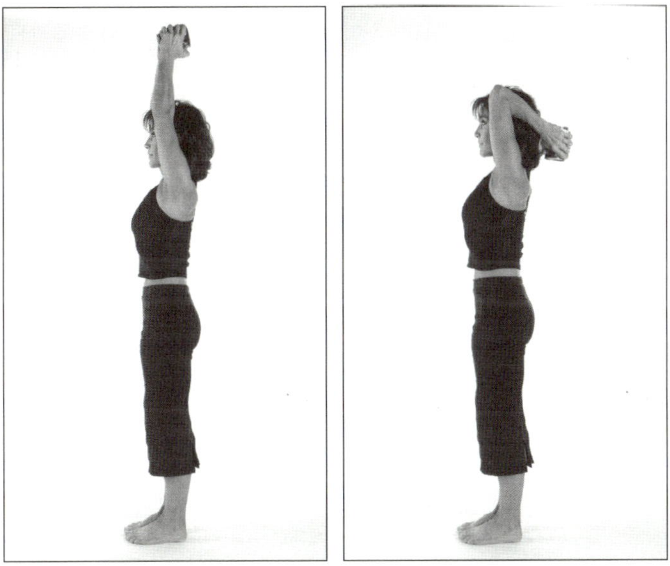

다. 팔꿈치부터 팔을 구부리면서 숨을 내쉬며 중량을 머리 뒤로 내리고 몸쪽으로 끌어당긴다. 이 자세를2초 동안 유지한 다음, 숨을 들이쉬면

서 시작 위치로 중량을 들어 올리고 팔 뒤쪽 근육을 집중적으로 단련한다.

바이셉스 컬 (Biceps Curl)

컬(curl) 운동은 팔을 들어 올리고 구부리며 손목을 아래로 비틀어 주는 상완 이두근의 힘을 증가시킨다. 이두근을 단련하면 상완의 균형이 잡히고 궁극적으로는 쥐는 힘을 강화하는 데에 도움이 된다.

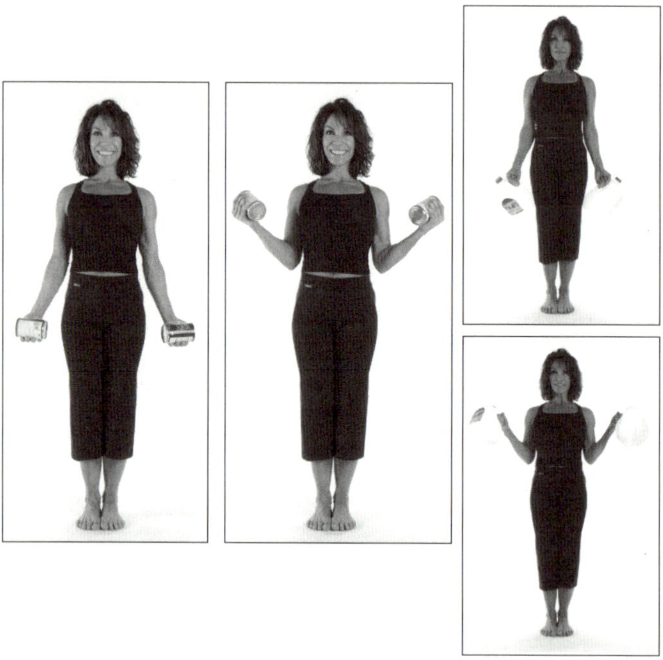

어깨를 세우고 다리와 발을 모은 채 똑바로 선다. 손바닥이 바깥쪽을 향하도록 양손에 무게 있는 물건을 쥐고, 양팔을 위로 구부려 어깨 방향으로 들어 올리면서 숨을 내쉰다. 동작의 정점에서 이두근을 수축시키면서 어깨를 안정적으로 몸은 중립을 유지한다. 천천히 시작 위치로 내려놓으면서 숨을 들이마신다. (너무 빨리 내려놓지 않도록 하라.)

트라이셉스 딥(Triceps Dip)

이 운동은 삼두근과 가슴의 동시 운동이다. 이 운동은 특히 팔꿈치 주변의 삼두근 두께를 발달시킨다. 올바른 자세로 천천히 시행하면, 상완과 가슴 근육의 윤곽을 뚜렷하게 하고 탄력을 주며 근력을 향상시킬 수 있다.

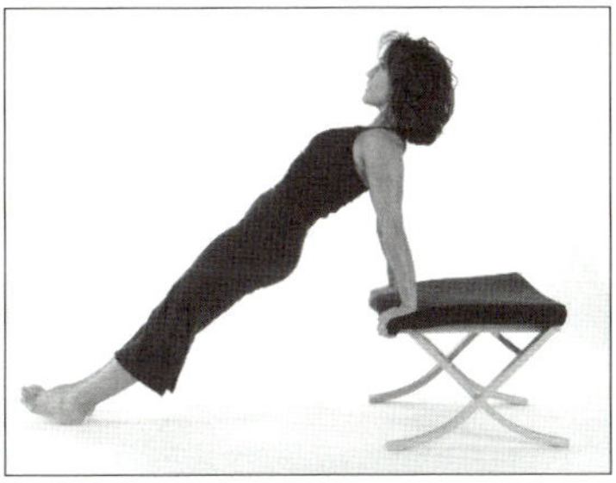

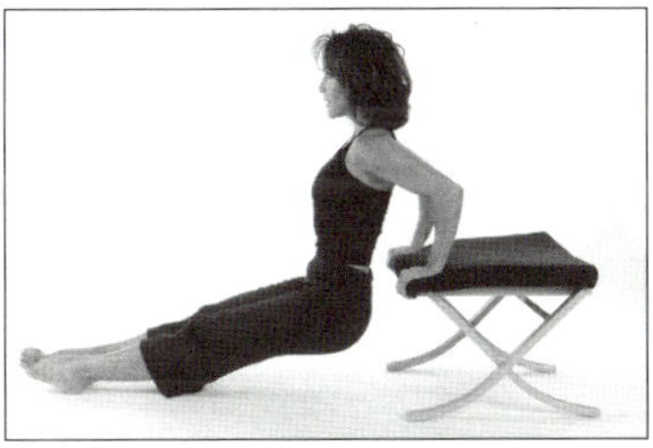

튼튼한 의자에 등진 자세로 손바닥을 아래로 하여 의자의 가장자리를 잡는다. 다리를 앞으로 곧게 뻗어서 다리가 앞쪽으로 일직선이 되도록 한다. 어깨는 팔꿈치와 손목 바로 위에 일직선이 되도록 한다. 양팔을 쭉 뻗어 팔꿈치가 꺾이지 않도록 하고 가슴은 어깨를 집어넣은 상태에서 천장을 향해 들어올려야 한다. 숨을 들이마시면서 팔꿈치부터 굽혀 엉덩이를 천천히 내리고 의자에 최대한 가까운 자세를 유지한다. 상완이 바닥과 평행이 될 때까지 자세를 유지하되, 바닥에 완전히 내려앉지는 않도록 한다. 이 자세를 2초간 유지한 후 천천히 숨을 내쉬면서 양팔을 곧게 펴서 밀어 올려 시작 위치로 되돌아온다.

숄더 레이즈(Lateral front shoulder raise)

이 운동의 목적은 삼각근을 발달시켜 어깨 통증을 예방하고 어깨의 충분한 운동 범위를 유지하는 데 도움이 되는 것이다.

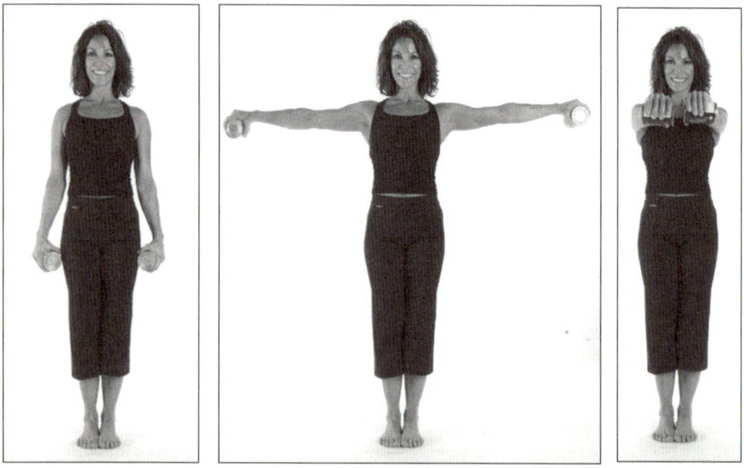

어깨를 세우고 다리와 발을 모은 채 똑바로 선다. 수프 캔(혹은 덤벨)을 양손에 들고 손바닥이 몸통을 향하도록 양옆에 둔다. 팔을 곧게 편 상태에서 어깨높이에 올 때까지 팔을 들어 올린다. 동작하는 동안 손바닥은 아래를 향하도록 한다. 2초간 유지한 후, 팔을 곧게 편 채로 가슴 쪽으로 방향을 돌려 깊게 숨을 천천히 들이쉬면서 시작 위치로 팔을 내려놓는다. 운동 강도를 높이려면 팔을 다시 양옆으로 벌리고 자세를 유지한 다음 내려놓는다.

하체 운동

내로우 스쿼트 (Narrow squat)

이 운동은 다리, 특히 허벅지와 햄스트링, 대퇴근과 허리 아래 부위의 힘을 길러준다. 각종 스포츠부터 계단을 편하게 오르내리는 것까지 다리를 사용하지 않는 동작은 거의 없다. 하체는 균형을 유지하고 일반적인 동작을 하는 기초다. 스쿼트에 관련된 모든 근육을 사용하면 당신

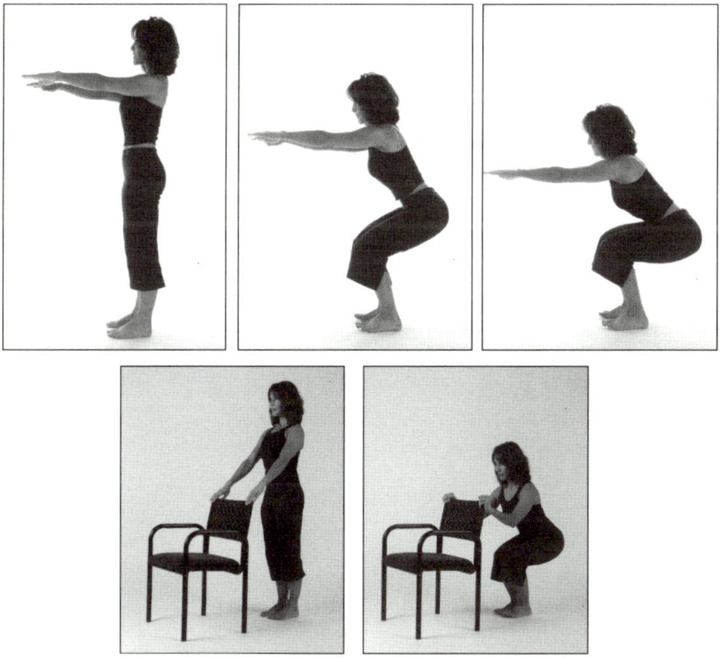

을 더욱 강하고 빠르게 만들어 줄 것이다.

발을 어깨 너비보다 약간 좁게 벌리고 선다. 어깨를 뒤로 젖히면서 팔을 곧게 펴서 앞으로 쭉 뻗는다. 무릎을 굽히면서 숨을 들이마시고 허벅지가 바닥과 평행이 될 때까지 엉덩이를 낮춘다. 무릎을 고정한 자세로 유지하지 않는다. 초보자라면 반쯤 만 내려가는 변형 스쿼트를 할 수 있다. 숨을 내쉬면서 발뒤꿈치를 밀어 올려 시작 위치로 돌아온다. 변형된 동작으로 의자의 뒷부분을 붙잡고 지지하는 방법이 있다.

와이드 스쿼트 (Wide squat)

와이드 스쿼트는 대퇴사두근의 근력과 발달을 증가시키며, 발가락을 바깥 방향으로 하면 허벅지 안쪽을 발달시키고 탄탄하게 만들 수 있다. 이 운동은 기존의 내로우 스쿼트를 다양하게 하기 위해, 바닥에 있는 물건을 집으려고 쪼그려 앉는 실제 자세를 모방하고 싶은 사람에게 적당한 운동이다.

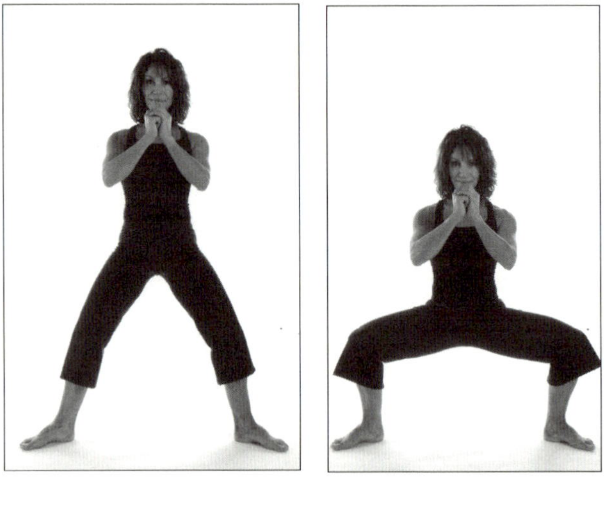

발을 어깨 너비보다 넓게 벌리고 발가락은 약간 바깥쪽으로 향하게 해서 선다. 양손을 턱 밑에 모으거나 엉덩이에 올려놓는다. 숨을 들이마시면서 무릎을 굽히고 엉덩이를 허벅지와 최대한 평행에 가깝게 될 때까지 낮춘다. 동작하는 동안에는 등을 곧게 펴고 턱을 세우며 어깨와 골반을 굽히지 않는다. 숨을 천천히 내쉬면서 발뒤꿈치를 밀어 올려 시작 위치로 돌아온다.

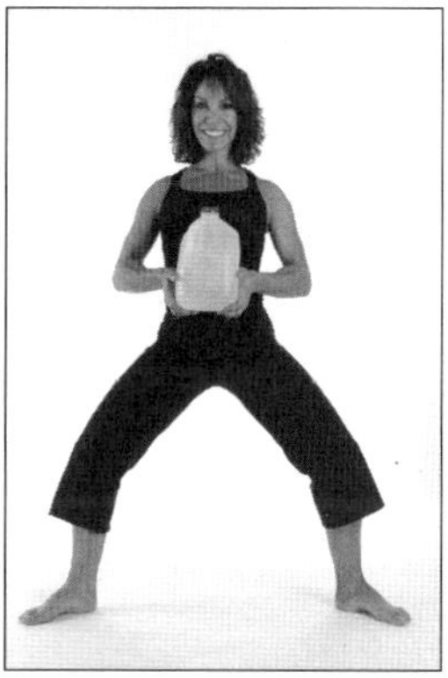

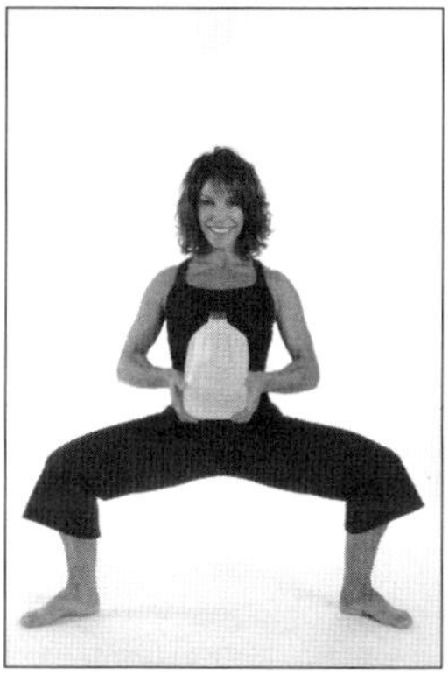

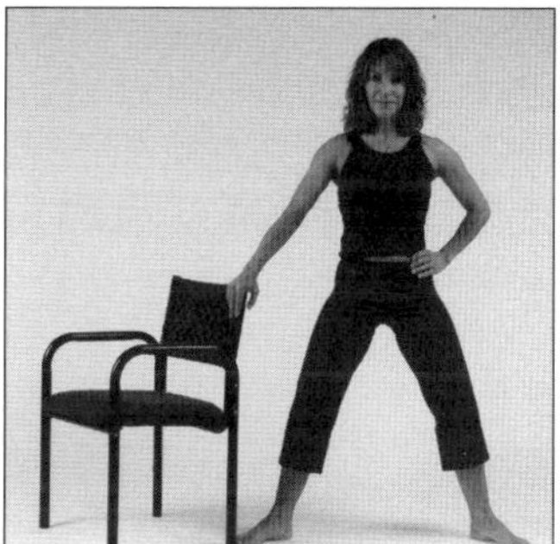

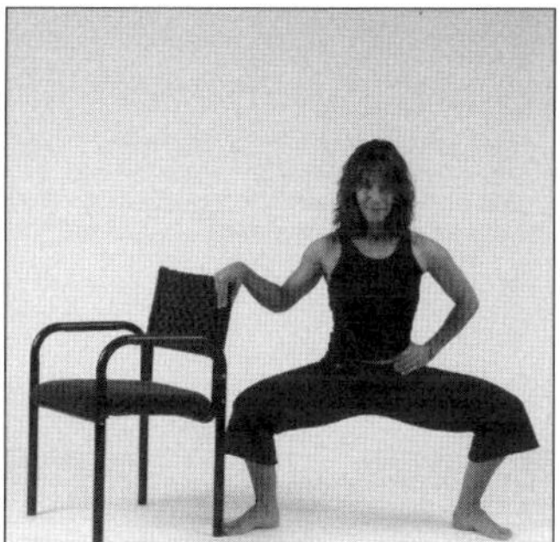

이 운동의 난이도를 높이려면, 운동하는 동안 배꼽 근처의 허리 높이에서 물을 약간 채운 물통이나 아령을 양손에 들면 된다. 혹은 한 손으로 의자 등받이를 잡고 자세를 유지하는 변형된 동작으로 할 수 있다.

리버스 런지(Reverse lunge)

런지 운동은 허벅지 앞쪽과 엉덩이 근육을 발달시키고 전체적인 균형과 민첩성을 향상시킨다. 리버스 런지는 무릎을 꿇은 자세에서 일어나고 앉거나 건강한 무릎을 유지하는 데에 매우 중요하다.

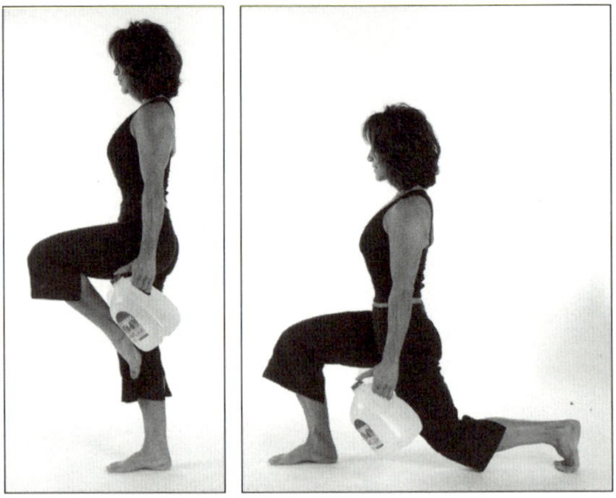

발을 모으고 똑바로 선다. 양손에 일부만 채운 물통이나 아령을 들고 어깨를 펴고 등을 곧게 유지한다. 숨을 들이쉬면서 왼쪽 다리를 뒤로 크게 내디디며 무릎 꿇는 자세처럼 오른쪽 무릎을 구부린다. 무릎이 바닥에 닿지는 않도록 한다. 오른쪽 무릎은 굽혀서 오른발의 볼 위에 위치하도록 한다. 숨을 내쉬면서 오른쪽 다리를 밀어 올려 시작 위치로 복귀한다. 양쪽 다리에 4번씩 반복한다.

이 운동은 무게를 들지 않고 골반에 손을 얹거나 의자 등받이에 지탱하는 방식으로 변형할 수 있다.

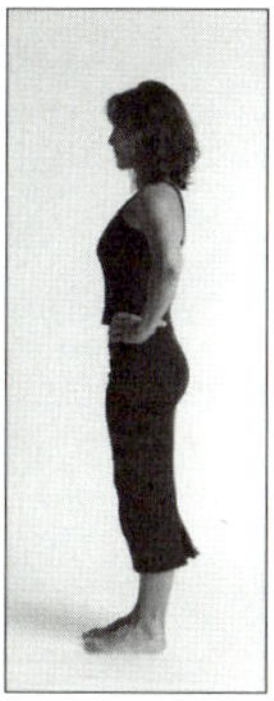
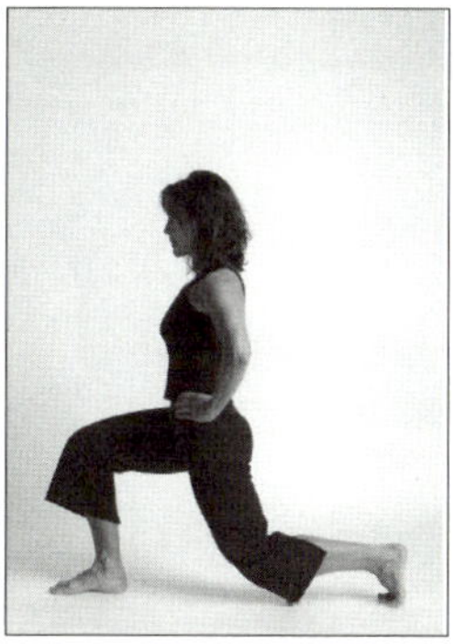
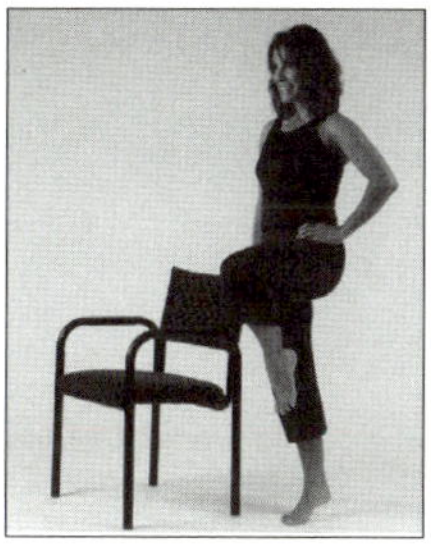
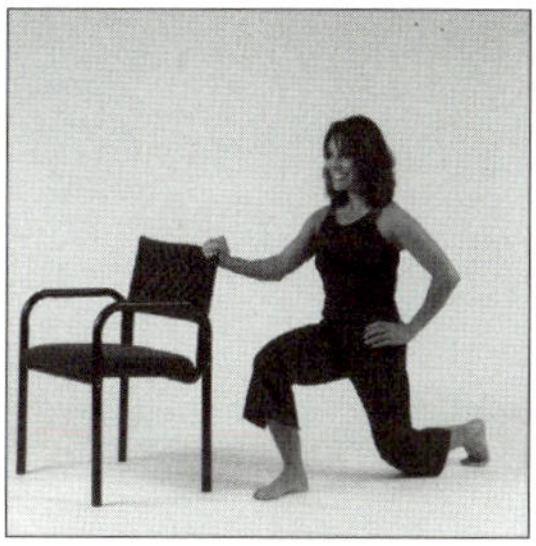

햄스트링 프레스(Hamstring press)

강한 슬와부근(이하 햄스트링)은 다리 근육의 앞과 뒤 사이에 불균형이 오지 않도록 다리의 정렬 상태를 보호한다. 햄스트링이 발달할수록 두 다리를 모았을 때 중앙에서 맞닿게 되어 상체를 유지하는 강한 기초가 된다. 햄스트링은 또한 속도를 높이거나 계단을 올라가고 점프를 하는 데 매우 중요한 근육이다.

등받이 없는 의자 가까이 바닥에 평평하게 누워 양손을 옆에 놓는다. 발을 구부려 발가락이 천장을 향하도록 하여 발을 의자에 올려놓는다. 오른쪽 다리는 그대로 둔 채, 여섯을 세면서 왼쪽 다리를 몸과 직각이 되도록 위를 향해 뻗는다. (하지만 왼쪽 무릎이 고정되지 않도록 한다.)

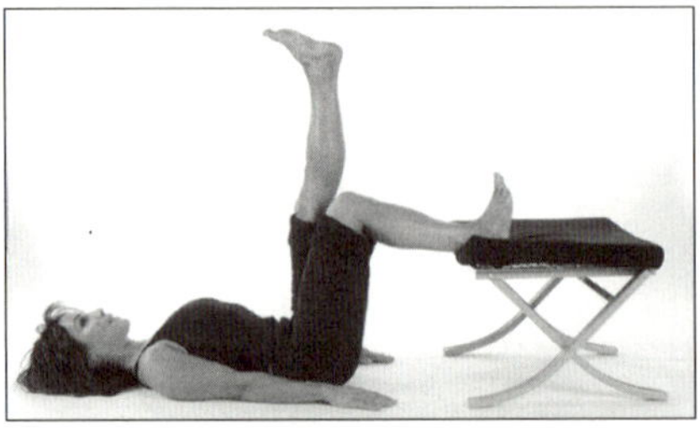

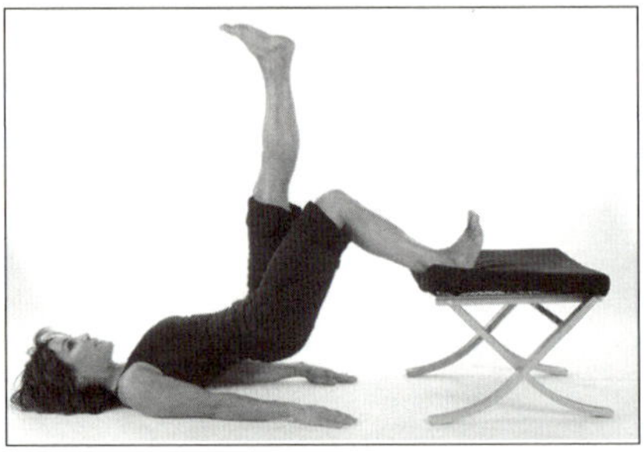

엉덩이를 바닥에서 들어 올리고 왼발을 구부린 자세로 2초간 유지한다. 엉덩이를 다시 바닥에 내려놓고 여섯을 세면서 왼쪽 다리를 천천히 의자에 내려놓는다. 다리를 똑바로 위아래로 움직이는 동작에 집중하면서 왼쪽 다리로 3회 더 반복한다. 이제 오른쪽 다리로 바꿔서 4회 반복한다.

윗몸 일으키기(Crunch)

기본적인 윗몸 일으키기는 복근을 강화시키는 여러 운동 중 하나다. 복근은 척추를 굽히거나 회전시키고, 흉골을 골반 쪽으로 끌어당기며, 갈비뼈를 들어 올리고 끌어 모으는 역할을 한다. 적절한 근력, 유연성, 탄력 등을 갖춘 복근은 자세, 전반적인 정렬 및 장 건강 등을 개선할 뿐만 아니라, 대부분의 스포츠 및 일상 활동에서 수행 능력을 극대화하

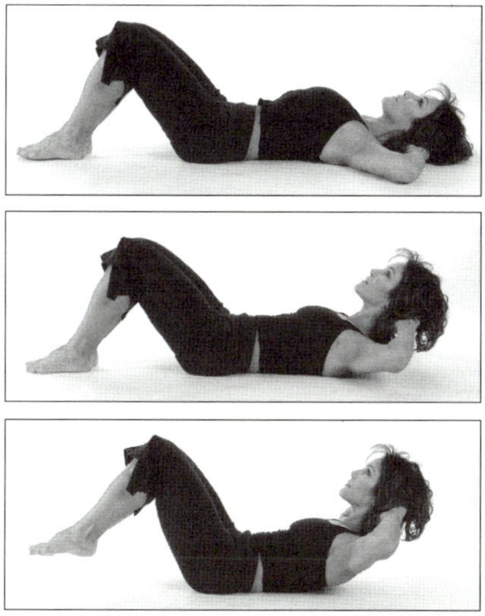

는 데에 도움이 된다.

천장을 바라보고 누운 상태에서 팔꿈치를 바깥쪽으로 향하게 하고 양손과 손가락 끝은 머리 옆에 놓는다. 무릎은 굽히고 발바닥은 바닥에 평평하게 붙이고 엉덩이와 거리를 둔다. 여섯을 세는 동안 어깨를 바닥에서 천천히 들어 올리면서 숨을 내쉬고 허리아랫 부분은 바닥에 밀착시킨다. 이때 무릎과 엉덩이는 움직이지 않도록 한다. 복근에 힘을 준 상태로 이 자세를 2초간 유지한다. 머리와 목은 편안한 상태를 유지한다. 숨을 들이쉬면서 어깨를 시작 위치로 내려놓는다. 강도를 더 높인 운동을 하려면 바닥에서 발을 살짝 들어 올리면 된다.

스트레칭

앞에서 설명한 근력운동을 천천히 하면 가벼운 무게를 사용해도 근육이 지치게 된다. 근육의 손상을 복구하고 새로운 조직을 재생할 시간을 주어야 하므로 이틀에 하루 스트레칭을 하기를 권한다. 근력 향상을 극대화하는 데 필요한 힘줄과 인대를 확장하고 연장할 수 있다. 근력운동과 마찬가지로 유산소 운동을 하다가 광고 시간에 스트레칭을 포함시키면 된다. 평소처럼 편안한 옷과 운동화를 준비하면 된다. 추가로 필요한 것은 스트레칭을 할 때마다 운동 범위를 연장시킬 수 있는 수건뿐이다.

특정 근육을 소모하기 위해 느린 동작을 목표로 하는 근력운동과 달리, 스트레칭은 가능한 최대한의 자세에 도달하여 30초 동안 비교적 움직이지 않는 상태를 유지해야 한다. 다음은 스트레칭을 할 때의 몇 가지 기본 규칙이다.

- 각 동작을 하는 내내 몸을 최대한 쭉 편다.
- 누군가 반대 방향에서 부드럽게 당긴다고 상상한다. (그래서 수건이 도움이 된다.)
- 몸을 반동의 힘으로 움직이면 안 되지만, 좋은 자세로 30초 동안 유지하면서 조금 더 멀리 뻗어서 조금 더 스트레칭의 정도를 증가시킨다.
- 스트레칭을 하는 동안에는 절대로 무리하게 힘을 주거나 당기거나 반동의 힘으로 움직이는 동작을 하지 않는다.

다음은 광고 시간에 시도해 볼 수 있는 효과적인 스트레칭을 소개하겠다. 각 스트레칭에 1분씩(자세를 잡는 데 30초, 유지하는 데 30초) 소요되며, 3분짜리 3번의 광고 시간 동안에 이 스트레칭을 전부는 소화하지 못하더라도 대부분을 끝낼 수 있다.

스트레칭

- 서서 옆구리 스트레칭(Standing side stretch)
- 서서 허리 비틀기 스트레칭(Standing twist stretch)
- 가슴 및 어깨 스트레칭(Chest and shoulder stretch)
- 삼두근 스트레칭(Triceps stretch)
- 앉아서 슬와부근 스트레칭(Seated hamstring stretch)
- 등 스트레칭(Back stretch)
- 대퇴사두근 스트레칭(Quad stretch)
- 둔근 스트레칭(Glute stretch)
- 바닥 옆구리 스트레칭(Lateral floor side stretch)

서서 옆구리 스트레칭

두 발을 모으고 똑바로 선다. 양손으로 수건을 팽팽하게 잡고 두 팔을 천장을 향해 곧게 편다. 수건으로 위로 쭉 뻗는 동안 어깨뼈가 함께 따라 올라가지 않는 자세를 유지한다. 복부에 힘을 주고 마치 허리에 큰 공을 감싸는 느낌으로 오른쪽으로 손을 뻗어 위로 뻗어 올린다. 몸

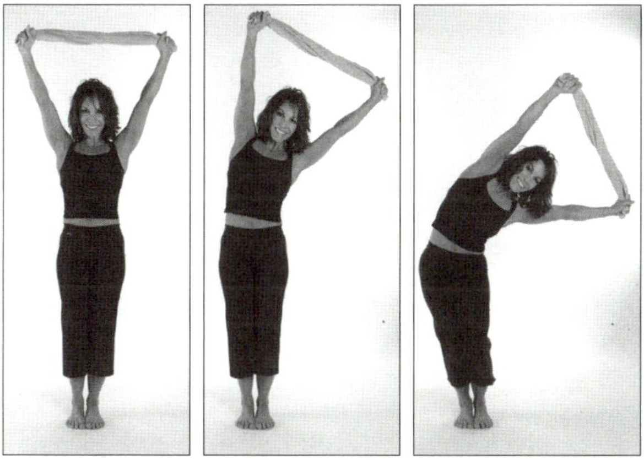

통을 통해 손을 좀 더 뻗어 주면서 30초간 자세를 유지한다. 반대쪽도 같은 방법으로 반복한다.

서서 허리 비틀기 스트레칭

발을 어깨 너비보다 약간 더 벌리고 선다. 양손으로 수건을 팽팽하게 잡고 앞쪽으로 곧게 뻗는다. 골반 방향은 정면 중앙에 위치한다. 팔을 천천히 우측으로 돌리면서 척추의 움직임에 집중한다. 골반은 동작하는 동안 중앙을 유지하여 척추의 비틀림 정도를 강화시킨다. 30초간 자세를 유지한 다음 왼쪽에서도 반복한다.

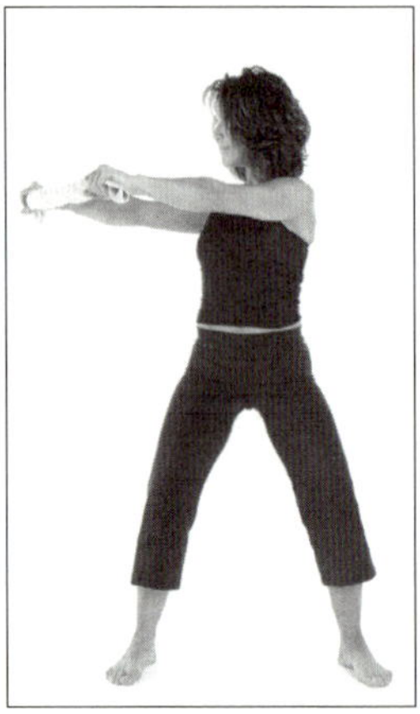

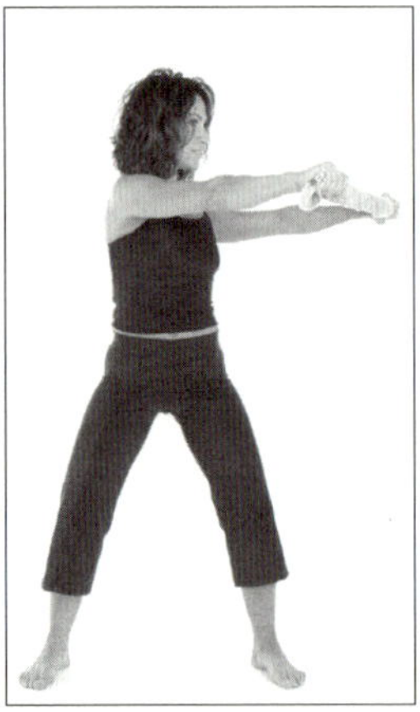

가슴 및 어깨 스트레칭

발을 어깨너비로 벌리고 똑바로 선다. 양손으로 수건을 팽팽하게 잡고 팔을 머리 위로 쭉 뻗는다. 목은 길게 빼고 어깨는 올리지 않는 자세를 유지하여 숨을 들이쉬면서 양팔을 약간 머리 뒤로 들어 올린다. 수건의 길이를 활용해서 스트레칭의 범위를 늘린다. 최대 운동 범위에 도

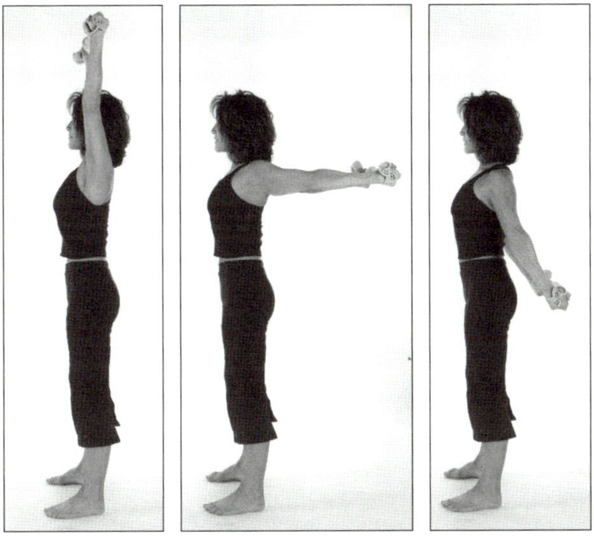

달하면 숨을 내쉰다. 유연성이 향상하면 팔을 회전시켜서 머리 위로 넘긴 다음 뒤로 내려서 결국은 몸의 뒷면에 팔이 닿을 수 있다. 각 동작을 15초씩 유지한 후 다음 단계로 넘어가되, 총 스트레칭 시간은 최소한 30초 이상 지속하도록 한다.

삼두근 스트레칭

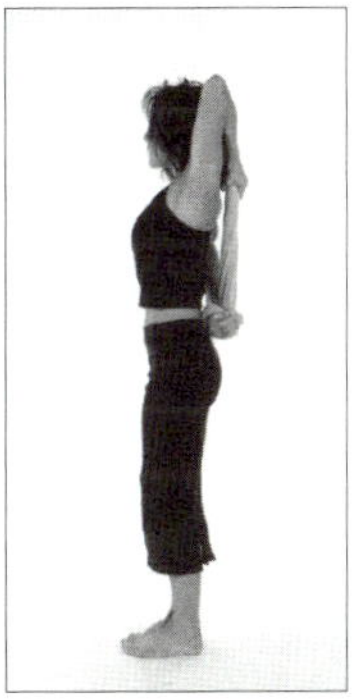

두 발을 모으고 한 손에는 수건을 들고 똑바로 선다. 한 손으로 수건을 목 뒤로 잡고 팔꿈치가 천장을 향하도록 한다. 반대쪽 손으로 허리 뒤의 수건을 잡고 반대 방향으로 당긴다. 어깨를 안정적으로 유지한 상태에서 한 손은 수건을 부드럽게 아래로 당기면서 다른 한 손은 팔꿈치(천장 방향)로 들어 올린다.

앉아서 슬와부근(햄스트링) 스트레칭

등을 곧게 펴고 바닥에 똑바로 앉는다. 수건 양 끝을 잡고 발바닥에 걸어서 두 발을 모아 당긴다. 무릎을 뻣뻣하게 고정하지 않도록 무릎을 약간만 구부린다. 운동이 등 스트레칭으로 바뀌지 않도록 등을 최대한 곧게 유지하여 다리 뒤쪽에 집중한다. 수건을 사용하여 발을 몸 쪽으로 끌어당기면서 슬와부근(햄스트링)과 엉덩이를 스트레칭한다. 운동하는 동안 숨을 쉬면서 이 자세를 30초간 유지한다.

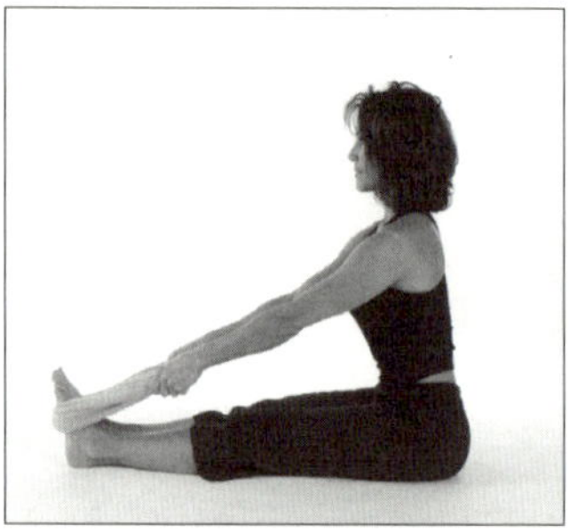

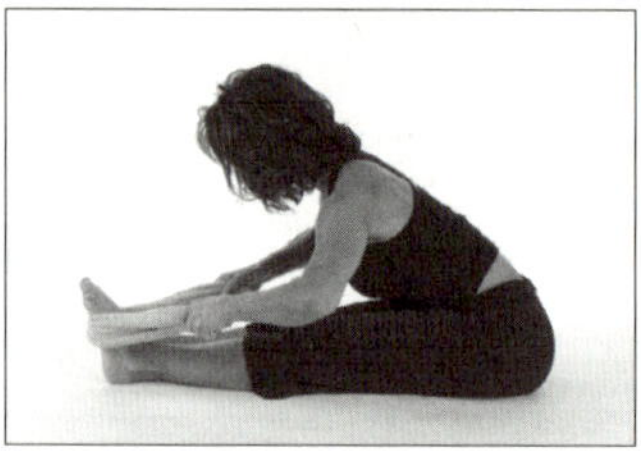

등 스트레칭

양손으로 수건의 한쪽 끝을 각각 잡은 후 편안하게 선다. 등을 둥글게 하여 어깨를 떨어뜨리고 무릎이 뻣뻣하게 고정되지 않은 자세로 척추를 부드럽게 앞으로 굽힌다. 발 밑에 수건을 놓고 허리를 굽힌 상태에서 수건의 끝을 쥐고 고개를 들어 정면을 바라본다. 천장을 향해 아치

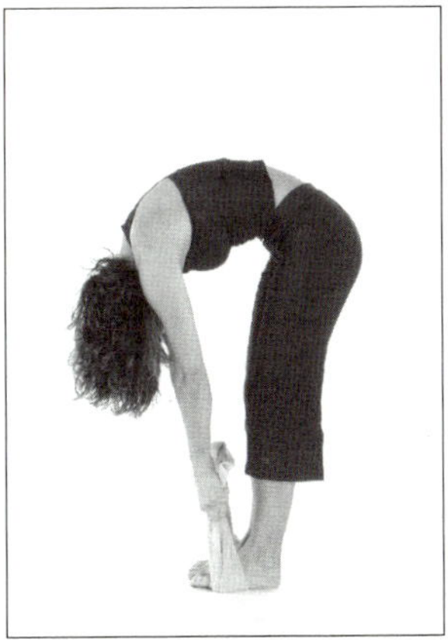

모양으로 등을 구부린다. 동작하는 중에 숨쉬기를 계속한다. 운동하는 동안 숨을 쉬면서 이 자세를 30초간 유지한다.

대퇴사두근 스트레칭

발바닥을 붙이고 선다. 엉덩이를 가능한 한 똑바로 유지하면서 한쪽 발을 엉덩이 방향으로 구부린다. (엉덩이가 한쪽만 올라가지 않게 한다.) 수건을 발 밑에 놓은 다음 등 뒤로 발을 올려 양손으로 잡는다. 숨을 들이쉬면서 수건을 살짝 들어 올린다. 숨을 내쉬면서 동시에 무릎을 바닥을 향해 곧게 펴면서 무릎 윗부분과 다리 위쪽 부분에 집중한다. 전체가 이완됨을 느낀다. 이 동작은 또한 균형 운동이라는 점에 유의해야 한다. 처음에

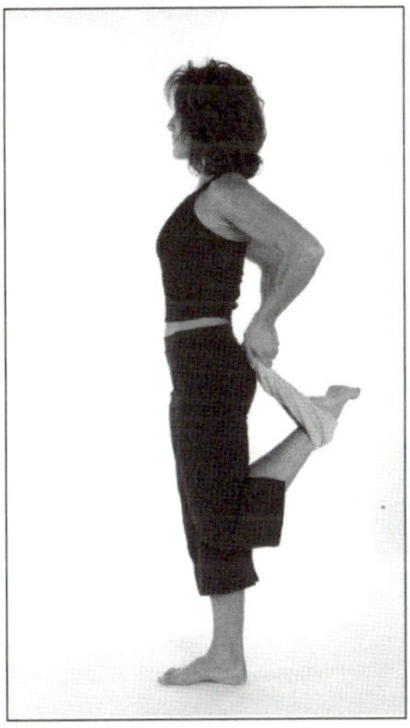

는 튼튼한 의자를 붙잡고 할 수도 있다. 이 자세를 30초간 유지한 다음 반대쪽 다리로 바꿔서 반복한다.

둔근 스트레칭

바닥에 앉아 오른쪽 다리를 앞으로 곧게 뻗는다. 쭉 뻗은 오른쪽 무릎 위로 (또는 유연성에 따라서 발목이나 허벅지 위로) 왼발을 올린다. 등과 척추를 곧게 편 자세로 목에서 머리가 똑바로 위로 향하도록 한다. 곧게 편 오른쪽 다리의 발바닥에 수건을 걸고 엉덩이를 바닥에 밀착시킨 자세로 가슴을 발가락 방향으로 부드럽게 당겨준다.(등과 척추가 늘어난다) 둔근의 심부 근육이 늘어나는 것을 느낄 수 있을 것이다.

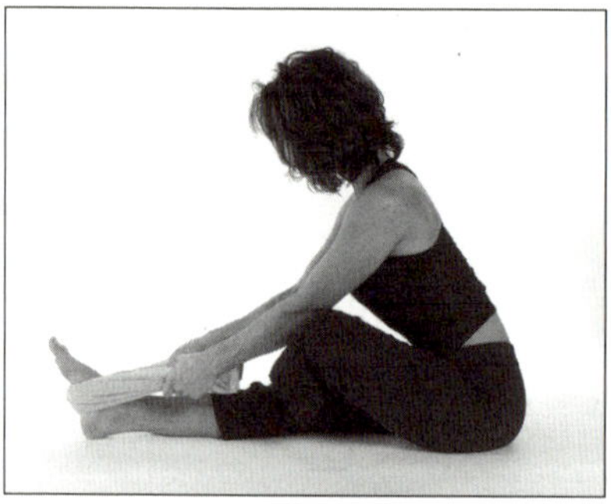

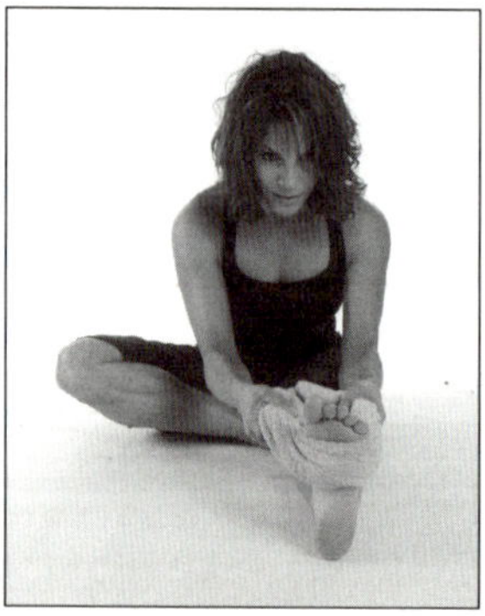

30초간 자세를 유지한 다음 반대쪽 다리로 바꿔서 반복한다.

바닥 옆구리 스트레칭

엉덩이를 바닥에 바짝 붙이고 다리를 넓게 벌린 후 등을 곧게 편 상태로 앉는다. 엉덩이, 다리, 허벅지 안쪽, 무릎 뒤쪽, 종아리, 발뒤꿈치가 바닥에 닿도록 바닥에 집중한다. 수건으로 오른쪽 발을 감싸서 오른손으로 쥐고 오른쪽으로 몸을 굽힌다.

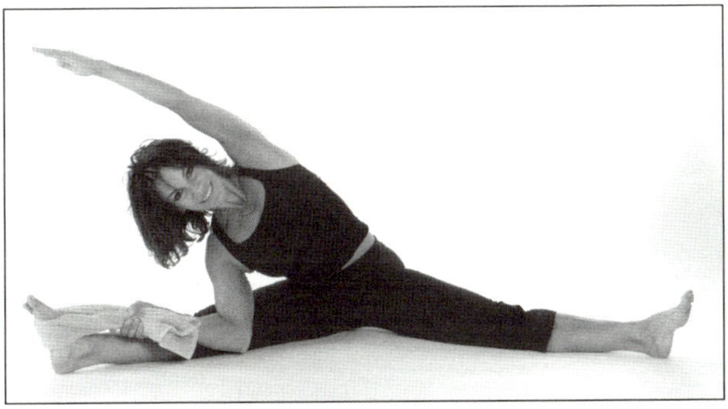

엉덩이가 바닥에서 떨어지지 않도록 유지하며 오른팔로 수건을 당기고 왼팔은 머리 위로 뻗는다. 숨을 내쉬면서 위쪽 팔을 머리 위로 계속 뻗어 양쪽 옆구리가 늘어나고 유연성이 생기게 한다. 보이지 않는 공을 감싸서 몸을 구부린다고 상상해 보라. 이 자세를 30초간 유지한 다음 반대쪽도 같은 방법으로 반복한다.

주간 운동 계획 샘플

아래는 전형적인 염증 회복 존 운동 계획의 주별 예시이다. 일주일에

할 수 있는 스케쥴이다. 근력운동이나 스트레칭을 할 때 선택의 여지가 매우 많다는 것을 알 수 있다. 일주일 동안 각 운동 중 적어도 한 가지씩은 반드시 하도록 노력해야 한다.

1일 차	2일 차	3일 차	4일 차	5일 차	6일 차	7일 차
3분 근력운동	3분 스트레칭	3분 근력운동	휴식	3분 스트레칭	3분 근력운동	3분 스트레칭
11분 제자리 걷기	11분 스텝박스 유산소 운동	11분 제자리 걷기		11분 제자리 걷기	11분 스텝박스 유산소 운 동	11분 제자리 걷기
3 분 근력운동	3분 스트레칭	3 분 근력운동		3분 스트레칭	3 분 근력운동	3분 스트레칭
11분 제자리 걷기	11분 스텝박스 유산소 운동	11분 제자리 걷기		11분 스텝박스 유산소 운동	11분 제자리 걷기	11분 스텝박스 유산소 운동
3분 근력운동	3분 스트레칭	3분 근력운동		3분 스트레칭	3분 근력운동	3분 스트레칭

요약

이제 하루 30분, 일주일에 6번 하는 염증 회복 존 운동 처방전이 완성되었다. 보고 싶은 여섯 가지 다른 텔레비전 프로그램을 찾는 것이 내 생각에 가장 힘든 일이다. 그게 너무 어렵다면 기상 채널이나 CNN

을 시청하는 방법도 있다. 운동도 좋지만, 침묵의 염증과 싸움에서 성공하기 위해서 80%는 식사에 달려있고 나머지 20%는 운동에 달려있다는 80/20 법칙을 기억하기 바란다. 존 다이어트를 따라 하고 고용량 어유를 섭취하는 것이 평생 지속해야 하는 염증 회복 다이어트 프로그램인 것처럼 운동도 마찬가지다. 반대로 당부하지수가 높은 식사로 인해 아무리 좋은 운동프로그램이라고 하더라도 여러 가지 호르몬 측면의 이점이 사라질 수 있다.

제10장
침묵의 염증 피해 줄이기: 코티솔 감소 전략

침묵의 염증으로 인해 가장 은밀하게 진행되는 결과 중 하나는 그로 인한 코티솔 수치의 만성적인 증가이다. 코티솔 수치가 너무 높으면 최상의 건강 상태에 있을 수 없다. 침묵의 염증은 염증진행 아이카사노이드의 과도한 생산으로 인한 직접적인 결과이다. 이러한 아이카사노이드의 작용을 차단하기 위한 우리 몸의 일차적 방어 기제는 코티솔을 더 많이 분비하는 것이다. 안타깝게도 코티솔은 그 자체로는 너무 강력하다. "나쁜" 염증진행 아이카사노이드뿐만 아니라 "좋은" 염증회복 아이카사노이드까지도 차단한다. 거기에서 피해가 멈추면 괜찮을지 모르지만, 과도한 코티솔로 인한 부수적 호르몬 피해의 시작에 불과하다.

코티솔은 장기적인 스트레스에 대한 반응으로 신체에서 생성된다. 신체적이든 정서적이든 스트레스를 받으면 염증진행 아이카사노이드의 생성을 차단할 목적으로 코티솔을 분비한다. 스트레스란 신체의 정상적인 균형이 무너지는 것이라고 정의한다. 급성 손상, 만성 질환, 과도한 운동, 온도와 습도의 변화, 수면 부족, 만성 불안 등이 스트레스의 원인이 될 수 있다. 원인이 무엇이든 분자 수준의 최종 결과는 침묵의 염증이 증가하는 것이다.

흔히 코티솔을 스트레스 호르몬이라 생각하지만, 실제로는 만성 스트레스로 인해 신체에서 발생하는 염증 반응을 처리하는 역할을 하는 항스트레스(anti-stress) 호르몬이다. 코티솔은 스트레스에 대해 단기적인 반응을 하는 것이 목적이므로 이러한 범위에서는 꽤 잘 작동한다. 코티솔의 호르몬 진화 기전은 침묵의 염증으로 인한 장기간의 스트레스를 처리할 목적으로 일어난 것은 결코 아니었다, 코티솔은 치명적일 수 있는 전염병이나 야생 동물에게 잡아 먹히는 두려움과 같은 단기적인 스트레스에서 회복하기 위해 면역 체계를 차단하는 역할을 한다.

그렇지만 장기간에 걸쳐 높은 수준의 침묵의 염증이 지속되면 무슨 일이 일어날까? 이러한 침묵의 염증을 차단하기 위해 우리 몸은 코티솔을 점점 더 많이 분비해서 만성적으로 높은 수준을 유지시킨다. 만성적으로 코티솔 수준이 높으면 인슐린 저항성으로부터 신경 세포 사멸과 면역 체계 저하에 이르기까지 다양한 건강 문제를 일으킬 수 있다. 그 결과 체중이 늘며 지적 잠재력을 잃고 질병에 걸리기 쉬워진다.

오늘날 삶에 대한 위협이 훨씬 줄어든 것은 사실이지만, 스트레스가 많은 직업, 만성 질환, 감정 장애와 같은 평생에 걸친 문제는 더 많아지는 경향이 있다. 그 결과 많은 사람들이 호르몬 난조를 겪고 있다. 코티솔 분비는 정상적으로 24시간 주기 리듬의 영향을 받는다. 코티솔 치는 자정에서 오전 2시 사이에 가장 낮으며, 서서히 상승하기 시작하여 우리의 잠을 깨운다. 오전 6시에서 8시 사이에 최고치에 도달한 다음, 하루 종일 서서히 감소해서 수면 중에 최저치까지 떨어진다. 물론 일을 망치는 추가적인 스트레스가 없을 때 그렇다.

그러나 이러한 주기를 방해하는 스트레스가 너무 자주 발생한다. 보통 코티솔 생산은 이러한 일시적인 스트레스에서 벗어난 후에는 다시 정상으로 되돌아간다. 그러나 특정한 나쁜 생활 습관이 지속적으로 남아 있다면 코티솔 수치가 만성적으로 높아질 수 있다. 나쁜 생활 습관은 다음과 같다.

- 장시간 혹은 격렬한 운동
- 다량의 식사로 배 채우기
- 식사 거르기
- 카페인 같은 각성제 과다 섭취
- 과체중
- 지나친 저탄수화물 식사로 인한 저혈당

과도한 코티솔의 위험성

코티솔이 증가하면 신체가 위험으로부터 도망칠 수 있는 상황에 미리 준비를 해야 한다는 신호를 보낸다. 이로 인해 근육이 즉각적으로 분해되어 더 많은 혈당이 생성된다(당신생, neo-glucogenesis). 필수적이지 않은 신체 장기가 이 소중한 혈당을 사용하는 것을 막기 위해 혈류의 인슐린 수치가 상승하면서 일시적인 인슐린 저항성이 발생한다.

지속적인 스트레스는 코티솔의 지속적인 분비를 의미한다. 신체가 만성 스트레스에 적응함에 따라 고인슐린혈증이 발생함으로써 내장 지방이 더 많이 생성된다. 이는 새로운 코티솔 분비를 촉진하여 결과적으로 더 비만(특히 복부)이 되고 마침내 만성적인 침묵의 염증을 낳는다.

신체에서 코티솔이 계속 과도하게 생산되면 테스토스테론과 같은 다른 호르몬의 생산이 줄어든다. 적절한 수준의 테스토스테론을 유지하지 못하면 근육을 만드는 것은 물론 유지하기도 불가능하다. 설상가상으로 테스토스테론이 부족하면(남녀 공히)성욕이 떨어지기 때문에 성관계에 대한 흥미가 훨씬 더 떨어진다. 또한 과도한 코티솔은 단기 기억력을 파괴하는데, 이는 매우 비극적인 일을 억압할 수 있도록 해주기 때문에 급성 스트레스(전투, 심한 사고, 신체적 학대)가 있을 때에는 의미가 있다. 그러나 장기적인 스트레스를 받으면 이러한 단기 기억 상실이 훨씬 더 문제가 되어, 즐거운 기억을 포함한 광범위한 기억을 떠올리는 능력이 저하될 수 있다.

인슐린과 마찬가지로 코티솔 수치도 나이를 먹을수록 자연적으로 증가하는 경향이 있다. 그러나 이러한 증가는 독특한 방식으로 일어난다. 앞서 언급한 것처럼 코티솔의 정상적인 24시간 주기 리듬은 아침에 최고치에 이르렀다가 오후에 급격하게 떨어지는 것이다. 나이가 들면서 코티솔 치가 급격하게 떨어지지 않고 저녁에도 높은 상태를 유지하기 때문에 전반적인 코티솔의 증가는 훨씬 더 점진적으로 이루어진다. 이러한 상승 때문에 밤에 잠들기가 더욱 어려워져서 밤늦게 야식, 특히 탄수화물에 대한 갈망을 유발할 수 있다.

수면 부족은 그 자체만으로도 코티솔에 치명적인 영향을 미칠 수 있다. 연구 결과에 따르면, 야간 수면 시간을 하루 8시간에서 6시간 반으로 줄였을 때, 일 주일 이내에 코티솔 수치가 상당히 증가하며 이에 따라 인슐린 수치도 증가한다고 한다. 오늘날 우리가 겪고 있는 각종 심리적 스트레스 외에도 대부분은 만성 수면 부족에 시달리고 있다. 미국인의 평균 수면 시간은 1세기 전의 하루 9시간에 비해 줄어들어서 불과 하루 7시간을 기록하고 있다.

장기적인 코티솔 증가 = 부신 탈진(adrenal burnout)

수개월 혹은 수년에 걸쳐 코티솔이 과도하게 생산되면 결국 부신이 탈진할 수 있다. 부신은 콩팥 위에 위치하여 아드레날린과 코티솔을 모두 만들어 내는 분비샘이다. 부신이 만성적으로 혹사 당한 끝에 결국 충분한 코티솔을 생산하지 못하면, 침묵의 염증을 줄여주는 주요 호르몬 수단이 더 이상 없는 셈이기 때문에 정말 문제가 발생한다. 이것은 마치 세포의 지속적인 인슐린 저항성에 대한 반응으로 인슐린을 지속적으로 과잉 생산할 때 췌장에서 일어나는 일과 비슷하다. 결국은 췌장 기능이 제대로 작동하지 못하고, 상승된 혈당치를 끌어내릴 만큼 충분한 인슐린을 더 이상 생산하지 못한다. 그 결과 제2형(성인형) 당뇨병이 발생한다. 이로 인해 전신에 침묵의 염증의 발생이 가속화되고, 심장마비, 실명, 신부전 및 사지 절단의 가능성이 급격하게 늘어날 뿐이다. 부신의 탈진이 일어나면 염증진행 아이카사노이드의 과도한 생산을 중단시키는 내부 기전이 없어짐으로써 노화가 가속화되기 시작한다.

코티솔 감소 전략

이제 과도한 코티솔이 나쁘다는 메시지를 아주 분명하게 받았을 것이다. 그렇다면 이제 해야 할 일은 무엇일까? 과도한 코티솔은 "나쁜" 염증진행 아이카사노이드가 과도하게 생산되어 일어나는 일이기 때문에, 코티솔을 낮추는 최선의 방법은 염증진행 아이카사노이드를 줄이는 것이다. 즉 침묵의 염증을 줄인다는 뜻이다.

혈당치를 안정시키는 존 다이어트를 실천하고 있고 AA치를 감소시키는 고용량 어유를 복용하고 있다면, 과도한 코티솔을 줄이기 위한 첫 걸음을 내딛고 있는 것이다. 혈당치와 혈중 인슐린치를 안정적으로 유지하면 우리 몸은 스트레스를 받아도 코티솔을 덜 분비할 것이다. 어유 속의 EPA는 AA의 생산을 감소시켜 염증진행 아이카사노이드 생산을 억제한다. 이러한 "나쁜" 염증진행 아이카사노이드가 없으면 코티솔을 과도하게 분비할 필요성이 줄어든다. 또 고용량 어유는 뇌에서 "행복(feel-good)" 호르몬이라고 부르는 세로토닌의 생산을 증가시켜 스트레스에 더욱 효과적으로 적응할 수 있게 한다. 스트레스는 여전히 존재하지만, 이제 스트레스에 수반되는 피해에 대처하는 능력은 상당히 증가한다.

구석기 시대 조상들과는 달리 우리는 정서적, 육체적 스트레스가 언제 닥칠지 꽤 잘 알고 있다. 따라서 미리 계획을 세울 수 있다. 식사에 대해서는 특히 그렇다. 앞으로 스트레스를 받을 것을 알고 있으면 존 다이어트를 고수하기 위한 노력을 두 배로 늘려야 한다. 그렇게 함으로써 안정된 인슐린 치를 유지할 수 있기 때문에 스트레스와 동반되는 탄수화물에 대한 갈망이 늘어나는 것을 예방할 수 있을 것이다.

과거에 스트레스가 많은 상황에서 캔디바, 감자칩, 피자와 같은 당부하가 높은 탄수화물에 대한 욕구에 굴복한 적이 몇 번이나 있는가? 이러한 유형의 감정적인 식사는 코티솔 증가로 인해 빠르게 내려가는 혈당치를 신속하게 보충해 줄 것이다. 그러나 이런 방식의 자가 치료는 혈당치와 혈중 인슐린치의 급격한 증가에 이어지는 급격한 감소의 악순환에 빠지게 함으로써 더 많은 탄수화물에 대한 갈망으로 이어진다.

그 결과 신체는 뇌에 필요한 적절한 혈당치를 유지하기 위해(포도당으로 전환시키기 위해 근육을 더 많이 분해함으로써) 더 많은 코티솔을 계속 분비하게 된다. 스트레스를 크게 받을 때 존 다이어트를 엄격하게 유지하려고 노력하는 것은 결코 쉬운 일이 아니다. 그러므로 각별히 스트레스를 많이 받을 때 대처하는 최선의 호르몬 전략은 평소의 어유 섭취량을 두 배로 늘리는 것이다. 그 효과는 거의 즉각적으로 나타날 것이다. 일단 스트레스가 지나가면 어유의 표준 용량으로 되돌아가기만 하면 된다.

고용량 어유와 존 다이어트는 여전히 과도한 코티솔로 인한 부수적 피해에 대처하기 위한 주요한 수단이다. 그러나 시간이 지나면서 검증된 또 다른 수단이 하나 있다. 그것을 이완(relaxation)이라고 부른다.

이완 전략

최선의 이완 기법은 아마도 독립적으로 부자가 되어 와이오밍 주의 농장에서 사는 게 아닐까 싶다. 불행히도 그것은 대부분의 우리들에게 그다지 현실적 접근 방법이 아니다. 우리 모두가 할 수 있는 일은 이완 기법을 이용해서 코티솔 수치를 줄이는 것이다. 목표는 마음을 무념무상(absolutely nothing)에 초점을 맞추도록 하는 것이지만, 이를 위해서는 실제로 일련의 기술을 습득해야 한다. 제대로 연습하면 다양한 이완 기법을 통해 신체에 유익한 생리적 반응을 일으켜 코티솔 수치를 낮추는 결과를 낳을 수 있다.

우리는 명상을 단지 무언가 매우 신비스럽거나 종교적인 것으로 생각하기 쉽다. 실제로 우리 모두는 이완 상태를 유도할 때 어떤 형태로든 명상을 실천하고 있다. 골치 아픈 생각들(실제로 모든 생각)을 마음에서 비우기 위한 어떤 활동이나 집중 호흡 기법을 사용하면 자동적으로 코티솔 수치가 줄어들기 시작할 것이다. 어떤 사람들은 플라이 낚시를 하면서 효과적으로 명상을 할 수 있다. 저자는 흐르는 물에 계속해서 낚싯줄을 던지는 것만으로 무슨 효과가 있을지 의아하게 생각한 적이 있다. 이제는 그것이 마음을 완화시켜 이완 상태로 이끄는 훌륭한 방법이라는 것을 깨닫게 되었다. 어떤 사람들은 마음 챙김 의식(mindful awareness)이라는 기법으로 낙엽에 있는 복잡한 문양을 응시함으로써 평안을 찾을 수도 있다. 그러나 호흡과 근육 이완법에 집중하는 좀더 공식적인 명상 기법을 통해 유익함을 얻는 사람들도 있다. 이런 기법들을 발달시키면 어느 것이든 스트레스를 받을 때마다 몸을 이완시키고 과도한 코티솔을 줄일 수 있을 것이다.

하버드 의과대학의 연구원 허버트 벤슨(Herbert Benson)은 효과적으로 명상할 때 신체에서 일어나는 생리적 변화를 정의하기 위해 이완 반응(relaxation response)이라는 용어를 만들어냈다. (이것은 코티솔의 과도한 생산을 유도하는 "스트레스 반응"의 반대이다.) 벤슨은 혈압, 심박수, 호흡수를 낮추는 데 도움이 되는 이완 반응을 이끌어내는 방법을 설명했다. 하루에 한 번씩 이러한 이완 반응을 이끌어낼 수 있다면, 스트레스를 받을 때 코티솔 수치를 낮추고 수치가 너무 높아지는 것을 방지할 수 있을 것이다.

아무 생각도 하지 않기 위해 하루에 20분의 시간을 일부러 내는 것이 꽤 힘든 일일 수 있다는 것을 저자는 서슴없이 인정한다. 텔레비전 앞에서 매일 30분씩 운동하거나 세 끼의 존 다이어트를 하는 것이 훨씬 더 쉽다고 생각한다. 물론 가장 쉬운 방법은 하루에 15초의 시간을 내서 고용량 어유를 복용하는 것이다. 그렇지만 어떤 형태로든 규칙적으로 이완을 실천하면 코티솔 수치를 줄일 수 있고, 기분이 더 좋아지면서 상쾌해질 것이다. 코티솔 분비를 억제하는 유익한 생리적 반응을 얻기 위한 세 가지 간단한 기법이 있다. 원하는 방법을 선택하라.

1. 쉬운 명상: 편안하게 앉아서 자신에게 의미 있는 단어나 짧은 문구를 골라 집중하라. 이 방법이 너무 어렵게 느껴지면 숫자 1을 몇 번이고 반복하라. 그다지 독창적이지 않아 보이지만 효과가 있다. 눈을 감고 모든 근육을 이완하라. 이제 천천히 자연스럽게 숨을 내쉬면서, 집중하는 단어나 문구를 반복해서 암송하라. 폐만 사용하는 대신 횡경막(심호흡)으로 숨을 쉬도록 노력하라. 시종일관 수동적인 태도를 취하라. 이 기법을 올바르게 실천하고 있는지 염려하지 말고, 부정적인 생각이나 걱정이 생기더라도 생각하지 말고 그냥 지나쳐 보내라. 불필요한 생각이 떠오르면 그냥 지나친 다음 그 단어나 문구를 계속 반복하면서 무념무상의 상태로 되돌아가라. 20분 동안 계속하라. 시간을 확인하기 위해 눈을 떠도 되지만 알람은 사용하지 마라. 이완에 지장을 줄 것이다.

2. 점진적 근육 이완: 등과 머리를 지지할 수 있는 편안한 의자에 앉거나 바닥에 쿠션이 있는 매트를 깔고 누워라.(잠이 들 수 있기 때문에 침대에는 눕지 마라.) 각 근육을 한 번에 하나씩 긴장시키고 숨을 들이마

신 다음 천천히 내쉬면서 근육의 긴장을 풀어주라. 얼굴부터 시작하여 이마에 주름을 지게 한 다음 최대한 눈을 꼭 감아라. 숨을 내쉬고 긴장을 풀어라. 그런 다음 어깨를 으쓱하는 자세로 끌어올려 목과 어깨를 긴장시켜라. 숨을 내쉬고 긴장을 풀어라. 팔, 손, 손가락으로 내려가라. 복부를 수축하라. 숨을 내쉬고 긴장을 풀어라. 등을 활처럼 구부린 다음 펴라. 둔부에 힘을 주라. 숨을 내쉬고 긴장을 풀어라. 발가락을 뻗은 다음 굽혀라. 숨을 내쉬고 긴장을 풀어라.

이제 모든 근육을 동시에 긴장시켜라. 숨을 깊게 들이마신 다음 멈추고, 천천히 숨을 내쉬면서 근육을 이완하고 긴장을 풀어주라. 몇 분 동안 몸이 편안한 상태를 느끼면서 이러한 이완 상태를 즐겨라. 이 기법을 처음 배울 때에는 어떤 근육을 긴장하고 이완해야 하는지 스스로 상기할 수 있도록 지침을 따라 녹음을 하는 것도 좋은 방법이다. 이 기법을 사용하는 동안에 녹음을 재생함으로써 혹시 놓치는 근육이 없는지 확인할 수 있다.

3. 전통 명상: 머리와 목, 등을 똑바로 세우고 긴장하지 않는 자세로 편안하게 앉아라. 호흡이나 좋아하는 단어나 기도의 일부분처럼 집중할 대상을 하나 선택하라. 그 대상의 특성 – 그 대상에서 느끼는 소리와 감각 – 에 집중하고 다른 생각이 의식으로 들어오지 않도록 노력하라. 생각이 떠오르면 의식을 통과하여 지나가도록 하라.

바닥에 책상다리를 하고 앉거나 등받이가 딱딱한 의자에 앉을 수 있다. 실내 혹은 정원과 같은 자연 환경의 실외에서 할 수도 있다. 호흡을 할 때 몸 안팎으로 들어오고 나가는 공기의 흐름에 정신을 집중하라. 자신의 문제를 초월하여 자연의 아름다움을 감상하되, 시각 자료가 눈으로 계속 유입되는 것을 방지하기 위해 눈을 감고 하라.

어 모든 이완법이 너무 피상적인 느낌에만 의존하는 것처럼 들릴 수도 있다. 결국 우리는 첨단기술 시대에 살고 있으며 일반적으로 우리의 노력이 실제로 성과가 있다는 물리적 증거를 원한다. 이제는 하트매스(HeartMath: www.heartmath.com)라는 새로운 소프트웨어를 이용해서 이완 반응을 제대로 이끌어냈는지 성공 여부를 실제로 측정할 수 있다. 이 소프트웨어 프로그램은 명상 중의 심박수를 측정한 다음 심장 박동 유형의 복잡한 분석을 통해 그 성공 여부를 판독하여 컴퓨터 화면으로 보여준다. 이 소프트웨어를 첨단 명상 코치라고 생각할 수 있으며, 이렇게 컴퓨터의 도움을 받으면 명상을 신비주의에서 벗어나 의학의 세계로 끌어들이기 시작하는 것이다.

요약

아마도 명상은 존 다이어트나 고용량 어유만큼 코티솔을 줄이는 데에 큰 효과가 없을지 모르지만 마지막으로 필요한 부양책이 될 수도 있다. 코티솔 수치를 진정으로 관리 가능한 수준으로 낮추기 위해서는 이러한 뒷받침이 필요할 수 있다. 그래야만 염증회복 존에 진입하여 신속하게 최상의 건강 상태로 복귀할 수 있다.

제11장
일주일 동안 염증 회복 존 체험하기

재차 강조하지만, 염증 회복 존은 식사요법이 아니다. 이는 존 생활 프로그램을 따라 도달하도록 유도하는 호르몬 조절의 대사 상태를 말한다. 여기에는 존 다이어트, 어유 보충제, 염증 회복 운동 계획 및 명상을 통한 이완 전략 등이 포함된다. 이 모든 구성 요소를 따르면 호르몬을 완벽하게 제어하고 침묵의 염증을 되돌릴 수 있다. 염증과 싸움은 평생에 걸쳐서 하는 일이기 때문에 염증 회복 존에 머무르는 것이 평생의 목표가 되어야 한다.

존 생활 프로그램을 실천하는 경우, SIP와 같은 건강의 임상적 생체 지표에 의미 있는 변화가 나타나는 데는 약 30일 정도 걸린다. 하지만 일주일 이내에 차이를 몸으로 직접 느끼기 시작할 것이다. 다음은 염증 회복 존에서 일주일을 보낸 후 느낄 수 있는 몇 가지 이점이다.

1. 혈당치가 안정화됨에 따라 온종일 더욱 명료한 사고를 유지한다.

2. 인슐린 수치가 감소함으로써, 저장된 체지방을 에너지로 사용하기 때문에 신체 에너지가 왕성해지는 것을 느낀다.
3. 체중이 많이 줄지 않았는데도 옷이 몸에 더 착 붙게 된다. 즉, 체지방이 먼저 빠지는데, 가장 먼저 빠지는 지방은 주로 복부에 집중되어 있기 때문이다.
4. 과도한 코티솔 수치를 낮춤으로써 스트레스를 더 효과적으로 관리할 수 있다.

이러한 모든 변화는 건강을 되찾는 길인 염증 회복 존으로 들어가고 있음을 나타낸다. 다른 약과 마찬가지로 그 약을 복용하는 동안에만 효과를 얻을 수 있다. 존 생활 프로그램은 진정으로 염증 회복 존에 도달하도록 도와주는 약과 같은 역할을 한다. 이를 지키는 동안에는 쉽사리 이득을 얻을 수 있다. 하지만 멈추는 날부터 침묵의 염증이 꾸준히 증가하여 건강과 멀어지는 것을 느끼게 된다.

존 생활 프로그램은 남성이나 여성에게 거의 동일하게 적용된다. 유일한 차이는 섭취해야 하는 음식의 양이다. 남성은 근육량이 더 많으므로 여성보다 총 칼로리를 더 많이 섭취해야 하지만(절대로 공평하지 않다), 남성과 여성 모두 매 끼니와 간식 섭취 시 자신의 최대 당부하지수에 세심한 주의를 기울여야 한다.

또한, 대부분의 식사에는 음식의 염증 회복 효과를 강화하기 위해 엑스트라버진 올리브유, 참기름, 강황, 그리고 심지어 약간의 알코올이 포함되어 있음을 알 수 있다. 다음에 소개하는 일주일 식단을 따라 하면, 남은 평생 매일 존 생활 프로그램을 따르기 위한 단계별 안내도 받을 수 있다. 하지만 일단 일주일만 시도해 보라. 어차피 먹어야 한다면 현명하게 먹는 것이 좋다. 또한, 좋아하는 텔레비전 프로그램을 보면서 운동 일과를 위한 짬을 내고, 20분의 명상(아무 생각도 하지 않는) 시간을 마련하는 일이 그렇게 어렵지는 않음을 알게 될 것이다.

여성을 위한 존 생활 프로그램

- 1일 차 -

아침

오리엔탈 채소 오믈렛	
올리브유 1작은술	다진 마늘 ½ 작은술
어슷하게 얇게 썬 대파 ¼ 컵	사이다식초 3큰술
물기를 뺀 버섯 통조림 슬라이스 1컵	간 생강 뿌리* ½ 작은술
얇게 썬 적색 및 녹색 피망 ½ 컵	간장 1 큰술
물기를 뺀 병아리콩 통조림 ½ 컵	우스터소스** ½큰술
콩나물 3컵	달걀 대용품 ¾컵

코팅이 된 큰 프라이팬에서 올리브유 ½ 작은술을 두르고 가열한다. 파를 중간보다 센 불에서 1분간 볶는다. 버섯을 넣고 2분간 더 익힌 후 피망, 병아리콩, 콩나물, 마늘, 식초, 생강, 간장, 우스터소스를 넣고 3~5분간 혹은 콩나물이 부드러워질 때까지 익힌다.

두 번째 프라이팬에 남은 오일 ½ 작은술을 넣고 중간보다 센 불에 올린다. 달걀 대용품을 부어준다. 요리되어 가면서 익은 부분을 주걱을 사용하여 중앙으로 밀어준다. 달걀이 익으면 덥힌 접시에 오믈렛을 옮기고 첫 번째 팬의 속 재료를 오믈렛의 한쪽에 올린다. 반대쪽을 접어서 내놓는다.

* 레시피에 신선한 생강 뿌리(대부분 식료품점이나 아시아 시장에서 구할 수 있음)가 필요한 경우, 생강가루로 대신하는 것은 바람직하지 않다. 풍미가 전혀 다르다.

** 영국에서 널리 사용하는 소스로 멸치, 양파, 마늘 및 기타 향신료 등을 넣어서 만든 매콤하고 짭짤한 소스로 시저 샐러드, 스테이크 및 햄버거, 블러디 매리라는 칵테일을 만들 때도 사용한다. (역자 주)

점심

볶은 관자와 베이컨을 얹은 가든 샐러드	
올리브유 1 작은술	닭고기 육수chicken stock* ¼ 컵
다진 캐나다산 베이컨 30g	잘게 썬 양상추 2 컵
관자 조갯살 90g	귤 슬라이스 ⅓ 컵
사이다 식초3 작은술	깍둑썰기한 적양파 ½ 컵
간 생강 뿌리 ½ 작은술	헹군 강낭콩 ¼ 컵
다진 신선한 민트 ½ 작은술	헹군 병아리콩 ¼ 컵

중간 크기 프라이팬에 올리브유 ⅓작은술을 두르고 중간보다 센 불에서 가열한다. 베이컨과 관자, 식초 1작은술, 생강 ¼작은술을 넣고 4분간 혹은 관자와 베이컨이 완전히 익을 때까지 볶는다.

드레싱을 만들기 위해 남은 올리브유2/3작은술, 생강 ¼작은술, 식초 2작은술, 민트, 치킨스톡을 작은 그릇에 넣고 저어 준다. 나머지 재료를 큰 샐러드 그릇에 넣고 섞어준다. 베이컨과 관자를 추가한다. 드레싱을 붓고 버무려 코팅한다.

늦은 오후 간식
삶은 달걀 2개
후무스hummus** ¼ 컵(지방 함유)
파프리카 가루

달걀을 반으로 잘라서 노른자는 버리고 흰자 위에 후무스를 반씩 채운다. 입맛에 따라 파프리카 가루를 뿌려준다.

* 닭의 고기와 뼈를 채소와 함께 푹 끓여 만든 국물을 정사각형 모양으로 압축시킨 것

** 병아리콩 으깬 것과 올리브유, 레몬즙, 마늘 등을 섞은 중동 음식

저녁

사과와 요거트를 곁들인 인도 새우	
올리브유 1작은술	강황 ¼작은술
껍질을 벗기고 내장을 제거한 후	고수 가루 1/8작은술
익힌 작은 새우 90g	커민 가루1/8작은술
사이다 식초 2작은술	저지방 플레인 요거트 ½컵
다진 생강 뿌리1/8작은술	다진 양파 ¾컵
다진 마늘 ½작은술	깍둑썰기한 그래니스미스
다진 고수 1큰술	사과 ½컵
핫 소스 소량	로메인 상추 5컵

중간 크기의 프라이팬에 올리브유를 두르고 중간보다 센 불에서 가열한다. 새우, 식초, 허브, 각종 향신료를 넣는다. 1~2분 동안 혹은 새우가 변색될 때까지 조리한다. 다른 프라이팬에는 요거트, 양파, 사과를 넣고 약한 불에서 완전히 익을 때까지 가열한다. 끓이지는 않는다. 여기에 새우가 든 첫 번째 재료를 넣고 저어서 섞어준다. 접시에 로메인 상추를 깔고 그 위에 요리된 새우를 올린다. 디저트로 사과를 먹는다.

밤참

저지방 코티지 치즈 ¼ 컵
과일 칵테일 ⅓ 컵, 또는 파인애플 ½ 컵이나 블루베리 ½ 컵, 또는 잘게 썬 사과 ½ 컵,
또는 존 친화적 과일 1블록
마카다미아 너트 1개 또는 아몬드 3개

어유 보충제

EPA와 DHA 2.5 g을 복용하라. 고순도 EPA/DHA농축제를 선택한다면, 1g 캡슐 4개 혹은 액상 제품 1 작은술을 복용하라.

운동 프로그램

176쪽에 있는 주간 운동 계획 샘플의 1일 차 운동을 수행하라.

명상 프로그램

186쪽에 설명한 것과 같이 20분간 쉽게 명상하기를 수행하라.

- 2일 차 -

아침

아침 과일 샐러드
저지방 코티지 치즈 ¾컵
신선한 파인애플 혹은 설탕을 줄인 큐브 파인애플 통조림 ½컵
물에 통조림으로 만든 귤 슬라이스 2/3 컵(물기 제거)
으깬 마카다미아 너트 3개

그릇에 코티지 치즈를 놓는다. 파인애플, 귤, 너트를 넣어서 접는다.

점심

고소한 렌틸콩과 염소 치즈	
씻어서 물기를 제거한 말린 렌틸콩 ¾ 컵	다진 쪽파 2 큰술
소금 ¼ 작은술	파프리카 가루 1/8 작은술
즉석에서 간 흑후추 ¼ 작은술	커민 ¾ 작은술
다진 구운 붉은 피망 2 ¼ 큰술	엑스트라버진 올리브유 1 작은술
다진 마늘 한 쪽	라임 1개 과즙
다진 생고수 1 ½ 큰술	염소 치즈 90g (실온 보관)
다진 적양파 1 ½ 큰술	적색 치커리 잎 2장 (장식용)

중간 크기 냄비에 렌틸콩, 소금, 후추를 넣고 물 1½컵을 붓는다. 뚜껑을 덮고 중간 불에 올려 끓인 후 20분간 졸이거나 혹은 콩이 연해지되 식감이 유지될 때까지 끓인다.

불을 끄고 물기를 제거한다. 중간 크기의 그릇에 렌틸콩, 구운 피망, 마늘, 고수, 양파, 쪽파를 넣고 섞는다. 다른 작은 그릇에 파프리카 가루, 커민, 올리브유, 라임 주스를 넣고 섞는다. 렌틸콩과 함께 버무린다. 내놓기 직전에 염소 치즈를 넣어 섞는다. 접시에 적색 치커리로 모양을 낸다. 렌틸콩 샐러드를 숟가락으로 떠서 적색 치커리 위에 올려 내놓는다.

늦은 오후 간식

라즈베리 단백질 스무디

단백질 분말 7g
해동한 냉동 라즈베리 1컵
얇게 썬 아몬드 1 큰술

블렌더에 재료를 넣고 부드러워질 때까지 갈아준다.

저녁

생강 닭고기

올리브유 1 작은술	다진 노란 양파 ¾ 컵
껍질을 벗겨 얇게 썬 뼈 없는 닭가슴살 90g	간 생강뿌리 1 작은술
브로콜리 꽃 2컵	포도 ½ 컵
눈완두콩 1 ½ 컵	

웍이나 대형 프라이팬에 기름을 두르고 중간보다 센 불에 올린다. 닭고기를 넣은 다음 자주 뒤집어가며 옅은 갈색이 될 때까지 약 5분간 볶는다. 브로콜리, 완두콩, 양파, 생강과 ¼ 컵의 물을 넣는다. 닭고기가

다 익고, 소스가 유약 모양으로 졸아들고, 채소가 부드러워질 때까지 자주 저어가며 20분간 계속 조리한다. 조리 중 팬에 물기가 말라 너무 졸아들면 물을 1큰술 단위로 넣어주며 조리한다. 디저트로 포도를 제공한다.

밤참

후무스를 곁들인 참치

물에 담근 통조림 참치 30g

후무스 ¼ 컵

참치에서 물기를 제거하고 후무스와 섞어준다.

어유 보충제

EPA와 DHA 2.5 g을 복용하라. 고순도 EPA/DHA 농축제를 선택한다면, 1g 캡슐 4개 혹은 액상 제품 1 작은술을 복용하라.

운동 프로그램

176쪽에 있는 주간 운동 계획 샘플의 2일 차 운동을 수행하라.

명상 프로그램

186쪽에 설명한 것과 같이 20분간 점진적 근육 이완을 수행하라.

- 3일 차 -

아침

카레 아스파라거스 오믈렛	
올리브유 1 작은술	다진 버섯 2컵
다진 마늘 ½ 작은술	다진 양파 2 컵
카레가루 ½ ~ 1 작은술	2.5센티 길이로 잘라서 찐
우스터 소스 1/8 작은술	아스파라거스 ½ 컵
강황 가루 1/8 작은술	다진 양파 1 ½ 컵
소금, 후추, 입맛에 따라	달걀 대용품 ¾컵
씨를 제거한 다진 토마토 1 ½ 컵	다진 신선한 파슬리 1 작은술

중간 크기 프라이팬에 올리브유 ½작은술을 두르고 중간 불에서 가열한다. 마늘을 넣고 옅은 갈색이 될 때까지 2분 정도 볶는다. 카레 가루, 우스터 소스, 강황, 소금, 후추를 넣고 저어 준다. 1분간 더 조리하여 완전히 익힌다. 토마토, 버섯, 아스파라거스, 양파를 추가한다. 채소가 부드러워질 때까지 5분 정도 익힌다. 뚜껑을 덮고 불에서 내린다,

남은 올리브유 ½작은술을 두 번째 프라이팬에 두르고 가열한다. 달걀 대용품을 붓고 굳을 때까지 조리한다. 오믈렛을 접시에 담고 아스파라거스와 섞은 채소들을 달걀 한쪽에 숟가락으로 떠서 올린 나머지 반을 접는다. 파슬리를 뿌린 다음 바로 내놓는다.

점심

귤을 겯들인 칠면조 구이 샐러드	
올리브유1 작은술 칠면조 가슴살 90g 잘게 썬 샐러리 1컵 잘게 썬 적양파 ¾ 컵 존 프렌치 드레싱 ¼ 컵(???쪽 참조) 깍둑썰기한 복숭아 1/2 개	물에 통조림으로 만든 귤 슬라이스 1/3 컵(물기 제거) 강황 1/8 작은술 다진 신선한 민트 1 큰술 다진 로메인 상추 1 ½컵

작은 프라이팬에 올리브유 ⅓ 작은술을 두르고 중간 불에서 가열한다. 칠면조를 넣고 완전히 익을 때까지 약 8분간 볶는다. 남은 기름 2/3 작은술, 칠면조, 셀러리, 양파, 드레싱, 복숭아, 귤, 강황, 민트를 샐러드 그릇에 넣고 섞는다. 가볍게 버무려 코팅한다. 접시에 상추를 깔고 칠면조 샐러드를 올려 내놓는다.

존 프렌치 드레싱

옥수수 전분 8 작은술 잘게 다진 양파 ¾ 컵 토마토 퓨레 ¼ 컵 씻은 후 다진 강낭콩 통조림 ¼ 컵 물 1¾ 컵 사이다 식초 ¼ 컵 발사믹 식초 2 큰술 우스터 소스 ⅛작은술	말린 타라곤 1 작은술 말린 오레가노 1 작은술 말린 파슬리 가루 1 작은술 다진 마늘 3 작은술 말린 바질 1 작은술 칠리 가루 ½ 작은술 파프리카 가루 2 작은술 말린 딜 1 작은술

작은 그릇에 전분과 약간의 찬물을 섞어 녹인다. 모든 재료를 작은 냄비에 넣고 약간 약한 불로 줄인 후 드레싱이 걸쭉해질 때까지 약 5분간 계속 저어가며 끓인다. 드레싱을 10~15분간 식힌 다음 부드러워질 때까지 푸드프로세서나 블렌더에 넣어 섞는다. 보관 용기에 옮겨 식힌 후 뚜껑을 덮고 냉장 보관한다.

* 주의: 존 프렌치 드레싱 ½컵당 존 탄수화물 1블록이 들어있다. 이 드레싱 레시피에는 단백질이나 지방 블록은 들어있지 않다. 이 레시피는 다른 존 레시피의 구성 요소로 사용한다. 존에 적합한 식사를 만들 때마다 존 탄수화물 1 블록을 대신하여 이 드레싱을 사용하라.
* 주의: 이 드레싱은 최대 5일 동안 냉장 보관할 수 있으며, 나중에 사용하기 위해 미리 만들어서 냉동했다가 해동할 수도 있다. 드레싱은 냉동 해동이 안정적이지만, 냉동 해동 과정에서 형성된 소량의 수분을 다시 섞기 위해 저어 주어야 할 경우도 있다.

늦은 오후 간식

토마토와 저지방 모짜렐라 샐러드

엑스트라 버진 올리브유 ⅓ 작은술
발사믹 식초, 입맛에 따라
다진 마늘 한 쪽
깍둑썰기하거나 얇게 자른 토마토 2개
깍둑썰기하거나 얇게 자른 무지방 모짜렐라 치즈 30g
다진 신선한 바질 잎 1 작은술

접시에 토마토를 올린다. 작은 그릇에 올리브유, 식초, 마늘을 넣고 휘젓는다. 드레싱을 토마토 위에 붓는다. 모짜렐라 치즈를 올리고 바질을 뿌려준다.

저녁

만들기 쉽고 맛있는 연어 패티	
핑크 연어 통조림 90g	마늘 소금, 입맛에 따라
달걀흰자 2개	후추, 입맛에 따라
천천히 조리한 오트밀 30g(건조)	올리브유 1작은술
깍둑썰기한 양파 ¼개	사과 반 개

포크로 중간 크기의 그릇에 연어를 넣고 잘게 부숴 준다. 달걀흰자, 오트밀, 양파, 마늘 소금, 후추를 넣고 깨끗한 손으로 잘 섞어준다. 반죽을 패티 모양을 만든다. 중간 크기 프라이팬에 올리브유를 두르고 중간 불에서 가열한 다음, 연어를 올리고 각 면을 3~5분간 혹은 노릇해질 때까지 조리하여, 즉시 제공한다. 사과는 디저트로 먹는다.

밤참

저지방 요거트와 견과류

플레인 저지방 요거트 ½컵

아몬드 슬라이스 1 작은술 또는 마카다미아 너트 1개

어유 보충제

EPA와 DHA 2.5 g을 복용하라. 고순도 EPA/DHA 농축제를 선택한다면, 1g 캡슐 4개 혹은 액상 제품 1 작은술을 복용하라.

운동 프로그램

176쪽에 있는 주간 운동 계획 샘플의 3일 차 운동을 수행하라.

명상 프로그램

186쪽에 설명한 것과 같이 20분간 전통 명상을 수행하라.

- 4일 차 -

아침	
7분 조식	
살코기 캐나다산 베이컨 30g 올리브유 스프레이 달걀 1개 통째로 달걀흰자 2개	살짝 구운 프렌치 메도우 식빵 한 장 올리브유 1 작은술 배 1개

중간 불에 프라이팬을 올리고 캐나다산 베이컨을 설명서에 따라 준비한다. 접시에 옮겨 담는다. 팬에 올리브유 스프레이를 살짝 뿌리고 달걀과 달걀흰자를 프라이나 스크램블로 만든어 접시에 담는다. 토스트에 올리브유를 뿌려서 배와 곁들여 제공한다.

점심

치킨 월도프 샐러드	
닭가슴살 90g	잘게 썬 샐러리 1컵
요리용 채소육수 및/또는 물	적색 피망 슬라이스 1컵
카레 가루, 입맛에 따라	저지방 마요네즈 1큰술
커민, 입맛에 따라	요거트 2큰술
강황, 입맛에 따라	육두구*, 입맛에 따라*
포도 ½컵	계피, 입맛에 따라
잘게 썬 그래니스미스 사과 ½컵	후추, 입맛에 따라

작은 냄비에 닭고기를 넣는다. 닭고기가 잠길 정도로 채소 육수를 부은 후, 카레 가루, 커민, 강황을 추가한다. 육수를 중간 불에 올려 끓인 후 닭고기가 완전히 익을 때까지 약 10~15분 정도 삶는다. 닭고기를 식힌 후 작은 크기로 자른다. 큰 그릇에 닭고기, 포도, 사과, 샐러리, 적색 피망을 넣고 마요네즈, 요거트, 육두구, 계피, 후추를 추가한 다음 섞어서 내놓는다.

* 육두구(Nutmeg): 인도네시아가 원산지인 향신료

늦은 오후 간식

코티지 치즈와 살사

저지방 코티지 치즈 ¼컵
순한 살사 또는 매운 살사 ½컵
과카몰리* 1 큰술

위 재료를 함께 섞는다.

* 과카몰리: 아보카도와 레몬, 소금에 양파, 토마토 등을 넣고 으깨서 만든 소스

저녁

두부 그린빈 볶음	
올리브유 1 작은술 우스터 소스 ½ 작은술 셀러리 소금 1/8 작은술 2.5cm 크기로 자른 아주 단단한 두부 180g 5cm 크기로 자른 깍지콩 2컵 잘게 썬 양파 1 ½ 컵 다진 마늘 ½ 작은술	사이다 식초 2 작은술 육두구 1/8 작은술 계피 1/8 작은술 레몬 허브 시즈닝 1/8 작은술 아주 곱게 간 겨자 가루 1/8 작은술 간장 ½ 작은술 소금과 후추, 입맛에 따라

중간 크기의 프라이팬에 올리브유 2/3작은술을 두르고 중간 불에서 달군다. 우스터 소스, 샐러리 소금, 두부를 넣고 두부의 모든 면이 갈색이 되고 껍질이 생길 때까지 약 5분간 볶아준다.

남은 올리브유 ⅓작은술을 다른 프라이팬에 두르고 중간 불에 올린 다음 깍지콩, 양파, 마늘, 식초, 육두구, 계피, 레몬허브 시즈닝, 겨자, 간장, 소금, 후추를 넣는다. 깍지콩이 바삭하게 부드러워질 때까지 약 5분간 조리한 후, 콩을 접시에 담고 두부를 얹는다.

밤참
와인 한잔 치즈 30g

어유 보충제

EPA와 DHA 2.5g을 복용하라. 고순도 EPA/DHA 농축제를 선택한다면, 1g 캡슐 4개 혹은 액상 제품 1 작은술을 복용하라.

운동 프로그램

하루를 쉰다.

명상 프로그램

186쪽에 설명한 것과 같이 20분간 쉽게 명상하기를 수행하라.

– 5일 차 –

아침	
매콤한 새우와 버섯 오믈렛	
올리브유 1작은술	강황 1/8 작은술
얇게 썬 아스파라거스 1컵	소금과 후추, 입맛에 따라
다진 마늘 1/8 작은술	잘게 썬 양파 ¾컵
파슬리 가루 ¼ 작은술	잘게 썬 버섯 2컵
겨자 가루 1/8 작은술	잘게 썬 새우 45g
바질 가루 1/8 작은술	달걀 대용품 ½ 컵
고춧가루 1/8 작은술	껍질을 벗겨 얇게 썬 키위 1개

중간 크기의 프라이팬에 기름을 두르고 중간보다 센 불에 올린다. 아스파라거스, 각종 허브, 향신료를 넣고 1분간 볶은 후 양파와 버섯을 추가한다. 3~5분간 혹은 채소가 부드러워질 때까지 조리한다. 채소를 건져 내서 따뜻하게 보관한다.

다른 팬에 새우를 넣고 1분간 혹은 살이 변색될 때까지 볶는다. 달걀 대용품을 부어 새우가 달걀 전체에 골고루 섞이도록 저어 준다. 오믈렛이 거의 익을 때까지 약 2~3분간 조리한다. 오믈렛을 접시에 옮겨 담는다. 버섯 혼합물을 오믈렛 위에 숟가락으로 올려서 접는다. 접시에 키위 슬라이스로 모양을 내서 내놓는다.

점심

타코버거	
지방을 제거한(90% 무지방) 갈아 놓은 소고기 90g 순하거나 매운 살사 ½ 컵 올리브유 1작은술 헹궈서 익힌 검은콩 ¼컵 잘게 썬 양파 ⅓컵 다진 마늘 ½작은술	우스터 소스 ½작은술 셀러리 소금 1/8 작은술 레몬이나 라임 맛 생수 1 큰술 잘게 썬 양상추 2컵 여러 조각으로 자른 타코 껍질1개 잘게 썬 저지방 몬테레이잭 치즈 30g

갈아 놓은 소고기와 살사 ¼컵을 작은 그릇에 넣고 섞는다. 패티 형태로 만든다. 중간 크기의 프라이팬에 올리브유 2/3 작은술을 두르고 중간 불에 가열한 다음 완전히 익을 때까지 한 번만 뒤집어서 튀긴다.

남은 올리브유 ⅓ 작은술을 두 번째 프라이팬에 두르고 가열한다.

콩, 양파, 마늘, 남은 살사 ¼컵, 우스터 소스, 셀러리 소금, 생수를 넣고 완전히 익을 때까지 조리한다. 접시에 양상추를 놓고 패티를 올린 후 타코 조각을 뿌린 다음 콩이 들어있는 재료와 치즈를 얹는다.

늦은 오후 간식

왈도프 샐러드

잘게 썬 셀러리 1컵	으깬 반쪽 피칸 1개
깍둑썰기 한 사과 ¼개	저지방 혹은 연질 치즈 30g
저지방 마요네즈 1 작은술	

작은 그릇에 사과, 셀러리, 마요네즈를 넣어 섞어준다. 피칸 조각을 뿌리고 치즈를 곁들여 제공한다.

저녁

아시아 살사를 곁들인 연어

올리브유 1 작은술	핫페퍼 소스 소량
연어 스테이크 135g	순하거나 매운 살사 ½ 컵
간장 2 작은술	파인애플 큐브 통조림 ½컵
다진 생강 뿌리 1 작은술	속을 파내고 깍둑썰기한
잘게 썬 신선한 딜 ½ 작은술	그래니스미스 사과 ½ 컵

오븐을 175도 정도로 예열한다. 작은 베이킹 접시에 올리브유를 두르고 연어 스테이크를 올린다. 간장, 생강, 딜, 핫페퍼 소스를 뿌린다. 알루미늄 포일로 덮은 다음 30~35분간, 혹은 연어가 완전히 익을 때까

지 오븐에서 굽는다. 작은 그릇에 살사와 과일을 섞어준다. 접시 한쪽에 연어 스테이크를 놓고 그 옆에 살사를 놓는다.

밤참

저지방 요거트와 견과류

플레인 저지방 요거트 ½컵

아몬드 슬라이스 1 작은술 또는 마카다미아 너트 1개

어유 보충제

EPA와 DHA 2.5 g을 복용하라. 고순도 EPA/DHA 농축제를 선택한다면, 1g 캡슐 4개 혹은 액상 제품 1 작은술을 복용하라.

운동 프로그램

176쪽에 있는 주간 운동 계획 샘플의 5일 차 운동을 수행하라.

명상 프로그램

186쪽에 설명한 것과 같이 20분간 점진적 근육 이완을 수행하라.

- 6일 차 -

아침

한 그릇에 담은 아침 식사	
플레인 무지방 요거트 1컵	아몬드 슬라이스 1 큰술
무지방 코티지 치즈 ¼ 컵	바닐라 분말 4 작은술
천천히 조리한 오트밀 1 큰술, 말린 것	올스파이스, 입맛에 따라

모든 재료를 중간 크기의 그릇에 넣고 섞은 후 오트밀이 부드러워지도록 냉장고에 하룻밤 보관한다.

점심

그릴에 구운 치킨 샐러드	
씻어서 말린 후 큼직하게 찢은 녹색 잎 상추 또는 로메인 상추 1컵 브로콜리 꽃 1 컵 속을 파내고 씨를 제거한 후 얇게 자른 녹색 피망 1컵 강낭콩 ¼컵 얇게 썬 중간 크기 토마토 1개 엑스트라버진 올리브유 1 작은술	식초 2 작은술, 입맛에 따라 그 이상 레몬즙 1 큰술 우스터 소스 1 작은술 방금 간 후추 ½작은술, 입맛에 따라 추가 한입 크기로 잘라 구운, 껍질 없는 닭가슴살 90g 중간 크기의 배 1/2 개

중간 크기의 그릇에 양상추, 브로콜리, 피망, 강낭콩, 토마토를 넣고 버무린다. 작은 그릇에는 올리브유, 식초, 레몬즙, 우스터 소스, 후추를 섞어 넣고 휘젓는다. 드레싱을 채소와 잘 섞일 때까지 버무린 후 닭고기 덩어리를 얹는다. 디저트로 배를 내놓는다.

늦은 오후 간식

시금치 샐러드

시금치(사이드 샐러드 크기)
얇게 썬 삶은 달걀흰자 2개
물기를 제거한 통조림 귤 슬라이스 ⅓ 컵
올리브유 ⅓ 작은술
발사믹 식초, 입맛에 따라

시금치를 접시에 올린다. 달걀흰자와 귤을 얹는다. 올리브유와 식초를 함께 휘저어 샐러드 위에 붓는다.

저녁

돼지고기 양배추 탕수육	
올리브유 1 작은술	깍둑썰기한 할라피뇨(고추) 2 큰술
큰 주사위 크기로 자른 돼지 등심 살코기 90g	다진 마늘 2 작은술
치킨스톡 ½ 컵	다진 생강 뿌리 2 작은술
옥수수 전분 1 작은술	콜리플라워 꽃 ¾ 컵
간장 1큰술	얇게 자른 양파 1 컵
사이다 식초1큰술	채 썬 양배추 2 컵
다진 파 ½ 컵	씨를 제거하고 얇게 썬 배 1/2개
후추 1/8 작은술	

중간 크기의 유리그릇에 올리브유, 돼지고기, 치킨스톡, 옥수수 전분, 간장, 식초, 파, 후추, 마늘, 생강을 넣고 섞는다. 뚜껑을 덮어서 30분간 냉장실에 재워둔다.

돼지고기를 넣은 재료를 중간 크기의 프라이팬에 넣고 중간 불에 올린 후 돼지고기 양면이 노릇해질 때까지 약 15분간 볶는다. 콜리플라워, 양파, 양배추를 넣고 채소가 부드러워질 때까지 약 15분간 볶는다. 돼지고기와 채소를 큰 접시에 담은 후 배 조각으로 모양을 내서 바로 내놓는다.

밤참

토마토와 저지방 코티지 치즈

시저지방 코티지 치즈 ¼ 컵

얇게 썬 토마토 2개

땅콩 6개

어유 보충제

EPA와 DHA 2.5 g을 복용하라. 고순도 EPA/DHA 농축제를 선택한다면, 1g 캡슐 4개 혹은 액상 제품 1 작은술을 복용하라.

운동 프로그램

176쪽에 있는 주간 운동 계획 샘플의 6일 차 운동을 수행하라.

명상 프로그램

186쪽에 설명한 것과 같이 20분간 전통 명상을 수행하라.

- 7일 차 -

아침

피렌체 오믈렛 크레페	
달걀 대용품 ¾컵	다진 양파 ¾컵
셀러리 소금 1/8 작은술	소금과 후추, 입맛에 따라
육두구 1/8 작은술	발사믹 식초 4 큰술
계피 가루 1/8 작은술	신선한 시금치* 5컵
올리브유 1 작은술	껍질을 벗겨 얇게 썬 키위 1개
얇게 썬 버섯 4컵	

작은 그릇에 달걀 대용품, 셀러리 소금, 육두구, 계피 가루를 넣고 섞는다. 큰 프라이팬에 올리브유 2/3작은술을 두르고 중간보다 센 불에 가열한다. 달걀 혼합물을 프라이팬에 붓는다. 달걀의 한쪽 면이 갈색으로 변하면 주걱으로 뒤집어서 반대쪽도 갈색으로 변할 때까지 익힌다.

두 번째 프라이팬에 올리브유 ⅓ 작은술을 두르고 중간보다 센 불에 가열한다. 버섯, 양배추, 소금, 후추를 넣고 3~5분간 혹은 부드러워질 때까지 볶아준다. 발사믹 식초와 시금치를 넣고 시금치가 막 숨이 죽을 때까지만 조리한다. 오믈렛을 접시에 담고 채소 혼합물을 오믈렛 위에 숟가락으로 떠서 올린 후 그 위로 오믈렛을 접는다. 키위로 모양을 내서 내놓는다.

* 주: 신선한 시금치는 종종 표면에 모래가 묻어 있다. 조리 전에 반드시 세심하게 씻어내야 한다.

점심

타이 칠면조 수프	
지방을 제거 후 간 칠면조 130g	간장 2 큰술
콩나물 1½ 컵	치킨스톡 3컵
얇게 썬 파 ½ 컵	잘게 다진 고추 1 큰술
올리브유 1작은술	시금치 잎 2 컵
다진 마늘 3 작은술	익힌 고운 달걀이면 ¼ 컵
강판에 간 신선한 생강 뿌리 ½작은술	가벼운 과일 칵테일 ½ 컵

중간 크기의 냄비에 칠면조, 콩나물, 파, 기름, 마늘, 생강, 간장, 치킨스톡, 고추를 넣고 섞는다. 중간 불에서 끓어 오르면 불을 줄이고 15분간 더 끓인다. 시금치와 면을 넣고 1분간 더 끓인다. 수프를 숟가락으로 떠서 그릇에 담는다. 과일 칵테일은 따로 담아 내놓는다.

늦은 오후 간식

채소와 디핑 소스

단단한 두부 60g
올리브유 ⅓ 작은술
마른 양파 수프 믹스, 입맛에 따라
찍어 먹기 좋게 자른 셀러리 1컵
찍어 먹기 좋게 자른 녹색 피망 1개

작은 그릇에 두부, 올리브유, 수프 믹스를 넣고 섞는다. 채소와 함께 내놓는다.

저녁

대파와 무를 곁들인 매콤한 두부

올리브유 1 작은술	잘게 다진 할라피뇨와
다진 신선한 생강 뿌리 1 작은술	적색 피망 ¾ 컵(원하는
2.5센티 크기로 자른	매운 정도에 맞춰 섞는다)
아주 단단한 두부 170g	찢은 신선한 시금치 5컵
레몬즙 1 큰술	얇게 썬 무 1컵
간장 4 작은술	씨를 제거하고 깍둑썰기한
백포도주 1 ½작은술	토마토 1 ½ 컵
다진 마늘 1 작은술	다진 파 1컵
소금과 후추, 입맛에 따라	통조림 혹은 신선한
	버섯 슬라이스 1 ½컵

중간 크기의 프라이팬에 올리브유와 생강 ½작은술을 넣고 중간보다 센 불로 가열한다. 두부를 넣고 모든 면이 갈색이 될 때까지 약 6분간 볶는다. 작은 그릇에 레몬즙, 물 1 큰술, 간장, 백포도주, 마늘, 소금, 후추와 남은 다진 생강 ½ 작은술을 넣고 섞어준다. 고추, 시금치, 무, 토마토, 파, 버섯을 중간 크기의 그릇에 담는다. 간장 혼합물을 부은 다음 버무려 코팅한다. 두부를 추가한 다음 숟가락으로 떠서 접시에 내놓는다.

밤참

베리와 저지방 치즈

블루베리 ½ 컵 혹은 딸기 1 컵
저지방 모짜렐라 치즈 30g
땅콩 6개

어유 보충제

EPA와 DHA 2.5 g을 복용하라. 고순도 EPA/DHA 농축제를 선택한다면, 1g 캡슐 4개 혹은 액상 제품 1 작은술을 복용하라.

운동 프로그램

176쪽에 있는 주간 운동 계획 샘플의 7일 차 운동을 수행하라.

명상 프로그램

186쪽에 설명한 것과 같이 20분간 쉽게 명상하기를 수행하라.

남성을 위한 존 생활 프로그램

- 1일 차 -

아침

오리엔탈 채소 오믈렛	
올리브유 1 ⅓작은술	다진 마늘 ½ 작은술
어슷하게 얇게 썬 대파 ¼컵	사이다 식초 3큰술
물기를 제거한 통조림 버섯 슬라이스 1 컵	강판에 간 신선한 생강 뿌리* ½ 작은술
얇게 썬 적색 및 녹색 피망 ½ 컵	간장 1큰술
물기를 제거한 병아리콩 통조림 ½ 컵	우스터 소스 ⅛ 큰술
콩나물 3컵	달걀 대용품 1컵

코팅이 된 큰 프라이팬에서 올리브유 ½ 작은술을 두르고 가열한다.

파를 중간보다 센 불에서 1 분간 볶는다. 버섯을 넣고 2분간 더 익힌 후 피망, 병아리콩, 콩나물, 마늘, 식초, 생강, 간장, 우스터소스를 넣고 3~5분간 혹은 콩나물이 부드러워질 때까지 익힌다.

두 번째 프라이팬에 남은 오일 ½ 작은술을 넣고 중간보다 센 불에 올린다. 달걀 대용품을 부어준다. 요리되어 가면서 익은 부분을 주걱을 사용하여 중앙으로 밀어준다. 달걀이 익으면 덥힌 접시에 오믈렛을 옮기고 첫 번째 팬의 속 재료를 오믈렛의 한쪽에 올린다. 반대쪽을 접어서 내놓는다.

* 레시피에 신선한 생강 뿌리(대부분 식료품점이나 아시아 시장에서 구할 수 있음)가 필요한 경우, 생강가루로 대신하는 것은 바람직하지 않다. 풍미가 전혀 다르다.

점심

볶은 관자와 베이컨을 올린 가든 샐러드	
올리브유 1⅓ 작은술	치킨스톡 ¼컵
깍둑썰기한 캐나다식 베이컨 30g	잘게 썬 양배추 2 컵
관자 130g	귤 슬라이스 ⅔ 컵
사이다 식초3 큰술	깍둑썰기한 적양파 ½ 컵
강판에 간 신선한 생강 뿌리 ½ 작은술	헹군 강낭콩 ¼ 컵
다진 신선한 민트 ½ 작은술	헹군 병아리콩 ¼ 컵

중간 크기 프라이팬에 올리브유 ⅓작은술을 두르고 중간보다 센 불에서 가열한다. 베이컨과 관자, 식초 1 작은술, 생강 ¼ 작은술을 넣고 4분 혹은 관자와 베이컨이 완전히 익을 때까지 볶는다.

드레싱을 만들기 위해 남은 올리브유1작은술, 생강 ¼ 작은술, 식초 2 작은술, 민트, 치킨스톡을 작은 그릇에 넣고 저어 준다. 나머지 재료를 큰 샐러드 그릇에 넣고 섞어준다. 베이컨과 관자를 추가한다. 드레싱을 붓고 버무려 코팅한다.

늦은 오후 간식

삶은 달걀 2 개
후무스 ¼컵 (지방 함유)
파프리카 가루

달걀을 반으로 잘라서 노른자는 버리고 흰자 위에 후무스를 1/2씩 채운다. 입맛에 따라 파프리카 가루를 뿌려준다.

저녁

사과와 요구루트를 곁들인 인디안 새우	
올리브유 1⅓작은술	강황 ¼ 작은술
껍질을 벗기고 내장을 제거한 후 익힌 작은 새우 130g	간 고수 씨앗 ⅛ 작은술
사이더 식초 2 작은술	간 커민 ⅛ 작은술
강판에 간 신선한 생강 뿌리 ⅛ 작은술	플레인 저지방 요거트 ½ 컵
다진 마늘 ½ 작은술	다진 양파 ¾ 컵
다진 고수 1 큰술	깍둑썰기한 그래니스미스 사과 1 컵
핫 소스 소량	로메인 상추 5컵

중간 크기의 프라이팬에 올리브유를 두르고 중간 불에서 가열한다.

팬에 새우, 식초, 허브, 양념을 넣는다. 1~2분간 혹은 새우가 변색될 때까지 조리한다. 다른 프라이팬에는 요거트, 양파, 사과를 넣고 약한 불에서 완전히 익을 때까지 가열한다. 끓이지 않는다. 여기에 새우가 담긴 재료를 넣고 저어서 섞어준다. 접시에 로메인 상추를 깔고 그 위에 요리된 새우를 올린다.

밤참

저지방 코티지 치즈 ¼ 컵
과일 칵테일 ⅓ 컵, 또는 파인애플 ½ 컵이나 블루베리 ½ 컵, 또는
잘게 썬 사과 ½ 컵, 또는 존 친화적 과일 1블록
마카다미아 너트 1개 또는 아몬드 3개

어유 보충제

EPA와 DHA 2.5 g을 복용하라. 고순도 EPA/DHA 농축제를 선택한다면, 1g 캡슐 4개 혹은 액상 제품 1 작은술을 복용하라.

운동 프로그램

176쪽에 있는 주간 운동 계획 샘플의 1일 차 운동을 수행하라.

명상 프로그램

186쪽에 설명한 것과 같이 20분간 쉽게 명상하기를 수행하라.

- 2일 차 -

아침

아침 과일 샐러드

저지방 코티지 치즈1 컵
신선한 파인애플 혹은 설탕을 줄인 큐브 파인애플 통조림 ½컵
물기를 뺀 통조림 귤 슬라이스1컵
으깬 마카다미아 너트 4개

그릇에 코티지 치즈를 놓는다. 파인애플, 귤, 너트를 넣어서 젓는다.

점심

풍미 있는 렌틸콩과 염소 치즈

헹구어서 물기를 제거한 말린 렌틸콩 1컵
소금 ¼작은술
방금 간 후추 ¼ 작은술
구워서 다진 적색 피망 2 ¼ 큰술
다진 마늘 한 쪽
다진 신선한 고수 1 ½ 큰술
다진 적양파 1 ½ 큰술
다진 쪽파 2큰술
파프리카 가루 ⅛ 작은술
커민 ¾ 작은술
엑스트라버진 올리브유 1⅓ 작은술
라임 1개 과즙
염소 치즈 120g (실온 보관)
장식용 적색 치커리 2 장

중간 크기 냄비에 렌틸콩, 소금, 후추를 넣고 물 1½컵을 붓는다. 뚜껑을 덮고 중간 불에 올려 끓인 후 20분간 졸이거나 혹은 콩이 연해지되 식감이 유지될 때까지 끓인다. 불을 끄고 물기를 제거한다. 중간 크

기의 그릇에 렌틸콩, 구운 피망, 마늘, 고수, 양파, 쪽파를 넣고 섞는다. 다른 작은 그릇에 파프리카 가루, 커민, 올리브유, 라임 주스를 넣고 섞는다. 렌틸콩과 함께 버무린다. 내놓기 직전에 염소 치즈를 넣어 섞는다. 접시에 적색 치커리로 모양을 낸다. 렌틸콩 샐러드를 숟가락으로 떠서 적색 치커리 위에 올려 내놓는다.

늦은 오후 간식

라즈베리 단백질 스무디

단백질 분말 7g
해동한 냉동 라즈베리 1컵
얇게 썬 아몬드 1 큰술

블렌더에 재료를 넣고 부드러워질 때까지 갈아준다.

저녁

생강 치킨

올리브유 1⅓ 작은술 껍질을 벗겨 세로로 얇게 자 뼈 없는 닭가슴살 120g 브로콜리 꽃 2 컵	깍지완두 1 ½ 컵 다진 양파 ¾ 컵 강판에 간 신선한 생강 뿌리 1 작은술 포도 ½ 컵

웍이나 대형 프라이팬에 기름을 두르고 중간보다 센 불에 올린다. 닭고기를 넣은 다음 자주 뒤집어가며 옅은 갈색이 될 때까지 약 5분간 볶는다. 브로콜리, 완두콩, 양파, 생강과 ¼ 컵의 물을 넣는다. 닭고기가

다 익고, 소스가 유약 모양으로 졸아들고, 채소가 부드러워질 때까지 자주 저어가며 20분간 계속 조리한다. 조리 중 팬에 물기가 말라 너무 졸아들면 물을 1 큰술 단위로 넣어주며 조리한다. 디저트로 포도를 제공한다.

밤참

후무스를 곁들인 참치
물에 담근 통조림 참치 30g
후무스 ¼ 컵

참치에서 물기를 제거하고 후무스와 섞어준다.

어유 보충제

EPA와 DHA 2.5 g을 복용하라. 고순도 EPA/DHA 농축제를 선택한다면, 1g 캡슐 4개 혹은 액상 제품 1 작은술을 복용하라.

운동 프로그램

176쪽에 있는 주간 운동 계획 샘플의 2일 차 운동을 수행하라.

명상 프로그램

186쪽에 설명한 것과 같이 20분간 점진적 근육 이완을 수행하라.

- 3일 차 -

아침

카레 아스파라거스 오믈렛	
올리브유 1⅓ 작은술	잘게 썬 버섯 4 컵
다진 마늘 ½ 작은술	다진 양파 2 컵
카레 가루 ½ ~ 1 작은술	데쳐서 2.5센티 크기로 자른
우스터 소스 ⅛ 작은술	아스파라거스 1 컵
강황 가루 ⅛ 작은술	잘게 썬 양파 1 ½ 컵
소금, 후추, 입맛에 따라	달걀 대용품1컵
씨를 빼고 잘게 썬 토마토 1½ 컵	잘게 썬 신선한 파슬리 1 작은술

중간 크기 프라이팬에 올리브유 ⅔ 작은술을 두르고 중간 불에서 가열한다. 마늘을 넣고 옅은 갈색이 될 때까지 2분 정도 볶는다. 카레 가루, 우스터 소스, 강황, 소금, 후추를 넣고 저어 준다. 1분간 더 조리하여 완전히 익힌다. 토마토, 버섯, 아스파라거스, 양파를 추가한다. 채소가 부드러워질 때까지 5분 정도 익힌다. 뚜껑을 덮고 불에서 내린다,

남은 올리브유 ⅔ 작은술을 두 번째 프라이팬에 두르고 가열한다. 달걀 대용품을 붓고 굳을 때까지 조리한다. 오믈렛을 접시에 담고 아스파라거스와 섞은 채소들을 달걀 한쪽에 숟가락으로 떠서 올린 나머지 반을 접는다. 파슬리를 뿌린 다음 바로 내놓는다.

점심

귤을 곁들인 칠면조 구이 샐러드

올리브유 1⅓ 작은술 칠면조 가슴살 120g 얇게 썬 샐러리 1컵 얇게 썬 적양파 ⅓ 컵 존 프렌치 드레싱 (186쪽 레시피 참조) ½컵	깍둑썰기한 복숭아 1개 물기를 제거한 통조림 귤 슬라이스 ⅓컵 강황 ⅛ 작은술 다진 신선한 민트 1 큰술 다진 로메인 상추 1 ½컵

작은 프라이팬에 올리브유 ⅓ 작은술을 두르고 중간 불에서 가열한다. 칠면조를 넣고 완전히 익을 때까지 약 8분간 볶는다. 남은 기름 1 작은술, 칠면조, 셀러리, 양파, 드레싱, 복숭아, 귤, 강황, 민트를 샐러드 그릇에 넣고 섞는다. 가볍게 버무려 코팅한다. 접시에 상추를 깔고 칠면조 샐러드를 올려 내놓는다.

존 프렌치 드레싱

옥수수 전분 8 작은술 잘게 다진 양파 ¾ 컵 토마토 퓨레 ¼ 컵 씻은 후 다진 강낭콩 통조림 ¼ 컵 물 1¾ 컵 사이다 식초 ¼ 컵 발사믹 식초 2 큰술 우스터 소스 ⅛작은술	말린 타라곤 1 작은술 말린 오레가노 1 작은술 말린 파슬리 가루 1 작은술 다진 마늘 3 작은술 말린 바질 1 작은술 칠리 가루 ½ 작은술 파프리카 가루 2 작은술 말린 딜 1 작은술

작은 그릇에 전분과 약간의 찬물을 섞어 녹인다. 모든 재료를 작은 냄비에 넣고 약간 약한 불로 줄인 후 드레싱이 걸쭉해질 때까지 약 5분간 계속 저어가며 끓인다. 드레싱을 10~15분간 식힌 다음 부드러워질 때까지 푸드프로세서나 블렌더에 넣어 섞는다. 보관 용기에 옮겨 식힌 후 뚜껑을 덮고 냉장 보관한다.

* 주의: 존 프렌치 드레싱 ½컵당 존 탄수화물 1블록이 들어있다. 이 드레싱 레시피에는 단백질이나 지방 블록은 들어있지 않다. 이 레시피는 다른 존 레시피의 구성 요소로 사용한다. 존에 적합한 식사를 만들 때마다 존 탄수화물 1 블록을 대신하여 이 드레싱을 사용하라.
* 주의: 이 드레싱은 최대 5일 동안 냉장 보관할 수 있으며, 나중에 사용하기 위해 미리 만들어서 냉동했다가 해동할 수도 있다. 드레싱은 냉동 해동이 안정적이지만, 냉동 해동 과정에서 형성된 소량의 수분을 다시 섞기 위해 저어 주어야 할 경우도 있다.

늦은 오후 간식

토마토와 저지방 모짜렐라 샐러드

엑스트라 버진 올리브유 ⅓ 작은술
발사믹 식초, 입맛에 따라
다진 마늘 한 쪽
깍둑썰기하거나 얇게 자른 토마토 2개
깍둑썰기하거나 얇게 자른 무지방 모짜렐라 치즈 30g
다진 신선한 바질 잎 1 작은술

접시에 토마토를 올린다. 작은 그릇에 올리브유, 식초, 마늘을 넣고 휘젓는다. 드레싱을 토마토 위에 붓는다. 모짜렐라 치즈를 올리고 바질을 뿌려준다.

저녁

맛있는 간편 연어 패티	
연어 통조림 130g	마늘 소금, 입맛에 따라
달걀흰자 2개	후추, 입맛에 따라
천천히 조리한 오트밀 30g(건조)	올리브유 1 ⅓작은술
깍둑썰기한 양파 ¼ 개	사과 1개

포크로 중간 크기의 그릇에 연어를 넣고 잘게 부숴 준다. 달걀흰자, 오트밀, 양파, 마늘 소금, 후추를 넣고 깨끗한 손으로 잘 섞어준다. 반죽을 패티 모양을 만든다. 중간 크기 프라이팬에 올리브유를 두르고 중간 불에서 가열한 다음, 연어를 올리고 각 면을 3~5분간 혹은 노릇해질 때까지 조리한다. 즉시 제공한다. 사과는 디저트로 먹는다.

밤참

저지방 요거트와 견과류

플레인 저지방 요거트 ½컵

아몬드 슬라이스 1 작은술 또는 마카다미아 너트 1개

어유 보충제

EPA와 DHA 2.5 g을 복용하라. 고순도 EPA/DHA 농축제를 선택한다면, 1g 캡슐 4개 혹은 액상 제품 1 작은술을 복용하라.

운동 프로그램

176쪽에 있는 주간 운동 계획 샘플의 3일 차 운동을 수행하라.

명상 프로그램

186쪽에 설명한 것과 같이 20분간 전통 명상을 수행하라.

- 4일 차 -

아침	
7분 아침 식사	
살코기 캐나다산 베이컨 30g 올리브유 스프레이 달걀 1개 통째로 달걀흰자 4개	살짝 구운 프렌치 메도우 식빵 한 장 올리브유 1½작은술 배 1개 포도 반 컵

중간 불에 프라이팬을 올리고 캐나다산 베이컨을 설명서에 따라 준비해서, 접시에 옮겨 담는다. 팬에 올리브유 스프레이를 살짝 뿌리고 달걀과 달걀흰자를 프라이나 스크램블로 만들어, 접시에 담는다. 토스트에 올리브유를 뿌려서 과일과 곁들여 제공한다.

점심

치킨 월도프 샐러드

닭가슴살 115g	잘게 썬 샐러리 1컵
요리용 채소육수 및/또는 물	적색 피망 슬라이스 1컵
카레 가루, 입맛에 따라	저지방 마요네즈 4작은술
커민, 입맛에 따라	요거트 2 큰술
강황, 입맛에 따라	육두구, 입맛에 따라*
포도 ½ 컵	후추, 입맛에 따라
잘게 썬 그래니스미스 사과 1컵	계피, 입맛에 따라

작은 냄비에 닭고기가 잠길 정도로 채소 육수를 부은 후, 카레 가루, 커민, 강황을 추가한다. 육수를 중간 불에 올려 끓인 후 닭고기가 완전히 익을 때까지 약 10~15분 정도 삶는다. 닭고기를 식힌 후 작은 크기로 자른다.

큰 그릇에 닭고기, 포도, 사과, 샐러리, 적색 피망을 넣고 마요네즈, 요거트, 육두구, 후추, 계피를 추가한 다음 섞어서 내놓는다.

늦은 오후 간식

저지방 코티지 치즈 ¼컵
순한 살사 또는 매운 살사 ½컵
과카몰리 1 큰술

위 재료를 함께 섞는다.

저녁

두부 그린빈 볶음	
올리브유 1⅓작은술	육두구 1/8 작은술
우스터 소스 ½ 작은술	계피 1/8 작은술
셀러리 소금 1/8 작은술	레몬 허브 시즈닝 1/8 작은술
2.5cm 크기로 자른 아주 단단한 두부 230g	아주 곱게 간 겨자 가루 1/8 작은술
5cm 크기로 자른 깍지콩 2컵	간장 ½ 작은술
잘게 썬 양파 1 ½ 컵	소금과 후추, 입맛에 따라
다진 마늘 ½ 작은술	사과 1/2 개
사이다 식초 2 작은술	

중간 크기의 프라이팬에 올리브유 2/3 작은술을 두르고 중간 불에서 달군다. 우스터 소스, 샐러리 소금, 두부를 넣고 두부의 모든 면이 갈색이 되고 껍질이 생길 때까지 약 5분간 볶아준다.

남은 올리브유 2/3작은술을 다른 프라이팬에 두르고 중간 불에 올린 다음 깍지콩, 양파, 마늘, 식초, 육두구, 계피, 레몬허브 시즈닝, 겨자, 간장, 소금, 후추를 넣는다. 깍지콩이 바삭하게 부드러워질 때까지 약 5분간 조리한다. 콩을 접시에 담고 두부를 얹는다.

밤참

와인 한잔
치즈 30g

어유 보충제

EPA와 DHA 2.5 g을 복용하라. 고순도 EPA/DHA 농축제를 선택한다면, 1g 캡슐 4개 혹은 액상 제품 1 작은술을 복용하라.

운동 프로그램

하루를 쉰다.

명상 프로그램

186쪽에 설명한 것과 같이 20분간 쉽게 명상하기를 수행하라.

- 5일 차 -

아침	
아침 과일 샐러드	
올리브유 1⅓ 작은술	강황 1/8 작은술
얇게 썬 아스파라거스 1컵	소금과 후추, 입맛에 따라
다진 마늘 1/8 작은술	잘게 썬 양파 ¾컵
파슬리 가루 ¼ 작은술	잘게 썬 버섯 2컵
겨자 가루 1/8 작은술	잘게 썬 새우 45g
바질 가루 1/8 작은술	달걀 대용품3/4 컵
고춧가루 1/8 작은술	껍질을 벗겨 얇게 썬 키위 2개

중간 크기의 프라이팬에 기름을 두르고 중간보다 센 불에 올린다. 아스파라거스, 각종 허브, 향신료를 넣고 1분간 볶은 후 양파와 버섯을 추가한다. 3~5분간 혹은 채소가 부드러워질 때까지 조리한 후, 채소를

건져 내서 따뜻하게 보관한다.

다른 팬에 새우를 넣고 1분간 혹은 살이 변색될 때까지 볶는다. 달걀 대용품을 부어 새우가 달걀 전체에 골고루 섞이도록 저어 준다. 오믈렛이 거의 익을 때까지 약 2~3분간 조리해서, 접시에 옮겨 담는다. 버섯 혼합물을 오믈렛 위에 숟가락으로 올려서 접는다. 접시에 키위 슬라이스로 모양을 내서 내놓는다.

점심

타코버거	
지방을 제거한(90% 무지방) 갈아 놓은 소고기 130g 순하거나 매운 살사 ½ 컵 올리브유 1⅓ 작은술 헹궈서 익힌 검은콩 ¼컵 잘게 썬 양파 ⅓컵 다진 마늘 ½작은술	우스터 소스 ½작은술 셀러리 소금 1/8 작은술 레몬이나 라임 맛 생수 1 큰술 잘게 썬 양상추 2컵 여러 조각으로 자른 타코 껍질1개 잘게 썬 저지방 몬테레이잭 치즈 30g

갈아 놓은 소고기와 살사 ¼컵을 작은 그릇에 넣고 섞는다. 패티 형태로 만든다. 중간 크기의 프라이팬에 올리브유 2/3 작은술을 두르고 중간 불에 가열한 다음 완전히 익을 때까지 한 번만 뒤집어서 총 8분 정도 튀긴다.

남은 올리브유 2/3 작은술을 두 번째 프라이팬에 두르고 가열한다. 콩, 양파, 마늘, 남은 살사 ¼컵, 우스터 소스, 셀러리 소금, 생수를 넣고 완전히 익을 때까지 조리한다. 접시에 양상추를 놓고 패티를 올린 후 타코 조각을 뿌린 다음 콩이 들어있는 재료와 치즈를 얹는다.

늦은 오후 간식

왈도프 샐러드

잘게 썬 셀러리 1컵	으깬 반쪽 피칸 1개
깍둑썰기한 사과 ¼개	저지방 혹은 연질 치즈 30g
저지방 마요네즈 1 작은술	

작은 그릇에 사과, 셀러리, 마요네즈를 넣어 섞어준다. 피칸 조각을 뿌리고 치즈를 곁들여 제공한다.

저녁

아시아 살사를 곁들인 연어

올리브유 1⅓ 작은술	핫페퍼 소스 소량
연어 스테이크 170g	순하거나 매운 살사 ½ 컵
간장 2 작은술	파인애플 큐브 통조림 ½컵
다진 생강 뿌리 1 작은술	속을 파내고 깍둑썰기한
잘게 썬 신선한 딜 ½ 작은술	그래니스미스 사과 1개

오븐을 섭씨175도 정도로 예열한다. 작은 베이킹 접시에 올리브유를 바르고 연어 스테이크를 올린다. 간장, 생강, 딜, 핫페퍼 소스를 뿌린다. 알루미늄 포일로 덮은 다음 30~35분간, 혹은 연어가 완전히 익을 때까지 오븐에서 굽는다. 작은 그릇에 살사와 과일을 섞어준다. 접시 한쪽에 연어 스테이크를 놓고 그 옆에 살사를 놓는다.

밤참

저지방 요거트와 견과류

저지방 요거트 ½컵

아몬드 슬라이스 1 작은술 또는 마카다미아 너트 1개

어유 보충제

EPA와 DHA 2.5 g을 복용하라. 고순도 EPA/DHA 농축제를 선택한다면, 1g 캡슐 4개 혹은 액상 제품 1 작은술을 복용하라.

운동 프로그램

176쪽에 있는 주간 운동 계획 샘플의 5일 차 운동을 수행하라.

명상 프로그램

186쪽에 설명한 것과 같이 20분간 점진적 근육 이완을 수행하라.

- 6일 차 -

아침

아침 과일 샐러드	
한 그릇에 담은 아침 식사 플레인 무지방 요거트 1컵 무지방 코티지 치즈 ¼ 컵 천천히 조리한 오트밀 1 큰술, 말린 것	아몬드 슬라이스 1 큰술 바닐라 분말 4 작은술 올스파이스, 입맛에 따라

모든 재료를 중간 크기의 그릇에 넣고 섞은 후 오트밀이 부드러워지

도록 냉장고에 하룻밤 보관한다.

점심

그릴에 구운 치킨 샐러드

씻어서 말린 후 큼직하게 찢은 녹색 잎 상추 또는 로메인 상추 1 컵 브로콜리 꽃 1 컵 속을 파내고 씨를 제거한 후 얇게 자른 녹색 피망 1 컵 강낭콩 ¼ 컵 얇게 썬 중간 크기 토마토 1개 엑스트라버진 올리브유 1 작은술	식초 2 작은술, 입맛에 따라 그 이상 레몬즙 1 큰술 우스터 소스 1 작은술 방금 간 후추 ½작은술, 입맛에 따라 추가 한입 크기로 잘라 구운, 껍질 없는 닭가슴살 90g 중간 크기의 배 1/2 개

중간 크기의 그릇에 양상추, 브로콜리, 피망, 강낭콩, 토마토를 넣고 버무린다. 작은 그릇에는 올리브유, 식초, 레몬즙, 우스터 소스, 후추를 섞어 넣고 휘젓는다. 드레싱을 채소와 잘 섞일 때까지 버무린 후 닭고기 덩어리를 얹는다. 디저트로 배를 내놓는다.

늦은 오후 간식

시금치 샐러드

시금치(사이드 샐러드 크기)
얇게 썬 삶은 달걀흰자 2개
물기를 제거한 통조림 귤 슬라이스 ⅓ 컵
올리브유 ⅓ 작은술
발사믹 식초, 입맛에 따라

시금치에 달걀흰자와 귤을 얹는다. 올리브유와 식초를 함께 휘저어 샐러드 위에 붓는다.

저녁

돼지고기 양배추 탕수육	
올리브유 1⅓작은술	후추 1/8 작은술
큰 주사위 크기로 자른 돼지 등심 살코기 115g	깍둑썰기 한 할라피뇨 2 큰술
치킨스톡 ½ 컵	다진 마늘 2 작은술
옥수수 전분 1 작은술	다진 생강 뿌리 2 작은술
간장 1큰술	콜리플라워 꽃 ¾ 컵
사이다 식초1큰술	얇게 자른 양파 ¾ 컵
다진 파 ½ 컵	채 썬 양배추 2 컵
	씨를 제거하고 얇게 썬 배 1개

중간 크기의 유리그릇에 올리브유, 돼지고기, 치킨스톡, 옥수수 전분, 간장, 식초, 파, 후추, 마늘, 생강을 넣고 섞는다. 뚜껑을 덮어서 30분간 냉장실에 재워둔다.

돼지고기를 넣은 재료를 중간 크기의 프라이팬에 넣고 중간 불에 올린 후 돼지고기 양면이 노릇해질 때까지 약 15분간 볶는다. 콜리플라워, 양파, 양배추를 넣고 채소가 부드러워질 때까지 약 15분간 볶는다. 돼지고기와 채소를 큰 접시에 담은 후 배 조각으로 모양을 내서 바로 내놓는다.

밤참

토마토와 저지방 코티지 치즈

저지방 코티지 치즈 ¼ 컵
얇게 썬 토마토 2개
땅콩 6개

어유 보충제

EPA와 DHA 2.5 g을 복용하라. 고순도 EPA/DHA 농축제를 선택한다면, 1g 캡슐 4개 혹은 액상 제품 1 작은술을 복용하라.

운동 프로그램

176쪽에 있는 주간 운동 계획 샘플의 6일 차 운동을 수행하라.

명상 프로그램

186쪽에 설명한 것과 같이 20분간 전통 명상을 수행하라.

- 7일 차 -

아침

피렌체 오믈렛 크레페	
달걀 대용품 1컵	다진 양파 ¾컵
셀러리 소금 1/8 작은술	소금과 후추, 입맛에 따라
육두구 1/8 작은술	발사믹 식초 4 큰술
계피 가루 1/8 작은술	신선한 시금치 5컵
올리브유 1⅓ 작은술	껍질을 벗겨 얇게 썬 키위 2개
얇게 썬 버섯 4컵	

작은 그릇에 달걀 대용품, 셀러리 소금, 육두구, 계피 가루를 넣고 섞는다. 큰 프라이팬에 올리브유 2/3작은술을 두르고 중간보다 센 불에 가열한다. 달걀 혼합물을 프라이팬에 붓는다. 달걀의 한쪽 면이 갈색으로 변하면 주걱으로 뒤집어서 반대쪽도 갈색으로 변할 때까지 익힌다.

두 번째 프라이팬에 올리브유 2/3 작은술을 두르고 중간보다 센 불에 가열한다. 버섯, 양배추, 소금, 후추를 넣고 3~5분간 혹은 부드러워질 때까지 볶아준다. 발사믹 식초와 시금치를 넣고 시금치가 막 숨이 죽을 때까지만 조리한다. 오믈렛을 접시에 담고 채소 혼합물을 오믈렛 위에 숟가락으로 떠서 올린 후 그 위로 오믈렛을 접는다. 키위로 모양을 내서 내놓는다.

* 주: 신선한 시금치는 종종 표면에 모래가 묻어 있다. 조리 전에 반드시 세심하게 씻어내야 한다.

점심

타이 칠면조 수프

지방을 제거 후 간 칠면조 170g	간장 2 큰술
콩나물 1½ 컵	치킨스톡 3컵
44	잘게 다진 고추 1 큰술
얇게 썬 파 ½ 컵	시금치 잎 2 컵
올리브유 1⅓작은술	익힌 고운 달걀이면 ¼ 컵
다진 마늘 3 작은술	가벼운 과일 칵테일 1컵
강판에 간 신선한 생강 뿌리 ½작은술	

중간 크기의 냄비에 칠면조, 콩나물, 파, 기름, 마늘, 생강, 간장, 치킨

스톡, 고추를 넣고 섞는다. 중간 불에서 끓어 오르면 불을 줄이고 15분간 더 끓인다. 시금치와 면을 넣고 1분간 더 끓인다. 수프를 숟가락으로 떠서 그릇에 담는다. 과일 칵테일은 따로 담아 내놓는다.

늦은 오후 간식

채소와 디핑 소스

단단한 두부 60g 올리브유 ⅓ 작은술 마른 양파 수프 믹스, 입맛에 따라	찍어 먹기 좋게 자른 샐러리 1컵 찍어 먹기 좋게 자른 녹색 피망 1개

작은 그릇에 두부, 올리브유, 수프 믹스를 넣고 섞는다. 채소와 함께 내놓는다.

저녁

대파와 무를 곁들인 매콤한 두부

올리브유 1½작은술 다진 신선한 생강 뿌리 1 작은술 2.5센티 크기로 자른 아주 단단한 두부 200g 레몬즙 1 큰술 간장 4 작은술 백포도주 1 ½작은술 다진 마늘 1 작은술 소금과 후추, 입맛에 따라	잘게 다진 할라피뇨와 적색 피망 ¾ 컵 (원하는 매운 정도에 맞춰 섞는다) 찢은 신선한 시금치 5컵 얇게 썬 무 1컵 씨를 제거하고 깍둑썰기한 토마토 1 ½ 컵 다진 파 1컵 통조림 혹은 신선한 버섯 슬라이스 1 ½컵

중간 크기의 프라이팬에 올리브유와 생강 ½작은술을 넣고 중간보다 센 불로 가열한다. 두부를 넣고 모든 면이 갈색이 될 때까지 약 6분간 볶는다. 작은 그릇에 레몬즙, 물 한 큰술, 간장, 백포도주, 마늘, 소금, 후추와 남은 다진 생강 ½ 작은술을 넣고 섞어준다. 고추, 시금치, 무, 토마토, 파, 버섯을 중간 크기의 그릇에 담는다. 간장 혼합물을 부은 다음 버무려 코팅한다. 두부를 추가한 다음 숟가락으로 떠서 접시에 내놓는다.

밤참

베리와 저지방 치즈

블루베리 ½ 컵 혹은 딸기 1 컵

저지방 모짜렐라 치즈 30g

땅콩 6개

어유 보충제

EPA와 DHA 2.5 g을 복용하라. 고순도 EPA/DHA 농축제를 선택한다면, 1g 캡슐 4개 혹은 액상 제품 1 작은술을 복용하라.

운동 프로그램

176쪽에 있는 주간 운동 계획 샘플의 7일 차 운동을 수행하라.

명상 프로그램

186쪽에 설명한 것과 같이 20분간 쉽게 명상하기를 수행하라.

요약

여러분이 일주일 동안 존 생활 프로그램을 실천하고 나면, 이 장의 시작 부분에서 저자가 설명한 혜택을 누리기 시작하리라 확신한다. 이러한 변화가 마음에 든다면 평생, 이 혜택을 누릴 수 있다고 상상해 보라. 염증 회복 존의 중심에 똑바로 자리를 잡기만 하면 바로 이러한 변화를 기대할 수 있다.

제3부
침묵의 염증에 숨어있는 과학

제12장 아이카사노이드: 좋은 것, 나쁜 것, 중립인 것

아이카사노이드는 낯설고 이해하기 어려워 신비롭게 보이지만, 침묵의 염증 수준을 조절하기 때문에 최상의 건강으로 들어가는 문을 여는 열쇠다. 아이카사노이드가 이렇게 중요함에도 불구하고 대부분 의사는 아이카사노이드에 관해 아는 바가 없다. 저자가 집필한 존에 관한 책을 읽은 적이 없다면 의사가 모르는 아이카사노이드를 일반인이 알 턱이 없다. 저자의 존 테크놀로지는 항상 아이카사노이드에 관한 내용과 음식이 아이카사노이드에 미치는 영향에 관한 내용이었다. 아이카사노이드를 조절할 수 있다면 미래를 결정할 수 있다.

아이카사노이드는 약 5억 5천만 년을 거슬러 올라가서, 생명체가 만들어낸 최초 호르몬이었다. 그러나 지방을 완전히 제거한 사료를 먹인 실험동물이 바로 죽는 것을 우연히 발견했던 1929년에 이르러서야 비로소 이야기가 시작된다. 사료에 특정 지방(당시 비타민 F)을 추가해서, 지방 제거 사료를 먹인 동물을 살릴 수 있다는 것을 발견했다. 기술이 발달함에 따라 이러한 필수 지방(비타민 F)이 두 계열의 지방산(오메가-6와 오메가-3)으로 구성된다는 것을 마침내 알게 되었다. 그러나 불행히도 인체는 두 지방산을 합성할 수 없으므로 반드시 식사를 통해 공급받아야만 한다.

식사에 들어있는 이러한 필수 지방산들은 아이카사노이드를 만드는 여러 단계 중 첫 단계에 참여한다. 왜냐하면, 대사과정을 거쳐서 아이카사노이드의 직전 합성물(building block)인 긴-사슬 분자로 전환되어야 하기 때문이다. 실제로 아이카사노이드라는 단어는 20(eicosa)을 뜻하는 그리스어에서 유래했다. 모든 아이카사노이드들은 20개 탄소원자로 이루어진 필수지방산으로부터 합성되기 때문이다.

울프 폰 오일러(Ulf von Euler)가 1936년에 최초로 아이카사노이드를 발견했다. 첫 아이카사노이드는 전립선(prostate gland: 유별나게 아이카사노이드가 많이 나오는 샘)에서 분리되었다. 당시에는 모든 호르몬이 별개의 샘에서 분비된다고 생각했기 때문에 전립선에서 추출한 첫 아이카사노이드를 프로스타글란딘이라고 명명한 것은 아주 당연한 일이었다. 시간이 지나면서 체내의 모든 세포가 아이카사노이드를 만들 수 있으며, 아이카사노이드 합성의 중심지로 별개의 기관이나 분비샘은 없다는 것이 명백해졌다. 결국, 60조에 이르는 아이카사노이드 분비샘을 갖고 있다.

1971년에 아이카사노이드 연구의 돌파구가 열렸다. 마침내 존 베인(John Vane)이 아스피린(20세기 기적의 명약)이 실제로 어떻게 작용하는지 알아냈다. 즉, 아스피린이 아이카사노이드 양을 변화시킨다는 것이었다. 1982년에 생리 및 의학 부문 노벨상은 아이카사노이드가 질병에 작용하는 결정적 기전을 찾아낸 공로로 베인과 동료 벵트 새무엘슨(Bengt Samuelsson) 그리고 수네 베르겔슨(Sune Bergelson)에게 수여되었다.

아이카사노이드가 그토록 중요함에도 의학계에 잘 알려지지 않은 이유는 무엇일까? 무엇보다도 아이카사노이드들은 수명이 매우 짧다. 만들어져서 임무를 수행하도록 운반된 다음에 스스로 파괴될 때까지 불과 몇 초밖에 걸리지 않는다. 이 때문에 연구하기가 매우 어렵다. 두 번째로, 아이카사노이드는 세포와 근처 세포 사이에 신호를 전달하는 전령이기 때문에 혈류를 따라 순환하지 않으므로 표본을 혈액에서 채취하기가 몹시 어렵다. 마지막으로, 아이카사노이드들은 지극히 낮은 농도에서 작용하기 때문에 검출이 거의 불가능하다. 이러한 어려움에도 불구하고 아이카사노이드에 관해 87,000개 이상의 논문이 발표되었다. 비록 임상 의사들은 의대 학창시절에 아이카사노이드에 관해 배운 적이 없어 모르더라도, 그나마 기초의학계에서는 관심을 두고 있다.

아이카사노이드는 대부분 의학 연구자도 잘 모르는 광범위한 호르몬들을 포함하고 있다. 다음은 아이카사노이드에 속하는 호르몬들이다.

- 프로스타글란딘(Prostaglandins)
- 트롬복세인(Thromboxanes)
- 류코트리인(Leukotrienes)
- 라이폭신(Lipoxins)
- 아스피린 유발 에피라이폭신(Aspirin-triggered epi-lipoxins)
- 수산화 지방산(Hydroxylated fatty acids)

- 아이소프로스타노이드(Isoprostanoids)
- 에폭시아이카사트리엔산(Epoxyeicosatrienoic acids)
- 엔도카나비노이드(Endocannabinoids)

수백 개 아이카사노이드가 존재하며, 매년 더 많이 발견되고 있다. 아이카사노이드의 모든 작용 중에서 가장 중요한 것은 염증에 관여하는 역할이다.

아이카사노이드와 염증

아이카사노이드는 염증반응에 등장하는 주전 선수다. 아이카사노이드들은 염증을 작동시킬 수도 있고 멈추게 할 수도 있다. 단순하게 표현하기 위해 저자는 염증을 작동시키면 "나쁜" 아이카사노이드, 염증을 멈추게 하면 "좋은" 아이카사노이드라고 부른다. 생존하기 위해서는 분명히 "좋은" 아이카사노이드와 과 "나쁜" 아이카사노이드 사이에 상당한 균형이 필요하다. 침묵의 염증이 생겨서 결국 만성질환이 되는 것은 상반되는 두 아이카사노이드 사이의 균형이 깨질 때뿐이다.

따라서 침묵의 염증 프로필(SIP)이 위력을 발휘한다. SIP는 "좋은"아이카사노이드와"나쁜"아이카사노이드의 직전 합성물 사이의 균형 여부를 놀라울 정도로 정확하게 알려줄 수 있기 때문이다. SIP가 너무 높으면(3 초과) 침묵의 염증이 있는 것이다. SIP가 높을수록 "나쁜"아이카사노이드를 과잉생산하는 정도가 클 것이며, 최상의 건강상태에서 그만큼 더 멀리 떨어져 있는 것이다.

침묵의 염증을 조절하기 위해서 아이카사노이드 균형을 변경시킬 수 있는 두 가지 방법이 있다. 하나는 평생 소염제(예를 들면 아스피린, 모트린, COX-2 억제제, 코르티코스테로이드 등)를 사용하는 것이다. 소염제를 올바른 용량 복용하고도 사망하는 미국인이 에이즈로 사망하는 이와 거의 비슷하다는 것을 생각해 보면, 아마도 소염제를 장기간 복용하는 것이 좋은 전략은 아닐 것이다. 침묵의 염증을 조절하는 또 다른 방법은 식사 - 특히 고용량 어유와 더불어 존 다이어트를 실천하는 것 - 로 조절하는 것이다. 굳이 올바른 식사(존 다이어트)의 부작용을 말하면, 더욱더 건강하게 할 뿐 아니라 더 똑똑하고 날씬하게 만들어 준다는 점이다.

필수지방산 합성

아이카사노이드를 조절하고 적절한 균형을 재정립하기 위한 존 다이어트의 중요성을 이해하기 위해서는 아이카사노이드의 직전 합성물들이 어떻게 만들어지는지 이해해야 한다. 먼저 모든 아이카사노이드는 결국 우리 몸에서 만들어낼 수 없는 필수지방산으로부터 생산되기 때문에 원료를 식사로 섭취해야 한다. 이러한 필수지방산은 이중결합의 위치에 따라 오메가-3 혹은 오메가-6로 분류한다. 이것은 매우 중요하다. 왜냐하면, 이중결합 위치가 지방산의 삼차원 구조를 결정하고, 궁극적으로는 지방산에서 유래한 아이카사노이드에 대한 생리 반응방식을 결정하기 때문이다. 그러나 여기서 언급하고 있는 필수지방산은 탄소분자가 18개밖에 안 되기 때문에 탄소분자 20개의 아이카사노이드로 만들어지기 전에 체내에서 탄소분자를 20개까지 더 늘려야 한다. 단지 탄소분자 수뿐 아니라 그 모양도 중요하다. 식사로 섭취한 필수지방산이 실제로 탄소분자 20개인 아이카사노이드 직전 합성물로 만들어지는 방식은 다소 복잡하다. 그렇지만 그것은 존 다이어트를 이해하는 기초가 된다.

오메가-6 지방산

오메가-6 지방산은 아이카사노이드 드라마의 주역이다. 오메가-6 지방산은 크게 득이 되거나 심각하게 해로울 가능성을 모두 갖고 있다. 여러 면에서 지킬 박사와 하이드 씨와 비슷하다. 반면에 오메가-3 지방산에서 유래한 아이카사노이드는 많은 일을 하지 않고, 기본적으로 중립이다. 그렇다면 왜 저자는 EPA의 중요성을 줄기차게 주장할까? 오메가-6 지방산이"좋은" 또는"나쁜" 아이카사노이드 중 어느 쪽 직전 합성물이 될지 결정하는 데 EPA가 중요한 역할을 하기 때문이다.

식사에 포함되어 있는 오메가-6 지방산 대부분은 이중결합이 두 개 있는 리놀산(linoleic acid)에서 유래한다. 가장 흔한 공급원은 옥수수기름, 콩기름, 잇꽃기름, 해바라기 기름 같은 식용유(vegetable oil)다. 이와 같은 식용유는 지금 미국인 식사에 광범위하게 포함되어 있다.

겉으로는 해가 없는 식용유로부터 시작되어 "나쁜" 아이카사노이드에 이르는 생화학 대사과정의 첫 단계는 아래와 같이 리놀산이 안으로 구부러지기 시작하는 바로 그 자리에 이중결합이 하나 더 삽입되어 감마 리놀렌산(gamma-linolenic acid: GLA)을 형성하는 것으로 시작한다.

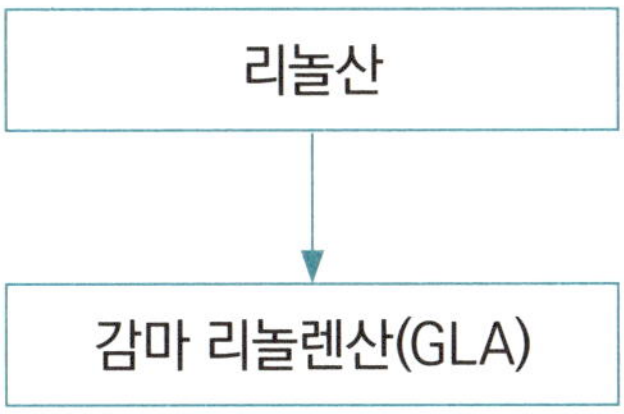

실제로 GLA를 만들기를 원하지만, 여기까지는 아직 아무런 일도 일어나지 않았다. GLA는 강력한 염증회복("좋은") 아이카사노이드를 만들 수 있는 핵심 지방산이지만, 강력한 염증진행("나쁜") 아이카사노이드를 만들 수 있는 잠재력도 지니고 있다.

일단 리놀산을 GLA로 전환시키면"좋은" 아이카사노이드건"나쁜" 아이카사노이드건 아이카사노이드를 향해 점점 탄력이 붙어 움직이기 시작한다. 왜냐하면, GLA는 아래와 같이 디호모감마리놀렌산(dihomo-gamma-linolenic acid: DGLA)으로 신속하게 전환될 수 있기 때문이다.

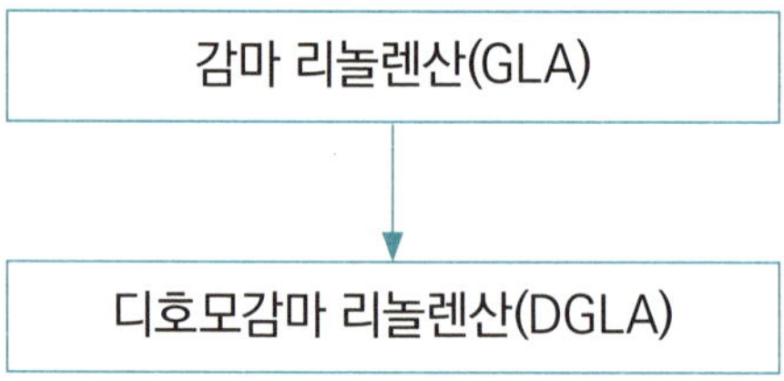

이것은 좋은 소식일 가능성이 있다. 왜냐하면, DGLA는 강력한 염증회복 효과를 가진 대부분의"좋은"아이카사노이드의 직전 합성물이기 때문이다. 만일 오메가-6 지방산 대사가 여기서 멈춘다면 삶이 나아질 것이다. 아쉽지만 아이카사노이드를 합성하는 과정에도 공짜는 없다. 왜냐하면, DGLA는 아래와 같이 모든 염증진행 아이카사노이드의 직전 합성물인 아라키돈산(arachdonic acid: AA)을 생산하는 델타 5 탈포화효소(delta-5-desaturase: D5D)의 작용을 받는 물질(substrate)이기 때문이다.

문제는 오메가-6 지방산이 풍부한 식용유를 지나치게 많이 섭취한다는 점이다. 식용유에 들어있는 고단위 리놀산은 어쩔 수 없이 AA 생산을 증가시켜 침묵의 염증을 증가시킨 끝에 노화를 촉진하고 만성질

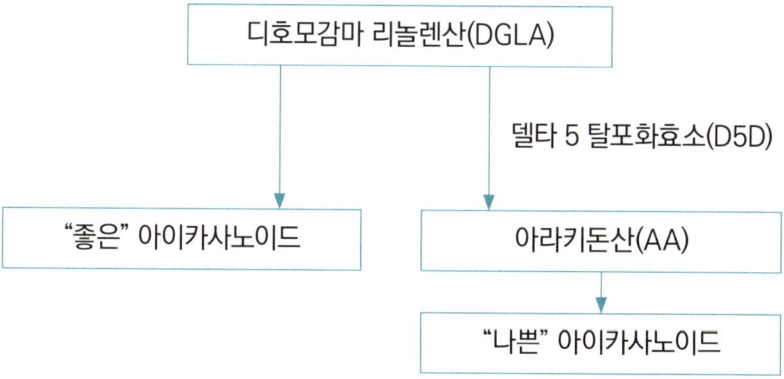

환을 일으킨다.

20여 년 전 아이카사노이드를 깊이 연구한 업적에 생리학 및 의학 부문 노벨상이 수여된 직후, D5D 효소와 침묵의 염증이 결정적으로 중요하다는 것을 이해함으로써 운명처럼 존 다이어트를 시작하는 계기가 되었다. 저자는 D5D 효소의 활성도를 조절할 수만 있다면 "좋은" 아이카사노이드와 "나쁜" 아이카사노이드 사이의 균형을 평생 조절할 수 있다고 생각했었다.

저자가 해야 할 일은 D5D 효소의 활성도를 조절하는 적절한 천연 억제제를 찾아내는 것이었다. 드디어 딱 맞는 영양소를 찾아냈다. 그것은 긴-사슬 오메가-3 지방산 EPA였다. 올바른 양의 EPA(DGLA로부터 AA의 생산을 억제하기 위해)와 함께 충분한 양의 GLA(DGLA를 증가시키기 위해)를 공급하기만 하면, 신속하게 "좋은" 아이카사노이드는 더 많이 만들고 "나쁜" 아이카사노이드는 더 적게 만드는 것이 자동으로 보장된다고 생각했다. 사실 20여 년 전에 저자는 상당히 확신에 차 있었기 때문에 이미 노벨상 수상 연설을 머릿속에 그리기 시작했었다.

안타깝지만 인생이란 그리 녹록하지 않았다.

1980년대 초에 이미 저자는 단지 식사를 통해 EPA와 GLA를 조절하기만 하면 아이카사노이드 조절이 가능할 것으로 생각했었다. 항상 어유(당시는 그다지 고품질은 아니었지만)에서 EPA를 얻을 수 있었기 때문에, 저자가 해야 할 일은 충분한 GLA를 구하는 것뿐이었다. 그러나 그것이 문제였다. GLA를 많이 구할 수가 없었으며, 아무도 GLA의 가장 풍부한 공급원인 보리지(borage)를 재배하고 있지 않았다. 그러나 좌절하지 않고 동생 더그(Doug)와 함께 세계 보리지 시장을 장악한 다음(그다지 어렵지 않았다), 보리지를 재배하기 위해 캐나다 북부 평원으로 갔다. (세계에서 이곳 기후라야 보리지가 잘 자란다.) 당시 EPA와 GLA의 공급원을 모두 확보했기 때문에, 다음 할 일은 GLA에 대한 EPA의 올바른 비율을 찾아내는 것뿐이었으며, 명예와 부를 잡기 직전이었다. 그래서 우선 4:1의 비율로 어유(EPA 공급원)와 보리지유(GLA 공급원)가 들어있는 연질 젤라틴 캡슐을 만들었다. 그 다음에 실험 대상이 되어줄 몇몇 지지자를 구했다. 저자는 그들에게 늘 “나를 믿게.”라고 말했다. 연구 참여자들은 놀랐지만(저자에게는 안도감이 생겼지만), 며칠은 아니고 수 주 내에 예상했던 많은 생리학적 이득이 나타났었다.

그러나 몇 개월 후에 이상한 일들이 있음을 알았다. 실제로 EPA와 GLA의 복합제를 복용한 거의 모든 사람이 처음에는 훨씬 더 좋아지는 것을 느꼈다. 체내 60조 개 세포마다 각각 DGLA/AA 비율을 제대로 바꿔주고 있었기 때문에, 결국 “좋은” 아이카사노이드는 더 많이 만들고“나쁜” 아이카사노이드는 덜 만들고 있었다. 그러나 시간이 지나면서 어떤 사람은 처음 경험했던 초기 이득이 차츰 줄었다고 말했다. 하지만 여전히 실험 전보다는 낫다고 했다. 한편 처음에 느꼈던 이득은 서서히 송두리째 사라지고, 시작했을 때보다 오히려 나빠졌다고 말하는 또 다른 집단이 있었다. 몇몇 연구 참여자가 저자와 만나기를 꺼리는 까닭을 알고서야 비로소 무슨 일이 일어났었는지 알게 되었다. 저자는 그들이 겪었던 현상을 "넘침 효과"(spillover effect)라고 명명했다.

넘침 효과

처음에는 DGLA 대 AA 비율이 개선되어 감에 따라"좋은"아이카사노이드는 더 많이 생산하고"나쁜"아이카사노이드는 더 적게 생산하기 시작한다. 모든 것이 계속해서 점점 더 나아지기 시작한다. 그러나 시간이 지나면 유전적 특성에 따라 DGLA 중에서 AA로 전환되는 것이 더 많아지면서 DGLA 대 AA 비율이 떨어지는 시점에 도달하게 될 것이다. 결국, 저자가 사용했던 EPA 용량은 다만 D5D 활성도를 부분적으로만 억제할 뿐이기 때문에, 시간이 지날수록 점점 더 많은 AA를 만들어내는 결과를 낳게 된다. (최근에 고순도 EPA/DHA 농축액이 등장하기 전까지는 수은, PCB, 다이옥신 같은 오염물질을 과다 섭취하지 않고 충분한 양의 EPA를 공급하는 것이 불가능했다.) GLA를 공급함으로써 일어나는 DGLA 증가는 D5D 효소를 억제하기 위해 공급하는 EPA 양과 비교하면 처음에는 압도적으로 많았다. 최종 결과는 AA가 점점 더 많이 축적되는 것으로 나타났다. 흥미롭게도 이러한 "넘침 효과"는 남자보다는 여자에서 더 자주 나타나는 것 같았다. EPA 대 GLA의 이상적 비율을 하나만 정해놓고, 그 비율을 모든 이에게 적용하려 했던 "만병통치"식 생각은 이것으로 그만이었다.

그래서 서로 다른 EPA와 GLA의 조합을 다양하게 만들기 시작한 다음, 각 개인에 따라 미세하게 조정하는 편이 낫다고 결정했다. 그렇지만 이것을 어떤 방법으로 할 것인가? 다행스럽게도 아이카사노이드는 체내 다양한 기관에서 실제 균형 여부를 파악할 수 있게 생화학적으로 추적할 수 있는 기록을 남긴다. 따라서 침묵의 염증 평가표(Silent Inflammation Report)를 개발할 수 있었다. 저자는 각자의 활성 필수지방산 비율을 미세 조정하기 위해 각 개인을 평가할 목적으로 이 질문지를 사용했었다.(지금은 관찰 소견이 아닌 SIP 혈액검사로 하고 있으므로 훨씬 더 정확해졌다.)

1988년경에 저자는 마침내 이 개념에 관한 지식이 완벽해졌다고 생각했다. 그것은 저자가 애초에 생각했던 것보다 훨씬 더 복잡한 과학이었지만, 몇 가지 기본 생화학 규칙에 따르는 것이었다. 다행히 엘리트 운동선수들을 대상으로 연구함으로써 마침내 아이카사노이드 조절의 복잡성을 이해할 수 있게 되었다.

존 다이어트 역사

저자는 엘리트 운동선수들(주로 스탠퍼드대학 수영 선수들)과 함께 EPA와 GLA의 여러 조합이 그들의 운동능력을 향상시키는지 알아보기 위한 연구를 시작했었다. 저자는 "넘침 효과"를 예방하기 위해 선수들에게 계속 여러 조합을 바꿔 사용해 보았다. 수영 선수들과 매주 면담해야 했지만, 1989년 여름에 이미 훌륭한 결과를 얻었다. 그러나 가을이 되어 기숙사에 돌아가서 기숙사에서 제공하는 음식을 먹으면서 여름에 얻었던 그 이득은 거의 하룻밤 사이에 사라져버렸다. 코치들은 전화를 걸어와 선수들이 여름에는 그렇게 잘하더니 인제 와서 왜 근육경련이 일어나고, 계속해서 피곤해 하느냐고 물었다. 저자는 무엇이 잘못된 것인지 아니면 무슨 변화가 생겨서 운동능력이 갑자기 떨어진 것인지 골똘히 생각해 보았다. 혹시 기숙사에서 제공하는 당부하지수가 높은 음식이 선수들의 인슐린 치가 높아진 것과 관련이 있는 것은 아닐까 하는 생각이 떠올랐다.

매사추세츠 공과대학(MIT) 도서관을 이 잡듯이 뒤진 끝에, 그러한 의심이 사실임을 확인했다. 쥐를 갖고 실험한 논문에 탄수화물 먹이로 유발된 높은 인슐린 치가 D5D 효소를 활성화시킨다고 적혀 있었다. 선수 별로 공들여서 EPA와 GLA의 비율을 조절해서 얻어낸 모든 운동능력의 이득이 탄수화물 섭취를 증가시켜 생긴 인슐린 치의 갑작스러운 상승으로 서서히 잠식당하고 있었다. 이렇게 과도하게 분비된 인슐린이 D5D 효소를 자극해서는 DGLA를 제물로 삼아 AA 생산을 증가시켰다. 여름에 선수들이 이루어낸 매우 유리한 DGLA 대 AA 비율이 일단 기숙사 음식을 먹기 시작하자 재빨리 매우 불리한 비율로 바뀌어 버린 결과를 낳았다. 저자는 인슐린을 먼저 조절하지 않으면 아이카사노이드 수준을 조절하는 것이 전혀 불가능하다는 것을 곧 깨달았다. 그리

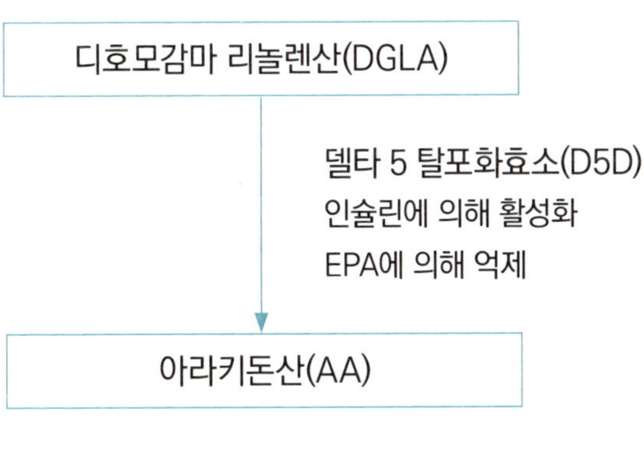

하여 이제까지 노력해서 얻은 결과를 백지로 되돌리고 처음부터 다시 시작했었다.

그래서 아래 그림처럼 D5D 효소에 대한 인슐린 효과로 인해 DGLA 필수지방산 대사가 어떻게 변경되는지 고려해야 했었다.

인슐린이 D5D 효소를 활성화시키는 인자라는 것을 알게 됨으로써 과도한 인슐린을 심장병과 연관 짓는 연구가 점점 많아지고 있다는 사실이 이해가 되었다. 즉, D5D가 AA의 생산을 늘려서 침묵의 염증을 증가시키고 있었다. 인슐린이 심장병 원인이라기보다는 오메가-6 지방산을 과다 섭취했을 때 인슐린이 침묵의 염증을 증가시켰다.

드디어 인슐린을 조절하는 유일한 방법은 매끼 단백질 대 탄수화물 비율을 조절하는 것임을 알게 되었다. 이것은 마치 음식을 정확한 용량을 정확한 시각에 복용해야 하는 약처럼 다뤄야 한다는 뜻이다. 물론 다음 과제는 최적의 단백질 대 탄수화물 비율이 얼마인지 찾아내는 일이었다. 저자는 이미 EPA 대 GLA의 이상적인 비율을 제대로 예측하지 못한 경험이 있다. 따라서 처음으로 되돌아가서 새롭게 시작해야 했다. 시작이 반이라고, 우선 약 1만 년~4만 년 전 사이의 신-구석기시대 인류가 먹었던 식사의 단백질 대 탄수화물 비율을 추정해 보는 것이 좋겠다는 생각이 들었다. 왜냐하면, 현재 우리 유전자가 신-구석기시대 이후로 그다지 많이 변하지 않았기 때문이다.

이번에도 꼭 맞는 자료를 찾아내는 행운을 얻었다. 에머리 대학(EmoryUniversity)의 보이드 이튼(Boyd Eaton)은 저자보다 훨씬 앞서 이 문제의 답을 구하려고 했었다. 인류학 자료를 활용하고, 또 현존하는 다수 수렵 채집(hunter-gatherer) 종족 사이의 같은 점과 다른 점을 찾아내어 신-구석기시대 식사(Neo-Paleolithic diet)에서 단백질 대 탄수화물의 평균 비율은 탄수화물 4g당 단백질 약 3g, 즉 0.75라고 추정했다.

저자는 이것을 훌륭한 출발점이라고 생각했다. 채소와 과일(1만 년 전에 존재한 유일한 탄수화물)같은 저(低) 당부하지수(low glycemic-load) 탄수화물로 탄수화물 대부분을 구성해서 매끼 단백질 대 탄수화물 비율을 0.5~1.0에 맞는 식사를 개발하기 시작했다. 그러면 매끼 인슐린과 글루카곤 사이의 균형이 유지(in the Zone)되리라 판단했다. 그리고 이러한 식사법을 존 다이어트(the Zone-favorable diet: the Zone Diet)라 명명했다. 본질적으로 존 다이어트는 EPA가 AA 형성을 감소시키는 능력을 증진시키기 위해 개발되었다. 이 때문에 존 다이어트는 단순한 체중 감량 프로그램이 아니라 언제나 우선 염증을 억제하는 식사법이었다.

침묵의 염증을 완전히 조절하기 위해서는 EPA가 풍부한 고용량 어유 보충과 함께 반드시 매끼 단백질 대 탄수화물의 균형을 맞춰야 한다. DGLA의 필요량을 맞추기 위해 GLA를 복용하면 어떨까? D5D 효소 활성도 조절이 잘 될수록 DGLA가 넘쳐 흘러 AA로 합성될 가능성이 그만큼 적어지는 것으로 밝혀졌다. 따라서 존 다이어트에서 리놀산 함량이 낮아도 염증회복 아이카사노이드를 적절히 만들어낼 정도의 DGLA 수준은 충분히 유지할 수 있을 것이다. 게다가 식사로 인슐린을 더욱더 잘 조절할수록 침묵의 염증을 조절하는 데 필요한 어유 필요량도 그만큼 줄어든다. 반면에 식사로 인슐린 조절이 잘 안 될수록 침묵의 염증을 조절하기 위한 어유 필요량은 그만큼 많아야 한다.

EPA가 D5D 활성도를 억제함으로써 침묵의 염증을 조절하는 것이 그토록 중요하다면, DHA는 22개 탄소 원자를 포함하고 있고, 또 DHA는 전형적인 아이카사노이드로 만들어질 수 없는데, 왜 DHA에 대해 그토록 염려하는 것일까? 우선 DHA는 뇌 기능에 매우 중요하다고 알려졌다. 둘째, DHA는 EPA로 역전환될(retro-converted) 수 있는 저장고 역할을 한다. 셋째, DHA는 인슐린에 대한 세포의 민감도를 증대시킬 수 있는 DNA 상의 특정 전사 요소(transcription elements)에 결합해서 유전자 발현을 변화시킬 수 있다. 마지막으로, DHA는 전형적인 아이카사노이드로 합성될 수는 없어도, 최근 발견한 강력 염증회복 아이카사노이드인 리졸빈(resolvin) 부류를 만들 수는 있다. 결론적으로, EPA를 복용하려면, 아이카사노이드 균형을 유지하기 위해 반드시 DHA도 함께 복용해야 한다. 이제까지 발표된 연구자료들을 근거로 저자는 EPA 대 DHA의 최상의 비율은 약 2:1이라 믿는다.

채식주의자와 EPA

채식주의자에게 맞는 EPA 공급원은 없지만, DHA를 마련해주는 특정 해조류는 있다. 그런데 특정 해조류에 들어있는 DHA는 EPA로 역전환될 수 있다. 여기서 역전환 과정은 그다지 효율이 뛰어나지는 않지만, 결과적으로 특정 해조류는 DHA뿐 아니라 EPA까지 적절하게 공급하는 셈이다. 따라서 아마씨유 같은 식물성 공급원으로 EPA와 DHA를 합성하려 애쓰느니, 특정 해조류에서 얻은 DHA를 EPA로 역전환시키는 편이 훨씬 낫다.

EPA에서 합성된 아이카사노이드는 중립이지만, D5D 효소 활성도를 억제해서 오메가-6 지방산이 AA로 만들어지는 것을 제한함으로써 염증회복 존에 이르게 하는 데 매우 중요한 역할을 담당한다. 아주 적절한 양의 오메가-6 지방산을 같은 양의 EPA와 함께 섭취하면, 식사에 포함된 오메가-6 지방산은 강력한 "좋은"염증회복 아이카사노이드 생산을 증가시킬 만큼의 DGLA 수준을 유지하는 경향이 있다. 그러나 EPA는 D5D 활성도를 상당히 약하게 억제하기 때문에, 오메가-6 지방산이 많은 콩기름, 옥수수기름, 잇꽃기름 같은 식용유를 아주 많이 섭취해서 약하나마 있는 효과를 없애고 싶지는 않을 것이다. 사실상 강황(turmeric) 같은 향신료나 참기름의 리그난(lignan) 같은 천연 D5D 억제제를 통해서 몇몇 특별한 영양 상의 이익을 얻는 것도 일리가 있다.

침묵의 염증을 조절하기 위해 하루에 필요한 오메가-3 지방산과 오메가-6 지방산의 총량은 여전히 상당히 적다. 따라서 추가로 지방을 섭취해야 하는데, 이왕이면 인슐린 분비를 조절할 수 있게 탄수화물 흡수 속도를 늦추는 데 도움이 되는 지방이라야 한다. 그럼 추가할 지방은 무엇보다 먼저 단일불포화지방이라야 한다. 단일불포화지방은 어느 한쪽 아이카사노이드("좋은"또는"나쁜")로 만들어지지 않는다. 아이카사노이드에 영향을 미치지 않으면서, 탄수화물이 혈류로 유입(흡수)되는 속도를 조절하는 데 필요한 양의 지방을 단일불포화지방으로 제공할 수 있다. 단일불포화지방은, 최종 목표인 최상의 건강을 성취하기 위해 유지해야 하는 아이카사노이드 균형을 깨뜨리지 않고도, 부족한 지방섭취를 채워준다.

제약회사는 이런 사실을 알고 있는가?

착각하지 마라. 주치의가 아이카사노이드를 전혀 모르고 또 염증이 나쁘다는 것 외에 별로 아는 것이 없을 수 있지만, 사실은 제약회사도 모른다. 그들은 아이카사노이드 양상을 변화시키는 약제(소염제)를 개발하려고 이미 수십억 달러를 소비했다. 그러나 아이카사노이드는 약제로서 제약업계에서 매우 제한적 역할밖에 할 수 없다. 실제로 아이카사노이드는 혈류에 순환하지 않는 데다가 작용이 너무나 강력해서 결코 투약할 수 없기에 실험 연구하기가 매우 어렵다.

제약회사들이 염증 치료에 식사요법(특히, 고용량 어유)을 언급하는 것을 한 번도 들어 본 적이 없다. 식사요법으로 세포 내 AA를 감소시키는 것이 불가능함을 앞세우기 때문이다. 제약회사들은 AA로부터 염증진행 아이카사노이드를 만드는 효소의 활성도를 감소시켜 염증에 대항하는 방식을 선택했다. 마치 소 잃고 외양간 고치는 격으로, 약학에서는 하향식 방법(going downstream)이라 알려져 있다. 저자의 방법은 다르다. 상향식 방법(going upstream)으로 체내 모든 세포의 AA의 양을 감소(DGLA는 증가)시키는 것이다. 상향식 방법은 DGLA로부터 만들어질 수 있는 염증진행 아이카사노이드 양을 제한할 뿐 아니라 염증회복 아이카사노이드 양을 증가시킨다.

염증을 조절하는 두 방법의 근본 차이점을 이해하기 위해서 실제로 아이카사노이드가 어떻게 만들어지는지 조금이라도 이해할 필요가 있다.

아이카사노이드는 어떻게 만들어지는가?

아이카사노이드는 세포들 사이의 조절물질이다. 각 세포는 어떤 핵심 호르몬에 반응하기보다는 아이카사노이드 분비로 생기는 즉각적

환경변화에 반응한다. 세포 반응의 첫 단계는 세포막에 있는 인지질로부터 필수지방산을 방출하는 것이다. 필수지방산 방출을 맡고 있는 효소를 포스포라이페이즈(phospholipase) A2 라 부른다. 어느 지방산을 분비하느냐에 따라"좋은"아이카사노이드(DGLA로부터)를 만들 수도 있고,"나쁜"아이카사노이드(AA로부터)를 만들 수도 있고, 또"중립"아이카사노이드(EPA로부터)를 만들 수도 있다.

아이카사노이드 생산을 중지시키는 자동제어(feedback) 회로가 없기 때문에, 세포막으로부터 아이카사노이드가 방출되는 것을 억제하는 유일한 방법은 부신에서 코티솔을 분비하는 것이다. 왜냐하면, 코티솔은 포스포라이페이즈 A2의 작용을 억제하는 단백질(lipocortin)을 합성토록 하기 때문이다. 세포막으로부터 필수지방산을 방출시키는 효소를 억제함으로써 모든 아이카사노이드 합성에 필요한 기초물질의 공급을 차단한다. 분명히 코티솔을 과잉생산하면(혹은 코르티코스테로이드제를 복용하면) 모든 아이카사노이드 생산이 완전히 정지되어 면역시스템이 붕괴될 수 있다. 실제로 건강한 사람에게 코르티코스테로이드를 한 번 주사하면 24시간 이내에 백혈구(림프구)들이 에이즈 환자 백혈구와 매우 비슷해질 것이다. 환자들이 코르티코스테로이드를 복용하게 될 것이라는 말을 들으면, 상태가 좋지 않다는 것을 알아도 놀랄 일이 아니다.

탄소 원자 20개의 긴-사슬 필수지방산(AA, DGLA, EPA)이 세포막에서 방출되고 나면, 엎질러진 물과 다르지 않다. 왜냐하면, 아이카사노이드를 만드는 효소들은 방출된 유리(free) 지방산에 작용하도록 이미 준비되어 있기 때문에 돌이킬 수 없다. 방출 유리 지방산이 아이카사노이드로 만들어지는 주요 2개 경로가 있다. 하나는 프로스타글란딘과 트롬복세인을 만드는 사이클로옥시제네이즈(cyclo-oxygenase: COX) 경로고, 또 하나는 류코트리인, 수산화지방산, 라이폭신 등을 만드는 라이포옥시제네이즈(lipo-oxygenase: LOX) 경로다.

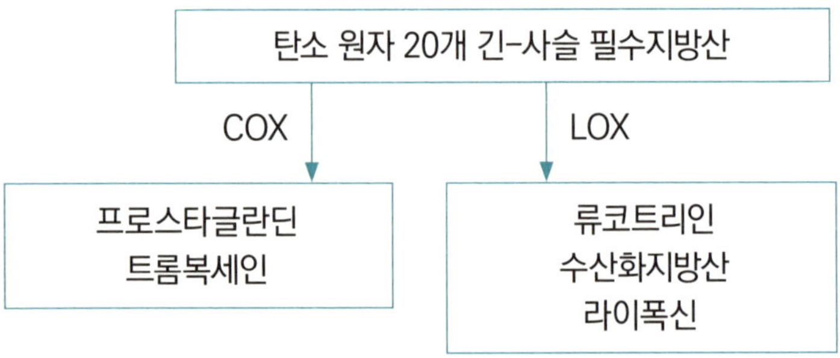

일단 필수지방산이 방출되면 어떤 종류든 아이카사노이드로 만들어질 것이기 때문에, 두 가지 경로 중 하나를 억제하는 약제를 개발하는 것이 제약회사 관심의 초점이었다. 만일 AA를 줄이는 것이 불가능하다면, 염증진행 아이카사노이드를 만드는 다양한 효소 모두를 억제하는데 전적으로 의존해야 한다. 참으로 어려운 일이다. 어떤 약제는 아이카사노이드 형성에 필요한 COX 경로만을 억제할 수 있는 반면에, 다른 것은 LOX 경로만을 억제할 수 있다. 가장 잘 알려진 COX 경로 억제제는 아스피린이다. 비스테로이드성 소염제(NSAIDs)로 알려진 다른 약제들도 역시 COX 효소를 억제한다. NSAIDs에는 모트린(Motrin), 애드빌(Advil), 알리브(Aleve) 등이 있다. COX-2 억제제라고 부르는 새로운 등급의 프로스타글란딘 억제제가 있는데, 일부 하위급 COX 효소만을 억제할 뿐이다. 이 모든 약제는 주변까지 무수히 피해를 주는 재래식 폭탄처럼 부작용이 있다. 이들이 억제시키는 COX 효소들이 흔히“좋은”아이카사노이드를 만드는 데 필요한 효소와 같기 때문이다. 예를 들면, COX-2 억제제는 전형적인 COX 억제제 정도의 위장손상을 일으키지 않는 것처럼 보이지만, 심장마비를 예방하는 이득마저 없는 듯하다.(실제로 COX-2 억제제 바이옥스(Vioxx)는 심장마비를 증가시킨다 해서 최근에 시장에서 퇴출되었다.)

그러나 모든 COX 억제제의 추악한 비밀은, 유리 AA가 프로스타글란딘으로 만들어지지 않으면 신속하게 LOX 효소 작용으로 더 나쁜 다른 아이카사노이드로 만들어질 수도 있다는 사실이다. 결국, AA가 세포막에서 방출되고 나면 여러 면에서 폭발 직전의 수류탄이나 마찬가지다.

LOX 효소

COX 효소 억제제와 달리 LOX 효소 억제제는 매우 적다. 류코트리인(특히, LTB4)은 염증의 주요 전달물질을 대표하기 때문에, COX 억제제를 아무리 많이 복용한다 해도 모든 유리 AA는 흔히 염증진행 아이카사노이드가 되고야 만다.

왜 상향식 방법이 좋은가?

제약회사들은 특허용 신약을 개발하는 데 전념하고 있는데, 신약들은 AA로부터 아이카사노이드 생산을 조절하는 COX와 LOX 효소에 하향식으로 영향을 미치는 약제들이다. 안타깝지만, AA로부터 비롯된 염증진행 아이카사노이드는 갈피 잡을 수 없을 정도로 종류가 많다.

상향식 방법은 그 반대다. AA를 줄이고 DGLA를 증가시킴으로써 세포막에 있는 아이카사노이드 전구체(precursor)의 균형을 바꾸는 것일 뿐이다. 이것은 존 다이어트와 고용량 어유의 조합으로 쉽게 해낼 수 있다. 상향식 방법으로는 세포막에서 지방산이 방출되더라도 AA보다는 DGLA가 방출될 가능성이 더 크다. 이것은 기본적으로 생물학적 제비뽑기에 해당한다. 최종 결과로"좋은"아이카사노이드는 더 많이 생기고,"나쁜"아이카사노이드는 덜 생긴다. 이것은 아이카사노이드를 조절함으로써 염증을 조절하려는 훨씬 더 고도의 전략이다. 저자가 제약회사에 있는 수천 명의 과학자보다 더 똑똑하다고 생각하지는 않는다. 염증을 감소시키는 목표, 특히 침묵의 염증을 감소시키려는 목표에 이르는 방법에 대해 다른 견해를 갖고 있을 뿐이다. 그러나 저자가 이제까지 참석한 모든 국제 아이카사노이드 학회에서 확인했듯이 실제로 그 어느 연구자도 세포막에 있는 아이카사노이드 전구체의 양을 변화시키는 방법을 고려해 보지 않았다는 것은 참으로 놀라운 일이다. 물론 제약회사들은 해당 학회의 주요 후원자이기 때문에, 그들이 잘 모른다는 것은 그다지 놀라운 일은 아니다.

"좋은" 아이카사노이드를 더 많이 만들기

염증회복 존에 있다는 것은 AA의 양을 감소시킴으로써"나쁜"아이카사노이드 생산을 차단시켜, "좋은" 아이카사노이드를 더 많이 만들도록 조정해 놓았다는 것을 의미한다. 동시에 DGLA 양도 증가시켜서 "좋은" 아이카사노이드 생산을 증가시키고 있다.

여기까지는 좋은데, 더 잘할 수는 없을까? 물론 할 수 있다. 염증회복 아이카사노이드 생산을 더욱 촉진시킬 수 있는 두 가지 방법이 있다.

첫째는, 식사에 별도 D5D 효소 억제제를 포함시켜서 DGLA가 넘쳐서 AA로 만들어질 가능성을 더욱 줄이기 위해, 추가 보험이랄 수 있는 노력을 하는 것이다. 참기름에 별도 D5D 효소 억제제가 포함되어 있지만, 농도가 아주 낮아서 많은 양을 먹어야 한다. 불행히도 참기름에는 AA로 전환될 수 있는 오메가-6 지방산도 역시 많이 포함되어 있다. 해결책은 참기름에 있는 모든 오메가-6 지방산은 남겨두고 D5D 억제제만 분리해내는 것이다. 그것은 어렵기는 하지만 가능한 일이다.

둘째는, 정말 특이하다. 아스피린 유발 에피라이폭신(aspirin-triggered epilipoxins)이라 알려진 일련의 "좋은" 아이카사노이드를 이끌어내기 위해 아스피린을 복용하는 것이다. 아스피린은 COX 효소와 되 물릴 수 없이 결합해서 프로스타글란딘이나 트롬복세인 형성을 모두 차단한다. 수년 동안 이것이 유일한 작용 방식이라고 생각해왔다.

그런데 하버드 의대 찰리 세런(Charlie Serhan)은 아스피린이 실제로 염증회복 작용이 큰 일련의 새로운 아이카사노이드(aspirin-triggered epilipoxins)의 형성을 유도한다는 것을 발견했다. 염증회복 아이카사노이드 중에서 가장 강력한 바로 이 새로운 아이카사노이드는 DHA로부터 만들어지며, DHA 일부는 EPA로도 간다. 필요한 아스피린의 양은 얼마일까? 고용량 어유를 복용하고 있다면 아마도 많아야 하루에 소아용 아스피린 한 알이면 될 것이다.

요약

평생 침묵의 염증을 조절하려면, "좋은" 아이카사노이드와 "나쁜" 아이카사노이드 사이의 균형을 조절해야 한다.

소염제는 엄청난 동반 피해를 일으켜서, 종종 단기간의 이득보다는 장기간의 피해를 일으킬 수 있어서 여기저기 부숴버리는 재래식 폭탄과 다르지 않다. 반면에 고용량 어유 복용과 존 다이어트를 함께 실천하면, 60조에 이르는 모든 세포에서 아이카사노이드 전구체의 균형을 신속하게 변화시킴으로써 "좋은" 아이카사노이드는 더 만들고 "나쁜" 아이카사노이드는 덜 만들 수 있다. 아이카사노이드에 관한 한 먹는 대로 이루어진다.

제13장
염증은 왜 생기고, 또 어떻게 나을까?

염증반응이 매우 복잡해서 설명하기가 의외로 어렵다. 염증반응은 먼저 염증을 시작하는(pro-inflammatory) "공격(attack)" 단계와 뒤이어 염증을 낫게 하는(anti-inflammatory) "회복(rejuvenation)" 단계로 나뉜다. 첫 번째 공격단계에서는 면역시스템이 염증반응이라는 전투를 치르느라 염증부위가 붓고, 빨개지고, 아프다. 두 번째 회복단계에서는 전투를 치르면서 생긴 손상을 면역시스템이 복구한다. 회복단계가 최상의 건강을 유지하는 핵심이기 때문에, 염증반응 중에서 가장 관심을 끄는 부분이다. 그런데 전문가들이 공격단계는 제법 잘 알지만, 회복단계는 생각만큼 알지 못한다.

최상의 건강을 유지하려면 반드시 침묵의 염증을 제거해야 한다. 따라서 염증이 진행하는 첫 번째 공격단계를 제압하는 동시에, 쉼 없이 재생(renew)하도록 회복단계를 지원해야 한다. 염증회복 존(the Anti-Inflammation Zone)에 진입하면 이 같은 재생과정을 잘 진행할 수 있다. 상당히 그럴듯해 보이지 않는가? 이제 이러한 개념을 뒷받침하는 염증 과학을 알아보기로 하자.

염증과 면역의 연결고리

모든 군대에는 병사가 있어야 한다. 면역시스템이라는 군대도 마찬가지다. "공격"단계에는 (1) 화학 중개물질(chemical mediators), (2) 보체(補體) 시스템(complement systems), (3) 아이카사노이드(eicosanoids), (4) 사이토카인(cytokines), (5) 공격담당 면역세포(immunological attack cells)의 서로 다른 다섯 개 전투 그룹에 속하는 병사들이 필요하다. 막강한 군대가 다 그러하듯이 면역시스템 병사들도 공격명령이 떨어질 때까지 자기 위치에서 전투태세를 갖추고 대기하다가, 공격명령이 떨어지자마자 일사불란하게 각자 맡은 전투 위치로 신속하게 뛰어든다.

염증 현장에 투입되는 첫 화학 중개물질은 히스타민(histamine)이다. 히스타민은 알레르기 계절이 오면 재채기를 유발하는 바로 그 물질이다. 또 히스타민은 폐의 좁다란 기도(氣道)를 신속하게 수축시키고, 코에서 점액을 많이 분비시켜 방어태세를 갖춘다. 히스타민은 이처럼 공격을 받았다는 신호를 또 다른 병사에게 보내 경계태세를 갖추게 하는 신속 경보시스템이다. 히스타민의 제일 막중한 임무는 가까이 있는 혈관을 확장해서, 출동태세를 갖추고 있는 면역시스템 병사들이 손상된 부위에 신속하게 개입할 수 있게 돕는 일이다.

꽃가루가 아니라도 히스타민을 분비시키는 물질은 다음과 같이 많다.

- 박테리아 독소(bacterial toxins)
- 열(heat)
- 자외선(UV radiation)
- 상처(trauma)
- 침입한 또는 손상된 세포에서 배출된 단백질분해 효소(proteolytic enzymes released from invading or damaged cells)
- 알레르기를 일으키는 모든 물질(allergens)

히스타민을 분비시킨 원인이 무엇이든, 히스타민은 분비되자마자 곧 기능을 상실한다. 히스타민은 또 다른 초기 염증 중개물질인 세로토닌(serotonin), 브라디키닌(bradykinin)과 함께 보체 시스템이 행동을 개시토록 강한 신호를 보낸다. 공격받은 염증 부위의 혈관 내벽을 히스타민이 확장시키면, 보체 시스템을 구성하는 단백질들이 확장된 혈관 벽 사이로 빠져나와 염증 부위에 투입된다. 보체 시스템은 20개의 단백질로 상당히 복잡하게 구성되어 있는데, 화학 중개물질 지시로 행동을 개시한 보체 시스템은 나머지 면역시스템 병사에게도 신호를 보내 전투태세를 갖추게 한다.

"나쁜" 아이카사노이드 역할

보체 시스템 단백질이 염증부위에 투입되면, 뒤이어 주요 역할을 담당하는 아이카사노이드가 염증부위에 나타난다. 아이카사노이드는 면역세포가 잘 빠져나올 수 있게 혈관 벽을 확실하게 열어 놓아, 결국 염증부위에 면역세포를 배치한다. 염증을 진행시키는 프로스타글란딘(prostaglandins)이라는 "나쁜" 아이카사노이드가 염증부위에 배치되면, 혈관 안에 있는 단백질이 혈관을 더욱더 잘 빠져나오게 해 놓고, 체온을 올려 침입한 원인을 제거하고, 또 상당한 통증을 일으킨다. 류코트리인(leukotrienes)이라는 염증진행 아이카사노이드도 혈관 안에 있는 단백질이 더 잘 빠져나가게 해서 염증부위를 붓게 하고, 아울러 화학신호물질을 보내 염증부위가 붉은색을 띠게 해서 면역세포에 염증 위치를 알려준다. 류코트리인도 히스타민처럼 기관지를 수축하고 점액을 분비하는데, 히스타민보다 훨씬 더 강력하다. 이런 식으로 염증반응이 진행할수록 점점 더 강력한 대응으로 이어진다.

염증을 진행하게 하는 아이카사노이드가 혈관 안에 있는 단백질을 혈관 벽을 통해 혈관 밖으로 많이 내보내기 때문에 염증반응이 있으면 붓는다. 염증부위가 빨개지고 열이 나는 것도 염증부위로 혈류량이 많아진 데다가, 혈관 벽을 통해 단백질이 잘 빠져나오기 때문이다. 염증반응에서 늘 나타나는 네 가지 징후 중에서 붓고, 빨개지고, 열이 나는 까닭을 이제는 잘 알고 있다. 그렇다면 나머지 하나, 통증은 무엇 때문일까?

놀랄 일이 아니다. 통증도 아이카사노이드 때문이다. 그렇다. 염증을 다스리는(anti-inflammatory) 약제는 "나쁜" 아이카사노이드 합성을 줄여

주기 때문에 진통 효과가 있다. 한편 상처 부위를 보호하려면 움직이지 않아야 하는데, 움직이지 않으려면 통증은 반드시 필요한 경고 신호다. 그런데 염증부위에서 얻은 통증 정보를 어떻게 뇌에 전달할까?

첫째, 조직이 부으면 주변 신경 말단을 건드린다. 손톱 밑이나 잇몸처럼 공간이 아주 좁으면 더욱더 확실하게 신경 말단을 건드리고야 만다. 따라서 손톱 밑을 가늘고 긴 대나무로 찌르고, 마취도 하지 않고 치아에 구멍을 내는 고문에 누구도 견디지 못하는 데는 다 까닭이 있다. 한편 염증부위를 부어오르게 하는 염증진행 아이카사노이드가 뇌로 하여금 염증을 곧 알아채도록 신경섬유도 더 예민하게 만든다. 신경섬유가 예민해져서 쉽게 통증을 느끼는 상태를 의학용어로 통증과민감각(hyperalgesia)이라 부르는 것처럼 관심은 온통 통증에 있다.

메모: 여기서는 침묵의 염증이 아니라 통증을 일으키는 염증에 관해 얘기하겠다. 그러나 흔히 말하는 염증과 새로운 개념인 침묵의 염증, 모두에서 염증반응은 매우 비슷하게 진행한다. 굳이 차이라면 오로지 염증이 얼마나 심하냐 여부다. 침묵의 염증에서는 염증진행 아이카사노이드 배출량이 많지 않아, 뇌가 염증이 발생했다는 경고 신호를 받지 못해 통증이 강하지 않다. 따라서 이 정도라면 염증이 진행하는 공격단계가 오로지 침묵의 염증으로 이어갈 뿐이다.

면역세포 역할

염증진행 아이카사노이드가 염증 현장에 나타나서 혈관 벽에 있는 통로를 열면, 막강한 힘을 자랑하는 면역세포가 빠져나와 염증반응에 참여한다. 대식세포(macrophages)와 호중성(好中性) 백혈구(neutrophils)

로 구성되는 면역세포 백혈구는 염증진행 아이카사노이드가 방출한 염증진행 사이토카인으로부터 출동 신호를 받고 염증반응에 참가할 태세를 갖춘다. 닥쳐올 전투(염증반응)를 대비해서 에너지를 아껴야 하는데, 염증진행 사이토카인은 다음과 같이 돕는다. 음식을 소화시키려 해도 에너지가 필요하니, 그나마 에너지 소모를 줄이려면 덜 먹어야 하므로 식욕을 억제하고, 또 에너지 소모를 줄이려면 덜 움직여야 하므로 자꾸 잠을 잔다. 염증진행 사이토카인은 염증반응의 마지막 단계에 관여하는 또 다른 염증 단백질을 방출하는데, 염증 단백질에는 오래전부터 알고 있었던 C-반응 단백질(C-reactive protein: CRP)이 있다. C-반응 단백질은 염증에 관여하지만, 염증진행 아이카사노이드가 관여하는 초기 단계로부터 상당히 진행한 다음에 개입한다.

사이토카인이 면역세포를 활성화시키면, 면역세포는 반드시 혈관 벽을 비집고 빠져나가 염증 현장에 있어야 한다. 류코트리인 같은 염증진행 아이카사노이드가 이 과정을 쉽게 진행시킨다. 면역세포가 염증부위에 도착해서는 침입한 표적에 달라붙어, 먹어 치운 다음에 흔적 없이 끝내 버린다. 따라서 염증반응 같은 면역 전쟁은 살아남을 게 하나도 없는 생지옥인 셈이다.

백혈구는 침입한 세포를 없애 버리려고 유리 라디칼(free radical)까지 동원하지만, 안타깝게도 정상 세포와 침입한 표적 세포를 구별하지 못해 침입한 세포뿐 아니라 바로 옆에 있는 정상 세포까지 마구잡이로 죽이고야 만다. 한편 정상 세포와 침입한 세포를 구별하지 못하는 활성산소에 대항하는 항산화제(antioxidants)는 정상 세포에 가해질 손상을 방지해서 결과적으로 정상 세포를 보호할 수 있다. 그러나 항산화제도 지나치게 많으면, 침입한 세포를 파괴하는 백혈구의 위력을 떨어뜨릴 수 있다. 결국, 항산화 보충제를 지나치게 많이 복용하면 면역시스템을 약화시킬 수 있다. 활성산소를 통제하려고 항산화제를 충분히 복용하고 싶겠지만, 활성산소를 싹 쓸어버리는 데는 항산화제가 그리 많지 않아도 되므로 항산화제 복용은 신중해야 한다. 따라서 저자는 항산화 보충제의 다량 복용을 적극 지지하지 않는다. 그렇지만 활성산소의 총공격이 필요할 때, 활성산소의 총공격 개시를 이끌어내는 백혈구 능력을 위축시키지 않으면서 염증 초기반응을 조절하기 때문에 염증을 회복시키는 영양소(anti-inflammatory nutrients)가 들어있는 어유, 참기름, 올리브유(extra-virgin)는 상당히 유익하다. 이제는 염증진행 아이카사노이드가 초기 염증반응을 어떻게 해서 제대로 진행하는지 알 수 있을 것이다. 미생물이 침입해서 염증을 지속시키면, 노화는 확실히 빠르게 진행한다. 따라서 지난 20세기에 수명이 놀랄 만큼 연장된 까닭은 의약품 덕이 아니라, 수질 개선 등으로 미생물 침입을 막을 수 있었던 공중위생 향상 덕분이다.

그러나 안타깝게도 이와 같은 공중위생 향상이 침묵의 염증에는 아무런 효과를 낼 수 없었다. 염증이 있어도 감지할 수 없을 정도의 약한 염증을 결코 말끔하게 없앨 수 없었다. 통증을 느끼지 못할 정도로 약하면서 느리게 진행하는 염증이지만, 이제는 훨씬 어린 나이에 만성질환으로 넘어가고야 만다. 따라서 조상보다야 더 오래 살겠지만, 삶의 질은 그들만큼 좋을 것 같지 않다. 그러나 이러한 염증진행 과정을 제어할 수 있어서 염증을 지금보다 더 잘 낫게 하면 어찌 되는가? 노화를 늦출 수 있을까?

염증은 어떻게 나을까?

이제 염증 과정의 두 번째 회복단계를 소개한다. 회복단계는 드디어 염증에 제대로 대항하는 단계라고 볼 수 있다. 염증진행 단계에서는 침입한 미생물과 전쟁을 치르고 그에 따라 주위 조직이 손상된다면, 염증회복 단계는 손상된 조직을 치유 복구한다. 염증진행과 염증회복 단계 둘 다 잘 진행하는 일이 최상의 건강을 유지하는 핵심이다.

때로는 대체의학 학술대회에서 인간이 태어날 때부터 갖고 있는 자연치유과정을 논의한다. 실제로 논의하려는 자연치유과정은 염증 과정의 두 번째 회복단계다. 회복단계는 다시 소환(recall), 분해(resolution), 재생(regeneration), 보수(repair)단계로 나눈다. 사실은 전쟁에서 이긴 다음에 전쟁터를 복구하는 일이 전쟁을 치르는 일보다 훨씬 더 어렵다. 따라서 전쟁터를 복구하고 보강까지 잘 마무리할 수 있으면 참으로 뛰어난 지휘관이다. 존 라이프스타일 프로그램(the Zone Lifestyle Program)은 염증회복 존(the Anti-Inflammation Zone)에 도달할 수 있는 뛰어난 전술이며, 존 라이프스타일 프로그램을 실천하는 이는 염증회복과정의 탁월한 지휘관이라 할 수 있다.

소환

소환단계에서는 먼저 염증과 맞서 싸우라고 파견했었던 염증진행 아이카사노이드를 불러들인다. 염증을 진행시키는 "나쁜" 아이카사노이드가 질러 놓은 염증이라는 불을 끄는 소방수에 해당하는 코티솔(cortisol)을 분비하면 소환단계가 시작한다. 문제는 코티솔이 염증을 회복시키는 "좋은" 아이카사노이드 기능도 정지시켜서, 끝내 회복마저 방해하는 데 있다.

뇌에 염증진행 사이토카인이 작용하면 부신(adrenal glands)에서 코티솔을 많이 만드는 데까지 이어지는 호르몬 반응이 시작한다. 염증 위치는 분명히 국한되어 있지만, 안타깝게도 이때 새롭게 분비된 코티솔은 몸속 구석구석 어디나 간다. 따라서 염증이 발생하지 않은 부위까지도 코티솔의 영향을 받아, 싫든 좋든 정상 아이카사노이드 생산이 중지된다.

흔히 코티솔을 스트레스 호르몬이라 하지만, 실제로는 염증을 정지시키므로 스트레스를 이기는(anti-stress) 호르몬이라 해야 한다. 그런데 침묵의 염증이 지속되고 있을 때는 코티솔도 계속 분비되고 있다는 사실이 문제다. 그 결과는 코티솔이 인슐린저항성을 높여서 점점 더 뚱뚱해지고, 염증반응 전체를 약화시켜서 점점 더 병에 잘 걸리고, 뇌의 기억 관련 신경세포를 파괴해서 점점 더 멍청해진다. 존 라이프스타일 프로그램을 실천하면 식사와 라이프스타일 전략이 어우러져 염증회복 존에 도달하도록 도와서, 코티솔을 지나치게 많이 만들지 않는다.

분해

공격조를 소환하고 나면 무찌른 미생물을 전쟁터에서 제거해야 하는데, 대식세포(macrophage)로 알고 있는 특수 백혈구 그룹이 이를 담당한다. 외부에서 침입한 미생물 잔해뿐 아니라, 미생물 공격으로 손상된 세포와 희생된 적혈구까지 말끔히 정리한다. 적혈구로부터 헤모글로빈이 빠져나와 산화되면 퍼렇게 멍이 든다. 만약 대식세포가 침입한 미생물 잔해를 말끔히 치우지 못하고 조금이라도 남겨두면, 염증을 지속시킬 수 있는 불꽃은 여전히 살아있는 셈이다.

재생

염증을 깨끗하게 분해 정리하고 나면, 혈관 벽을 복구해서 손상된 조직을 재생하기 시작한다. 회복의 마지막 보수단계가 제대로 진행할지는 재생해야 할 세포 형태에 달려있다. 혈구나 피부세포처럼 계속 증식하는 세포는 쉽게 재생된다. 혈관내피세포처럼 세포 수명이 길수록 재생하는 데 시간이 더 오래 걸린다. 신경세포와 근육세포 특히, 심장근육세포는 영구 세포라서 재생능력이 상당히 한정되어 있다. 염증으로 영구 세포를 한 번 잃으면 끝내 되돌리기 어렵다. 따라서 심장과 뇌에 침묵의 염증이 생기면, 심장과 뇌 기능을 원래대로 회복할 수 없다.

보수

염증회복 마지막 단계는 새로운 조직을 만드는 보수단계다. 보수단계를 제대로 진행하려면, 염증진행 아이카사노이드와 염증회복 아이카사노이드가 완벽하게 균형을 이뤄야 한다.

보수단계에서는 코티솔 덕분에 대부분 염증진행 아이카사노이드가 사라진 상태이므로, 라이폭신(lipoxins)과 리졸빈(resolvins)으로 알고 있는 염증회복 아이카사노이드가 핵심 역할을 담당한다. 라이폭신은 코티솔보다 염증진행 아이카사노이드를 약화시키는 기능이 훨씬 더 강하면서도, "좋은" 아이카사노이드를 약화시키지 않기 때문에 라이폭신 보수기능이 훨씬 더 정교하다. 한편 에피-라이폭신(epi-lipoxins)이라는 또 다른 염증회복 아이카사노이드 그룹은 더욱더 강력하다. 하버드의대 찰스 서르핸(Charles N. Serhan)이 아스피린은 아스피린이 유발시키는 라이폭신(aspirin-triggered lipoxins: ATLs)으로 알려진 전혀 새로운 아이카사노이드 생산을 북돋운다는 사실을 소개했다. 따라서 아스피린은 염증진행 아이카사노이드를 억제하기보다는, 어쩌면 강력한 염증회복 아이카사노이드 생산을 강화하기 때문에 놀라운 효능을 발휘하는 지도 모른다. 아스피린을 복용하면 레졸빈(resolvins)이라는 가장 강력한 라이폭신이 만들어지는데, 리졸빈은 EPA와 DHA처럼 긴-사슬 오메가-3 지방산으로부터 만들어진다. 아무짝에도 쓸모없는 흉터의 크기까지도 염증진행 아이카사노이드와 염증회복 아이카사노이드의 균형이 결정하기 때문에, 보수단계에서는 두 종류 아이카사노이드의 정확한 균형이 중요하다. 흉터는 상처가 깨끗이 아물지 않아, 결국에는 조직이나 장기가 제 기능을 발휘하지 못하게 잘못 보수된 조직이다. 그러나 염증회복 아이카사노이드가 필요한 만큼 제대로 만들어지면 보수과정이 순조롭게 진행하므로 조직은 이전보다 더 튼튼해진다. 게다가 염증회복 아이카사노이드는 새로운 조직을 재생하는 데 꼭 필요한 성장호르몬과 또 다른 호르몬을 분비시킨다. 근육 강화 훈련(weight training) 중에 나타나는 바로 그 현상이다. 운동으로 근섬유가 미세하게 손상되면, 먼저 염증진행으로 시작해서 마침내 보수단계로 마무리한다. 염증회복 아이카사노이드, 성장호르몬 그리고 다른 성장 중개물질이 적정 수준으로 있다면, 조직은 보수될 뿐 아니라 실제로 더 튼튼해진다.

염증이 아물어가는 단계는 이전보다 더 강하게 만들어 주기 때문에 그래서 회춘(回春)이라 할 만큼 놀라운 일이다. 그러나 회복과정이 순조롭게 진행하지 못하면 이전보다 더 약해진다. 모든 일은 염증회복 아이카사노이드의 양에 달려있다. 염증회복 존에 있으면 면역시스템이 회복과정을 강화시키면서 염증 초기 공격단계에서 나타나는 통증을 가라앉히는데 필요한 모든 무기를 갖추고 있는 셈이다. 그러면 조직을 파괴하고 노화를 촉진하기보다는 새로운 조직을 꾸준히 만든다. 그러면 노화를 지연시킨다. 따라서 저자는 노화 방지 의학은 염증회복 의학이라고 생각한다.

신체의 회복과정이 최상의 과정을 밟고 있는지 어떻게 알 수 있을까? SIP가 1.5~3사이에 있도록 하면 된다. 그렇게 하는 일이야 말로 염증현상이 불리하게 작용하지 않고, 오히려 유리하게 작용하도록 하는 핵심이다.

요약

염증 과정의 두 단계를 모두 다 지배하는 일이 최상의 건강을 유지하는 데 꼭 필요하다. 목표는 세포가 침묵의 염증으로 파괴되지 않고 회춘(rejuvernation) 하는 쪽으로 균형을 잡아주는 일이다. 그러려면, 염증회복 존에 있어야 한다.

제14장 비만-당뇨병-침묵의 염증 연결고리

침묵의 염증을 일으키는 큰 원인 중 하나가 비만이다. 그런데 무려 미국인의 2/3 정도가 과다체중(overweight)이고, 이는 침묵의 염증이 걷잡을 수 없을 정도로 유행하고 있다는 뜻이다. 또 지난 10년 동안 당뇨병 환자가 33%가량 증가했다. 최근 비만, 당뇨병, 침묵의 염증이 모두 다 증가하는 현실은 놀랄 일도 아니다. 비만, 당뇨병, 침묵의 염증 세 가지 모두 인슐린저항성과 복잡하게 연결되어 있다.

인슐린은 세포에 작용해서 포도당을 세포 안으로 넣는데, 이 과정에서 세포가 인슐린에 제대로 반응하지 못하면 인슐린이 부족하다고 판단하고 췌장에서 인슐린을 계속 많이 만든다. 이러한 상황을 인슐린저항성(insulin resistance)이라 한다. 인슐린저항성 때문에 인슐린이 많이 분비되면 체지방을 더 많이 저장토록 한다. 따라서 현재 비만이 유행하는 진짜 원인은 인슐린저항성 때문이라 할 수있다.

아직 확실치는 않지만, 인슐린저항성은 혈관 내피세포(endothelial cells)에서 문제(molecular cause)가 시작한다는 의견이 점차 설득력을 얻고 있다. 혈관 내피세포는 혈액과 주변 조직이나 장기 사이를 구분하는 매우 얇은 장벽이다. 혈관 내피세포 장벽이 제대로 기능하지 못하면, 인슐린이 내피세포를 쉽게 빠져나오지 못해서 내피세포 밖에 있는 조직이나 장기의 세포 표면에 작용하지 못하는 상황에 놓이는데, 이를 혈관 내피세포 기능장애(endothelial dysfunction)라 한다. 인슐린이 혈관 내피세포 벽을 빠져나와 바깥에 있는 조직이나 장기의 세포 표면에 있는 수용체와 결합해야 혈관 바깥 조직이나 장기의 세포는 혈액에서 포도당을 얻을 수 있다. 그런데 인슐린이 혈관 바깥 조직이나 장기의 세포 표면 수용체와 결합하지 못하면, 혈액 내 포도당은 혈관 밖으로 나갈 수 없어 혈액 내 포도당 농도는 높은 상태를 유지할 수밖에 없다. 그러나 인슐린이 있어도 제 기능을 발휘하지 못하기 때문에 췌장에서는 인슐린이 부족하거나 없는 상태로 판단하고, 여전히 인슐린을 더 많이 분비해서 고인슐린혈증(hyperinsulinemia)으로 진행한다.

그럼 혈관 내피세포 기능장애 원인은 무엇일까? 저자는 침묵의 염증 때문이라 믿는다. 혈관 내피세포 기능장애는 침묵의 염증 확대와 밀접한 관계에 있다고 알고 있다. 그렇다면 인슐린저항성과 침묵의 염증 중에서 어느 쪽이 먼저 나타날까? 최근 루이지애나 주립대학 연구에서, 과다체중 환자가 DHA 1.8g을 12주 동안 매일 복용했더니 인슐린저항성이 70% 정도 줄었다는 흥미로운 결과를 발표했다.

침묵의 염증이 인슐린저항성보다 먼저 진행한다는 가설을 증명하려고, 소아비만 어린이를 대상으로 소규모 예비조사연구(pilot study)를 했었다. 모든 어린이에서 침묵의 염증 계수(SIP)가 예상대로 매우 높아서 30 정도였다. 어린이들을 일정한 기준 없이 두 그룹으로 나눴다. 두 그룹에 똑같이 존 다이어트 식사법을 지도했다. 오로지 다른 점이라면 한 그룹은 하루에 3g 정도의 EPA/DHA가 들어있는 고용량 어유(high-dose fish oil)도 복용했다. 만약 침묵의 염증이 인슐린저항성보다 먼저 나타난다면, 존 다이어트 하나만 실천했던 그룹보다 존 다이어트 실천과 함께 고용량 어유를 복용한 그룹에서 체중감량 성적이 훨씬 더 좋았어야 했다. 이러한 결과는 어김없이 확인되었다. 침묵의 염증 계수가 떨어질수록 체중도 따라 줄었다. 이 연구결과는 침묵의 염증이 인슐린저항성의 근본 원인이고 따라서 비만의 근본 원인임을 암시한다. 이미 잘 알고 있듯이 비만의 근본 원인에 해당하는 침묵의 염증을 치료하지 않고서는, 정상보다 많은 체지방을 감량하기는 매우 어렵다.

다른 각도에서 바라본 비만

지난 20년 동안 비만이 유행병처럼 퍼져 증가했던 원인이 패스트푸드·TV·인스턴트 식품이 아니고, 인슐린저항성을 높이는 침묵의 염증이 확대되었기 때문이라면 어찌 할 것인가? 다시 말해서, 침묵의 염증을 줄이지 않으면 그 어떤 방법으로도 체중감량은 실패할 게 뻔하다는 얘기다. 즉 간단히 칼로리 섭취를 줄여서는 비만이 유행병처럼 증가하고 있는 현재 상황을 되돌리기에는 역부족이라는 뜻이다.

저자는 아라키돈산이 지나치게 많아서 비만해진다고 믿는다. 지방이 많은 붉은 살코기와 달걀노른자처럼 아라키돈산이 유별나게 많은 식품을 아주 많이 먹거나, 또는 인슐린을 많이 분비해서 아라키돈산을 많이 만드는 당부하지수(glycemic load)가 매우 높은 탄수화물 식품을 아주 많이 먹으면 혈액 아라키돈산 농도를 높일 수 있다. 어쨌든 혈액에 아라키돈산이 지나치게 많으면, 우리 몸은 염증을 통제할 목적으로 혈액에서 아라키돈산을 빼내 지방창고에 저장한다.

복부, 허벅지, 엉덩이에 있는 지방세포는 오로지 남는 지방을 저장하는 기능만 있는 게 아니므로 문제가 시작한다. 지방세포는 제대로 자극을 받으면 염증 중개물질을 많이 분비하는 매우 활발한 분비기관이다. 지방세포에 아라키돈산이 많이 채워질수록, 지방조직에서 염증진행 아이카사노이드를 더 많이 만든다. 그럼 어떤 일이 벌어질지 예측할 수 있다. 염증을 진행시키는 "나쁜" 아이카사노이드는 새로운 염증 중개물질의 합성을 유도한다. 염증 중개물질은 지방세포에서 근처 혈관으로 들어간 다음에는 온몸에 침묵의 염증을 퍼뜨린다.

저자는 신체의 모든 지방을 나쁘다고 평가하기 전에, 지방이 모두 다 똑같지 않다는 사실을 인정해야 한다고 강조하고 싶다. 지방 중에는 대사활동에 따라 훨씬 더 해로운 지방도 있다. 마치 표주박 모양처럼 엉덩이와 허벅지에 쌓인 피하지방은 그리 해롭지 않다. 다시 말해서, 표주박 모양이라 썩 아름다워 보이지 않을지라도, 엉덩이와 허벅지에 있는 지방세포에서는 아라키돈산을 마구 빼내지 않으므로 적어도 죽음에 이르게 하지는 않는다. 엉덩이와 허벅지에 쌓여있는 피하지방은 대사활동이 정지되어 있기 때문이다. 결국, 엉덩이와 허벅지는 오로지 지방을 저장해두는 창고라는 뜻이다.

반대로, 내장지방은 살인마일 수 있다. 간, 콩팥, 쓸개 등 복부 장기 주변에 지방이 쌓이면 복부가 볼록 나와 마치 사과 모양처럼 보인다.

사과 모양 체형이라고 모두 다 내장지방일까?

거울 앞에 서서 보면 내장지방이 있는지 아주 쉽게 알 수 있다. 그러나 복부 피하지방과 내장지방을 구분하기 어렵기에 정확하지 않을 수 있다. TG/HDL 비율 또는 공복 시 인슐린 치를 측정하면 복부에 있는 지방이 실제로 내장지방인지 판정할 수 있다. 만약에 두 검사결과가 모두 염증회복 존에 있으면, 체형이 사과 모양이라도 내장지방일 가능성은 적다.

내장지방은 대사활동이 매우 활발해서 저장해 놓은 아라키돈산을 혈관으로 계속 내보낸다. 상당한 아라키돈산을 끝까지 혈액에 가둬 두고 싶지만, 60조 개에 이르는 모든 세포가 아라키돈산을 흡수해서 염증진행 아이카사노이드를 더 많이 만들기에 온몸에 침묵의 염증이 더 많아진다.

내장지방에서는 저장해 놓은 아라키돈산은 물론 또 다른 염증 중개물질도 끊임없이 방출하기 때문에 결코 방심할 수 없다. 악명 높은 염증 중개물질 두 가지는 종양괴사인자(tumor necrosis factor: TNF)와 인터류킨-6(interleukin-6: IL-6)라는 염증진행 사이토카인이다. TNF가 인슐린저항성을 한층 더 악화시킨다면, IL-6는 간에서 CRP(C-reactive protein)를 합성토록 한다. 감염 가능성이 엿보이기만 해도(심지어 염증이 없어도), CRP는 백혈구를 자극해서 염증반응을 시작할 수 있다. 즉 염증 중개물질을 한층 더 많이 배출한다는 뜻이다. 혈액 내 CRP의 1/3 정도는 바로 내장지방세포에서 나온다. 내장지방에 아라키돈산이 많아서 염증진행 아이카사노이드를 많이 만들면, 뒤이어 염증진행 사이토카인 TNF와 IL-6를 만든다.

즉 비만할수록 내장지방이 더 많아 침묵의 염증을 더 많이 만든다는 뜻이다. 이러한 현상이야 말로 비만이 심장병, 암 또는 알츠하이머병의 발병위험을 높이는 확실한 증거다. 따라서 침묵의 염증을 증가시키는 원인은 모두 다 건강을 망칠 것이다.

비만해도 건강할 수 있을까?

놀랍게도, 그럴 수 있지만 다 그렇지는 않다. 침묵의 염증을 잘 다스리면 과체중이라도 최상의 건강을 지킬 수 있다. 비만은 염증을 유발하기 때문에 비만에 의한 침묵의 염증을 회복시키려면 비만하지 않은 이보다 어유를 더 많이 복용해야 한다. 대체로 체중을 빨리 줄일 수 없어 힘들지만, 어유를 고용량 복용하면 침묵의 염증을 빨리 줄일 수 있다. 어유를 얼마큼 복용해야 할까? 식사패턴에 따라 다르다. 존 다이어트를 실천하면, 하루에 EPA와 DHA를 5g 복용하면 충분하다. 그러나 많은 미국인처럼 탄수화물을 많이 먹으면 어유를 더 많이 복용해야 한다.

비만 때문에 생기는 모든 합병증은 비만이 만들어 내는 염증으로부터 온다는 사실을 명심해야 한다. 고용량 어유는 비만 때문에 생긴 염증에 대해 즉시 해독작용을 한다. 비만하지만 건강하고 싶으면 살얼음판을 걷는 셈이라는 사실을 명심해야 한다. 다시 말해서, 섶을 지고 불 속으로 들어가는 셈이다. 물론 비만해도 건강할 수 있지만, 상당히 조심해야 한다. 적정량의 어유 복용을 중단하면 침묵의 염증은 다시 시작하므로, 만성질환과 노화 촉진을 재촉한다. 그렇지만 SIP를 적정수준으로 잘 조절하기만 하면, 체중이 많이 나가도 최상의 건강을 유지할 수 있다.

인슐린저항성을 다스리지 않고 내버려두면 침묵의 염증과 고인슐린혈증이 합세해서 마구 휘두르는 강력한 원-투 펀치를 견디지 못해, 만성질환 중 의료비용이 제일 많이 드는 당뇨병에 걸릴 것이다.

당뇨병과 연결고리

예전에는 당뇨병이 매우 드물었지만, 세월이 흐르면서 달라졌다. 지난 20년 동안 당뇨병은 유행병이 되고 말았다. 현실을 그대로 밝혀보겠다. 여전히 1형(소아) 당뇨병은 드물지만, 2형(성인) 당뇨병은 유행병이 되었다. 1형 당뇨병은 췌장이 송두리째 망가져서 인슐린을 전혀 만들지 못해, 혈당이 걷잡을 수 없이 올라간다. 모든 당뇨병 환자의 90%를 차지하는 2형 당뇨병은 오래도록 인슐린저항성에 시달리다가 발생한다. 인슐린저항성이 있으면 혈당을 떨어뜨리려고 췌장이 인슐린을 더 많이 분비한다. 그러다 보면 췌장 베타세포가 지쳐서 인슐린을 충분히 만들지도 못하고 탈진하고야 만다. 그러면 췌장이 인슐린을 충분히 분비하지 못해, 혈당이 위험 수준까지 올라간다. 위험한 상황은 두 가지 때문에 생긴다. 혈당이 높으면 (a) 활성산소를 만들고(oxidative stress), (b) 뇌신경에 독성으로 작용한다. 대체로 고인슐린혈증이 약 8년 지속하면 2형 당뇨병으로 진행한다. 그런데 고인슐린혈증과 당뇨병은 인슐린저항성으로부터 온다. 둘 사이의 연결고리를 살펴보기로 한다.

아무리 봐도, 인슐린저항성을 갖고 있는 이 모두가 2형 당뇨병 환자가 되지는 않는다. 그런데도 미국에는 당뇨병 환자가 어림잡아 1,600만 명 정도로 추정한다. 당뇨병은 심장병으로 사망할 위험을 2~4배 증가시키고 또 신부전, 실명, 발기부전, 하지 절단 위험까지도 높인다. 이와 같은 합병증 때문에 당뇨병은 의료비로 1년에 1,320억 달러를 지출할 정도로, 모든 만성질환 중에서 의료비용이 제일 많이 든다. 비만이 유행처럼 퍼져나가 많아질수록, 2형 당뇨병도 덩달아 많아질 것이다. 건강관리회사에게는 지극히 나쁜 소식이 아닐 수 없다.

그러나 좋은 소식이 있다. 어유를 딱 6주 동안 고용량 복용해서 인슐린저항성의 원인인 침묵의 염증을 줄이고, 동시에 존 다이어트로 인슐린저항성 때문에 생긴 고인슐린혈증을 낮춰주면 2형 당뇨병을 바로잡을 수 있다.

미국당뇨협회(American Diabetes Association: ADA)로서는 간단해 보이는 두 해법이 이제까지 고수해왔던 당뇨식사법에 대한 도전장이나 마찬가지였다. 실제로 ADA는 당뇨병 환자에게 지난 30년 동안 늘 지방을 덜 먹고 탄수화물을 많이 먹으면 체중을 줄일 수 있다고 가르쳤었다. 그러나 ADA가 권했던 방법은 인슐린 치를 더 높였고, 체중이 더 불어났고, 인슐린분비량이 훨씬 더 많아졌다. 그렇지만 ADA는 당부하지수(glycemic load)가 인슐린 분비량을 결정한다는 사실을 아직 인정하지 않고 있다.

미네소타 대학에서 최근 실시한 연구는 존 다이어트처럼 당부하지수가 낮은 식사가 ADA에서 권하는 식사보다 효과가 훨씬 더 뛰어나다는 저자의 주장을 입증했다. 미네소타 대학 연구에서는 2형 당뇨병 환자를 존 다이어트 식사 또는 ADA 식사를 하는 두 그룹으로 나눠서 5주 동안 살펴보다가, 이어서 또 5주 동안 식사를 서로 바꿔서 연구를 진행했었다. 존 다이어트를 하면 ADA 식사를 했을 때보다 혈당과 당화혈색소 치가 상당히 줄었다. 이 혈액검사 결과치가 줄었다는 사실은 ADA 식사와 비교해서 존 다이어트를 한 환자에서 인슐린저항성이 줄었다는 것이다. 혹시 이와 같은 효과의 차이가 체중이 줄었기 때문이 아니냐는 논란을 없애기 위해, 두 가지 식사 모두 체중이 줄어들지 않을 정도로 칼로리를 적당히 높게 유지했었다. 또 이 연구는 체중을 감량하지 않아도 인슐린저항성(결국, 침묵의 염증)을 낮출 수 있다는 사실을 분명하게 확인해줬다.

어유가 2형 당뇨병을 바로잡을 수 있을까?

이미 발표한 연구결과에서 흔히 ADA가 권하는 식사법보다 존 다이어트가 2형 당뇨병 환자에게 훨씬 더 탁월한 효과를 나타낸다는 사실을 알 수 있다. 그러나 안타깝게도 어유 복용에 관한 연구를 하지 않았다. 실제로 세계에서 EPA와 DHA를 가장 많이 섭취하는 그린란드 에스키모인에서는 심장병과 우울증이 없듯이 당뇨병도 없다. 안타깝지만 2형 당뇨병 환자가 어유 하나만 복용하는 연구에서는 다양한 결과가 나왔다. 최근에 당뇨병 환자를 대상으로 조사한 스무 개 임상시험을 분석했더니, 어유를 복용해도 혈당치에는 아무런 효과가 없다는 결론이었다. 어유 입장에서는 전혀 도움이 되지 않는 결과였다. 그러나 존 다이어트를 실천하면서 어유를 함께 복용한 연구는 전혀 없었다. 이론을 살펴보면, 두 가지를 동시에 시행하면 상당히 좋은 결과를 얻을 게 분명하다.

수년 전에 샌 안토니오(San Antonio)에 있는 프린스톤 건강관리회사(Princeton Medical Resources)와 함께 어유와 존 다이어트를 동시에 적용해볼 기회가 있었다. 건강관리회사 대표 조지 라피에르(George Rapier)가 직접 저자에게 건강관리 비용을 줄일 수 있게 도와줄 수 있는지 물었었다. 실제로 2형 당뇨병 환자는 장기간에 걸쳐 진행하는 합병증을 치료하느라 의료비용이 가장 많이 들기 때문에, 당뇨합병증을 완화시키려고 실시하는 치료법은 모두 다 건강관리회사 재정을 거덜 내고야 말았다.

라피에르가 저자를 찾아오기 전에는 ADA에서 교육받은 식사요법 강사들이 회사에 등록된 4,000명 당뇨병 환자 중에서 400명의 식사를 관리했었다. 환자는 강사가 제공하는 개인 맞춤 식사 스케줄에 맞춰 성실하게 실천했었다. 라피에르는 1년 후에 400명 당뇨 환자에게 들어간 의료비용이 오히려 100만 달러나 더 추가되었다는 사실을 알았다.

더 말할 것도 없이, 라피에르는 효과가 더 뛰어난 또 다른 해법을 찾고 싶었다. 그는 저자의 첫 저서 《The Zone》를 읽고, 직접 존 다이어트를 실천해서 11kg을 감량한 다음에 저자에게 연락했었다. 그는 자기 고객들에게 존 다이어트를 가르쳐줄 수 있는지 물으면서, 그들이 초등학교 6학년 정도의 교육수준이고 영어를 잘 모르는 외국인이므로 가능하면 식사법을 아주 쉽게 가르쳐 달라고 요청했었다. 그래서 2형 당뇨병 환자 68명에게 앞에서 소개한 눈대중 식사법을 가르쳤고, 하루에 EPA와 DHA를 1.6g 제공했었다. 당시에는 고도로 정제된 농축 EPA/DHA제제는 없었다. 그리고 6주 후에 다음과 같은 결과를 얻었다.

혈액검사	시작	6주 후	% 변화	통계 유의성
인슐린	28	21	– 23	〈 0.0001
TG/HDL	4.2	3.1	– 26	〈 0.0001
HbA1c	7.8	7.3	– 7	〈 0.0001
지방량	72	70	– 3	〈 0.0001

2형 당뇨병 관련 모든 검사결과 수치가 떨어져도, 놀랄 만큼 크게 떨

어졌다. 가장 많이 떨어진 검사결과는, 저자가 염증회복 존 여부를 판정할 때 이용하는 지표인 인슐린과 TG/HDL 비율이었다. 6주 후에도 여전히 떨어진 검사결과를 놀랄 만큼 유지했는데, 그 결과는 약제를 복용했을 때와 비슷했었다. 당뇨병의 또 다른 검사결과도 비슷하게 감소했다. 예를 들어, 2형 당뇨병 환자에서 오랜 시간이 지나면 나타나는 합병증의 유무를 알려주는 뛰어난 지표 중 하나는 당화혈색소(HbA1c)다. 당화혈색소는 7.3 이하를 유지하면 신부전, 하지 절단, 실명 같은 합병증을 피할 수 있다. 그리고 고인슐린혈증 때문에 감량하기 매우 어려웠던 과도한 체지방을 끝내 감량하고야 말았다.

모든 혈액검사 결과 수치 감소는 통계분석에서도 상당히 의미가 컸다는 점을 밝히고 싶다. 통계 처리 결과에서 통계 유의성은 같은 실험을 반복했을 때, 같은 결과가 나올 확률을 말한다. 따라서 통계유의성이 낮을수록 같은 연구결과가 나올 가능성이 크다. 이번 연구에서 통계 유의성이 0.0001보다 적다는 것은, 같은 연구를 10,000번 시행했을 때 9,999번에서 같은 결과를 얻을 수 있다는 뜻이다.

저자는 이 연구결과를 보고 매우 기뻤다. 그리고 하루에 EPA와 DHA를 5g 정도로 더 높여 고용량 복용했다면 더 나은 결과를 얻었으리라 믿는다. 인슐린저항성은 TNF 치의 증가가 관여하기 때문이다. TNF 생성을 줄일 수 있다고 인증받은 방법은 어유의 고용량 복용이다. 어유를 고용량 복용하면 인슐린저항성을 떨어뜨려서 인슐린 치를 낮춘다. 인슐린 치가 떨어지면 드디어 저장해 놓은 체지방이 에너지 공급원으로 사용될 수 있다. 결국, 고용량 어유로 체지방을 태워 감량하고, 특히 TNF 방출마저 감소시킬 수 있다는 점이 핵심이다.

요약

과도한 체지방을 줄이고 2형 당뇨병을 치유하고 싶으면, 반드시 침묵의 염증을 줄여야 한다. 어유를 고용량 복용하는 것이 침묵의 염증을 다스리는 가장 확실한 방법이다. 존 다이어트도 효과가 있지만, 효과를 얻기까지 시간이 오래 걸린다. 건강관리시스템을 위협하는 비만과 당뇨병 두 유행병을 치료할 수 있는 강력한 식사요법은 어유를 고용량 복용하면서 존 다이어트를 실천하는 일이다.

제15장
콜레스테롤이 아니라 침묵의 염증이 심장병을 일으킨다

건강하게 오래 살 수 있는 비법 중 하나는 심장병으로 죽을 가능성을 줄이는 일이다. 따라서 앞으로 심장병에 걸리지 않는다면, 미국인 평균 수명이 10년은 더 길어질 것이다. 의학이 발전해서 심장병으로 사망하는 경우는 줄었지만, 심장병 환자는 오히려 늘어나고 있다. 심장 동맥에 생긴 침묵의 염증이라는 근본 원인을 제대로 다스리지 못하기 때문이다. 또 모든 침묵의 염증처럼 동맥 염증도 "나쁜" 아이카사노이드를 많이 만들기 때문이다. 따라서 언제 개발될지 확실치도 않은 새로운 수술법이나 신약을 기다리기보다는, 우선 심장병에 걸리지 않도록 관리하면 어떨까?

우리는 의사들이 가르쳐준 대로 혈중 콜레스테롤이 높아서 심장병에 걸린다고 믿고 있다. 그래서 음식에 들어있는 콜레스테롤에 전쟁을 선포했다. 결국, 음식에 포함된 지방과 전쟁하는 셈이다. 그런데 그동안

지방을 적게 섭취했지만, 비만을 유행시키고야 말았다. 그래서 의사들에게는 혈중 콜레스테롤을 낮출 수 있는 데까지 더욱더 낮추는 게 최대 관심거리였다. 제약회사로서는 가장 큰 이익을 내는 스타틴(statins) 약이 콜레스테롤과의 전쟁에서 제일 먼저 사용하는 일차 무기라는 사실이 놀랄 일도 아니다. 그러나 알고 있는 대로 콜레스테롤이 심장병 발생에 나쁜 영향을 주지 않는다면 어찌 되는가?

심장병에 걸리지 않으려면 콜레스테롤을 낮추는 것 말고 또 지킬 게 있다. 실제로 심장마비 입원 환자의 50%는 콜레스테롤치가 정상이다. 더욱이 젊은 심장마비 환자의 25%에서는 이제까지 알고 있는 위험요인들이 전혀 없었다. 만약에 심장병 발생의 제일 큰 원인이 콜레스테롤 수치가 높은 것이 아니라면, 그럼 무엇이 제일 큰 원인일까?

침묵의 염증 = 병약한 심장

간단히 말해서, 심장마비는 심장근육에 산소를 공급해주는 혈관이 수축해서 산소를 공급하지 못하기 때문에 심장근육이 죽어서 발생한다. 산소공급 중단이 오래 지속되어 심장근육이 죽을 정도에 이르면 목숨을 잃을 수도 있다.

심장에 산소공급을 중단시키는 원인에는 몇 가지가 있다. 동맥혈관 내벽에 엉성하게 쌓여 있는 플라크(plaque) 일부에 파열이 생길 수 있다. 플라크가 파열되면 혈소판이 활발하게 덩어리를 형성해서 혈류를 막는다. 한편 동맥 경련(spasm) 때문에 심장으로 가는 혈류를 막을 수도 있다. 플라크 파열이나 동맥 경련보다 더 자주 발생하는 전기 떨림(electrical flutter)으로 심장이 리듬에 맞춰 수축하지 못해서 심장박동이

멎을 수도 있다. 이러한 심장마비 원인은 콜레스테롤치 상승과 멀지만, 침묵의 염증과는 아주 가깝다.

다양한 요인이 침묵의 염증과 생명을 위협하는 심장마비 관계를 가까이 이어준다. 곧 터질 듯이 엉성한 플라크에 들어있는 염증진행 아이카사노이드가 플라크를 터뜨리기 쉽게 무엇보다 먼저 염증 생성에 발동을 건다. 때로는 터질 듯한 플라크가 너무 작아서 지금도 흔히 이용하는 혈관 조영술(angiogram)로 찾아내지 못할 때가 있다. 플라크가 터지면 부스러기가 떨어져 나오고, 이어서 상처 났을 때처럼 터진 곳을 메우려고 혈소판이 몰려든다. 혈소판이 모여서 핏덩이가 새롭게 만들어지면, 동맥을 틀어막아 혈류를 완전히 차단한다. 어떤 이는 동맥이 정상이라도 심장마비로 사망하는가 하면, 그와는 달리 동맥이 거의 막혀있어도 심장마비로 사망하는 이가 많지 않은 이유가 여기에 있다. 모든 일은 작고 터질 듯한 플라크에 있는 염증이 얼마나 심하냐에 달려있다.

매일 아스피린을 복용할 수 없을까?

염증이 심장병과 관련이 있으니, 매일 아스피린을 복용해서 염증을 극복하고 심장을 건강하게 유지할 수 있을까? 아스피린은 심장마비를 예방하는 엄청난 일을 한다. 아스피린은 혈소판을 응집시켜 핏덩이를 만드는 트롬복세인(thromboxane) A_2 같은 "나쁜" 아이카사노이드 생성을 방해한다고 알고 있다.

아스피린이 심장마비를 예방하는 매우 강력한 무기라는 또 다른 근거는 아스피린이 곧 터질 듯한 죽 모양 플라크에서 염증진행 아이카사노이드를 적게 만든다는 점이다. 그러나 불행하게도 아스피린 때문에 출혈로 사망할 수도 있다. 따라서 아스피린은 결코 심장에 있는 침묵의 염증을 억제하려고 오랫동안 복용할 수 있는 최선의 약은 아니다.

그러나 고용량 어유는 염증진행 아이카사노이드를 만드는 데 꼭 필요한 아라키돈산 합성을 철저하게 막아서 아스피린 같은 염증회복 효과를 발휘한다. 최근 연구에서 고용량 어유를 45일만 복용해도 곧 터질듯한 플라크에서 염증을 눈에 띄게 줄여서 플라크가 터질 가능성을 크게 낮췄다고 발표했다.

하버드 의대 찰리 써란은 심장에서 염증을 줄일 수 있는 최고의 해법을 찾았다. 그 해법은 아스피린과 어유가 만나 만들어내는 아스피린-유발 에피-라이폭신(aspirin-triggered epilipoxin)이라는 새로운 아이카사노이드를 찾았기에 가능했다. 이 새로운 아이카사노이드가 가장 강력한 염증회복 아이카사노이드다. 제일 강력한 아스피린-유발 에피-라이폭신이 어유에 들어있는 EPA와 DHA라는 두 지방산으로 만들어지다니 얼마나 놀라운 일인가. 즉 저용량 아스피린과 함께 어유를 많이 복용할수록, 새롭게 발견된 강력한 염증회복 에피-라이폭신을 더 많이 만들 수 있다는 뜻이다. 따라서 심장병에 걸릴 가능성이 크면, 저용량 아스피린과 고용량 어유를 복용해서 곧 터질 듯이 엉성한 플라크의 염증을 줄이는 동시에 강력한 염증회복 아스피린-유발 에피-라이폭신 생성을 최대로 올리면 된다.

이 같은 염증진행 아이카사노이드는 생명을 위협하는 심장마비의 두 번째 원인에 해당하는 혈관 경련 수축(vasospasm)의 원인이기도 하다. 염증진행 아이카사노이드가 강력한 동맥수축 기능을 발휘해서 심장으로 가는 혈류를 막을 정도로 혈관 경련 수축을 일으키면, 생명을 위협하는 심장근육경련으로 이어질 수 있다.

심장근육에 긴-사슬 오메가-3 지방산이 충분하지 못하면 심장에서 발생하는 전기신호 리듬이 깨져서 생명을 위협하는 심장마비에 이를 수 있다. 돌연사에 해당하는 이와 같은 상황은 생명을 위협하는 모든 심장마비의 50% 이상을 차지한다. 심장이 혈액을 제대로 뿜어내려면 심장근육이 리듬에 맞춰 수축과 이완을 반복해야 한다. 심장 세포막

바깥쪽 칼슘 농도에 따라 달라지는 전류가 심장박동 리듬을 컨트롤한다. 심장 근육세포에 산소공급이 부족하면 칼슘 이온이 제멋대로 심장 근육세포로 들어간다. 그러면 심장박동 리듬이 맞지 않아 끝내 심장이 멎고 만다. 심장 세포에 산소공급이 중단되어도 긴-사슬 오메가-3 지방산을 고용량 투여하면, 심장 세포에 있는 칼슘 채널을 차단해서 칼슘 이온이 심장 근육세포로 들어가는 것을 막는다는 사실을 동물실험에서 알아냈다.

콜레스테롤의 잘못된 상식

저자는 콜레스테롤이 심장병과 전혀 관련이 없다고는 생각하지 않는다. 콜레스테롤은 생명을 위협하는 심장마비 발생에 침묵의 염증보다 훨씬 미미한 원인일 뿐이다. 생명을 위협하는 심장마비에 걸릴 위험을 줄이는 게 목표라면, 콜레스테롤을 낮추기보다 침묵의 염증을 다스리는 편이 훨씬 더 중요하다. 그럼 무슨 까닭에 염증의 중요성을 팽개치고, 콜레스테롤을 강조하게 되었을까? 답을 찾으려면 약 150년 전으로 돌아가야 한다.

19세기에 루돌프 비르효(Rudolf Virchow)라는 유명한 의사가 있었다. 지금으로부터 약 150년 전 당시에는 심장마비로 사망하는 일이 드물었지만, 그는 심장마비로 죽은 이를 많이 부검해본 경험에서 주요 부검소견인 동맥경화증은 염증성 질환이라고 주장했었다. 20세기에 들어와서는, 미국에 유명한 의사 윌리엄 오슬러(William Osler)가 있었다. 그에게 의학 교과서에서 심장병에 관한 내용을 뺀 이유를 물었더니, 심장병이 매우 드물어 대부분 의사가 심장병 환자를 진료할 기회가 없기 때문이라고 답했었다. 그러나 그 이후에 변하기 시작했다.

1913년에 러시아 과학자가 토끼에게 콜레스테롤을 많이 먹여 동맥경화증을 만들었다고 발표했었다. 이 실험결과를 보고, 의사들은 음식에 들어있는 콜레스테롤을 심장병의 일차 원인으로 믿게 되었다. 토끼에게 콜레스테롤 사료를 먹여서 동맥경화증이 생긴 까닭을 더 깊이 살펴봤더니, 공교롭게도 콜레스테롤 사료가 갑상선 기능을 떨어뜨렸기 때문이라는 사실을 알았다. 따라서 콜레스테롤과 갑상선 추출물을 동시에 먹였더니 동맥에는 아무런 문제가 생기지 않았다. 더욱이 영장류 연구에서 콜레스테롤이 많은 사료를 먹이더라도, 먼저 동맥에 상당한 염증이 있어야 동맥경화증이 악화할 것이라고 조심스레 말했다. 어쩌면 저자가 콜레스테롤이 심장병을 일으키는 제일 중요한 원인이라는 사실을 부정하려고 이런 연구결과를 들고나와 생트집을 부린다는 오해를 받을지 모르지만, 전혀 그렇지 않다.

심장병 연구에 가장 큰 걸림돌은 원인과 상관관계를 판정하는 일이다. 심장병과 혈액 속 특정 물질 사이에 상관관계가 있다 해도, 특정 물질이 반드시 심장병의 실제 원인이라는 것은 아니다. 예를 들어, 달이 차고 기우는 모양과 벼락 맞는 일이 상관관계가 있다고 하자. 그러나 달 모양이 벼락 맞을 원인이라는 뜻은 결코 아니다. 현재 심장병과 상관관계가 있는 위험인자는 200개가 넘는다. 그 많은 위험인자가 모두 심장병을 일으키는 원인인가? 아니면 실제 원인이 먼저 심장에 손상을 입히고 난 다음에 뒤이어 나타나는 현상인가? 어떤 인자가 실제 원인이라면, 그 인자가 변할 때마다 심장병 사망률이 반드시 증가하거나 아니면 감소해야 한다. 반대로 심혈관 사망률을 정확하게 예측하지 못하는 위험인자라면, 그 위험인자는 구색 갖추기로 끼워 넣은 것일 뿐이다. 의료계에 뿌리 깊이 박혀있는 콜레스테롤에 관한 잘못된 평가 몇 가지를 살펴보자. 심장병으로 죽음에 이르게 하는 위험인자 중 하나는 지방의 과다섭취라고 한다. 또 다른 위험인자는 아마도 높은 혈중 콜레스테롤치일 것이다.

고지방 식사의 잘못된 상식

1950년대에 실시한 역학조사에서 지방을 아주 많이 먹은 사람이 심장병으로 사망할 위험이 제일 크다고 발표했다. 그러나 보통 미국인보다 지방을 훨씬 더 많이 섭취하지만, 심장병 발병률은 상당히 낮은 아프리카 마사이족, 지중해 크레테 섬 주민, 그린란드 에스키모를 연구에서 제외했다는 점이 문제다. 특히 콜레스테롤이 많은 음식을 먹는 마사이족과 에스키모를 제외했다. 그들에 관한 자료가 콜레스테롤 관련 학설을 뒤흔들 정도로 눈에 거슬렸기 때문에, 그 자료를 쉽게 제외했다.

그러나 이 잘못된 상식은 비만과 2형 당뇨병을 현재와 같이 유행시키고 있는 미국당뇨협회 권장 식사처럼 저지방(그리고 높은 당부하지수) 식사를 권장하기에 이르렀다. 그러고 난 다음에는 침묵의 염증 인구가 증가하고야 말았다.

혈중 콜레스테롤치의 잘못된 상식

이전에는 오로지 혈중 총콜레스테롤치에만 관심을 두자고 했었다. 그런데 혈중 총콜레스테롤치가 심장병을 정확하게 예측해주는 뛰어난 지표가 아니라는 사실을 알았다. 그러나 심장마비를 가장 탁월하게 예방하는 아스피린이 염증을 줄이는 데는 뛰어나지만, 콜레스테롤치를 낮출 수 없다는 사실을 알았음에도 불구하고, 가능하면 혈중 콜레스테롤치를 많이 낮출수록 심장마비 예방에 유리하다는 학설을 뒤집지 못했다. 결국, 지금도 미국의 모든 심장 전문 의사의 최우선 과제는 혈중 콜레스테롤치를 낮추는 일이다.

심장병 환자에서 혈중 콜레스테롤치가 높은 경우가 더 많다는 것을 많은 역학조사로 알고 있었다. 그러나 저자는 심장학계에서 오로지 이를 근거로 혈중 콜레스테롤이 높은 것이 심혈관 사망의 원인이라고 신앙처럼 굳게 믿는 점이 못내 아쉽고 또 그렇게 믿는 까닭이 궁금했다. 더욱이 혈중 콜레스테롤치는 심장병이 없는 이보다 심장병 환자에서 5~10% 정도로 조금밖에 높지 않았다. 이 정도 차이라면, 그 차이가 얼마나 적은 지 프래밍험(Framingham) 연구에서 알 수 있다. 심장병 환자의 32%에서 총콜레스테롤치가 220mg/dl 이하였지만, 심장병이 없는 환자는 38%에서 총콜레스테롤치가 220mg/dl 이하였다. 또 같은 연구에서 47세 이후에 총콜레스테롤치가 높은 것이 심혈관 사망에 아무런 영향을 주지 않았다는 결과도 있었다. 유럽 MONICA 연구에서는 혈중 콜레스테롤치가 높은 것과 심장마비로 인한 사망 사이에는 관련이 없음을 확인했다. 핀란드에서는 생명을 위협할 정도의 심장마비를 일으켰으면 콜레스테롤치가 240mg/dl 정도로 높았는데, 프랑스에서는 심장마비 환자 중에서 콜레스테롤치가 240mg/dl 정도로 높은 환자는 겨우 20% 정도에 불과했었다. 이를 두고 프렌치 패러독스(French Paradox)라고 한다. 그런데도 총콜레스테롤치가 심장병 사망의 제일 큰 원인이라고 믿는다면, 프렌치 패러독스는 정말로 앞뒤가 맞지 않는 일일뿐이다.

심장전문의들은 혈중 콜레스테롤치로 심장병을 정확하게 예측하는 게 어려워지자, 다음과 같이 더 복잡하게 설명하기 시작했다. 총콜레스테롤치로 심혈관 사망을 정확하게 예측하기 어렵다면, 총콜레스테롤의 어떤 특정 성분이 심장병의 원인일 것이라면서, 저밀도 지단백(low-density lipoprotein: LDL) 입자에서 찾아낸 "나쁜" 콜레스테롤을 주요 원인으로 지목했었다. 그래서 "나쁜" 콜레스테롤에 대한 새로운 전쟁을 선포했다.

LDL 입자에서 두 가지 형태를 발견한 다음에는, 심장병 발병에 "나쁜" 콜레스테롤이 관여한다는 설명이 더욱더 복잡해졌다. 하나는 큰 솜털 모양의 LDL 입자(좋은 "나쁜" 콜레스테롤)로 동맥에 플라크를 만들 가능성이 거의 없다. 또 다른 하나는 작고 단단한 LDL 입자(나쁜 "나쁜" 콜레스테롤)로 심장병 발병위험을 높이는데 밀접하게 관련하고 있다. 즉 좋은 "나쁜" 콜레스테롤(큰 솜털 모양 LDL 입자)과 나쁜 "나쁜" 콜레스테롤(작고 단단한 LDL 입자) 두 가지가 있다. 혼란스러운가? 그렇다. 좋은 "나쁜" 콜레스테롤이 많으면 건강에 나쁜 영향을 끼칠 가능성이 적지만, 나쁜 "나쁜" 콜레스테롤이 많을수록 심장마비에 걸릴 위험이 더 큼을 이제는 알기 때문에, 이미 말한 대로 콜레스테롤과 전쟁을 치러야 하는 이는 모두 다 혼란스러울 수밖에 없다.

나쁜 "나쁜" 콜레스테롤 아니면 좋은 "나쁜"콜레스테롤을 가졌는지 아주 쉽게 확인할 수 있다. 오로지 중성지방(triglyceride: TG)과 HDL 콜레스테롤의 비율(TG/HDL)을 계산하면 된다. TG/HDL 비율이 2보다 적으면(수량, 분량, 양) 크게 해롭지 않은 큰 솜털 모양의 LDL 입자가 훨씬 많다. TG/HDL 비율이 4보다 크면, 총콜레스테롤이나 총 LDL 치와 무관하게 동맥경화 플라크 형성을 촉진하는 작고 단단한 LDL 입자가 상당히 많다. 그래서 저자는 총콜레스테롤과 총 LDL콜레스테롤 치가 아닌 TG/HDL 비율이 염증회복 존에 있는지 아닌지를 판단하는 혈액 지표 중 하나라고 제안한다.

심장마비와 TG/HDL 비율 사이의 연결고리는 하버드의대 연구진이 확인했다. 하버드의대 연구에서 TG/HDL 비율이 높을수록 심장마비 발생위험이 더 큼이 밝혀졌다. 그럼 심장마비가 얼마나 더 발생할까? 하버드의대 연구에서 TG/HDL 비율이 가장 높았던 경우는 제일 낮았던 경우보다 심장마비 발생위험이 16배나 더 높았다. 이 정도라면 심장마비 위험을 상당히 높이는 것이다.

폭넓게 보는 뜻에서, 다음 심장마비 위험인자들을 살펴보기로 하자.

심장마비 발생 위험인자 비교

위험인자	상대위험도(X=위험도 증가 배수)
위험인자 없이 건강한 경우	1(위험도 증가 없음)
총콜레스테롤 높음(200 이상)	2
흡연(하루 한 갑)	4
TG/HDL 비율 높음(7 이상)	16

위 자료를 보면, 무슨 까닭에 국가에서 TG/HDL 비율 증가에 전쟁을 선포하지 않았는지 안타까울 것이다. TG/HDL 비율이 높으면 심장병 발병위험을 훨씬 더 높인다. TG/HDL 비율은 대사증후군의 지표이면

서, 인슐린저항성이 진행하고 있음을 알려준다. 인슐린저항성은 비만, 2형 당뇨병으로 진행된 다음에 마침내 심장병을 재촉한다. TG/HDL 비율이 증가하면, 인슐린저항성 또한 증가하고 있다는 뜻이다. 인슐린치 증가는 아라키돈산을 엄청나게 많이 만들고야 만다. 아라키돈산을 많이 만들수록 침묵의 염증을 더 많이 만든다.

코펜하겐 연구(Copenhagen Male Study)에서 최근에 발표한 결과를 보면 TG/HDL 비율의 중요성을 알 수 있다. TG/HDL 비율이 1.7 이하로 낮으면서 건강한 이와 TG/HDL 비율이 6 이상으로 높으면서 건강한 이 중 어느 쪽이 심장병을 일으키는지 추적했었다. 흡연도 하고, 운동도 하지 않으며 또 고혈압도 있지만 TG/HDL 비율이 낮은 이가 흡연도 하지 않고, 운동도 규칙적으로 하는데 TG/HDL 비율이 높은 이보다 심장병 발병위험이 50% 정도 낮다는 결과를 보고 놀랐다. 결국, TG/HDL 비율을 낮추는 일이 금연하고, 규칙적으로 운동하는 것보다 심장병 예방에 훨씬 더 큰 도움을 준다. 그럼 흡연하고, 운동하지 않고 앉아서만 일해도 된다는 말인가? 또 혈압이나 혈중 콜레스테롤치를 소홀히 다뤄도 된다는 뜻인가? 절대 그렇지 않다. 심장병을 예방하려면, TG/HDL 비율을 낮출 수 있는 좋은 방법이 필요하다는 뜻이다.

콜레스테롤치를 떨어뜨리는 약을 복용해야만 할까?

다음은 흔히 있는 일이다. 혈중 콜레스테롤치가 높으면 의사는 콜레스테롤치를 떨어뜨리는 약을 처방한다. 처음에는 환자가 복용을 거부할지도 모른다. 증상이 없기에 아무렇지도 않다고 느끼기 때문이다. 그러나 의사가 거듭해서 권하면, 심장마비로 급사하기는 싫고 또 주위를 둘러보니 많은 이가 콜레스테롤치를 떨어뜨리는 약을 복용하고 있음을 알 수 있다. 그럼 어쩌겠는가?

약 복용을 결정하기 전에, 많은 정보를 찾아보고 꼼꼼히 검토해야 한다. 1970년과 1980년대에 생산한 콜레스테롤-강하제는 심장마비로 인한 사망을 막아준다고 해도 그리 대단하지는 않았다. 절대 바람직하지 않은 일이지만, 가끔 다른 원인에 의한 사망률까지 높이는 바람에 참으로 어처구니없는 일이 아닐 수 없었다. 그 다음 1994년에 스타틴이라는 새로운 콜레스테롤-강하제가 심장마비를 막는데 훨씬 더 탁월하다는 사실을 알았다. 심혈관계 연구원들은 그와 같은 약들이 “나쁜” 콜레스테롤치를 떨어뜨리는 마술 같은 약효를 발휘한다고 확신했었다.

다른 얘기지만, 인슐린 치를 떨어뜨리면 “나쁜” 콜레스테롤치도 떨어뜨린다.

밝혀진 바와 같이, 어쩌면 스타틴은 콜레스테롤치를 떨어뜨리지 않을 것이다. 그러나 스타틴은 예상보다 훨씬 더 폭넓게 작용한다. 스타틴은 간에서 C-반응 단백질(C-reactive protein: CRP)의 방출을 차단해서 아쉬운 대로 염증회복 기능을 담당한다. 염증의 엉성한 지표이기는 해도, CRP 치가 아주 높은 환자에게 스타틴을 복용시켰더니 심장병 사망률이 상당히 떨어졌다. CRP가 염증의 아주 뛰어난 지표는 아니지만, 스타틴은 우선 CRP 생성을 유도하는 IL-6

같은 염증진행 사이토카인 생성을 억제하지 못하기 때문에, 스타틴은 실제로 아주 뛰어난 염증회복제는 아니다. 스타틴은 오로지 간에서 CRP를 방출시키지 않을 뿐이다. 또 스타틴은 염증반응을 조정하는 Rho-gene을 억제한다고 여겨진다. 따라서 고용량 어유는 아라키돈산 생산을 감소시키므로 모든 형태의 염증을 약화시키지만, 스타틴은 오로지 특정 염증만 약화시켜서 심장마비 발생을 줄여준다. 스타틴이 LDL 콜레스테롤치를 떨어뜨리는 효능은 심장병 사망률을 떨어뜨리는 부수 요인에 불과하다.

게다가 스타틴이 기억상실, 근력감퇴, 간 손상, 신경 손상(neuropathy)에 이르기까지 수많은 부작용을 일으키는 점이다. 이 같은 부작용 때문에 환자의 절반가량이 1년 안에 스타틴 복용을 중단한다. 그러나 제약회사에서 밝히기 꺼리는 스타틴의 또 다른 부작용이 있다. 스타틴이 아라키돈산 생산을 엄청나게 증가시킨다. 따라서 스타틴을 오래 복용하면 결국에는 침묵의 염증을 확대시킨다는 뜻이다. 실제로 위약(placebo)을 복용하는 환자보다 스타틴을 복용하는 환자에서 침묵의 염증으로 발생하는 또 다른 질환 중 하나인 유방암이 훨씬 더 많이 발생했다. 앞으로 스타틴을 계속 복용하려 했다면, 결코 받아들이고 싶지 않은 사실이다.

저자는 스타틴을 권할까? 만약 존 다이어트와 존 라이프스타일 프로그램을 실천하지 않거나, 아직도 염증회복 존에 있는지 혈액검사로 확인하지 않았다면 스타틴 복용을 권하지 않는다. 그래도 스타틴을 꼭 복용하려면, 스타틴 복용으로 피할 수 없는 아라키돈산의 증가 때문에 이어지는 침묵의 염증을 감소시킬 수 있게 고용량 어유를 늘 보충해야 한다.

염증회복 존과 심혈관 사망률

이제는 지방이 많은 음식을 먹거나 혈중 콜레스테롤치가 높으면 심장병에 걸릴 가능성이 크다는 얘기는 과대 포장되었고, 침묵의 염증으로 심장병에 걸릴 위험성이 높다는 주장은 과소 평가되었다는 사실을 알아야 한다. 심장마비로 죽을까 염려한다면, 무엇보다 먼저 염증회복 존에 들어가야만 한다.

저자가 30년 전 처음 연구를 시작했을 때, 유전자에 들어있는 그대로 표현되지 않게 할 수 있는지 알고 싶었다. 저자의 유전자에는 조부, 부친, 숙부처럼 심장병으로 일찍 죽게 예정되어 있었다. 따라서 심장병의 실제 원인을 반드시 알아내고 싶었다. 저자에게는 콜레스테롤 이론보다는 오히려 염증 이론이 타당하게 여겨졌다. 그 결과 평생 염증을 컨트롤할 수 있는 염증회복 존 개념을 개발하기에 이르렀다.

건강한 사람들을 수년에 걸쳐 추적해서 무엇이 심장병을 일으키고 또 그것이 심장병을 일으키는 까닭을 밝혀낼 수 있는 전향적 연구

(prospective study)라야, 심장마비 발생을 가장 정확하게 예측할 수 있는 지표를 알아낼 수 있다. 전향적 연구는 비용이 아주 많이 들기 때문에, 실제로 시행하는 경우는 매우 드물다. 그러나 몇 안 되는 연구에서도 콜레스테롤치는 심장마비를 예측하는데 대단한 지표는 아니라고 밝혀졌다. 실제로 심장마비 발생 가능성과 관련이 높은 것은 모두 다 과다한 염증진행 아이카사노이드와 관련 있다. 염증진행 아이카사노이드는 저자가 권하는 식사법(존 다이어트)으로 조정할 수 있는 바로 그 호르몬이다.

저자의 첫 저서 《The Zone》에서 인슐린 치가 높은 것이 심장병의 주요 원인이라고 주장했다가 비판을 호되게 받았다. 당뇨병이 심장병 발생위험을 엄청나게 높인다는 당시의 정설에 도전했기 때문이다. 저자는 인슐린 치 증가가 심장병의 위험요인인 까닭은 인슐린 치가 증가하면 아라키돈산을 많이 생산해서 결국 염증반응을 확대시키기 때문이라고 설명했었다.

염증반응을 줄이는 일이 심장마비 사망률을 낮출 수 있을 정도로 강력하다면, 심장병 치료법은 간단하다. 침묵의 염증을 다스리는 식사에 어유를 더 추가하면 된다. 이것은 그린란드 에스키모가 콜레스테롤이 많은 고지방 식사를 하지만 실제로 심장병이 없다는 점을 1970년대 후반에 실시한 역학조사에서 확인함으로써 알게 되었다. 그러나 에스키모 식사가 콜레스테롤이 풍부한 고지방 식사라 해도 EPA와 DHA 같은 긴-사슬 오메가-3 지방산이 상당히 풍부했다. 반대로, 지방을 적게 섭취하는 일본인도 심장병 발병률이 매우 낮다. 그렇다 해도, 일본인이 섭취하는 지방에는 EPA와 DHA가 매우 풍부했다. 에스키모와 일본인의 공통점은 둘 다 SIP 치가 매우 낮다는 사실이다. 심장병 위험을 낮추는 데 영향을 주었던 것은 음식에 들어있는 콜레스테롤양이나 총 지방 섭취량이 아니고, EPA와 DHA를 풍족하게 섭취해서 침묵의 염증이 없었다는 사실이다.

이탈리아에서 이미 심장마비를 겪었던 심장병 환자에게 최고로 정제된 EPA와 DHA 농축액 1g 정도를 복용시켜 보았던 GISSI 실험에서, 어유의 이점을 분명하게 알아냈다. 위약(placebo)이나 비타민 E만 복용한 그룹과 비교하면, 어유를 3년 반 이상 복용한 그룹에서 심장 전류단절(electrical disruption)로 생명을 위협하는 심장마비가 갑작스레 발생할 위험이 45%, 전체 심혈관 사망률은 20% 그리고 전체 사망률은 10% 가량 줄어들었다. 이 정도 사망률의 감소는 스타틴 복용에서 얻은 모든 결과와 대등하다. 더욱이 실험을 시작하고 3개월이 채 지나기 전부터 사망률 차이가 나타나기 시작했다. 물론 먹은 음식 전체가 심장병 발병 위험을 줄이는 데 제일 큰 역할을 담당한다.

라이언 식사 심장 연구(Lyon Diet Heart Study)에서 먹은 음식이 제일 중요하다는 사실이 밝혀졌다. 이 연구에서 염증진행 오메가-6 지방산이 많고, 당부하지수가 높은 식사를 한 이와 비교했을 때, 염증진행 오메가-6 지방산이 아주 적고, 동시에 당부하지수가 낮은 식사를 한 심장마비 생존자에서 생명을 위협할 정도의 심장마비 발생을 70% 감소시킬 수 있었다고 발표했다. 더 주목할 만한 점은 당부하지수가 낮고 오메가-6 지방산이 적은 식사를 한 그룹에서 갑작스레 죽은 경우는 한 건도 없었다는 사실이다.

라이언 식사 심장 연구대상이었던 두 그룹 사이에서 무엇이 심혈관 사망률의 차이를 두드러지게 했는지 확인해보려고 혈액검사 결과를 살펴봤는데, 콜레스테롤이나 저밀도 콜레스테롤치에 아무런 차이가 없었다. 그러니 콜레스테롤이 생명을 위협할 정도의 심장마비를 일으킨다는 얘기는 이쯤 해두자. 두 그룹 사이에 근본 차이는 SIP에 있었다. 당부하지수가 낮은 식사를 했던 그룹에 속한 이들의 SIP는 6.1이었는데, 당부하지수가 높은 식사를 한 이들의 SIP는 9.0이었다. 그러므로 SIP가 30% 적은 것이 치명적 심장마비 발생을 70% 이상 감소시킨 것이다. 의사들이 알고 있는 그 어떤 약으로도 이 정도 결과를 얻지 못했다. 이러한 사실이 저자가 심장마비 발생을 가장 확실하게 예측할 수 있는 지표는 SIP라고 믿는 근거다.

라이언 식사 심장 연구결과가 상당히 눈에 띄었던 만큼, 저자는 연구대상 그룹이 염증회복 존에 들어가도록 존 라이프스타일 프로그램을 실천했었다면 훨씬 더 놀라운 결과를 얻었으리라 믿기에 조금 아쉽다. 연구대상 중에 세계에서 심장병 발병률이 가장 낮은 일본인처럼 SIP가 1.5에 해당하는 이는 아무도 없었다. 또 연구대상 두 그룹 모두에서 TG/HDL 비율이 3.4 정도로 여전히 높았다. 다시 말해서 인슐린 치가 충분히 떨어지지 않았고, 여전히 탄수화물을 지나치게 많이 먹었다는 것을 의미한다.

그래서 저자는 라이언 식사 심장 연구에서 존 다이어트와 함께 고용량 어유를 동시에 복용했으면 훨씬 뛰어난 결과를 얻었으리라 믿는다. 바로 이 식사 프로그램은 염증회복 존에 분명하게 들어있다고 확신할 정도로 TG/HDL 비율과 SIP 치를 감소시켰을 것이다. 전향적 연구로부터 얻은 모든 결과를 기준으로 살펴보면, 혈액검사 수치가 감소할 경우 치명적 심장병 발생위험을 한층 더 낮출 수 있다. 다음 표에서 알 수 있다.

지표	라이언 식사 당부하지수 높음	라이언 식사 당부하지수 낮음	염증회복 존에 대한 지표
침묵의 염증계수(SIP)	9.1	6.1	1.5
TG/HDL 비율	3.4	3.4	1
치명적 심장마비 위험	1.0	0.3	?

GISSI 연구와 라이언 식사 심장 연구처럼 심혈관 사망률을 낮추려고 식사 조절을 시도하면 기간이 오래 걸리고, 연구비도 많이 들기 때문에, 실제로 그와 같은 연구를 시행한 경우는 매우 드물다. 심혈관 환자에게 또 다른 식사요법 연구를 소개하지 않았다면 무책임할 뻔했다. 당부하지수가 높은 채식 위주 식사와 함께 운동과 스트레스 감소요법을 시도해봤다. 라이프스타일 연구에서는 심장병 환자를 두 그룹으로 나눴다. 하나는 미국심장학회에서 권하는 식사를 하는 그룹 그리고 저지방, 고탄수화물 채식을 하는 그룹이었다. 5년 뒤에 얻은 결과는 다음과 같다.

그룹	TG/HDL(처음)	TG/HDL(끝)	치명적 심장마비 발생
실험군 (채식주의자)	5.7	6.7	2
대조군 (미국심장학회)	4.3	4.3	1

라이언 식사 심장 연구와 GISSI 연구와 달리, 채식한 실험군에서 심장마비 발생 건수가 증가했음을 확인했었다. 운동을 더 하고 스트레스를 경감시키면 심장마비가 증가하지 않을 게 거의 확실하지만, TG/HDL 비율이 증가하면 심장마비가 더 많이 발생할 것도 확실하다. 지방은 아주 적지만, 당부하지수가 높은 식사를 하는 이는 가끔 중성지방치가 위험 수준까지 올라감을 몇 번이고 되풀이해서 확인했었다. 지난 20여 년 동안 미국심장학회에서 수많은 심장병 환자에게 지방은 적고 탄수화물이 아주 많은 식사가 검증된 심장병 환자 식사라며 권했었다 할지라도, 아직 확신하지 못하기에 더 실험해봐야 한다고 생각한다. 저자는 GISSI 연구와 라이언 식사 심장 연구결과로부터 다른 경우를 밝혀냈다고 생각한다. 실제로 미국심장학회에서 언젠가 한 번은 저자의 견해에 동의하려는 기미가 보였었다. 심장병 관련 의학잡지 (Circulation) 1988년 판에서 지방이 아주 적은 식사에 관해 다음과 같이 그들의 입장을 발표했었다.

잠시 지방이 아주 적은 식사를 하면 저밀도 콜레스테롤치는 떨어뜨리지 않고, 중성지방치를 높이고 고밀도 콜레스테롤치를 떨어뜨린다.

바꿔 말하면, 중성지방이나 인슐린치가 높은 노인 또는 아주 젊은이에서는 중성지방 증가, 고밀도 콜레스테롤 감소, 영양 문제 가능성을 항상 염두에 둬야 한다.

지방이 아주 적은 식사는 현재 권장하고 있는 식사 가이드라인과

매우 동떨어져 보이기 때문에, 전 국민에게 권하기 전에 유리한지 안전한지 미리 검증해야 한다.

미국심장학회에서 지방이 아주 적고 당부하지수가 높은 식사를 반드시 적극적으로 권장하고 있지는 않다. 저자는 대체로 미국심장학회 식사 가이드라인과 다른 견해를 갖고 있지만, 적어도 지방이 아주 적은 식사를 추천하는 점에는 동의한다.

요약

염증회복 존에 도달하는 게 심장마비 사망을 방지하는 최선의 길이다. 염증회복 존에 도달하는 가장 빠른 길은 존 라이프스타일 프로그램을 실천하는 일이다. 침묵의 염증을 조절하면, 심장병으로 죽을 위험을 침묵의 염증이 지금처럼 증가하지 않았던 20세기 초 수준으로 상당히 낮출 수 있다.

제16장
암과 침묵의 염증

심장병보다 암으로 죽을 가능성이 훨씬 적어도, 암을 치료할 때 비참할 정도로 고통을 받기 때문인지 암을 오히려 더 두려워한다. 미국은 이제까지 암과의 전쟁에 약 300억 달러를 쏟아부었지만 아직도 확실한 치료법이나 예방법을 개발하지 못했다. 그래서인지 암 치료법은 자르고(수술), 독물(항암제)투여하고, 태우는(방사선치료) 방법 세 가지가 으뜸이라고 여전히 동네방네 알리고 있다. 설령 이 끔찍한 세 가지 치료법으로 환자 수명을 연장시킬 수 있을지라도, 삶의 질을 높게 유지하기에는 절대로 완벽하지 않다.

그래도 암에 덜 걸리는 방법 몇 가지는 알고 있다. 과일과 채소를 많이 먹으면 암을 예방할 수 있다. 또 염증회복 소염제를 일정량 꾸준히 복용해도 암 발생을 줄일 수 있다. 동물실험에서도 고용량 어유를 먹이면 몇 가지 암의 진행을 느리게 하거나 회복시킨다고 했다. 이런 자료가 암 예방에 도움이 되는 근거는 뭘까? 저자는 침묵의 염증을 멈춰 세우고 회복시키는 데 답이 있다고 생각한다.

오래전부터 과일과 채소를 충분히 먹으면 암을 예방할 수 있다고 알고 있었다. 이제까지 채소와 과일에 들어있는 피토케미컬(phytochemical)이 암을 예방하는 핵심이라고 생각했었다. 하지만 한 개 식품에 피토케미컬이 무수히 많이 들어있는데, 그 중에서 암을 예방하리라 여겨지는 한 개의 피토케미컬을 꼭 집어낼 방법이 있는가? 실제로 제약회사들이 피토케미컬을 분리해서, 암 예방약을 만들려고 노력했었다. 비타민으로도 시도했었지만 실패했었다. 한편 베타-캐로틴을 복용하면 오히려 폐암 환자가 늘어난다는 사실도 확인했었다. 그럴 수 있는 까닭은 피토케미컬이 본래 항산화 기능이 우선이라서, 침묵의 염증을 회복시킬 가능성은 그리 크지 않기 때문이다.

그러나 같은 역학 자료를 달리 해석할 수도 있다. 과일과 채소를 많이 먹으면 당부하지수가 높은 탄수화물 식품을 당부하지수가 낮은 탄수화물 식품으로 대체하는 것이다. 그러면 인슐린을 적게 분비한다. 인슐린을 적게 분비하면, 침묵의 염증을 거세게 부채질하는 과도한 체지방을 줄일 뿐 아니라, 아라키돈산 생산을 증가시키는 델타-5-탈포화효소(D5D)의 활성을 떨어뜨린다. 과일과 채소를 많이 먹으면 아라키돈산 합성을 줄일 수 있는 점이 엄청난 보너스며 핵심이다. 바꿔 말하면, 침묵의 염증을 감소시킨다.

암 근본 원인이 염증이라면 염증을 가라앉히는 소염제를 복용하면 부작용을 피할 수는 없더라도, 틀림없이 암 발생위험을 줄여줄 것이다. 실제로 소염제를 많이 복용할수록, 대장암·유방암·난소암 발생을 줄일 수 있음을 확인했다.

소염제가 암 발생을 줄여준다면, 소염작용을 하는 어유는 어떨까? 말할 것도 없이, 많은 동물실험에서 고용량 어유로 암 덩어리가 커지는 속도를 상당히 줄였다고 보고했었다. 동물에 암세포를 심어놓고 옥수수기름 같은 염증진행 오메가-6 지방산을 고용량으로 먹였더니, 암 사망률이 상당히 증가했다는 사실을 오래전부터 알고 있었다.

반대로, 암세포를 심어놓은 동물에게 어유 보충제를 먹였더니, 놀랄 정도로 암 덩어리가 줄어들고, 더 오래 살았다. 확실히 앞뒤가 맞는 일이다. 염증진행 오메가-6 지방산을 먹은 동물은 "나쁜" 아이카사노이드를 더 많이 만들었고, 어유를 먹은 동물은 "좋은" 아이카사노이드를 더 많이 만들었다. 결국 "좋은" 아이카사노이드와 "나쁜" 아이카사노이드 사이의 균형이 암 환자의 삶과 죽음을 결정한다.

암세포의 유전자 장치를 바꾸는 능력이야말로 어유로부터 얻을 수 있는 또 다른 항암효과다. 어유를 고용량 투여하면 전립선 암세포가 전이할 가능성을 눌러버리는 특정 단백질 합성을 확실하게 증가시킴을 알게 되었다. 이러한 사실로 생선을 먹은 미국인에서 전립선 암세포 전이 속도가 늦춰지고, 또 생선을 많이 먹는 일본인에서 전립선암 사망률이 현저하게 낮은 까닭을 설명할 수 있게 되었다.

암의 진짜 원인은 무엇인가?

무엇이 정상 세포를 빠르게 분열시켜 암세포를 만드는지, 정말 아무도 모른다. 평소에는 정상궤도를 벗어난 암세포를 잘 찾아내서 모두 다 파괴해버리던 면역시스템이, 무슨 까닭에 암세포를 파괴하지 못해 암세포가 분열하고 커져서 암 덩어리로 되는지 아무도 모른다. 그래도 이렇게 설명할 수는 있을 것이다. 많은 침묵의 염증을 감당하느라 면역시스템이 혹사당해서, 제 기능을 발휘하지 못하기 때문이다. 다음에서 암이 자라는 몇 가지 주요 기전과 그 기전에 염증이 어떻게 관여하는지 소개하겠다.

전이(metastasis)

암이 정말로 무서운 까닭은 암 덩어리 자체가 아니라 암이 원래 있던 곳에서 가까운 곳으로 퍼지거나 멀리 떨어진 다른 부위로 이동(전이)한다는 사실이다. 수산화지방산(hydroxylated fatty acids)이라는 "나쁜" 아이카사노이드가 전이를 촉진한다. 아라키돈산으로부터 만들어지는 이 "나쁜" 아이카사노이드는 떨어져 나와 혈류에 떠다니는 암세포를 먼 곳으로 실어 날라 뿌리내리게 한다. 독특한 수산화지방산 하나(12-HETE)는 혈관 내부를 싸고 있는 내피세포를 부풀려서, 암세포가 원래 암으로부터 아주 멀리 떨어진 장기 안으로 파고 들어가 그곳에서 암으로 자라게 한다고 알고 있다. 이와 같은 수산화지방산 생산을 줄일 수 있는 최상의 방법은 아라키돈산을 적게 만들어서 모든 "나쁜" 아이카사노이드 생산을 줄이는 방법과 같다. 고용량 어유를 복용해서 SIP 치를 낮추면 가능하다.

세포자살(apoptosis)

흔히 암세포가 마구잡이로 자란다고 생각하지만, 다르게 설명할 수도 있다. 어쩌면 죽을 때를 알려줘야 하는 시계가 작동하지 못하는 세포를 암세포라 할 수 있다. 신체가 제 기능을 발휘하며 살아가려면 예정된 세포 죽음 또는 세포자살이 꼭 필요하다. 만약에 세포자살이라는 현상이 없다면, 신체의 낡은 세포를 젊은 세포로 바꿔 계속해서 재생시킬 방법이 없다.

지금까지 많은 전문가가 암이란 없애야 할 적이라 했다. 왜냐하면, 암세포는 죽지않고 맹렬히 분열하기 때문이다. 따라서 죽지 않는 세포를 어떻게 다뤄야 할지 골칫거리였다. 그렇지만 이제까지와 달리 또 다른 많은 전문가가 죽지 않는 세포를 긍정적으로 보기 시작했다. 즉 암세포는 죽는 방법을 잊어버렸지만 건강한 세포라는 것이다.

현재 시험 중에 있는 몇 개 새로운 항암제는 세포자살을 유도하도록 만들었다. 문제는 정상 세포와 암세포 모두 세포자살에 성공해서, 심한 부작용을 초래한다는 점이다. 그러나 암세포에서만 세포자살이 일어나게 하려면, 고용량 어유를 복용하면 되리라 생각한다. 어유는 정상 세포에서는 항암제나 방사선치료가 일으키는 무서운 부작용을 피하고, 암세포에서는 훨씬 더 쉽게 세포자살을 유도하는 아주 뛰어난 효과를 가진 암 치료 보조제일 것이다.

혈관신생(angiogenesis)

암 덩어리는 정상 부위에 공급하는 영양소를 가로채서 자란다. 영양소를 가로채려고 암 덩어리에서 혈관이 새로 나오는 현상을 혈관신생이라 한다. 암 연구의 최종 목표는 암 덩어리에서 뻗어 나오는 혈관신생을 억제하는 화합물을 찾아내는 일이다. 실제로 가장 강력한 "나쁜" 염증진행 아이카사노이드 중에서 류코트리인(leukotrienes)이 혈관신생을 촉진한다고 밝혀냈다. 류코트리인은 아라키돈산으로부터 만들어지기 때문에, SIP 치를 개선시키면 "나쁜" 염증진행 아이카사노이드 치를 낮출 수 있다.

말기증상(cachexia)

암 말기에 이르면 쇠약해지다가 끝내 피골이 맞닿은 말기증상에 시달리는 일이 가장 두렵다. 체중이 빠르게 감소하면, 대체로 회복 가능성이 없다. 종양괴사인자(tumornecrosis factor: TNF)로 알고 있는 염증진행 사이토카인이 증가하면 말기증상이 빠르게 진행한다. 어유가 종양괴사인자 방출을 억제한다고 알고 있어서, 고용량 어유를 충분히 보충해주는 식사를 하면 완전히게 회복시키지는 못해도 체중이 덜 빠져 수명을 연장할 수 있다.

실제로 있었던 일이다. 말기증상이 있는 환자는 체중이 계속 줄지만, 말기증상이 있어도 긴 사슬 오메가-3 지방산을 매일 복용했더니 체중이 증가했다. 후속 연구에서 말기 췌장암 환자에게 긴-사슬 오메가-3 지방산을 하루에 18g까지 복용시켰었다. 두 연구에서 어유를 복용한 말기 암 환자가 예상 생존 기간을 넘어 훨씬 더 오래 살았었다.

인슐린과의 관계

오래전 1919년쯤에는 혈당이 높을수록 암 환자의 경과가 더 나쁘다며, 암 환자 경과를 혈당치로 예측했었다. 암세포가 포도당이 많이 필요한 무산소 상태에서 제일 잘자라기 때문이다. 한편 인슐린저항성이 혈당을 높인다. 또 혈당을 높이는 인슐린저항성이 인슐린 치도 높인다.

이처럼 인슐린이 지나치게 많으면, 암 덩어리에서 세포분열을 한층 더 촉진하는 성장인자 역할을 한다. 그래서 과다 혈당은 암세포를 먹여 살리고, 과다 인슐린은 암세포 분열을 촉진한다. 결국, 과다 인슐린은 모든 염증진행 아이카사노이드의 직전 물질인 아라키돈산 합성을 촉진한다. 실제로 이러한 사실 때문에 당부하지수가 낮은 식사를 한 이보다 파스타처럼 녹말이 많아 당부하지수가 높은 식사를 한 사람에게서 암 발생위험이 높았다는 이탈리아 역학 조사결과를 설명할 수 있다. 인슐린저항성과 암이 동시에 있으면 치명타다. 따라서 암 진단을 받았다면, 인슐린저항성이 함께 있어도 좋다고 할 이는 아무도 없다.

염증회복 존에서 암과 잘 지내기

심장병이나 당뇨병을 말끔하게 고친 이가 없듯이, 여태까지 암을 완치한 환자가 없다는 사실은 불행이다. 특히 암 치료를 방해하는 라이프스타일을 따라 하면 언제든지 암이 재발할 수 있음을 안다면, 반드시 암과 잘 지낼 방법을 제대로 배워야 한다.

염증회복 존에 있으면 암과 잘 지낼 수 있는 최상의 보호막이다. 또 염증회복 존은 암세포가 도저히 살아남을 수 없는 환경이므로, 재발을 방지하는 제일 나은 선택이다. 염증회복 존에 있으면 암세포 생존에 꼭 필요한 포도당 같은 영양소를 박탈하고, 인슐린 치를 떨어뜨려 암세포의 빠른 분열을 방해한다. 또 염증회복 존에 있으면 아라키돈산 생성이 줄어서, 면역시스템을 억제하는 "나쁜" 아이카사노이드의 공급을 차단해 버리는 점이 가장 주목할 만하다. 결국, 감시시스템 역할을 하는 면역시스템이 암세포를 더 쉽게 찾을 수 있어서, 암세포를 파괴할 가능성이 커진다.

염증회복 존에 있으면 곧바로 어떤 일이 일어나는지 저자는 알았었다. 10대 때 악성뇌종양에 걸렸던 샘(Sam) 얘기를 해보련다. 항암제가 뇌종양에 도달하려면 혈액-뇌장벽(blood-brain barrier)을 통과해야 하는데, 항암제는 혈액-뇌 장벽을 통과하기 매우 어려우므로 모든 암 중에서 뇌종양 치료가 가장 어렵다. 샘 부모는 아들을 세계에서 제일 우수한 어린이 암 센터에 데려갔지만, 병세는 조금도 좋아질 기미가 없었다. 그래도 희망을 버리지 않고, 고용량 방사선치료와 고용량 항암요법 같은 매우 위험한 치료를 받아야 했다.

엄마로서 할 수 있는 일이 또 뭐가 있는지 저자에게 물었다. 저자는 존 다이어트 식사와 고용량 어유 복용을 아주 철저하게 지키라고 권했다. 샘의 SIP 치를 기준으로 어유 복용량을 결정했다. 샘이 염증회복 존에 들어가려면, 고도로 정제된 EPA/DHA 농축액 10g을 매일 복용해야 했다.

2년 동안 치료 프로그램을 진행하면서 몇 가지 놀랄만한 일이 일어났다. 첫째, 방사선이나 항암요법을 받고 나면 늘 피로했지만, 같은 치료를 받은 다른 아이들이 느끼는 정도는 아니었다. 실제로 항암치료를 받는 기간 내내 샘은 다른 아이들과 달리 결석하지 않고 학교에 계속 다닐 수 있었다. 더욱이 항암치료를 받는 다른 아이들과 달리 샘의 백혈구 수치는 줄지 않고 오히려 증가했었다. 결국, 2년 치료 기간이 끝나고 나서, 샘은 뇌종양 "완치" 판정을 받았다. 그러나 의료진은 조심스럽게 인지 테스트를 권했었다. 샘과 부모는 샘이 고등학생 때 치료를 받으면서도 우등상을 받았기 때문에, 인지 테스트를 꼭 받아야 하는지 의

아하게 여겼지만, 테스트에 동의했다. 예상했던대로 샘의 인지능력은 탁월했다. 그래서 의사들은 샘 부모에게 샘이 중대한 신경 손상 없이 뇌종양 치료 일정을 다 참아내고 완치판정을 받은 첫 어린이 환자라 말하면서 놀라워했다. 실제로 샘은 고등학교 졸업 후에 상당히 우수한 대학에 입학했었다.

샘은 어찌해서 유례없이 뛰어난 치료 효과를 얻을 수 있었을까? 항암제와 달리, 그가 복용한 고용량 EPA/DHA 제제는 혈액-뇌 장벽을 넘어 뇌에 도달하는 데 전혀 어려움이 없었다. 고용량 EPA/DHA 제제가 뇌에 도달하면 항암제와 방사선에 노출된 정상 신경세포는 보호받지만, 암세포는 세포자살을 더 많이 감행한다. 그리고 존 다이어트로 인슐린 치를 철저하게 조절하면, 고용량 어유의 염증회복 작용이 강화된다.

암 치료를 받는 중에 반드시 염증회복 존에 들어가야 하는 까닭은 표준치료법을 바꾸려는 게 아니라, 치료 효과를 높이고 부작용을 줄이려는 것이다.

암을 예방할 수 있을까?

현재 널리 적용하고 있는 항암요법의 몹쓸 부작용을 고용량 어유로 줄일 수 있다면, 암 발생 가능성도 줄일 수 있을까? 염증진행 아이카사노이드를 만드는 COX-2 효소의 증가가 수많은 종양과 밀접한 관련이 있다는 사실을 잘 알고 있다. 정상인의 세포보다 유방암과 전립선암 환자로부터 채취한 암세포의 EPA와 DHA 농도가 더 낮음을 알고 있다. 게다가 생선을 많이 먹는 여성은 유방암에 잘 걸리지 않는 것도 알고있다. 이러한 사실로 침묵의 염증을 통제할 수 있으면 암을 예방할 수 있다고 볼 수 있다.

암세포에서 EPA와 DHA를 증가시켜 아라키돈산을 감소시키면, 단단히 벼르고 있는 COX-2 효소의 영향력을 꺾을 수 있다. 이는 COX-2 효소의 작용을 받는 물질인 아라키돈산의 공급을 차단하기 때문에 가능하다. 결국, COX-2 효소가 증가하더라도, 암을 빨리 자라게 하는 프로스타글란딘 E2 같은 염증진행 아이카사노이드를 만들 가능성이 상당히 줄어든다. 본래 프로스타글란딘 E2는 암세포가 보이지 않게 가리는 특수 방어막 역할을 해서, 면역시스템이 암세포를 비정상 세포로 인식하지 못한다.

프로스타글란딘 E2 생산을 중지시키면, 암세포는 더는 면역세포를 피해 숨을 수 없어 면역세포 공격으로부터 무방비 상태에 놓이고 만다. 아라키돈산을 감소시켜 침묵의 염증을 줄이면, 암 혈관신생에 중요한 류코트리인 같은 염증진행 아이카사노이드의 공급마저 차단하는 셈이다. 자세히 살펴보면, 암세포가 면역시스템에 포착되지 않으려고 또 다른 부위로 퍼지고 파고 들면서 영양분 조차 암세포로 끌어들이려고 악착같이 활용하는 암세포의 생존전략(molecular tools)을 무력화시키는 것이다.

저자는 침묵의 염증을 줄이는 아주 조그만 예방이 비참한 부작용을 피할 수 없는 항암제 치료보다 훨씬 더 낫다고 믿는다. 샘과 부모가 항암제와 방사선치료 부작용을 극복할 수 있는 대책을 마련한 덕분에 다행히 완치할 수 있었다. 샘은 염증회복 존에 있었기 때문에 놀랄 만한 결과를 얻을 수 있었다는 사실을 잘 알고 있다. 샘은 암 진행을 촉진하는 염증진행 아이카사노이드를 적게 만들고 동시에 염증회복 아이카사노이드는 많이 만들 수 있었는데, 항암제로는 불가능한 일이었다.

요약

침묵의 염증을 줄이는 게 암 예방의 전부다. 우선 과일과 채소를 많이 먹고, 당부하지수가 높은 탄수화물 식품을 적게 먹어서 인슐린 분비를 조절하는 일이다. 바로 존 다이어트에 맞는 식사법이다. 다음으로 SIP 치가 1.5~3 범위에 들어가도록 고도로 정제된 EPA/DHA 농축 제품을 알맞은 양 복용하면 된다. 현재 암을 치료하고 있다면, 이상의 식사요법을 지켜야 암 치료에 따른 부작용을 확실하게 피할 수 있다.

물론 아무런 조치도 취하지 않고 항암제와 방사선치료 같은 표준 치료법이 암세포만 죽이고, 정상 세포는 온전하게 놔두기를 바랄 수도 있다. 그러나 실제로는 그와 같은 것을 기대할 수 없는데, 무슨 까닭에 감당하기 어려운 항암치료의 부작용에 온몸을 맡기려 하는가? 그러지 말고, 더욱더 이치에 닿는 방법인 염증회복 존으로 들어가라.

제17장
뇌질환과 침묵의 염증

의학에서 신경을 담당하는 뇌가 마지막 남은 미개척 영역이다. 뇌는 수수께끼 투성이 이다. 언어, 사랑, 미움, 창조 등을 담당하는 뇌 부위를 정확하게 알아내려 하지만, 뇌 구조가 복잡해서 아는 게 별로 없다.

신경 기능이 복잡한 만큼 침묵의 염증에 매우 민감하다. 다른 부위라면 아주 아프다고 느꼈을 테지만, 뇌에는 통증을 감지하는 수용체가 없어서 침묵의 염증이 상당히 진행될 때까지 통증을 전혀 모르고 지낼 수 있다. 그래서 신경계 질환이 상당히 무섭다. 뇌가 염증 공격을 받고 있어도 아주 늦게까지 알지 못해 돌이킬 수 없는 병이 되고야 만다. 예를 들어, 알츠하이머병으로 치매에 걸리면, 현대의학으로도 이미 진행된 뇌 손상을 회복시킬 수 없다. 새로운 약이라 해도 알츠하이머병 진행속도를 늦추는 정도일 뿐, 뇌 기능을 정상으로 되돌릴 수는 없다.

따라서 뇌 질환을 예방할 수 있는 최상의 수비는 강력한 공격뿐이다.

다시 말해서, 평생 침묵의 염증을 다스려야 한다. 침묵의 염증을 다스리는 첫 번째 염증회복 약이 고용량 어유다. 혈관-뇌 장벽을 통과하기 어려운 다른 약과 달리, 어유에 들어있는 긴 사슬 오메가-3 지방산은 혈관-뇌 장벽을 통과할 수 있다. 실제로 뇌에서 수분을 뺀 무게의 60%는 지방인데, 상당량 지방이 신경전달, 시력, 에너지 생산에 없어서는 안 될 DHA로부터 만들어진다. 그래서 옛 어른들이 어유를 "머리에 좋은 음식"이라고 했었다.

어유가 그렇게 중요하다면, 어유를 적게 먹었을 때 뇌 기능이 위태로워지지 않을까? 침묵의 염증으로 신경계 질환에 잘 걸리지 않을까? 두 질문에 대한 답은 분명히 '그렇다!'이다.

이전 인구통계 자료에서 일본처럼 생선 소비량이 아주 많은 나라 국민이 우울증 같은 신경계 질환에 걸릴 위험이 제일 낮다는 사실을 알 수 있었다. 미국인이 음식으로 섭취하는 어유량은 20세기를 지나 지금까지 끊임없이 감소하고 있다. 현재 EPA와 DHA 섭취량은 100년 전 섭취량의 겨우 5% 정도로 추정한다. 같은 기간에 식용유(vegetable oil)를 먹기 시작하면서 염증진행 오메가-6 지방 섭취가 엄청나게 증가했다. 인슐린치의 상당한 증가와 더불어 오메가-6 지방 섭취 증가로 신경계 질환 발생이 급격하게 증가했음을 쉽게 설명할 수 있다. 간단히 말해서, 과거보다 훨씬 더 많은 침묵의 염증이 뇌에 자리 잡고 있다.

최근 고도로 정제된 EPA/DHA 농축액이 등장하면서, 뇌의 DHA와 EPA 농도를 안전하게 높일 수 있다. 뇌의 염증회복 지방산 농도를 충분히 높일 수 있으면, 침묵의 염증으로 발생하는 뇌신경계질환을 줄일 수 있다. 이미 신경 기능에 손상이 왔더라도, 결국에는 원상 복구할 수도 있다는 점이 더욱 주목할 만하다. 따라서 고도로 정제된 새로운 어유로서는 가치를 인정받을 수 있는 절호의 기회를 잡은 셈이다. 드디어 뇌에서 침묵의 염증과 싸울 수 있는 만큼 충분한 양을 공급할 수 있는 어유 제품을 갖게 되었다. 노인이 근력 강화 운동으로 잃어버린 근육을 되찾을 수 있듯이, 저자가 권하는 존 다이어트를 실천해서 염증회복 존에 들어가면 뇌신경계질환 환자도 원래의 뇌 기능을 되찾을 수 있다고 믿는다.

알츠하이머병

나이 들면서 몸이 고장 나기 전에 뇌가 먼저 고장 나는 알츠하이머병이 가장 무섭다. 65세까지는 미국인의 1~5% 정도가 알츠하이머병에 걸리지만, 85세가 되면 알츠하이머병 환자가 50%에 이를 정도로 엄청나게 증가한다. 한편 2040년에는 노인요양원에 병원보다 10배 이상의 환자용 침대가 더 필요하리라 추정한다. 게다가 노인요양원 중에서 알츠하이머병 전문 요양원에 입원해야 한다면, 앞날이 더 캄캄할 것이다.

안타깝지만 아직 알츠하이머병을 초기 단계로 되돌릴 수 있는 약은 없다. 설령 알츠하이머병 진행속도를 늦출 수 있다며 적극적으로 추천하는 약이라도, 해당 제약회사로부터 연구비 지원을 받지 않아 제약회사 눈치를 보지 않고 자유롭게 시행한 몇 안 되는 연구에서는 그런 효과를 확인할 수 없었다. 오로지 알츠하이머병이 염증 상태라는 사실을 인정해야만, 알츠하이머병을 치료할 수 있다.

동맥벽에 플라크(plaque)가 쌓여, 혈관을 막아 심장마비를 일으키는 과정과 비슷하게, 뇌에 아밀로이드 플라크가 쌓여서 알츠하이머병이 발생한다고 알고 있다. 실제로 유전요인 때문에 심장마비에 걸릴 가능성이 있는 사람이 알츠하이머병에 걸릴 위험이 훨씬 크다. 따라서 한가지 염증회복 전략으로 심장마비와 알츠하이머병 둘 다 예방할 수 있다. 실제로 약 2,300년 전에 히포크라테스는 "심장에 좋은 것은 모두 다 뇌에도 좋다."라고 했었다.

염증을 줄이면 심장에 좋으므로, 당연히 뇌에도 좋다. 그렇다는 증거도 있다. 소염제를 규칙적으로 복용한 이는 그렇지 않은 이보다 알츠하이머병에 훨씬 덜 걸린다는 역학조사도 있다.

물론 저자는 비스테로이드 소염제(NSAIDs)의 부작용 때문에 장기 복용을 권하지 않는다. 그러면 알츠하이머병 발생을 줄일 수 있는 식사요법이 있을까? 자료를 찾아보자. 85세 이상 노인을 살펴보면, 생선을 먹지 않은 노인보다 많이 먹은 노인에서 알츠하이머병이 40%가량 적게 발생했다는 통계 자료가 있다. 또 다른 병으로 사망한 이의 뇌보다 알츠하이머병으로 사망한 이의 뇌에 DHA가 30%가량 적었다고 부검으로 확인했었다. 이제까지와 뚜렷하게 다른 프래밍엄 심장연구(Framingham Heart Study) 자료를 보면, 혈액 내 긴 사슬 오메가-3 지방산 농도가 제일 낮은 환자에서 알츠하이머병이 발생할 가능성이 67% 더 높다고 했다. 더욱이 또 다른 중재연구(intervention study)결과를 보면, DHA를 보충했을 때 알츠하이머병 환자의 인지기능을 향상시킬 수 있다고 했다. 알츠하이머병에 걸리도록 유전자를 조작해놓은 쥐에게 DHA를 보충해주면 뇌 질환의 진행속도를 늦출 수 있었다.

식용유에 들어 있는 것과 같은 가장 강력한 염증진행 오메가-6 지방산을 먹은 이에서 알츠하이머병 발생이 250% 증가했다는 사실이 더 나쁜 일이다. 기억하자, 아라키돈산 생성을 증가시키는 바로 그 오메가-6 지방산을 지나치게 많이 섭취했기 때문이다. 따라서 염증진행 아이카사노이드를 많이 만들면, 십중팔구 알츠하이머병 발생위험이 커진다는 사실을 쉽게 설명할 수 있게 되었다. 저자는 알츠하이머병 환자 SIP치가 또래 정상인 SIP치보다 더 높을 것이라 가정했었다. 그런데 이 가설은 캐나다 겔프(Guelph)대학 쥴리 콩커(Julie Conquer) 연구에서 바로 확인되었다. 알츠하이머병 환자 SIP치가 건강한 이 보다 거의 두 배나 높았다. 따라서 SIP치는 향후 알츠하이머병에 걸릴 위험을 예측하는데 활용할 수 있다. 그러므로 SIP치를 빨리 확인할수록 좋다. 실제로 정확하지는 않아도 염증이 있음을 어느 정도 알려주는 지표라 할 수 있는 C-반응 단백질(CRP)치가 높은 중년 남자는 25년 후에 알츠하이머병에 걸릴 위험이 세 배나 높다고 최근 연구에서 발표했다.

알츠하이머병의 원인인 염증을 회복시키려면, EPA와 DHA를 얼마큼 복용해야 할까? 건강에 아무런 문제가 없어도 SIP치를 1.5~3으로 유지하려면 하루에 2.5g 정도 복용해야 한다. 만약에 이미 알츠하이머병에 걸려있으면, 훨씬 더 많이 필요하다. 저자가 300명 이상을 대상으로 실시했던 연구에서 알츠하이머병 환자의 SIP치를 낮추려면 하루에 20g 정도는 필요했었다. 왜 그렇게 많은 양이 필요할까? 알츠하이머병 환자는 오메가-3 지방산의 베타 산화작용(beta oxidation)을 증가시켜, 혈중 EPA와 DHA치를 눈에 띄게 감소시킨다. 즉 EPA와 DHA가 염증 회복 기능을 발휘해야 할 조직에 저장되는 대신에, 에너지 공급원으로 제공되어 몽땅 연소되고 만다. 따라서 SIP치를 적정 수준까지 떨어뜨리기 위해 EPA와 DHA 혈액 농도를 일정 수준으로 유지하려면, EPA/

DHA 농축액이 상당히 많이 필요하다.

알츠하이머병을 예방하고 치료하려면, 인슐린도 당연히 조절해야 한다. 인슐린저항성이 있는 신경세포가 아밀로이드 플라크 생성을 강하게 유발한다는 사실이 밝혀졌다. 한편 고용량 어유를 복용하고, 인슐린을 조절하면 염증회복 존에 있음을 확인해주는 지표(biomarker) 수준을 낮출 수 있다.

결국, 알츠하이머병을 잘 관리하려면, 평생 염증회복 존에서 지내야 한다. 염증회복 존에 들어가려면, SIP치를 때 맞춰 측정해서 그것에 맞게 어유 복용량을 결정하고, 또 침묵의 염증이 심해지지 않도록 인슐린치도 조절해야 한다. 알츠하이머병 초기이거나, 가족 중에 알츠하이머병 환자가 있었다면 존 라이프스타일 프로그램이 유일한 희망은 아닐지라도, 최선의 치료법이다.

다발성경화증

알츠하이머병처럼 다발성경화증도 분명히 염증과 관련이 있다. 다발성경화증에서는 염증이 진행 중이라서, 전기가 통하지 않게 입혀 놓은 전깃줄의 고무 피복처럼 신경세포를 덮고 있는 절연 막(insulating membrane)이 벗겨져서 절연기능을 상실한다. 그러면 신경세포는 신호를 전달하기 어렵다. 다발성경화증의 근본(molecular) 원인을 확실히 모르지만, 다발성경화증이 나타나기 전에 염증이 먼저 관여하는 점에는 모두 다 동의한다.

모든 염증이 그렇듯이, 다발성경화증도 염증진행 아이카사노이드를 많이 만드는 점이 특징이다. 현재 염증회복 사이토카인으로 작용하리라 여겨지는 베타-인터페론을 일주일마다 주사하는 치료법을 많이 활용하고 있다. 베타-인터페론을 주사하는 근거는 감마-인터페론 같은 염증진행 사이토카인 생산을 억제해서 다발성경화증이 악화되는 속도를 늦출 수 있기 때문이다. 그러나 약값이 아주 비싼 베타-인터페론을 주사하지만, 안타깝게도 환자의 겨우 1/3에서만 만족한 치료 효과를 얻을 수 있다. 즉 다발성경화증 환자에게 쓸 수 있는 유일한 치료법이기에 어쩔 수 없이 선택할 뿐이다.

그러나 고용량 어유는 약이 아니면서도 다발성경화증 환자에서 훨씬 나은 효과를 기대할 수 있다. 다발성경화증 환자 뇌에는 DHA가 적은데, 다행히 긴-사슬 오메가-3 지방산은 혈액-뇌 장벽을 통과할 수 있는 염증회복 물질이다. 긴-사슬 오메가-3 지방산은 감마-인터페론 같은 염증진행 사이토카인 생산을 억제한다고 알고 있다. 결국, 베타-인터페론과 비슷한 기능이 있다. 따라서 생선을 많이 먹는 사람에게서 다발성경화증이 적게 발생함을 알 수 있다.

최근 노르웨이에서 오로지 다발성경화증 환자를 대상으로 실시한 중재연구에서, 이러한 사실을 모두 규명할 수 있었다. 다발성경화증 환자가 2년 동안 매일 고용량 어유 보충제를 복용하면서 생선을 매주 3~4회, 붉은 살코기를 적게 그리고 채소와 과일을 더 많이 먹었다. 존 다이어트와 매우 닮은 식사내용이다.

연구 첫해가 끝나갈 무렵, 환자들의 SIP 평균치가 6으로부터 일본인에서 흔히 볼 수 있는 수치 1.5까지 떨어져서는 그 다음 해 끝까지 지속했었다. 한편 다발성경화증의 나쁜 증상이 첫해에 90%가량 줄었다. 2년 후에는 장애 정도가 25%가량 줄었다. 다시 말해서, 실제로 움직임이 상당히 개선되었다는 뜻이다. 다발성경화증이 시간이 흘러도 좋아지는 경우가 거의 없으므로 이 연구결과는 매우 놀라웠고, 한편 다발성경화증이 조금이나마 개선될 수 있음을 처음으로 증명해줬다.

주의력결핍장애(Attention Deficit Disorder: ADD)

주의력결핍장애가 전체 어린이의 3~5%에 이를 정도로 점차 증가하리라 추정하기에 미국 정부는 주의력결핍장애에 관심을 두고 있다. 주의력결핍장애에는 주의력결핍/과다활동장애(ADHD)를 포함해서 여섯 가지 형태가 있지만, 저자는 주의력결핍장애 하나로 묶어봤다. 모든 주의력결핍 환자의 한 가지 공통점은 도파민이라는 신경전달물질 부족이다. 주의력결핍장애를 치료하려고 흔히 도파민 생성을 촉진하는 리탈린(Ritalin) 등의 약물을 처방한다. 고용량 어유 또한 도파민치를 증가시키기 때문에 약을 복용하지 않고, 고용량 어유만 복용해도 주의력결핍장애를 완화시키는데 도움이 될 것이다.

저자는 어린이 주의력결핍장애 환자 치료의 선두 주자인 네드 할로웰(Ned Hallowell)과 특수 영상의료기술 SPECT를 이용해서 뇌 혈류의 차이를 판정함으로써 주의력결핍장애의 여러 형태를 감별 진단하는 뇌 스캔 연구를 선도하는 댄 아멘(Dan Amen), 두 동료와 함께 연구한 덕분에 주의력결핍장애에 관한 지식을 얻을 수 있었다. SPECT를 이용하면 혈류가 달라진 뇌 특정 부위를 찾아낼 수 있다. 그리고 SIP치를 비교해서 침묵의 염증 레벨과 주의력결핍장애가 얼마나 심한지 사이에 밀접한 관련이 있다는 점을 확인하기에 이르니, 침묵의 염증에 더욱 흥미를 갖게 되었다. 주의력결핍장애 어린이는 그렇지 않은 아이보다 SIP치가 훨씬 더 높다. 따라서 주의력결핍장애는 단순히 뇌에 도파민이 부족하다는 점을 넘어 훨씬 복잡하다.

최근에 주의력결핍장애 치료는 도파민치를 높이는 리탈린 등의 약물 투여에 집중하고 있다. 그러나 도파민 부족이 침묵의 염증에 뒤이어 나타나는 현상이라면 어찌 되는가? 그런데 동물실험에서 긴-사슬 오메가-3 지방산이 도파민 농도와 뇌의 도파민 수용체 수를 증가시킨다는 사실을 확인했다. 결국, 주의력결핍장애는 그 어떤 의학이나 심리학 관련 원인이라기보다 EPA와 DHA 결핍이라는 영양 문제와 훨씬 더 밀접하게 연결되어 있을지도 모른다. 실험동물에서 3대에 걸쳐 지속해서 오메가-3 지방산 섭취가 부족할 때, 새끼에서 상당한 행동 장애 및 인지 장애가 발생한다는 연구결과가 영양결핍과 주의력결핍장애 사이의 상관관계를 잘 증명하고 있다. 요즘 미국 어린이들이 긴-사슬 오메가-3 지방산을 제법 적게 먹기 시작한 이후 세 번째 세대라는 점에 동물실험 결과를 적용해 볼 수 있다. 처음 보고에서는, 주의력결핍장애 어린이에게 EPA와 DHA를 소량 복용시켰더니 행동 장애가 호전되는 추세를 보였다고 했다. 저자가 주의력결핍장애 어린이를 대상으로 실시한 예비조사에서는, 어린이 환자의 SIP치를 2까지 떨어뜨리려면 하루에 EPA와 DHA를 15g까지 복용시켜야 했었다. SIP치가 2에 도달하면, 행동 장애가 리탈린을 복용한 것과 같은 수준으로 조절되었다. 그러나 리탈린은 오로지 주의력결핍장애 증상을 치료하지만, 고용량 어유는 근본 원인에 해당하는 침묵의 염증을 치료한다고 생각한다.

주의력결핍장애 어린이가 EPA와 DHA를 그렇게 많이 필요로 하는 까닭은 아마도 알츠하이머병 환자처럼 오메가-3 지방산 대사가 빠르게 진행하기 때문일 것이다. 주의력결핍장애 어린이에서의 이와 같은 가설을 최근 자료에서도 확인했다. 한편 어유 복용량을 줄이면 SIP치는 다시 증가하고, 회복되었던 행동 장애가 어느새 다시 나타날 것이라는 점을 분명히 알아야 한다.

파킨슨병

파킨슨병은 알츠하이머병이나 주의력결핍장애와 비슷하다. 뇌 특정 부위(흑색질)에 발생하며, 도파민 결핍이 특징인 신경계 염증 질환이다. 뇌 기능은 살아 있는데 뇌 지시에 몸이 반응하지 않기 때문에 제법 무서운 신경계 질환 중 하나다. 달리 말하면, 점점 더 기능을 잃어가는 몸에 뇌가 갇혀 있는 셈이다.

그렇지만 뇌가 도파민을 적게 분비한다 해서 단순히 도파민을 보충하는 일은 생각만큼 쉽지 않다. 정확하게 파킨슨병은 아니지만, 파킨슨병과 매우 비슷한 증상이 있는 환자에게 도파민(dietary dopamine)을 제공했던 올리버 삭스(Oliver Sacks) 박사의 놀라운 첫 실험결과를 각성(Awakenings)이라는 제목의 책과 영화에서 자세하게 소개했었다. 관 속에 갇힌 듯이 몸이 굳어버려서 움직일 수도, 말할 수도 없었던 사람들이 도파민을 복용하고 몇 주 만에 굳어버린 상태에서 벗어나 마음대로 움직일 수 있었다. 그러나 부작용 때문에 장기간 투여하기에는 적절치 못했다. 부작용은 감당할 수 없는 떨림과 새로운 신경계통의 문제들이었다.

이제는 뇌에 줄기세포 이식이라는 제법 실현 가능해 보이는 새로운 치료법을 검토하고 있다. 이론상 이식된 줄기세포가 암세포가 아닌 새로운 신경세포로 자라기를 기대한다. 그러나 실제로 줄기세포 이식을 치료에 적용하려면, 수십 년의 시간이 더 필요하다. 더욱이 이미 확보한 뇌에서 침묵의 염증을 줄여주는 치료법인 고용량 어유보충요법이 앞으로 더 연구 실험해야 할 줄기세포 이식보다 안전하고, 성공 가능성도 크다고 믿는다.

지난 3년 동안 파킨슨병 환자 여러 명을 지켜본 결과에서 희망을 발견했다. 55세임에도 수영을 상당히 잘했던 이가 파킨슨병 진단을 받고 저자를 찾아왔던 일이 큰 힘이 되었다. 그는 여러 마스터스 대회에서 많은 세계 수준의 기록을 세웠었다. 저자는 그에게 즉시 존 다이어트를 철저하게 지키면서, EPA와 DHA를 매일 15g 복용하라고 권했다. 그는 현재 3년 전보다 더 빠르게 수영할 수 있다. 최근에는 난생처음 스키강습을 받으러 유타 주에 갔다 왔는데, 스키 초보자가 균형을 어찌나 잘 잡는지 강사도 놀랐다고 했다. 파킨슨병 환자에게 결코 나쁜 일이 아니었다.

우울증

예전 같으면 당연히 기뻐했을 일을 보고도 기쁨을 느끼지 못하는 상황이 우울증이다. 실제로 예전에 행복했던 순간을 떠올리기 어려워진다. 따라서 바로 다음 날은 말할 것도 없이 미래에 대한 희망이 사라진 상태다.

미국에서는 지난 20세기에 우울증이 거의 2천만 명에 이를 정도로 상당히 증가했다. 이처럼 우울증 환자가 증가한 까닭은 주의력결핍장애 환자의 증가 원인과 상당히 비슷해서, 같은 시기에 생선이나 어유를 확실히 덜 먹었기 때문이다.

오래전부터 정신의학자들은 우울증이 세로토닌이라는 신경전달물질 결핍과 관련이 있다고 알고 있었다. 실제로 잘 알고 있듯이 제약회사들은 프로작(Prozac), 팍실(Paxil), 졸로프트(Zoloft) 등의 세로토닌치를 증가시키는 약제를 개발해서 막대한 돈을 벌었다. 최근 연구에서는 심지어 우울증이 없어도 그런 약을 복용하면 기분이 좋아지는 것을 알았다.

실제로 SIP가 우울증을 잘 찾아내지만, 우울증은 염증 질환이 아니라고 생각했을 것이다. 침묵의 염증이 심하면 우울증도 훨씬 심하게 앓는다. 왜 그럴까? 고용량 어유의 놀라운 효과 중 하나가 도파민치를 높이듯이 세로토닌치도 증가시킨다. 그린란드 에스키모와 일본인처럼 생선을 많이 먹는 사람에게서 우울증이 훨씬 덜 발생한다는 역학조사 결과에서 확인했다. 실제로 일본의 우울증 발생률은 생선을 적게 먹는 미국이나 다른 나라와 비교해서 매우 낮다. 선진국 중에서 생선을 제일 조금 먹는 뉴질랜드인이 생선을 많이 먹는 일본인보다 50배나 더 많이 우울증을 앓고 있다. 게다가 뉴질랜드인은 염증진행 오메가-6 지방산을 아주 많이 먹는다. 긴-사슬 오메가-3 지방산을 하루에 7~10g가량 섭취하는 그린란드 에스키모는 겨울에 하루 1~2시간밖에 햇볕을 쬐지 못해서 우울증에 쉽게 빠지리라 예상하지만, 실제로는 우울증을 모르고 지낸다. 유럽인을 대상으로 시행한 임상연구에서 혈액 내에 오메가-3 지방산이 적을수록 우울증이 더 많이 발생함을 확인했다.

우울증을 개선시키는 오메가-3 지방산을 많이 섭취하면 아라키돈산치를 낮추기 때문이다. 오메가-3 지방산 섭취로 아라키돈산치를 낮추면, 건강한 사람보다 우울증 환자의 척수액에 훨씬 더 많이 들어 있다고 알고 있는 프로스타글란딘 E2 같은 염증진행 아이카사노이드 생산을 감소시킨다.

이처럼 모든 연구에서 밝혀진 자료가 문제를 푸는 열쇠다. 하버드 의대 앤드류 스톨(Anrew Stoll) 연구팀이 담당한 중재연구에서 몇몇 명확한 증거를 제시했다. 이 연구에서 양극성 우울증(bipolar depression) 환자 중 한 그룹은 EPA와 DHA가 들어 있는 어유를 하루에 약 10g 복용했고, 다른 그룹은 어유를 올리브유(플라시보)로 대체해서 복용했다. 9개월에 걸쳐 연구를 진행하려다가 어유 복용 그룹과 올리브유 복용 그룹 사이에 반응 차이가 상당히 컸기 때문에, 연구를 지속하는 일이 윤리에 어긋난다는 판단 아래 4개월 만에 중단했었다. 실제로 고용량 어유를 복용한 그룹은 증상이 상당히 안정되었지만, 올리브유를 복용한 그룹은 증상이 상당히 악화되었다. 양극성 우울증까지는 아니라 해도 우울증세를 보이는 환자가 어유를 복용하면, 3주가 지나면서 벌써 기분이 좋아진다는 점을 다른 연구에서도 확인했다.

하버드 의대 연구결과가 아무리 놀랄 만큼 뛰어났어도, 염증회복 존에 도달했음을 가리키는 SIP치를 기준으로 어유 용량을 적절하게 맞춰가면서 존 다이어트로 인슐린마저 잘 조절했다면 결과는 훨씬 더 나았으리라 믿는다. 인슐린치가 낮을수록 아라키돈산 생산이 더 줄어든다. 그러면 고용량 어유 보충으로 얻을 수 있는 효과가 더 클 것이다.

조현병

환각과 망상 그리고 귀에서 무슨 소리가 들린다며, 매우 이상하게 행동하는 모습이 특징인 조현병은 오래전부터 두려운 병이었다. 그래도 새로운 약이 등장하면서, 이제는 "관리할 수 있는" 병으로 생각하고 있다. 그러나 새로운 약이 모든 조현병 환자에서 효과를 발휘하는 것도 아니고, 오히려 정신이 멍해져서, 아무런 생각도 못 하게 만드는 등의 도저히 받아들일 수 없는 부작용 때문에 대부분 환자가 복용을 거부한다.

조현병의 원인은 아직도 모른다. 또 약이 조현병을 완화시키는 약리작용도 잘 알지 못하고 있다. 분명한 것이라면 건강한 사람과 비교했을 때, 조현병 환자 혈액 내에 오메가-3 지방산 농도가 상당히 낮다는 사실이다. 일찍이 오메가-3 지방산 하나만 보충해서 조현병을 치료하려던 시도는 명쾌한 답을 얻지 못했다. EPA 보충 효과는 좋았는데, DHA 보충은 그렇지 못했다. 그래서 신경계 질환을 치료할 때는 EPA와 DHA 둘 다 복용해야 한다. EPA는 염증을 회복시키는 특성이 있고, DHA는 뇌가 제대로 기능하도록 도와주는 특성이 있다. 따라서 신경계 질환을 치료할 때는 반드시 EPA와 DHA를 함께 복용해야 한다.

한결같은 결과를 얻을 수 있도록 환자에게 EPA와 DHA를 고용량으로 충분히 복용시켰을까? 물론 궁금하다. 어유를 복용시켜 본 모든 중재연구처럼 조현병 환자를 대상으로 실시한 연구에서도, SIP치가 적정 수준에 도달할 때까지 혈액검사결과에 맞춰 EPA와 DHA 용량을 적절하게 높이지 않고, 그냥 대충 결정했었다.

자폐증

예상한 대로 자폐증 환자도 다른 신경계 질환처럼 EPA와 DHA치가 낮고, SIP치는 높았다. 현재까지 고용량 어유 보충제가 행동 장애를 개선시키는지 확인하는 그 어떤 중재연구도 시도하지 않았다. 뇌 기능장애, 염증, 오메가-3 농도 저하 사이에 관련이 있다면, 자폐증 어린이 환자에게 오메가-3 지방산을 보충하면 도움이 되리라 생각한다. 그러나 주의력결핍장애 아이처럼 자폐증 환자도 행동 장애가 개선될 수 있을 정도로 SIP치를 떨어뜨리려면, 고용량의 EPA와 DHA가 필요하다. 다시 말하지만, 때맞춰 혈액검사를 해서 오메가-3 지방산 보충제의 용량을 조절해야 한다.

난폭 행동

정신질환이라 할 수는 없지만, 많은 이가 일상생활에서 부딪치는 문제를 폭력으로 해결하려는 경향이 있다. 난폭 행동의 바탕에는 SIP치를 감소시키면 바로 풀 수 있는 생화학 문제가 깔려 있다. 예를 들어, 예기치 않게 공격을 일삼는 동물의 혈액 내 DHA 농도가 대체로 낮다. 교도소에 수감되어 있는 난폭한 재소자가 온순한 재소자보다 혈액 내 DHA 농도가 더 낮다는 사실도 밝혀졌다. 한편 재소자에게 어유를 보충해주니, 난폭 행동이 줄어들었다.

난폭 행동 그리고 심지어 난폭한 비디오게임마저도 도파민 농도를 높인다는 사실을 이제는 잘 알고 있다. 따라서 낮은 도파민 농도를 높이려고, 자가 투약하듯이 폭력을 행사한다. 세로토닌은 내키는 대로 행동하지 않게 하는 "윤리" 호르몬처럼 작용하기 때문에, 세로토닌 농도가 낮아도 폭력을 행사한다고 밝혀졌다. 세로토닌과(또는) 도파민 같은 신경전달물질 농도가 낮으면 분명히 난폭하게 행동한다. 따라서 세로토닌과 도파민 농도를 높일 수 있는 고용량 어유를 보충해주면 난폭 행동을 누그러뜨리는 데 확실한 효과를 발휘할 것이다.

알코올 의존증

알코올 의존증은 유전적 소인이 강력하게 관여하고 있고, 우울증과 또 다른 기분장애와도 밀접하게 관련 있는 질환이다. 폭음하는 사람은 흔히 음주로 발생하는 사회문제보다 술을 마시고픈 충동을 더 중요하게 생각하기에, 음주 충동을 누르지 못한다.

분명히 말해서, 술 마시는 이 모두 다 알코올 의존증 환자는 아니다. 알코올 의존증 환자는 그렇지 않은 사람에 비해 흔히 혈액 내 오메가-3 지방산 농도가 낮다. 술은 뇌에서 DHA를 고갈시킨다. 같은 이유로, 임신부가 술을 마시면 태아 뇌에서 DHA를 고갈시켜, 태아알코올증후군과 돌이킬 수 없는 뇌 손상을 초래할 수 있다.

알코올 의존증 환자는 "좋은" 아이카사노이드를 만드는 혈액 내 GLA 농도도 낮다. 따라서 술 마시고 싶은 충동을 억제하는 놀라운 효능을 갖고 있는 GLA를 고용량 어유와 함께 하루에 10mg 정도 복용하기를 적극적으로 제안한다.

알코올 의존증을 치료하려면 GLA와 함께 고용량 어유를 복용하고, 꾸준하게 인슐린 농도를 컨트롤해야 한다. 그런데 술을 끊으려는 이들의 모임에 가보면, 언제나 차려놓은 간식이 도넛뿐임을 알 수 있다. 도넛 같은 달콤한 탄수화물 식품은 혈당치를 유지하는 데 절대로 유리하지 않다. 혈당치를 조절하지 못해, 결국 인슐린치를 조절하지 못하면, 고용량 어유를 복용해도 알코올 의존증을 치료하는 데 꾸준한 효과를 기대할 수 없다. 존 라이프스타일 프로그램에서 권하는 모든 사항을 지키면, 억눌러 두었던 불리한 유전자가 계속 고개를 쳐들지 못하게 눌러주는 호르몬 장비를 보유하는 셈이므로, 알코올 의존증 환자에게 치유의 기회를 마련해주는 것이다.

요약

염증회복 존에 도달하는 일이 지속해서 뇌가 염증을 피할 수 있는 확실한 길이다. "뇌 통증" 즉 뇌 염증은 겉으로 아무 증상이 없으므로, 아주 늦게까지도 뇌에 문제가 있다는 사실을 까맣게 모를 수밖에 없다. 따라서 어떤 상태에 놓여 있는지 알려면 SIP를 측정해봐야 하는 이유가 여기에 있다. 아울러 주기적으로 SIP를 측정해서 염증회복 존에 머무르고 있음을 확인해야 한다. 뇌뿐만 아니라 삶의 모든 것을 황폐화시키기 때문에 가장 무서울 수밖에 없는 뇌 질환을 피해 갈 수 있는 확실한 길은 염증회복 존에서 지내는 일이다.

제18장 통증과 침묵의 염증

책에서 온통 침묵의 염증과 침묵의 염증이 만성질환에 미치는 영향에 관해 얘기했다. 그러나 침묵의 염증도 염증이기는 하지만, 통증을 느낄 정도는 아니다. 그렇지만 통증을 느낄 수 있을 정도로 침묵의 염증이 악화되면 어떨까? 그러면 2,000년 훨씬 전 현대의학이 태동했을 때부터 지금까지, 의사들이 변함없이 싸워왔던 염증처럼 통증을 느끼게 된다.

통증을 동반하는 염증 질환은 다양하다. 흔히 병명 끝에 "염"이라는 단어가 붙으면, 한마디로 염증이 있다는 뜻이다. 예를 들어보겠다.

의학용어	염증 부위
관절염	관절
뇌염	뇌
췌장염	췌장
간염	간
수막염	뇌
기관지염	폐
대장염	대장
위염	위

그러나 통증을 일으키는 또 다른 염증 질환도 있다.

- 섬유근육통
- 만성피로증후군
- 크론씨병
- 말기 암

이미 설명했듯이, 침묵의 염증 때문에 발생하는 심장병, 알츠하이머병, 당뇨병, 암 환자는 해당 장기가 꽤 망가지고 나면 당연히 통증에 시달린다. 즉 침묵의 염증으로 장기에 손상이 와서, 통증을 느끼는 기준(threshold)을 넘어서기 때문에 마침내 염증이 있음을 알게 된다.

이제는 알겠지만, 통증의 근본 원인은 결국 염증진행 아이카사노이드가 아주 많이 만들어지는 것이다. 따라서 만성 통증을 이겨낼 수 있는 제일 나은 방법은 염증회복 존에 들어가야 한다. 그리고 어유를 고용량으로 알맞게 복용해야 한다는 뜻이다.

계속해서 고용량 어유 복용을 만능치료법이라 강조하는 저자를 마치

20세기 들어 뱀기름(snake oil)을 만병통치약으로 팔던 약장수처럼 미심쩍어할지도 모른다. 그러나 통증을 동반하는 모든 만성질환이 실제로 염증진행 아이카사노이드가 지나치게 많이 만들어지기 때문에 발생한다는 사실을 알고 나면, 염증을 다스리기 위해 염증회복 존에 쉽게 들어가려면 반드시 고용량 어유를 복용하는 것이 의학 이론에 어긋나지 않는다는 사실을 깨달을 것이다.

오래전부터 통증을 치료하는 데 가장 큰 문제라면 통증 크기를 객관적으로 측정할 방법이 없었다는 점이다. 그러다 보니 오로지 환자의 주관적 판정에 의존할 수밖에 없었다. 결국, 통증 개선 효과를 측정할 방법이 없어서, 통증 관리가 때로는 마법(voodoo)으로 여겨질 때도 있다.

뱀 기름은 뭐가 나빴을까?

실제로 원조 뱀 기름은 탄탄한 과학이론으로 효능을 설명할 수 있었다. 19세기 말에 중국 이민자들이 바다뱀에서 뽑아낸 기름을 미국에 들여와서 약으로 소개했었다. 바다뱀은 생선을 잡아먹는다. 따라서 바다뱀에서 추출한 기름에는 EPA와 DHA가 매우 풍부하다. 실제로 뱀 기름에는 대구 간 기름보다 EPA와 DHA 함량이 훨씬 더 높다. EPA와 DHA의 염증회복 특성 덕분에, 당시에는 바다 뱀 기름을 최고의 "약"으로 대접했었다. 그러나 EPA와 DHA는 넣지 않고, 오로지 불순물만 넣어 바다뱀 기름처럼 맛이 고약한 가짜를 만들어 팔면서 바다뱀 기름의 명성에 금이 가기 시작했다. 결국, 고도로 정제된 EPA/DHA 농축액은 바다뱀 기름의 성분을 새롭고 뛰어나게 개발해서 제조한 21세기 신제품이라고 볼 수 있다.

이제는 염증진행 아이카사노이드 과다생성이 통증의 근본 원인이라고 판단하기에 SIP 검사가 꼭 필요하다. 소염진통제를 복용했음에도 SIP가 감소하지 않으면, 통증을 가라앉혔는지는 모르지만, 통증의 원인을 없애지는 못했다는 뜻이다. 결국, 통증을 벗 삼아, 값비싼 소염진통제를 오래 복용하며 부작용을 감수해야만 할 것이다.

소염제 문제점

아라키돈산 과다 생성이라는 문제에 착안해서 통증을 치료하는 게 맞지만, 제약회사는 아라키돈산 과다 생성 자체를 제외하고 아라키돈산 과다에 따른 문제에 모든 관심을 집중하다 보니, 아라키돈산에서 염증진행 아이카사노이드가 만들어지는 단계를 담당하는 효소를 억제하는 약을 개발했다. 이는 집이 불에 다 타버린 다음에 소방서에 119 전화를 하는 것과 같다. 다시 말해서, 하향식(going downstream) 조치다. 아스피린과 비스테로이드소염제(NSAIDs)의 작용이 이에 해당한다.

그러나 가장 강력한 진통제는 코르티코스테로이드다. 코르티코스테로이드는 아스피린 등과 달리 세포막에서 아라키돈산 방출을 억제하는 상향식(going upstream) 조치로 통증을 완화시킨다. 그러나 아쉽게도 코르티코스테로이드도 역시 DGLA와 EPA 모두 다 방출을 억제한다. 또 코르티코스테로이드는 즉시 통증을 없애 주기는 하지만, "좋은" 그리고 "나쁜" 아이카사노이드를 구별하지 않고 모두 다 쓸모없게 만들어버린다. 따라서 코르티코스테로이드를 오래 투여하면 면역시스템 억제, 인지기능 장애, 인슐린저항성 같은 심각한 부작용을 피할 수 없다. 현재 이러한 심각한 부작용 때문에 코르티코스테로이드는 통증을 치료하는데 마지막 수단으로 제일 나중에 선택한다.

그래도 통증을 치료할 때 상향식으로 더 앞선 단계에 개입할 수 있다면, 코르티코스테로이드의 심각한 부작용을 피할 수 있다. 실제로 DGLA나 EPA 양에 영향을 주지 않고, 세포막의 아라키돈산량을 낮추면 된다. 그러면 강력한 염증회복 아이카사노이드를 억제하지 않으면서, 염증진행 아이카사노이드 생산을 감소시킨다. 결국, 통증뿐 아니라 염증이 관련하고 있는 모든 질환을 치료할 수 있는 매우 강력한 치료법을 보유하는 셈이다. 이러한 까닭에 고도로 정제된 EPA/DHA 농축액이 모든 소염제와 잘 어울리면서 효능을 발휘한다. 소염제는 하향식으로 작용하고, EPA/DHA 농축액은 상향식으로 작용하기 때문이다. 고도로 정제된 EPA/DHA 농축액은 통증과 만성질환을 모두 다 치료할 수 있는, 훨씬 더 뛰어난 치료 약이다. 그러나 제약회사는 두 가지 이유로 고도로 정제된 EPA/DHA에 고운 시선을 주지 않는다. 첫째, 현재 사용하는 약보다 EPA/DHA 농축액의 염증 치료 효과가 훨씬 더 뛰어나기 때문이고, 둘째는 EPA/DHA 농축액은 특허를 받을 수 없어 독점할 수 없기 때문이다.

통증을 치료하려면 우선 염증회복 존에 들어가야 한다. 염증회복 존에 들어가기만 하면, 60조 개에 이르는 수많은 세포 모두에서 아라키돈산 농도를 감소시켜서, 염증진행 아이카사노이드의 원료 물질을 고갈시켜 버린다. 이제 고용량 어유 복용으로 통증을 상당히 날려버린 사례를 살펴보기로 하자.

관절염

고용량 어유가 관절염 치료에 효과가 있다는 논문을 1775년에 처음 발표했었다. 연구에 이용했던 어유는 전혀 가공하지 않은 대구 간유(cod liver oil)였다. 그래도 맛이 지독한 간유를 먹을 수 있었던 환자는 놀라운 진통 효과를 볼 수 있었다. 그러나 간유 맛이 너무 역겨워 먹지 못했던 이들은 그래도 관절염을 치료해보려고 하는 수 없이 염증회복 효과는 훨씬 떨어지지만, 맛이 좀 나은 술을 마셨다.

200년이 훨씬 지난 오늘날 또다시 관절염 치료에 어유를 이용하고 있다. 1980년대에는 어유가 관절염의 놀랄만한 "새로운" 치료제라고 주장하는 반가운 논문들이 발표되었다. 또 어유에서 불순물을 더 많이 제거해서 젤라틴 캡슐에 담을 수 있으면서부터 예전보다 복용이 훨씬 더 쉬워졌다. 초창기 연구에서는 긴-사슬 오메가-3 지방산을 3~4g만 복용했기 때문에, 효과 있다는 결과는 나왔지만 그리 대단하지는 않았다. 그 이유로는 첫째, 아라키돈산량을 상당히 낮추기에는 턱없이 적은 용량이었다.

둘째, 복용량과 혈액으로 흡수되는 양이 일정하지 않고 들쭉날쭉했다. 따라서 오메가-3 지방산 복용량을 결정하는데 SIP가 매우 중요하다.

자가면역질환

면역시스템이 자기 몸을 외부 침입자로 여기고 공격하는 자가면역질환의 통증도 고용량 어유로 완화시킬 수 있다. 예를 들면, 다발경화증이 고용량 어유에 잘 반응한다. 신부전 등 여러 합병증으로 생명을 위협하는 루푸스도 고용량 어유를 복용하면 훨씬 잘 관리할 수 있다. 특별히 루푸스에 걸리도록 키운 쥐에서, 고용량 어유를 먹인 쥐가 먹이지 않은 쥐보다 훨씬 더 오래 살았다. 실험 쥐에게 염증회복 아이카사노이드를 주사해서 루푸스 진행을 완벽하게 중지시킬 수 있어 매우 놀라웠는데, 심지어 루푸스가 제대로 발병한 다음에도 그리할 수 있었다.

면역글로불린A 콩팥병(IgA nephropathy)은 면역시스템이 콩팥을 공격하는 자가면역질환이다. 이 환자에게 고용량 어유를 장기간 복용시켰더니 복용하지 않은 환자보다 눈에 띄게 신부전 악화를 줄일 수 있었다. 어유가 염증진행 아이카사노이드를 조절할 뿐 아니라 IL-6와 종양괴사인자 등의 많은 염증 사이토카인 방출을 억제한다. 따라서 통증을 치료하려면 그 어떤 치료에 앞서 반드시 아이카사노이드와 사이토카인에 이르기까지 다양한 염증 매개물질을 감소시키는 고용량 어유를 먼저 이용해야 한다.

말기 암 통증

침묵의 염증은 통증이 없어 다행이라 여길지라도, 암은 침묵의 염증 때문에 발생한다. 그리고 결국 암 말기에는 거의 모든 환자가 심한 통증에 시달리고야 만다. 심지어 통증이 너무 심해서 강력한 마약을 쓸 수밖에 없을 정도에까지 이른다. 마약을 투여하면 정신은 흐리멍덩해지고, 나중에는 가족마저 알아볼 수 없는 상황에 이른다. 대부분 환자가 이왕이면 사랑하는 가족이 지켜보는 가운데, 맑은 정신으로 품위를 유지하면서 집에서 죽기를 바란다. 그렇지만 흔히 진통제 복용으로 멍하게 지내거나, 삭막한 병원에서 죽음을 맞이할 수밖에 없다.

친구 아버지 아키라(Akira)께서 겪었던 난처한 상황이 바로 이랬다. 치료가 거의 불가능한 췌장암 진단을 받았을 때, 그는 85세였다. 건강관리회사(HMO)에서는 통증을 이겨내려면 오로지 마약을 많이 복용할 수밖에 없다고 말했었다. 그렇지만 그렇게 생을 마감하기보다는, 차라리 다른 방법을 찾아보기로 했다. 그래서 EPA/DHA를 하루에 30g 정도로, 아주 고용량 어유를 복용하기 시작했다. 한편 매주 건강관리회사 간호사가 방문해서는 '통증이 아주 심할 텐데, 마약이 필요하지 않은지' 물었었다. 그러나 피로로 점점 더 허약해지기는 했지만, 다행히 통증은 거의 없었다. 그리고 통증 없이, 정신이 또렷한 상태에서 온 가족이 지켜보는 가운데 숨을 거둘 수 있었다. 생을 마감할 때는 이래야 한다.

앞에서 언급했듯이, 암 때문에 엄청나게 쇠약해지는 말기 암 증세(cachexia)는 말기 암 환자가 겪는 통증의 또 다른 모습이다. 말기 암 증세를 감당하려면 어유를 하루에 18g 정도로 아주 많이 복용해야 한다. 상당량의 고용량 어유는 종양괴사인자(TNF)라 부르는 염증진행 사이토카인 생산을 감소시키는 효능을 갖고 있다. 엔브릴(Enbreal)이라는 약을 주사할 때, 감소하는 바로 그 염증진행 사이토카인이다. 종양괴사인자 감소와 상당한 진통 효과 덕분에 엔브릴은 2003년에 류마티스관절염 치료용으로 5억 달러 이상 팔릴 만큼 대단한 약이었다. 그러나 환자들이 고용량 어유가 엔브릴 주사보다 값이 싸고 복용도 쉽다는 사실을 깨닫지 못하는 게 안타깝다. 물론 제약회사가 이러한 사실을 환자에게 알릴 리가 없다.

운동 통증

엘리트 선수들은 강도 높은 훈련과 심한 경쟁으로 통증에 자주 시달린다. 따라서 스포츠의학 진료에서 가장 널리 처방하는 약이 소염제다.

엘리트 선수들은 소염제가 없으면 훈련할 수 없을 정도다.

이탈리아 최고 수영 선수 로렌조 비스마라(Lorenzo Vismara)가 그랬다. 26살 때 늘 염증에 시달렸었다. 그래서 코치들이 유럽의 모든 스포츠 의학 전문가에게 좋은 치료법을 문의해보기도 했지만, 거의 포기한 상태였다. 실제로 로렌조가 국가대표팀으로 지낸 날은 손가락으로 셀 수 있을 만큼 많지 않았다.

절망에 빠진 나머지, 마지막으로 저자의 이탈리아 동료 리카르도 피나(Ricardo Pina)박사에게 도움을 청하기에 이르렀다. 피나 박사는 문제점을 재빨리 분석한 다음에, 로렌조의 식사법에 문제가 있음을 지적했다. 많은 엘리트 선수처럼 로렌조도 수영하면 섭취한 칼로리를 자신의 위가 용광로처럼 모두 다 태워버릴 수 있으리라 여기고, 먹고 싶은 음식을 모두 다 먹을 수 있다고 생각했었다.

로렌조가 당부하지수가 높은 식사를 했기 때문에, 침묵의 염증이 악화되어 통증이 극에 달할 수밖에 없었다는 것이 밝혀졌다. 로렌조는 즉시 이탈리아 메뉴로 존 다이어트를 실천했고, 동시에 하루 EPA/DHA 7.5g 정도의 고용량 어유를 복용했다. 한 달 후에 SIP와 운동능력이 모두 다 나아지기 시작했다. 1년 뒤에는 이탈리아 최고기록을 7개나 수립했었다. 바로 1년 전에 국가대표팀에서 탈락할 뻔한 선수에게는 엄청난 일이었다.

한편 이탈리아 농구 대표팀도 피나 박사에게 도움을 요청했었다. 2004 올림픽 유럽 예선전에서 꼴찌를 면하기 어려운 처지라 더 잃을게 없었다. 그래서 로렌조와 같은 식사 프로그램을 채택했다. 6개월 후, 유럽 예선전에서 3위에 입상하면서 올림픽 출전권을 획득하고야 말았다. 그리고 프레올림픽 시범경기에서는 NBA 올스타로 구성된 미국을 20점 차 이상으로 대파하는 기염을 토했었다. 드디어 2004 아테네 올림픽에서 은메달을 획득해서 국제농구연맹 전체를 깜짝 놀라게 했다. 따라서 통증에 시달리는 선수를 포함해서 모든 선수는 단순히 존에 머무르는 수준을 넘어, 반드시 염증회복 존에 들어가도록 최선을 다해야 한다.

통증 처방

통증이 있으면 그냥 넘기지 말고, 곧 두 가지를 실천해야 한다. 첫째, 처방전이 없어도 약국에서 구입할 수 있는 아스피린이나 비스테로이드 소염제를 복용해서 매우 신속하게 통증을 가라앉혀라. 그러나 소염제가 효과는 있지만, 오래 복용하면 부작용을 일으킨다. 둘째, 어떻게 해서든 염증회복 존에 들어가도록 최선을 다하는 일이 훨씬 더 중요하다. 세포막에서 아라키돈산 농도를 감소시키기 위해, 고도로 정제된 EPA/DHA 농축액 한 큰술에 해당하는 EPA+DHA 7.5g을 매일 복용하기를 권한다. 이때 SIP를 측정해두는 것이 바람직하지만, 우선 통증 치료가 급할 것이다. 하루에 어유 7.5g씩 복용해도, 아라키돈산 농도를 감소시키려면 30일 정도는 걸릴 것이다. 30일 후에는 어유 용량은 유지하면서 소염제 용량을 서서히 감량한다. 그 다음 2주 후에는 통증이 다시 나타날 때까지 어유 용량을 감량한다. 오로지 어유 하나만으로 통증을 잡을 수 있어야 가장 바람직하지만, 실제로는 고용량 어유와 함께 저용량 소염제가 동시에 필요하다. 아라키돈산 농도를 잘 컨트롤하기 위해 EPA/DHA 적정량을 정확하게 복용하고 싶으면 6개월마다 SIP 측정을 고려해야 한다.

요약

만성 통증은 온전한 삶을 어렵게 하고 또 많은 즐거움을 앗아간다. 근본 원인은 아라키돈산이 쓸데없이 많아서 염증진행 아이카사노이드를 지나치게 많이 만들기 때문이다. 통증을 다스리기 위해 하향식 치료법에 해당하는 소염제를 장기간 복용하기 보다는, 근본 원인인 아라키돈산 과다생성을 해결할 수 있는 상향식 치료법을 검토해야 한다. 만약 상향식 치료법을 적용하면 몸이 늘 고마워할 것이다.

제4부
우리 앞날은?

제19장
침묵의 염증이 널리 퍼지는 책임은 누구에게?

미국이 건강관리에 제일 많은 비용을 쓰고 있지만, 결과는 썩 좋지 않다. 실제로 국민건강 수준을 나타내는 모든 지표를 비교해보면, 미국인 건강 수준이 다른 선진국보다 낮다. 침묵의 염증이 널리 퍼지고 있기 때문이다. 그래서 다음 궁금증을 지울 수 없다. 침묵의 염증이 상당히 증가하고, 또 그로 인해 건강에 악영향을 미치는데, 그럼 누구 잘못일까?

기술

어쩌면 기술 탓일 것이다. 우리는 기술의 노예가 되었다. 설령 기술이 생산성을 높였을지라도, 호르몬 균형이 맞는 음식을 직접 마련해서 느긋하게 먹을 만큼의 여유를 앗아갔다. 현재 미국인이 패스트푸드 세대라지만, 맥도날드나 피자헛을 얘기하는 게 아니다. 30분이 아니라 단 1분에 조리되는 즉석 오트밀을 제공하는 기술을 말하는 것이다. 전자레인지로 단 몇 초에 조리할 수 있는 아침 식사용 시리얼, 점심 식사용 샌드위치, 저녁 식사용 냉동 음식을 말하는 것이다. 미국에서는 그저 시간이 없다는 이유 하나 때문에 원재료를 갖고 직접 조리하는 기술을 배우거나 실천하는 경우를 거의 볼 수 없게 되었다.

조리기술을 배우지 못해 서투르다 보니 음식 만드는데 많은 시간이 소요된다는 이유만으로, 점점 더 많은 미국인이 집이 아닌 밖에서 사 먹고 있다. 음식을 신속하게 조리하기 때문에 패스트푸드 레스토랑이 경쟁력을 갖고 존재하지만, 보통 식당마저도 음식을 조리하는 속도에서 패스트푸드 레스토랑에 절대 뒤지지 않는다. 결국, 미국인은 끼니의 50% 이상을 집이 아닌 밖에서 사 먹는다. 모든 레스토랑이 고객 입맛에 맞추려고 노력하는 탓에 그 맛을 잊지 못하고 자주 외식하기에 이르렀다. 음식을 손쉽게 많이 제공할 방법이라면, 가능한 값싼 음식 재료를 쓰는 일이다. 따라서 가능하면 곡류와 전분 그리고 염증진행 오메가-6 지방산이 풍부한 다량의 지방을 이용해서, 음식 맛을 더 내면 된다는 뜻이다. 결국, 미국인은 농업기술 발달의 희생양이 되고 말았다. 오늘날 미국인은 전 세계에서 가장 값싼 음식을 먹고, 그 결과 외식을 더 자주 하고 또 더욱더 많이 먹는다.

인간 유전자

새롭게 발달하는 기술 덕분에 생산성이 꾸준히 향상되었다. 그러나 사람의 유전자는 아직도 아주 오래전에 진화했었던 상태에 머물러 있다. 그런데 오래전 진화상태에 멈춰있는 유전자가 호르몬 시스템에 상당히 정교하게 맞춰져 있고, 밀접하게 연결되어 있음을 잘 알고 있다. 유전자와 호르몬 시스템이 조화를 이루며 지방 저장뿐 아니라 염증 반응을 적절하게 유지한다. 호르몬 시스템은 구석기 원시인이 오랫동안 꾸준히 먹었던 알맞은 양의 단백질과 긴-사슬 오메가-3 지방 그리고 당부하지수지수가 낮은 탄수화물로 만든 구석기시대 식사(Paleolithic diet)에 꼭 맞게 진화했었다. 그러나 그 후 식사패턴의 변화로 호르몬과 섭취 음식 사이의 긴밀한 관계에 문제가 발생하고야 말았다.

인류가 생존할 수 있었던 것은 외부로부터 미생물이 침입하면 염증반응을 일으켜 미생물을 공격하고, 굶을 때를 대비해서 쓰고 남은 초과 칼로리를 지방으로 비축하는 능력 덕분임을 기억하자. 배고픔에 시달리고, 공중위생마저 빈약했었던 당시로서는 대단히 유리한 생존비법이었다. 그러나 당부하지수가 높은 값싼 탄수화물을 주로 섭취해서 계속 칼로리 공급이 넘쳐나고, 염증진행 오메가-6 지방산을 점점 더 많이 먹는 상황에서는 구석기시대 원시 조상과 같은 유전자를 가진 우리는 현 상황을 극복할 새로운 방법을 찾지 않을 수 없다. 그런데 미국에서는 당부하지수가 높은 탄수화물과 염증진행 오메가-6 지방산이 많은 염증 유발 식사(inflammatory diet)를 표준식사로 평가하고 권장하고 있다.

정부

대중매체로서는 우리 스스로 음식을 만들 여유가 없어진 현실을 기술이나 유전자가 아닌 정부 탓으로 돌리는 편이 더 나을 것이다. 미국 농업 관련 산업의 모든 기반은 곡물 생산에 의존하고 있다. 따라서 정부에 대한 압력단체 중 곡물 생산자협회가 가장 강력하다. 미 농무부는 곡물 생산자협회를 만족시키는데 전념할 뿐, 국민건강에 미치는 영향에 관해서는 거의 관심이 없다. 따라서 농무부에 식품 피라미드(Food Pyramid)를 개정하라는 요구는 고양이한테 생선을 맡기는 격이다.

문제의 발단은 농부에게 보조금을 지급하는 것으로부터 시작했다. 1929년 경제 대공황이 닥쳤을 때, 상당히 많은 농부가 각자 자기 땅에서 소규모로 직접 농사를 지었기 때문에, 그들을 보호하기 위해 보조금을 지급하기 시작했었다. 오늘날 농사를 짓는 이가 미국 인구의 1%에도 못 미치는데, 그들에게 지급하는 정부 보조금은 1년에 거의 200억 달러나 된다. 거대 농업회사에서 뛰어난 농업기술을 개발함으로써 예전만큼 농부가 많아야 할 까닭이 없어졌다. 그 결과 농부 유권자가 그 당시만큼 많지 않다. 그래도 농업 관련 협회는 영향력을 유지하기 위해 정치 후원금을 내고 있다.

그래서인지 실제 소비량보다 두 배 가량 생산하는 지금도 정부는 농업 관련 협회에 농부 몫으로 여전히 보조금을 지급하고 있다. 무슨 까닭에 계속해서 보조금을 지급할까? 아주 강력한 농업 관련 압력단체인 동시에 정부 보조금 수혜자가 옥수수와 밀 생산자협회다. 옥수수 대부분은 가축 사료와 인공감미료인 옥수수 시럽을 만드는 데 사용한다. 한편 어쩌면 쓸모없을지 모르지만, 과잉 생산한 옥수수를 자동차 대체 연료인 에탄올로 전환하는 것은 나쁘지 않다. 옥수수 보조금의 최대 수혜자라 할 수 있는 가축이 밀을 사료로 먹지 않음에도 불구하고 밀 생산자협회도 만만치 않은 강력한 압력단체다. 가축은 옥수수와 귀리, 그밖에 다른 곡물을 많이 먹을지언정, 밀은 먹지 않는다. 실제로 사람이 밀을 제일 많이 먹는데, 주로 빵, 아침 식사용 시리얼, 파스타, 베이글 등의 당부하지수가 높은 식품으로 먹는다. 따라서 엄청난 양의 밀을 처분할 수 있는 유일한 방법은 사람이 더 많이 먹는 수밖에 없다. 따라서 이 과잉 농산물을 미국인이 먹어야 한다는 확신을 심어주는 일이 미 농무부가 담당해야 할 또 다른 과제다. 결국, 농무부에서 밀과 옥수수 같은 곡물을 제일 아래 칸에 배치한 식품 피라미드를 열심히 홍보할 때, 아무도 크게 놀라워하지 않을 것이다.

밀과 옥수수 생산자는 정부 보조금으로 풍족하게 살지만, 과일과 채소 생산자에게는 정부 보조금의 1%도 돌아가지 않는다. 실제로 미국인이 식품 피라미드에서 권하는 대로 과일과 채소를 적게 먹는다손 치더라도, 과일과 채소 경작면적은 현재의 두 배는 되어야 한다. 거의 불가능한 일이지만, 과일과 채소 경작지를 늘리려면 현재 옥수수와 밀 경작지를 과일과 채소 경작지로 바꿔야 한다.

농무부 보조금의 또 다른 수혜자는 콩 생산자인데, 보조금으로 염증진행 오메가-6 지방산이 풍부한 콩기름을 더 많이 만들게 유도하는 결과를 낳았다. 미국에서 침묵의 염증을 유행시키는 확실한 방법이 있다면, 당부하지수가 높은 탄수화물과 염증진행 오메가-6 지방산 두 가지를 아주 많이 생산하도록 지원하는 것이 으뜸일 것이다. 그러나 농무부는 혼자가 아니다. 완벽한 동반자로 식품 가공업계가 있다.

식품 가공

농무부 보조금으로 오메가-6 지방산이 많은 식용유와 세계에서 칼로리당 제일 값싼 농산물인 밀과 옥수수를 이용해서 밀가루와 인공감미료 같은 정제 곡물 제품을 만든 셈이다. 결국, 식품 가공업계는 값싼 농작물로 오래 저장할 수 있을 뿐 아니라 훨씬 높은 이윤을 보장하는 가공식품을 만들기 위해 모든 기술을 동원했었다. 오늘날 대형 슈퍼마켓에는 진열상품이 5만 개에 이르는데, 정제된 곡물과 값싼 지방으로 만든 가공식품이 대부분을 차지한다. 가공식품의 1년 매출액은 1,750억 달러 가량이다. 놀랍게도 1년 치 처방 약값 1,600억 달러를 약간 웃돈다.

실제로 값싼 정제 곡물과 식용유로 무엇이든 만들 수 있을 정도로 미국의 식품 가공기술이 세계 최첨단이다. 식품 가공업체가 최고 맛을 낼 방법까지도 아는 점에 더 주목해야 한다. 그렇지만 가공식품 맛과 포만감 사이에서 어느 쪽을 택해야 할지 진퇴양난에 빠져있다. 맛이 뛰어난 식품은 당부하지수가 높아서 허기를 몰고 오고, 허기를 면해서 포만감을 주는 식품은 맛에서 뒤진다. 사탕은 아주 맛있지만, 허기를 해결하지 못한다. 브로콜리 한 접시는 상당한 포만감을 주지만, 맛은 그저 그렇다. 사람의 본능은 맛을 추구하는데, 식품 가공업체는 우리가 좋아하는 바로 그 맛을 내는 방법을 정확하게 알고 있다. 모두 다 농무부 보조금 덕분이다. 한편 식품 가공업체는 제일 값싸고 가장 맛이 뛰어난 식품을 구입할 수 있는 곳을 알려주는 광고에 매년 약 330억 달러를 쏟아부을 정도로 모든 수단을 쓴다. 게다가 광고의 1/3은 어린이를 대상으로 한다.

값싼 식품으로 발생하는 진짜 심각한 문제가 바로 이것이다. 저소득층이라면 칼로리는 높고 값이 싼 가공식품을 구입하는 게 가장 현명한 선택이다. 예전에는 밥, 빵, 감자를 선택했었다. 그러나 지금은 정제 곡물, 설탕, 식용유로 만든 가공식품이다. 실제로 신선한 과일과 채소값이 정제 곡물이나 설탕, 식용유보다 칼로리당 100~400배 더 비싸다. 따라서 가난한 사람 더러 음식의 당부하지수를 낮추고 싶으면, 신선한 과일과 채소를 많이 먹으라는 것은 '가진 자가 세상 물정 모르고 내뱉는 어리석은 충고'일 뿐이라고 워싱턴 대학의 아담 드류노프스키(Adam Drewnovski)가 지적했다. 하지만 그럴 일은 없을 것이다. 왜? 농무부는 보조금으로 곡물과 전분, 식용유값을 믿을 수 없을 만큼 낮춰 놓을 것이고, 식품가공업계는 이 농산물로 값도 싸고, 맛까지 뛰어난 식품을 만들 수 있기 때문이다.

식품가공업계 대변인이 '소비자가 가공식품을 먹는 것은 순전히 소비자 책임이다'라고 말하는 것을 보면, 담배회사로부터 배운 게 분명하다. 정말로 체중을 줄이고 싶으면 덜 먹고 많이 움직여야 한다고 맥도날드 회사 담당자는 강조하지만, 아주 큰 '맥도날드 빅 맥' 하나를 먹어 섭취한 칼로리를 태워 없애려면, 6시간 걸어야 한다는 사실까지는 절대로 말하지 않는다. 그리고 실제로 미국인이 "덜 먹기" 운동에 참여했다면, 미국의 전체 농사 관련 산업은 물론 식품가공업, 식료품점, 레스토랑 업계까지 망했을 것이다. 업계로서는 이익을 내기 위해 가능한 많은 음식을, 가능한 많은 사람이 먹어야 하기 때문이다.

침묵의 염증이 널리 퍼지고 있는 현실에 오로지 농무부와 전체 식품업계만 책임이 있을까? 아직은 심증이 있을 뿐이지만 의료계가 남아있다.

"건강에 좋으리라 생각했다"

취지는 참으로 좋았다. 의료계가 심장병을 치료하려던 좋은 취지는 나중에 알고 보니 안타깝게도 엉터리 이론에 바탕을 두었었기에, 어쩔 수 없이 침묵의 염증을 유행시키고야 말았다. 1950년대 초 의학연구의 관심은 콜레스테롤이 들어있는 지방과의 전쟁을 선포하기에 이르렀다. 사실은 그렇지 않지만, 음식에 들어있는 콜레스테롤을 심장병 원인 물질로 받아들였었다. 음식에서 콜레스테롤을 많이 공급하는 성분(특히 동물성 단백질)을 빼고, 곡물과 전분처럼 지방이 없는 탄수화물로 대체하는 일이 해법이었다. 음식에 지방을 추가하려 했다면, 콜레스테롤을 낮춰주리라 여겼던 오메가-6 지방이라야 했다.

뒤늦게 깨달았지만, 의료계가 추천했었던 이와 같은 식사법은 침묵의 염증이 유행처럼 번지도록 만반의 태세를 갖추는 확실한 길이었다. 음식의 호르몬 반응을 잘 모르는 의사들이 '지방은 나쁘고, 지방이 없는 곡물과 전분 같은 탄수화물이야말로 최고 식품'이라는 연구결과를 발표하자 음식의 호르몬 반응을 모르는 영양전문가들이 재빨리 널리 알리고야 말았다. 그들은 탄수화물의 당부하지수가 높을수록, 배가 더 고파지는 점을 알지 못했다. 게다가 배가 고플수록 누구나 지방이 없는 탄수화물을 더 많이 섭취하는 게 당연하다. 그래서 지난 30년 동안 하루에 평균 300칼로리 정도 섭취가 증가했다. 한편 활동량이 많아서가 아니라 오직 인슐린 치 증가 때문에 배가 더 고팠던 것이다.

비록 의료계가 음식에 들어있는 지방과 콜레스테롤이 심장병을 일으킨다고 믿었어도, 잇따른 임상실험에서 지방이나 콜레스테롤을 적게 먹으면 실제로 심장병에 유리하다는 근거를 찾지 못했다. 이와 같이 심장병과 콜레스테롤과의 상관관계를 지지해줄 연구결과가 없음을 알았지만, 지방과의 전쟁 수행에 대한 국회 지원을 확보하려고 1980년대 후반에 미국 정부는 학술회의 주최를 결정했었다. 당연히 정부는 음식에 들어있는 지방과 콜레스테롤이 심장병을 일으킨다는 의견에 동의하는 전문가를 동의하지 않는 전문가보다 훨씬 더 많이 초청했었다. 모든 전문가는 각자 입장을 발표하고 투표했다. 놀랄 일도 아니지만, 회의를 마치면서 콜레스테롤과 지방을 적게 섭취하면 심장병에 걸릴 가능성을 줄일 수 있다는 성명을 발표했었다.

정부 주최 회의에서 발표한 성명을 지지하는 연구결과가 없었음에도, 미국인 식습관을 잘못된 방향으로 이끄는 국민건강 캠페인을 저지하지 못했다. 결국, 농무부는 이 회의를 그들이 제시한 식품 피라미드가 옳다고 증명하는 근거로 이용했다. 그러나 이제는 많은 이가 농무부에서 소개하는 식품 피라미드가 틀렸다고 알고 있다. 하버드 의대 공중보건학 주임교수 월터 윌렛(Walter Willett)은 그의 책 《먹고, 마시고, 건강하게》 *(Eat, Drink, and Be Healthy)*에서 "농무부에서 추천하는 식품 피라미드는 틀렸다. 근거가 불확실하고…… 권장 사항도 새로운 게 없고…… 효과가 있는지 시험한 적도 없다."라고 언급했다.

즉 하버드대에서 농무부 식품 피라미드를 정식으로 인정하지 않았다. 돌이켜보면, 농무부 식품 피라미드는 이제까지 정부에서 기획하고 시행했었던 프로그램 중 최악에 가까운 것이라 할 수 있다. 의료계는 거창하게 음식에 들어있는 지방과 콜레스테롤과의 전쟁을 선포했었고, 오늘날도 지속하고 있다. 콜레스테롤과의 전쟁에 사용한 무기는 정부에서 제공한 값싸고 지방이 없으며 당부하지수가 높은 탄수화물과 염증진행 오메가-6 지방산이었다. 좋은 취지로 시작한 콜레스테롤과의 전쟁을 치르는 과정에서 침묵의 염증이 놀랄 만큼 퍼져나가 비만이 엄청나게 증가할 정도로 미국인 건강을 위태롭게 하리라고는 누구도 예상하지 못했다.

2005년에 발표한 농무부 식품 피라미드에서도 여전히 식사(diet)의 당부하지수(glycemic load) 기능을 무시했지만, 아쉬운 대로 과일과 채소를 더 섭취하라고는 권했다. 그래도 최신판 식사가이드라인이 여전히 엉성해서 비만과 침묵의 염증이라는 서로 많이 닮은 쌍둥이 유행병을 확실히 줄일 수 있을 만큼 뛰어난 가이드라인은 아니었다. 농업관련 산업과 식품가공업은 어차피 이윤을 앞세우는 사업이다. 따라서 이 업계가 수익을 내기 어려워지면, 농업 관련 산업으로부터 들어오는 정치 기부금이 줄어들어 정치에 타격을 줄 수 있다. 정부로서는 당연히 그러지 않기를 바랄 것이다.

할머니 말씀을 듣지 않았다

침묵의 염증을 유행시킨 장본인은 어유를 복용하라던 할머니 말씀을 무시한 우리 자신이다. 실제로 두 세대 전에는 모든 아이가 매일 대구 간유 한 큰술씩 먹었다. 대구 간유를 먹으려면 여전히 상당히 역겹지만, 한 큰술은 EPA/DHA 2.5g에 해당하는 양으로 강력한 염증회복 기능을 발휘한다. 국민건강 측면에서는 미국에서 자녀에게 고용량 어유 복용을 멈추게 한 바로 그날이 20세기의 엄청난 건강 재앙의 시작이었을 것이다. 그 결과 현재 침묵의 염증이 유행하고 있다.

침묵의 염증 수출

많은 유행이 미국에서 시작해서 전 세계로 퍼져 나간다. 침묵의 염증도 그중 하나다. 예전에는 빅맥과 코카콜라 그리고 이제는 농무부 식품 피라미드까지 수출하고 있다. 실제로 세계 모든 나라는 미국 농무부 식품 피라미드를 자기네 국가 표준 식사가이 드라인으로 채택 권장하고 있다. 따라서 오늘날 영양실조보다 과체중이 더 많아져서, 비만이 전 세계 골칫거리로 떠오른 일은 당연하다. 이미 언급했지만, 현재 미국에서 기술 발달로 식사를 준비하는 시간을 줄일 수 있고, 값싼 식품을 구입할 수 있고, 또 맛있는 음식을 찾아다니는 유행이 함께 어우러져 침묵의 염증을 유럽에 전파했다. 그리고 한국과 일본, 중국, 중남미, 인도 중산층에서도 침묵의 염증이 갑작스레 나타나고 있다. 실제로 불과 2~3년 전까지는 이탈리아 어린이들이 가장 날씬했지만, 지금은 유럽에서 가장 비만하다. 이렇게 체중이 늘어나면서 침묵의 염증이 덩달아 증가했고, 2형 당뇨병 같은 만성질환이 급증하고 있다. 실제로 현재 2형 당뇨병 환자는 미국보다 인도나 중국에 더 많다. 2형 당뇨병이 급증하면서 그에 따라 의료비가 덩달아 늘어나서 미국 건강관리시스템을 붕괴시킬 정도라면, 2형 당뇨병으로 발생하는 실명, 하지 절단, 심장병, 신부전 등 엄청난 합병증 치료비를 감당하기에 벅찬 중국과 인도의 건강관리시스템에는 얼마나 큰 충격을 줄 것인가?

저자가 지나치게 비관하고 있는가? 그렇지 않다. 2형 당뇨병 원인을 제대로 알지 못하면 문제를 해결할 수 없다. 2형 당뇨병이 유행하는 책임을 정부, 농업 관련 산업, 패스트푸드 식당, 식품가공업에 미루는 일은 쉽지만, 책임 소재를 정확히 찾지 못하고 빗나간 것이다. 진짜 문제는 호르몬을 컨트롤하는 방법을 모른다는 사실이다. 결국에는, 각자 염증회복 존에 들어가도록 호르몬을 컨트롤해서 미래를 변화시켜야겠다고 다짐해야만 한다. 그러려면 식품 선택에 따른 호르몬 반응을 잘 알아야 한다.

이 책의 마지막 장에서는 유행하고 있는 침묵의 염증을 몰아내려면 우리 사회가 해야 할 일, 그리고 침묵의 염증을 몰아내지 못해서 닥쳐올 앞날을 간추려 보겠다.

제20장
건강관리시스템 붕괴를 피하려면

현대의학의 발전에도 불구하고 건강관리시스템을 무너뜨릴 만큼 기세 등등한 침묵의 염증 확산을 멈춰 세우고, 되돌리기에는 역부족으로 보인다. 무엇보다 미국인 건강이 빠르게 나빠지고 있다.

이제는 급속히 변화해버린 식사패턴 때문에 호르몬 반응이 우리 유전자를 압도하고 있다. 식사에 따른 호르몬 반응을 무시한 결과 미국으로서는 건강관리시스템 붕괴 가능성이 코앞에 닥쳐왔다는 점이 가장 큰 위협이다. 건강관리보험료가 빠르게 오르고, 올라버린 보험료를 감당하지 못하는 계약자가 점차 많아지는, 이른바 건강관리시스템 붕괴의 첫 징조가 현재 나타나고 있다.

건강관리시스템 붕괴를 재촉하는 1등 만성질환은 점차 유행하고 있는 2형 당뇨병이다. 2형 당뇨병 환자가 극도로 쇠약해지기는 해도, 그런대로 오래 살기 때문에 모든 만성질환 중에서 의료비가 제일 많이 든다. 실명, 하지 절단, 심장병, 신부전의 제일 흔한 원인이 2형 당뇨병이다. 혈액투석 환자 한 명이 생명을 유지하기 위해 의료비로 1년에 20만 달러 이상 쓴다. 2형 당뇨병 환자 전체는 1년에 1,320억 달러를 쓴다.

요즘 미국 성인의 약 7%가 2형 당뇨병을 앓고 있다. 추측하건대 앞으로 2형 당뇨병 환자가 10%에 도달하면, 미국 경제력이 아무리 막강해도 건강관리비용을 감당할 수 없을 것이다. 오로지 10%에 도달할 때까지 시간이 얼마나 남았는지 궁금할 뿐이다. 어쩌면 빠르면 5년, 늦어도 15년 안에 도달하리라 예측한다. 한편 미국 건강관리시스템이 어차피 파산할 것이므로 건강보험이나 개인보험 가입 여부는 문제가 아니다. 그러나 실제로 그런 상황이 닥치면, 너나 할 것 없이 어찌 된 일이냐고 따져 물을 것이다. 그때까지 침묵의 염증 확산으로 톡톡히 대가를 치를 것이기에, 그때는 이미 늦을 것이다. 2형 당뇨병은 심장병, 암, 알츠하이머병 같은 많은 만성질환 중에서 더 어린 나이에 일찍 발병하고 또 환자도 훨씬 많다는 점에서 골칫덩이 선두주자다. 2형 당뇨병이 건강관리시스템 붕괴를 몰고 오는 선두주자가 아니라면, 침묵의 염증 때문에 병세가 악화되는 심장병, 암, 알츠하이머병이 앞장서서 건강관리시스템을 붕괴시킬 것이다.

건강보험료 지불이 미국 근로자와 고용주 사이에 새롭게 등장한 커다란 갈등이다. 미국인은 세계에서 제일 부유한 나라에 살고 있지만, 4천만 명 이상이 여전히 의료보험 혜택을 받지 못하고 있다. 무슨 까닭에 건강보험료가 그토록 비쌀까? 건강관리회사에 있는 그대로 물어보라. 보통 건강관리회사에 내는 보험료의 80%가량이 침묵의 염증과 밀접하게 관련된 만성질환에 지급된다. 침묵의 염증을 치료하지 않고 오래 내버려 둘수록, 손해는 더 쌓인다. 그러기 때문에 보험료가 빠르게 올라가고 있고, 그래서 점점 더 보험료를 감당하기 어려워지고 있다. 그래서 고용주는 벌써 근로자 신규채용을 줄여서, 보험료 인상에 대처하고 있다.

앞날이 어둡더라도 침묵의 염증을 돌려세울 수 있는 조치를 곧 취하기 시작하면 앞날을 밝게 바꿀 수 있다. 결국, 쓸데없는 정치 구호가 아니라, 눈에 띄는 개인의 노력이 필요하다. 이제 얘기할 내용은 비만 인구 중에서 가장 빠르게 증가하고 있는 소아 청소년 비만이다. 2000년 이후에 태어난 어린이의 1/3은 2형 당뇨병에 걸리리라 추정한다. 그러면 상당히 어린 나이에 심장병, 암, 신경계 질환에 걸릴 가능성이 크다. 따라서 소아청소년기에 침묵의 염증을 막지 않으면, 유사 이래 처음으로 다음 세대는 실제 수명이 부모 수명보다 짧다는 기록을 남길 것이다.

나쁜 소식이다. 아무런 조치도 취하지 않으면 앞날은 불을 보듯 뻔하다. 앞날이 어둡다, 몹시 어둡다. 그래서 묻고 싶다: 건강관리시스템이 붕괴할 위기에 놓여있는데 보험회사와 직장, 정부는 무엇을 하고 있는가?

보험회사

결국에는 보험회사가 침묵의 염증 후유증에 보험료를 지급해야 하기에, 침묵의 염증과 최전방에서 싸워야 한다. 그러나 보험회사가 순진하게 물주 행세할 때만 가능하다. 보험회사는 이윤을 내도록 보험료를 산정할 게 뻔하다. 여기에 건강보험 제도의 문제가 있다. 보험가입자는 병에 걸릴 때를 대비해서 보험에 가입한다. 그러나 보험회사는 보험가입자가 병에 걸리지 않기를 바라며 보험료를 받는다. 보험회사는 승률 높은 도박꾼처럼 결과는 상관하지 않고 계산기를 두드려 이익을 낼 뿐이다. 보험회사의 보험료 지급과 관계없이 보험가입자는 보험료를 꾸준히 납부할 것이므로, 보험회사는 눈곱만큼도 침묵의 염증을 줄이려 하지 않는다. 만약 많은 사람이 병에 걸리면, 보험회사는 인상된 보험료 지급에 맞춰 그저 보험료를 올리면 된다. 한편 보험가입자가 인상된 보험료를 내지 못하면, 오로지 보험가입자의 문제일 뿐이다.

저자는 보험회사가 그저 이윤만 추구한다고 미워하면서도, 보험회사에서 보험가입자의 병을 치료하는 것보다는 보험가입자가 최상의 건강을 유지하도록 도와야 돈을 더 많이 벌 수 있다는 사실을 확신한다면, 보험회사의 방침이 바뀌리라 생각한다. TG/HDL 비율처럼 값싼 혈액검사를 판단기준으로 환자가 건강을 유지하게 도와준 의사에게 보험금을 지급하는 보험시스템을 고려할 수 있다. 또 환자가 TG/HDL 비율을 2이하로 유지하면, 보너스를 지급할 수도 있다. 그렇지만 TG/HDL 비율을 2 이하로 낮추지 못하면, 지금처럼 만성질환 치료에만 진료비를 지급하면 된다. 이러한 방침은 환자의 TG/HDL 비율을 정상범위로 신속하게 낮추려면, 환자에게 식사법은 어떠해야 하고, 고용량 어유는 얼마큼 복용해야 하는지 가르쳐주는 의사에게 정당한 포상금을 지급하는 것이다. 임상자료는 아주 분명하다. 일단 TG/HDL 비율이 떨어지면, 결과는 좋다. 그러나 안타깝게도 보험회사가 이러한 방침을 채택하기로 할 때까지 꽤 오랜 시간이 걸릴 것이다. 그렇지만 아직 희망은 있다.

근로자 보험을 들어주는 회사

많은 회사가 자기네 근로자를 보험에 가입시킨다. 그러나 건강관리 비용이 증가하면 회사수입에 타격을 준다는 점을 알아버렸다. 그래도 앞날이 어느 정도 밝을 수도 있다. 분명히 말해서, 이제까지는 회사가 근로자 건강을 증진시켜도 회사에 돌아오는 경제적 보상이 거의 없었다. 실제로 수년 후에 근로자가 다른 직장으로 옮기면, 다음 직장 고용주는 이제까지 해당 근로자의 보험료를 내지 않았어도 의료보장을 제공해 주지만, 그동안 보험료를 내줬던 이전 직장에서는 아무런 생색도 낼 수 없기 때문이다. 그러나 효과가 뛰어난 건강프로그램을 도입 적용해서 근로자의 생산성을 즉시 높일 수 있음을 고용주가 확신하면, 재무상태를 개선하고, 그에 따른 재정 보상까지 챙길 수 있음을 알게 될 것이다.

이게 바로 존 다이어트가 고용주에게 베푸는 특별 혜택이다. 존 다이어트를 실천하고 7일 안에 근로자 생산성이 상당히 증가함을 알게 될 것이다. 대부분 회사에서 점심에 당부하지수가 높은 식사를 제공하기 때문에 실제로 오후 2~3시쯤에는 생산성이 무척 떨어진다. 따라서 회사 식사방침을 따르는 근로자에게 보조금을 주면서라도, 근로자의 혈당을 안정시켜 종일 생산성을 높일 수 있는 식사를 제공하는 편이 실제로는 보험비용을 점차 줄일 수 있을 것이다. 실제로 완벽하지는 못해도 몇몇 컴퓨터 회사와 월 스트리트에 있는 증권회사에서 이러한 식사방침을 도입해서 시행했었다. 한 컴퓨터 회사에서는 혈당을 유지시켜 주려고 설탕이 들어있는 음료수를 하루 종일 무료로 제공했다. 또 어떤 증권회사는 같은 목적으로 바구니에 음식을 담아 늘 무료로 제공했다.

이 회사들은 직원 생산성이 높아지기만 기대할 뿐, 침묵의 염증이 심해져 밀려오는 피로를 이기지 못해 녹초가 된다는 사실을 까맣게 몰랐었다. 그렇지만 존 다이어트 식사와 간식을 제공했더니 기존 음식을 제공하던 비용과 비슷하면서도, 침묵의 염증을 악화시키기는커녕 오히려 개선시켰다. 직원식당을 운영하는 회사는 직원이 존 다이어트 식사를 하면 보조금을 주고, 이제까지 해오던 대로 당부하지수가 높은 식사를 하면 직원이 비용을 전액 부담하는 형태로 운영할 수도 있다. 근로자로서는 결코 어려운 선택이 아니다. 고용주는 즉시 생산성을 높일 수 있고, 또 앞으로 부담해야 하는 건강관리비용을 확실히 줄일 수 있다. 생산성 향상을 놓고 볼 때, 식사방침 변경에 따른 비용이 그리 많지 않기에 재무담당 책임사 바음에 쏙 들 것이다. 최상의 건강을 가늠할 수 있는 SIP 치와 그보다 비용이 조금 덜 드는 TG/HDL 비율 등의 새로운 기준을 적용하면, 식사에 보조금을 지급하는 등의 최상 건강프로그램을 도입할 경우, 실제로 회사에 이익이라는 사실을 확인할 것이다. 회사는 조깅트랙이나 체육관을 늘리기보다는 직원 혈액검사로 최상의 건강에 대한 투자가 제대로 효과를 내고 있는지 확인해봐야 한다. 만약 침묵의 염증 범위, 즉 최상의 건강을 판정하는 혈액검사 수치가 개선되지 않으면 성과 없는 지출을 중단하고 실제로 최상의 건강과 생산성을 높이는 실천에 집중해야 한다. 그러나 아무리 개선의 의지가 강한 회사라도 투자 효과가 뛰어나다는 이유만으로 기존의 건강프로그램에 새로운 방침을 도입하기가 쉽지 않다는 점이 안타깝다.

정부

앞에서 이미 지적했듯이, 침묵의 염증이 확산되는 주요 요인은 곡물과 콩 생산자에게 정부가 보조금을 지급했다는 점이다. 물론 미국 정부가 과일과 채소 생산자에게도 상당한 보조금을 지급해서 동등한 경쟁 관계를 만들 수 있지만, 그러한 해법은 불어나는 재정적자 압박 때문에 가능성이 없어 보인다. 게다가 밀과 옥수수 생산자에게 지급하는 보조금을 인제 와서 줄이거나 없애기는 더 어려워 보인다. 모든 것은 정치자금 기부자와 강력한 압력단체에 달려있다. 미국 정부는 침묵의 염증이 악화되어 발병하는 만성질환 치료 약에까지 기꺼이 노인의료보험(Medicare) 혜택을 확대하려 하지만, 침묵의 염증에 불을 지피는 곡물을 과잉 생산하는 농업 관련 업계에 제공하는 보조금의 바탕에 깔려있는 문제를 해결할 생각은 없어 보인다. 첫 번째 베이비 붐 세대가 노인의료보험 혜택을 받을 날이 얼마 남지 않았다는 사실이 더 불길하다. 미국 정부가 앞으로 닥쳐올 의료비 증가를 감당할 만큼 보험재정을 확보하지 못하면 보험재정의 붕괴는 앞당겨질 것이다.

식품 가공회사

저자는 침묵의 염증을 되돌려 놓을 수 있는 단체로는 식품 가공업계가 가장 유력하다고 생각한다. 애초에 우리를 침묵의 염증으로 몰고 간 이가 바로 그들이지만, 놀랍게도 그들이 우리를 침묵의 염증으로부터 구해낼 가능성이 제일 크다. 앞에서 언급했듯이, 정부 보조금에 고맙다고 해야 하지만 식품 가공회사는 값싼 식품을 만드는 기술에 정통해서, 맛은 뛰어나지만, 포만감이 거의 없는 저렴한 가공식품을 만들었다. 그러나 식품 가공회사가 보유하고 있는 기술이라면 콩과 유제품이라는 가장 뛰어난 단백질을 좀 더 추가해서 맛과 포만감을 동시에 만족시켜주는 아주 맛있고 값싼 가공식품을 만들 수 있다. 할 수 있다면, 단백질과 탄수화물의 비율을 개선시킴으로써 배고픔이라는 어려운 문제까지 즉시 해결할 수 있다. 끼니와 끼니 사이에 배가 고프지 않으면, 그토록 많은 칼로리를 섭취하지 않을 수 있다. 칼로리 섭취를 줄이면 체중이 줄고, 침묵의 염증을 일으키는 주요 원인인 과잉 체지방이 줄어든다. 실제로 식품 가공회사는 과학에 근거해서 가장 건강하고 또 올바르게 호르몬 반응을 일으키는 인스턴트 식품을 만들고 싶을 것이다. 그런 구상과 전략은 사회 전반에 영향을 미칠 것이다. 기술로 시간을 절약하는데 딱 맞는 구상이고, 또 값싼 농작물로 매우 저렴한 가격에 맛과 포만감을 동시에 제공하는 인스턴트 식품을 만드는 전략이기도 하다.

적게 먹고, 많이 움직인다고 되는 일이 없고, 될 일도 없다. 신선한 채소와 과일을 더 많이 먹는 게 낫지만, 부유층이라야 감당할 수 있다. 따라서 지금처럼 영양 바, 아이스크림, 밀크셰이크, 콘칩, 피자 등을 부실하게(junk foods) 만들 게 아니라 건강을 지켜줄 수 있게(healthful junk foods) 만들어서 많은 이가 가격부담 없이 자유롭게 사 먹을 수 있어야, 닥쳐오는 건강관리시스템 붕괴를 피할 수 있다. 오늘날 매우 흔한 인스턴트 식품(junk food)처럼 보이지만, 저자가 건강한 식품으로 개발해본 경험이 있기 때문에 충분히 잘 만들 수 있다고 생각한다. 어쩌면 영양학계의 분노를 부추기는 대담한 시도겠지만, 이것이야말로 유일한 희망이라고 생각한다. 오로지 거대 식품 가공회사들이 건강 인스턴트 식품을 팔아서 돈을 벌 수 있느냐가 문제일 뿐이다. 만약에 돈을 벌 수 있다면, 침묵의 염증 유행을 빠르게 돌려세울 수 있을 것이다.

개인 책임

미국의 여러 기관이나 압력단체가 침묵의 염증을 돌려세울 때까지 기다리지 않아도 된다는 반가운 소식이 있다. 이제 우리는 침묵의 염증을 줄여 미래를 바꿀 힘을 갖고 있다. 결과는 거의 즉시 나타나고, 많은 경우에서 기적에 가깝다.

침묵의 염증을 다스려서 최상의 건강을 유지하는 일은 각자 몫이다. 그러나 시간 절약을 제일 과제로 추구하는 사회에서는 최소 시간으로 최대 효과를 얻을 수 있는 계획을 수립해야만 한다. 그 계획에는 최소 노력으로 염증회복 존에 데려가주는 존 라이프스타일 프로그램을 포함하고 있다.

침묵의 염증을 줄이려고 오로지 하루에 15초만 쓰고 싶으면, 충분한 어유를 복용하는 것이 최소 시간 투자다. 고용량 어유보다 더 빠르고 신속한 방법은 없다. 따라서 농업 관련 기업에 정치적 후유증을 주지 않으면서 즉시 모든 미국인 건강을 증진시키려면, 원하는 모든 이에게 정부 보조금으로 고용량 어유를 공짜로 제공하는 것이다. 현재 이탈리아와 핀란드에서 이미 시행하고 있으므로 결코 생소하거나 억지 제안이 아니다. 이탈리아와 핀란드는 국가에서 건강관리 프로그램을 운영하고 있으며, 모든 국민이 무료로 받을 수 있게 고도로 정제된 EPA/DHA 농축액을 승인된 약품 목록에 올려놓았다.

침묵의 염증을 되돌리기 위해 뭔가 더 노력하고 싶으면, 가장 빠른 속도로 초과 체지방을 빼 주는 존 다이어트를 반드시 실천해야 한다. 체중을 줄이는 일은 쉽지 않다, 더욱이 지금처럼 식품 가공회사에서 계속 탄수화물이 풍부한 식품으로 유혹하면 힘들게 줄여 놓은 체중을 유지하는 일은 거의 불가능하다는 사실을 명심해야 한다. 그러나 반드시 먹어야 한다, 따라서 가능하면 현명하게 먹는 편이 낫다.

칼로리를 제한하면 어떤 식사법으로든 체중을 줄일 수 있다는 것은 의심할 여지가 없다. 그러나 고탄수화물 식사로 인슐린이 증가해서 허기에 시달리거나, 저탄수화물 식사로 코티솔 분비가 많아지면 결국 호르몬 균형에 큰 문제가 발생한 것이다. 이것이 살을 빼려고 최근 1년 동안 터프츠 의대(Tufts Medical School) 임상연구에 참여했던 사람들이 고탄수화물이나 저탄수화물 식사보다 존 다이어트를 끝까지 더 쉽게 실천할 수 있었다고 발표한 근거다. 모든 것이 끼니 사이에 찾아오는 허기를 극복하는 능력 덕분이다. 배가 고프지 않으면, 힘들게 칼로리 섭취를 줄여야 하는 엄청난 의지력이 필요 없다. 반대로 계속 배가 고프면 허기를 참아야 하니 엄청난 의지력을 발휘하거나, 아니면 허기를 메우기 위해 엄청난 칼로리를 섭취해야 할 것이다. 체험을 통해서 잘 알듯이 의지력을 발휘해서 참으려 하기보다는 많이 먹을 가능성이 크다.

끝으로, 침묵의 염증을 줄이는 데는 운동과 명상도 한몫을 한다. 그런데 두 가지 모두 실천하려면 더 많은 시간이 필요할 뿐 더러 침묵의 염증을 줄이는 데 그 효과가 고용량 어유와 존 다이어트만큼 크지 않다. 그런데도 운동이나 명상을 제대로 실천하면, 먼저 존 다이어트로 염증회복 존에 도달한 다음에 존에서 계속 지내게 해주는 강력한 보조 요법이라 할 수 있다.

침묵의 염증을 다스리는 일은 평생 치러야 할 몸부림이다. 기억하라,

침묵의 염증은 우리 미래를 망가뜨리려고 기회를 엿보고 있다. 침묵의 염증을 극복하려면 과도한 체지방을 빼는 일이 최우선이다. 그러나 체지방을 빼는 일은 어렵다. 그 까닭은 우리가 구석기시대 원시 조상 유전자를 그대로 물려받았기 때문이다. 이제 와서 우리 자신의 유전자를 바꿀 수 없지만, 유전자가 불리하지 않고 오히려 유리하게 표현되도록 존 라이프스타일 프로그램을 실천할 수는 있다.

그러나 마냥 존 라이프스타일 프로그램만 실천하고 끝내려 하지 마라. 혈액검사를 하면 염증회복 존에 있는지 아닌지, 최상의 건강상태인지 아닌지를 알려줄 테니, 혈액검사에서 최상의 건강상태를 확인하면서 식사법과 라이프스타일을 존에 꼭 맞게 유지시켜라. 일단 존에 있으면 평생 같은 라이프스타일을 유지토록 노력하라. 그러지 않으면 침묵의 염증은 평생 그림자처럼 따라다닐 것이다.

마지막으로 정리해보면, 우리 모두 반드시 해야 할 일은 책에 적혀 있는 간단한 라이프스타일 개선 처방을 실천하고, 침묵의 염증을 줄여서 최상의 건강상태로 되돌리는 일이다. 모든 혁명은 보통 개인에서 시작한다. 최상의 건강을 쟁취하는 혁명도 다르지 않다.

부록

Ⅰ. 지속적 지원
Ⅱ. 유리한 탄수화물과 불리한 탄수화물
Ⅲ. 존 탄수화물 블록
Ⅳ. 존 포인트
Ⅴ. 지방 제외 체중 계산법
Ⅵ. 존 다이어트 메뉴와 요리법

부록 I

지속적 지원

존을 뒷받침하는 과학적인 자료들은 지속적으로 확장되고 있다. 이 때문에 저자는 여러분이 호르몬 조절 식사 이론의 최첨단 수준을 유지할 수 있도록 여러 웹사이트를 운영하고 있다. 최근 식사요법이 침묵의 염증에 미치는 영향에 관해 시행하고 있는 조사 연구에 관심이 있으면, 저자가 운영하는 비영리 연구재단에 방문해보라. www.inflammationresearchfoundation.com 연구재단은 비만, 2형 당뇨병, 심장질환, 신경계 질환, 암, 그리고 또 다른 염증 상황에서 식사가 염증을 줄여주는 역할에 관해 상당히 많은 연구를 하고 있다. 존 식사와 간식을 차리는 데 도움이 필요하면, www.zonediet.com를 방문하고, 임상시험을 거친 고도로 정제된 EPA/DHA 농축제를 찾을 때는 http://www.zonelabsinc.com를 방문하라. 또 존 테크놀로지에 관해 깊이 알고 싶으면, http://www.drsears.com를 방문하라. 저자의 웹사이트로서 존 개념을 뒷받침하는 지금까지의 수많은 연구자료를 보유하고 있다. 물론 언제든지 1-8000-404-8171로 전화하면 담당 책임자가 침묵의 염증과 존 다이어트에 관한 질문에 성실하게 답해 줄 것이다.

문의할 곳

1. 다음 카페
휴먼영양학[존 다이어트]@닥터 웰 아카데미
https://cafe.daum.net/thezonediet

2. 네이버 밴드
더 좋은 다이어트 https://www.band.us/@thezonediet

3. 존 다이어트 강좌 문의
조윤커뮤니케이션 02-730-8841/joyoon10@naver.com

부록 II

유리한 탄수화물과 불리한 탄수화물

존 다이어트에는 금지된 탄수화물 식품은 없지만, 인슐린을 조절해서 침묵의 염증을 억제하는 능력을 결정하기 위해 선택해야 할 식품이 있다. 이러한 선택은 탄수화물의 당부하지수를 기준으로 한다. 당부하지수가 높은 식품일수록 더 많은 인슐린을 분비한다. 유리한 혹은 불리한 탄수화물이라는 용어는 단순히 탄수화물의 당부하지수를 나타낸다. 일반적인 1회 제공량의 유리한 탄수화물은 당부하지수가 낮지만, 같은 양의 불리한 탄수화물은 당부하지수가 높다.

존 식사를 준비하기 위해서 먼저 자기 자신의 손바닥 크기와 두께에 해당하는 저지방 단백질을 선택한다. 그다음에는 저지방 단백질 식품의 두 배를 넘지 않는 적당량의 유리한 탄수화물을 추가한다. 식사 시 탄수화물의 대부분을 유리한 탄수화물로 섭취하면 인슐린 분비를 줄일 수 있다. 접시에 담을 탄수화물의 ⅔이상을 유리한 탄수화물 목록에서 선택하도록 항상 노력하라.

마지막으로 올리브유, 아몬드 슬라이스, 혹은 아보카도와 같은 단일 불포화지방을 소량 추가하여 존 식사를 완성하라.

유리한 탄수화물	불리한 탄수화물
전분이 없는 채소	곡물
과일	전분
	과일 주스
	빵, 시리얼, 파스타
	가공식품(즉, 정크푸드)

부록 III

존 탄수화물 블록

존 탄수화물 블록을 이용하여 유리한 탄수화물과 불리한 탄수화물을 더 정량화할 수 있다. 탄수화물 1블록은 인슐린 분비를 촉진하는 탄수화물(총 탄수화물에서 식이섬유를 뺀 값) 9g으로 정의한다. 유리한 탄수화물은 당부하지수가 낮지만 불리한 탄수화물은 당부하지수가 높다. 존 탄수화물 블록 방법을 활용하면 식사 시 탄수화물의 총량을 보다 정확하게 정량화할 수 있다.

존 식사를 구성하려면 먼저 여러분의 손바닥 크기와 두께를 넘지 않을 만큼의 저지방 단백질을 접시에 담아 시작한다. 일반적으로 여성은 약 90g(3온스이지만, 기억하기 쉽게)의 단백질이 필요하고, 남성은 약 120g(4온스이지만 기억하기 쉽게)의 단백질이 필요하다. 거기에 적당한 양의 존 탄수화물 블록을 추가한다. 보통 체격의 여성은 한 끼에 존 탄수화물 3블록이 필요하고, 보통 체격의 남성은 한 끼에 존 탄수화물 4블록이 필요하다. 항상 탄수화물의 ⅔이상을 유리한 탄수화물 목록에서 선택하도록 하라. 그러면 끼니마다 풍성한 식사를 할 수 있다.

마지막으로 올리브유, 아몬드 슬라이스, 혹은 아보카도와 같은 단일 불포화지방을 소량 추가하여 존 식사를 완성하라.

탄수화물 9g(1블록)을 함유한 각 식품의 양

유리한 탄수화물(권장)

■ 채소

가지, 데친 것	1 1/2컵	
고사리, 삶은 것	300g	
고추(풋)	250g	
고추(꽈리)	270g	
고춧잎, 삶은 것	160g	
근대, 삶은 것	1컵	100g
냉이	240g	
달래	210g	
더덕	80g	
도라지	45g	
두릅	390g	
두릅, 데친 것	210g	
들깻잎	205g	
들깻잎, 데친 것	230g	
마늘종	78g	
마름	1/2컵	
무, 얇게 썬 것	2컵	

무(우거지), 삶은 것	170g	
무순	170g	
미나리	270g	
멕시칸 살사 소스	1/2컵	
배추, 데친 것	3컵	
배추, 초절임	1컵	
버섯, 데친 것	1컵	
버섯, 채친 것	3컵	
버섯(느타리), 데친 것	110g	
버섯(팽이)	140g	
버섯(표고), 채친 것	55g	
봄동	220g	
부추(호부추)	310g	
부추, 데친 것	1컵	
브로콜리	2컵	
브로콜리, 데친 것	1컵	115g
비름나물	210g	
상추	260g	
상추(꽃상추), 채친 것	5컵	
셀러리, 얇게 썬 것	2컵	
셀러리, 다진 것	230g	
순무, 찧은 것	1컵	
순무(어린 잎), 데친 것	1 1/2컵	
시금치	4컵	
시금치, 데친 것	1컵	110g
시금치 샐러드	1접시	
쑥, 삶은 것	320g	
쑥갓	320g	
아스파라거스, 데친 것	1컵	12줄기

아티초크, 중간 크기	1개	
알파파 순	1 1/2컵	
양배추, 데친 것	1 1/2컵	125g
양배추, 잘게 썬 것	2컵	80g
양배추(브루셀스프라우트)	140g	
양상추, 채친 것	6컵	180g
양상추(작은)	1덩어리	
양파, 채친 것	1컵	95g
양파, 데친 것	1/2컵	
오이	1개	115g
오이, 얇게 썬 것	3컵	
오크라, 얇게 썰어 데친 것	1컵	
우엉	65g	
은행	25g	
인삼(수삼)	45g	
참나물	160g	
취나물	165g	
취나물, 데친 것	300g	
치커리	210g	
치커리, 채친 것	5컵	
콜라드 그린즈	1컵	
콜리플라워	2컵	
콜리플라워, 데친 것	2컵	
콩(강낭), 통조림	1/4컵	
콩(검은), 통조림	1/4컵	40g
콩(깍지), 데친 것	1컵	
콩(렌즈)	1/4컵	
콩(눈완두)	1컵	
콩(이집트)	1/4컵	
콩나물	3컵	165g

케일, 데친 것	1컵	
토마토	2개	
토마토, 채친 것	1컵	
토마토(방울)	25개	310g
토스드 샐러드	1접시	
파(소파)	375g	
파(대파)	160g	
파슬리	165g	
피망	2개	
피망, 채친 것	1 1/2컵	90g
호박(서양), 삶은 것	1컵	
호박(노란), 삶은 것	1컵	
호박잎	195g	
후머스	1/4컵	

■ 과일

감(단감)	1/2개	80g
감(연시)	50g	
감(곶감)	14g	
귤	1개	
대추	35g	
대추, 말린 것	35g	
딸기	1컵	150g
딸기(산)	2/3컵	
라임	1개	
레몬	1개	
멜론(허니듀), 깍둑썰기	1/2컵	
배	1/3개	

복숭아	1개	
복숭아(황도)	1/2개	
복숭아, 통조림	1/2컵	
블랙베리	1/2컵	
블루베리	1/2컵	
블루베리, 통조림	40g	
사과	1/2개	
사과 소스	1/4컵	
살구	3개	
석류	55g	
수박, 깍둑썰기	1/2컵	75g
앵두	130g	
오렌지	1/2개	
오렌지, 통조림	1/3컵	
유자	85g	
자두	105g	
자두(서양)	1개	
자몽	1/2개	
참외(중 크기)	1/2개	125g
체리	7개	
캔털롭	1/4개	
캔털롭, 깍둑썰기	1컵	
키위	1개	
파인애플, 깍둑썰기	1/2컵	
포도	1/2컵	
포도(거봉)	15개	150g
푸루츠 칵테일	1/2컵	

■ 해조류

김, 마른 것	11장	23g
미역, 마른 것	22g	
미역, 불린 것	190g	
미역(생)	185g	
다시마	250g	
다시마, 마른 것	22g	
다시마(염장)	180g	
파래, 마른 것	21g	

■ 곡류

오트밀, 익힌 것	1/3컵
오트밀, 익히지 않은 것	15g

불리한 탄수화물(절제)

■ 조리한 곡류 및 채소

감자(구운)	1/3컵	
감자(삶은)	1/3컵	40g
감자(으깬)	1/5컵	35g
	2/5개(중 크기)	
감자, 프렌치 프라이	5개	
고구마(군)	1/3개	
고구마(으깬)	1/5컵	45g
당근, 얇게 썬 것	1/2컵	
비트, 얇게 썬 것	1/2컵	

스콰시(버터너트)	1/3컵	
스콰시(에이콘)	1/4컵	
옥수수	1/4컵	
콩(리마)	1/4컵	
콩(볶은)	1/8컵	
콩(완두)	1/3컵	50g
콩(얼룩덜룩한 강낭), 통조림	1/3컵	
콩(튀긴)	1/4컵	
파스닙	1/3컵	

■ 과일

건포도	1큰술
구아바, 깍둑썰기	1/2컵
금귤	3개
대추야자	2개
망고, 얇게 썬 것	1/3컵
무화과	1개
바나나	1/3개
자두, 말린 것	2개
크랜베리	1/4컵
크랜베리 소스	4작은술
파파야, 깍둑썰기	1/2컵

■ 과일 주스

레모네이드	1/3컵
레몬 주스	1/3컵
사과 사이다	1/3컵
사과 주스	1/4컵

야채 주스	3/4컵	
오렌지 주스	1/3컵	
자몽 주스	1/3컵	
크랜베리 주스	1/4컵	
토마토 주스	3/4컵	
파인애플 주스	1/4컵	
포도 주스	1/2컵	
푸루츠 펀치	1/4컵	
V-8 주스	3/4컵	

■ 곡류

그리츠, 조리한 것	1/3컵	
메밀, 말린 것	15g	2 1/2큰술
밀가루, 중력분	12g	2 1/2큰술
밀(벌거), 말린 것	15g	
밤	25g	
빵가루	15g	2 1/2큰술
쌀(기장)	15g	
쌀(멥쌀)	12g	
쌀(찹쌀)	11g	
옥수수 전분	4작은술	

■ 국수

국수(소면), 삶은 것	1/4컵	40g
국수, 이탈리아(파스타)	1/4컵	
국수(칼), 인스턴트	30g	
당면	10g	
라면	15g	

■ 빵

그러노울러	15g
도너츠	1/4개
롤빵(저녁식사용), 작은 것	1/2개
머핀(블루베리)	1/4개
머핀(영국식)	1/4개
멜버 토스트	15g
모카빵	15g
바게트(마늘)	30g
베이글, 작은 것	1/4개
브레드스틱	1개
비스킷 빵	1/4개
야채빵	15g
옥수수빵	1장
전곡빵	1/2쪽
크로와상	1/4개
크루탄	15g
피타 빵	1/4봉지
피타 빵, 작은 것	1/2봉지
핫케익(10cm)	1/2장
햄버거 빵	1/4개
흰빵	1/2쪽
호빵(팥)	18g

■ 과자

감자칩	15g
또띠야 칩	15g
멀레시즈	2작은술

버터크래커	1개	
비스킷	12g	
스낵과자	14g	
쌀과자	11g	
와플	1/2장	
캔디바	1/4개	
콘플레이크	1/6컵	15g
쿠키, 초코칩	13g	
크래커(버터)	1개	
크래커, 짭짤한 것	4개	
타코 쉘	1개	
팝콘	2컵	
프레첼	15g	
피자, 패스트푸드	33g	

■ 밥, 떡, 밀전

밥(도정하지 않은 쌀)	1/5컵	30g
밥(도정한 쌀)	1/5컵	30g
백설기	1개	20g
떡(시루)	20g	
또띠야, 옥수수(15cm)	1장	
또띠야, 밀가루(20cm)	1/2장	
인절미(콩고물), 보통 크기	1개	20g
절편(멥쌀), 보통 크기	1개	20g

■ 아이스크림

아이스크림, 레귤라	1/4컵
아이스크림, 프레미엄	1/6컵

■ 설탕, 꿀, 시럽

그래뉼당	2작은술	
꿀	1/2큰술	9g
메이플 시럽	2작은술	
백설탕	1큰술	12g
잼 또는 젤리	2작은술	
팬케이크 시럽	2작은술	
황설탕	1 1/2작은술	6g

■ 소스

데리야끼 소스	15g
바베큐 소스	2큰술
조미료, 피클	4작은술
칵테일 소스	2큰술
케첩	2큰술
플럼 소스	1 1/2큰술

부록 Ⅳ

존 포인트

존 포인트는 한 끼 식사의 당부하지수를 결정하는 또 다른 방법이다. 존 포인트는 표준 제공량 크기의 탄수화물에 대한 상대적인 당부하지수를 나타낸다.

존 식사를 구성하려면 먼저 여러분의 손바닥 크기와 두께에 해당하는 저지방 단백질을 섭취하는 것부터 시작한다. 이것은 일반적으로 여성의 경우 약 90g(3온스지만 기억하기 쉽게)의 저지방 단백질, 일반적인 남성의 경우 약 120g(4온스지만 기억하기 쉽게)의 단백질에 해당한다. 그런 다음 단백질과의 균형을 맞추기 위해 충분한 탄수화물을 추가한다. 일반적인 여성은 한 끼에 약 15 존 포인트를 섭취해야 하며, 일반적인 남성은 한 끼에 20 존 포인트를 섭취해야 한다. 존 탄수화물 블록과 마찬가지로 끼니마다 탄수화물의 ⅔이상을 유리한 탄수화물로 섭취하도록 하라. 또한, 존 포인트 시스템을 사용해 보면 유리한 탄수화물로는 매우 풍성한 식사를 만들 수 있는 반면에 불리한 탄수화물로는 접시에 빈 곳이 많이 차지한다는 것을 알 수 있다. 식사에 탄수화물을 더는 추가하지 않는 시점을 아는 것이 비결이다.

마지막으로 올리브유, 아몬드 슬라이스, 혹은 아보카도와 같은 단일 불포화지방을 소량 추가하여 존 식사를 완성하라.

유리한 탄수화물

익힌 채소	제공량존	포인트
아티초크	1/2 컵	3
아티초크 하트	1/2 컵	2
아스파라거스	1 컵	3
그린콩 혹은 왁스콩	1/2 컵	3
검정콩	1/2 컵	6
청경채	1/2 컵	1
브로콜리	1 컵	1
방울양배추 새싹	1/2 컵	1
양배추	1 컵	1
당근 슬라이스	1 컵	4
콜리플라워	1 컵	1
병아리콩	1/2 컵	6
콜라드 그린, 잘게 썬 것	1컵	1
가지	1컵	3
케일	1컵	2
강낭콩	1/2컵	6
부추	1/2컵	2

렌틸 콩	1/2컵	6
버섯. 삶은 것	1/2컵	1
오크라 슬라이스	1/2컵	2
양파, 삶아서 다진 것	1/2	3
사워크라우트(소금에 절인 양배추)	1/2컵	2
스파게티 스쿼시	1/2컵	2
시금치, 다진 것	1/2컵	2
근대, 다진 것	1컵	1
순무, 으깬 것	1/2컵	1
순무 잎, 다진 것	1컵	1
노란 호박 슬라이스	1/2컵	1
주키니(서양 호박) 슬라이스	1/2컵	1

생채소	제공량	존 포인트
알파파 순	1컵	1
죽순	1컵	1
콩나물	1컵	1
브로콜리 꽃	1컵	1
양배추, 채 친 것	1컵	1
당근, 채 친 것	1컵	1
콜리플라워 꽃	1컵	1
샐러리 슬라이스	1/2컵	1
병아리콩	1/2컵	6
오이	중간 크기 1개	2
오이 슬라이스	1컵	1

꽃상추(엔다이브), 잘게 썬 것	1컵	1
꽃상추(에스카롤), 잘게 썬 것	1컵	1
피망, 녹색 또는 적색	1개	2
피망, 녹색 또는 적색, 잘게 썬 것	1컵	1
후무스	1/2컵	3
할라피뇨 고추	1/2컵	1
아이스버그 양상추(지름 15cm)	1컵	1
로메인 상추, 잘게 썬 것	1컵	1
버섯, 잘게 썬 것	1컵	1
양파, 잘게 썬 것	1/2컵	1
무 슬라이스	1컵	1
살사	1/2컵	3
스노우완두콩	1/2컵	1
시금치, 잘게 썬 것	1컵	1
토마토	1	1
체리 토마토	1/2컵	1
물밤(마름 열매)	1/2컵	3
물냉이	1컵	1

과일	제공량	존 포인트
사과	1개	10
사과 소스	1/2컵	8
살구	4개	9
블랙베리	3/4컵	3
블루베리	3/4컵	5

체리	12	8
프루트 칵테일, 라이트	1/2컵	8
포도	1/2컵	5
자몽	1/2개	5
키위	1개	5
레몬	1개	5
라임	1개	5
천도복숭아	1개	10
오렌지	1개	10
귤 (만다린), 물에 담근 통조림	3/4컵	11
복숭아	1개	5
복숭아 (통조림), 물에 담근	1/2컵	5
배	1개	10
자두	1개	5
라즈베리	1컵	5
딸기, 잘게 조각낸 것	1컵	3
귤(탠저린)	1컵	5

곡식	제공량	존 포인트
보리, 건조	1/2컵	20
오트밀, 천천히 조리	1/2컵	8
오트밀, 천천히 조리, 건조	1/2컵	20

유제품	제공량	존 포인트
우유 (저지방)	1컵	5
두유	1컵	5
플레인 요거트	1컵	5

불리한 탄수화물

익힌 채소	제공량	존 포인트
도토리호박	1/2컵	7
콩, 구운 것	1/2컵	14
콩, 삶아서 튀긴 것	1/2컵	14
비트 슬라이스	1컵	7
땅콩호박	1컵	7
옥수수	1/2컵	14
감자튀김	20개	28
리마콩	1/2컵	14
파스닙	1/2컵	11
안두콩	1/2컵	7
핀토콩	1/2컵	14
감자, 구운 것	1/2컵	14
감자, 삶은 것	1/2컵	11
감자, 으깬 것	1/2컵	14
고구마, 구운 것	1/2컵	11
고구마, 으깬 것	1/2컵	14

과일	제공량	존 포인트
바나나	1개	21
캔털루프	1/3개	9
캔털루프, 네모 썰기한 것	1/2컵	6
크랜베리	1/2컵	6
크랜베리 소스	1/4컵	21
무화과	1개	7
허니듀 멜론, 네모 썰기한 것	1컵	11
금귤	1개	2
망고 슬라이스	1/2컵	11
파파야, 네모 썰기한 것	1컵	9
파인애플, 깍둑썰기한 것	1/2컵	7
자두, 말린 것	1/2컵	25
건포도	2큰술	14
수박, 네모 썰기한 것	1컵	11

과일 주스	제공량	존 포인트
사과	1/2컵	11
사과 사이다	1/2컵	11
크랜베리	1/2컵	14
과일 화채	1/2컵	14
포도	1/2컵	14
자몽	1/2컵	11
레모네이드, 무설탕	1/2컵	11
라임	1/2컵	11

오렌지	1/2컵	11
파인애플	1/2컵	14
토마토	1/2컵	4
V-8	1/2컵	5

곡물, 시리얼, 빵	제공량	존 포인트
베이글, 작은 것	1/2개	14
비스킷	1	14
빵가루	30g	14
식빵, 통밀 혹은 흰 빵	1쪽	14
막대 빵, 단단한 것	2개	14
막대 빵, 부드러운 것	1개	14
아침 식사용 시리얼, 건조	30g	14
메밀, 건조	30g	14
불구르, 건조	30g	14
옥수수빵	60g	14
옥수수 전분	4작은술	7
쿠스쿠스, 건조	30g	14
크래커, 그레이엄	3개	14
크래커, 짭짤한 것	6개	11
크래커, 트리스킷	5개	14
크루아상, 플레인	1	28
잉글리시 머핀	1	28
그라놀라	1/4컵	14
그리츠, 익힌 것	1/2컵	11

멜바 토스트	4쪽	14
수수, 건조	30g	14
블루베리 머핀 (소)	1	14
에그누들, 익힌 것	1/2컵	14
펜케이크, 10cm	2	14
파스타, 익힌 것	1/2컵	14
피타 빵	1포켓	14
피타 빵(소)	1포켓	7
팝콘, 튀긴 것	3컵	11
현미, 익힌 것	1/2컵	18
백미, 익힌 것	1/2컵	18
쌀떡	2개	14
벌키롤	1/2개	14
디너롤(소)	1개	14
햄버거롤	1개	14
타코쉘	2개	14
토르티야(옥수수), 15cm	1개	7
토르티야(밀가루), 20cm	1개	14
와플	1개	14

주류	제공량	존 포인트
맥주, 라이트	360ml	14
맥주, 일반	360ml	21
증류주	30ml	7
와인	120ml	7

기타	제공량	존 포인트
바비큐 소스	2큰술	7
케이크	1조각	21
캔디바	1개	28
케첩	1큰술	4
칵테일소스	1큰술	4
쿠키 (소)	2	14
냉동 두부	1/2컵	21
꿀	1큰술	14
아이스크림, 일반	1/2컵	14
아이스크림, 프리미엄	1/2컵	21
잼 혹은 젤리	1큰술	4
당밀, 라이트	1작은술	14
매실 소스	4작은술	7
감자칩	30g	14
프레첼	30g	14
흑설탕	1큰술	11
각설탕	1개	2
굵은 설탕	1큰술	11
정제 설탕	1큰술	7
메이플시럼	1큰술	11
펜케익시럽	1큰술	11
데리야끼 소스	1큰술	7
토르티아 칩	30g	14

부록 V

지방 제외 체중 계산법

출처: 도서 《나와 가족을 위한 휴먼영양학》

여러분의 지방제외체중을 신속하게 측정할 수 있는 방법은 간단하게 줄자와 체중계를 이용하면 된다. 모든 측정은 옷을 벗고 해야 한다. 줄자는 지나치게 누르지 말고 피부에 살짝 닿도록 한다. 모든 측정은 3회 실시해서 평균치를 낸다. 그리고 단위는 인치로 한다. 체지방률을 계산할 때 이용할 표는 '단기간에 날씬해지기'의 저자 마이클 이즈 박사의 허락을 받고 사용한다.

여자 체지방률 계산하기

5단계 과정으로 체지방률을 계산한다.

1. 줄자를 수평으로 해서 히프의 가장 큰 부위에서 측정한다. 그리고 배꼽 높이에서 허리 둘레를 측정한다. 주의할 사항은 허리 둘

레를 허리의 가장 가는 부위에서 측정하는 것이 아니고 반드시 배꼽 높이에서 측정해야 한다. 히프와 허리 둘레를 3회 측정하고 그 평균치를 구한다.

2. 신을 벗고 신장을 측정한다.
3. 평균 히프둘레, 평균 허리 둘레, 신장을 계산표에 기록한다.
4. 표 1에서 측정치를 찾아낸다. 그리고 측정치에 해당하는 계수를 계산표에 기록한다.
5. 계수 A와 B를 더한다. 그리고 이 합에서 계수 C를 뺀다. 그리고 제일 가까운 점수를 채택한다. 이 점수가 여러분의 체지방률이다.

여자 체지방률을 계산하는 계산표

평균 히프 둘레 ____________________ (계수 A로 이용)

평균 허리 둘레 ____________________ (계수 B로 이용)

신　　　　장 ____________________ (계수 C로 이용)

표 1 에서 각 측정치에 해당하는 계수를 찾아낸다.

계수 A = ____________

계수 B = ____________

계수 C = ____________

계수 A와 B를 더하고 계수 C를 빼면 바로 여러분의 체지방률이 된다.

(A + B - C = 체지방률)

남자 체지방률 계산하기

4단계 과정으로 체지방률을 계산한다.

1. 줄자를 수평으로 해서 배꼽 높이에서 허리 둘레를 측정한다.
2. 주로 사용하는 손의 손목 관절부위에서 손목 둘레를 측정한다.
3. 허리와 손목 둘레를 3회 측정한 평균치를 계산표에 기록한다.
4. 허리 둘레에서 손목 둘레를 뺀 수와 체중을 표 2에서 찾는다. 이 두 개의 수치가 서로 교차하는 곳에 있는 수치가 여러분의 체지방률이다.

남자 체지방률을 계산하는 계산표

평균 허리 둘레 ___________ (인치)

평균 손목 둘레 ___________ (인치)

허리 둘레에서 손목 둘레를 뺀다. 표 2에서 여러분의 체중과 '허리 둘레 빼기 손목 둘레'치를 찾는다. 두 수치가 교차하는 곳에 있는 수치가 바로 여러분의 체지방률이다.

지방제외체중 계산하기

체지방률을 계산한 후에, 체중에 체지방률을 곱하면 체지방무게를 알 수 있다.

(체중) × (체지방률 %) = 체지방무게

체지방 무게를 알면, 체중에서 체지방무게를 빼면 지방제외체중이 된다.

_______________ 체중

\- _______________ 체지방무게

= _______________ 지방제외체중

지방제외체중 = 체중 - 체지방무게

표 1 여자 체지방률 계산용 변환 계수

히프		허리		신장	
인치	계수	인치	계수	인치	계수
	A		B		C
30	33.48	20	14.22	55	33.52
30.5	33.83	20.5	14.40	55.5	33.67
31	34.87	21	14.93	56	34.13
31.5	35.22	21.5	15.11	15.11	34.28
32	36.27	22	15.64	15.64	34.74
32.5	36.62	22.5	15.82	15.82	34.89
33	37.67	23	16.35	16.35	35.35
33.5	38.02	23.5	16.53	58.5	35.50
34	39.06	24	17.06	59	35.96
34.5	39.41	24.5	17.24	59.5	36.11
35	40.46	25	17.78	60	36.57
35.5	40.81	25.5	17.96	60.5	36.72
36	41.86	26	18.49	61	37.18
36.5	42.21	26.5	18.67	61.5	37.33
37	43.25	27	19.20	62	37.79
37.5	43.60	27.5	19.38	62.5	37.94
38	44.65	28	19.91	63	38.40
38.5	45.32	28.5	20.27	63.5	38.70

히프		허리		신장	
인치	계수	인치	계수	인치	계수
	A		B		C
39	46.05	29	20.62	64	39.01
39.5	46.40	29.5	20.80	64.5	39.16
40	47.44	30	21.33	65	39.62
40.5	47.79	30.5	21.51	65.5	39.77
41	48.84	31	22.04	66	40.23
41.5	49.19	31.5	22.22	66.5	40.38
42	50.24	32	22.75	67	40.84
42.5	50.59	32.5	22.93	67.5	40.99
43	51.64	33	23.46	68	41.45
43.5	51.99	33.5	23.64	68.5	41.60
44	53.03	34	24.18	69	42.06
44.5	53.41	34.5	24.36	69.5	42.21
45	54.53	35	24.89	70	42.67
45.5	54.86	35.5	25.07	70.5	42.82
46	55.83	36	25.60	71	43.28
46.5	56.18	36.5	25.78	71.5	43.43
47	57.22	37	26.31	72	43.89
47.5	57.57	37.5	26.49	72.5	44.04
48	58.62	38	27.02	73	44.50

히프		허리		신장	
인치	계수	인치	계수	인치	계수
	A		B		C
48.5	58.97	38.5	27.20	73.5	44.65
49	60.02	39	27.73	74	45.11
49.5	60.37	39.5	27.91	74.5	45.26
50	61.42	40	28.44	75	45.72
50.5	61.77	40.5	28.62	75.5	45.87
51	62.81	41	29.15	76	46.32
51.5	63.16	41.5	29.33		
52	64.21	42	29.87		
52.5	64.56	42.5	30.05		
53	65.61	43	30.58		
53.5	65.96	43.5	30.76		
54	67.00	44	31.29		
54.5	67.35	44.5	31.47		
55	68.40	45	32.00		
55.5	68.75	45.5	32.18		
56	69.80	46	32.71		
56.5	70.15	46.5	32.89		
57	71.19	47	33.42		
57.5	71.54	47.5	33.60		
58	72.59	48	34.13		
58.5	72.94	48.5	34.31		
59	73.99	49	34.84		
59.5	74.34	49.5	35.02		
60	75.39	50	35.56		

표 2 남자 체지방률 계산

	(허리손목)둘레(인치)						
	22	22.5	23	23.5	24	24.5	25
체중(파운드)							
120	4	6	8	10	12	14	16
125	4	6	7	9	11	13	15
130	3	5	7	9	11	12	14
135	3	5	7	8	10	12	13
140	3	5	6	8	10	11	13
145		4	6	7	9	11	12
150		4	6	7	9	10	12
155		4	5	6	8	10	11
160		4	5	6	8	9	11
165		3	5	6	8	9	10
170		3	4	6	7	9	10
175			4	6	7	8	10
180			4	5	7	8	9
185			4	5	6	8	9
190			4	5	6	7	8
195			3	5	6	7	8
200			3	4	6	7	8
205				4	5	6	8
210				4	5	6	7
215				4	5	6	7
220				4	5	6	7
225				3	4	6	7
230				3	4	5	6
235				3	4	5	6
240					4	5	6
245					4	5	6
250					4	5	6
255					3	4	5
260					3	4	5
265						4	5
270						4	5
275						4	5
280						4	4
285						4	4
290						3	4
295						3	4
300						3	4

	(허리손목)둘레(인치)								
	25.5	26	26.5	27	27.5	28	28.5	29	29.5
체중(파운드)									
120	18	20	21	23	25	27	29	31	33
125	17	19	20	22	24	26	28	30	32
130	16	18	20	21	23	25	27	28	30
135	15	17	19	20	22	24	26	27	29
140	15	16	18	19	21	23	24	26	28
145	14	15	17	19	20	22	23	25	27
150	13	15	16	18	19	21	23	24	26
155	13	14	16	17	19	20	22	23	25
160	12	14	15	17	18	19	21	22	24
165	12	13	15	16	17	19	20	22	23
170	11	13	14	15	17	18	19	21	22
175	11	12	12	15	16	17	19	20	21
180	10	12	13	14	16	17	18	19	21
185	10	11	13	14	15	16	18	19	20
190	10	11	12	13	15	16	17	18	19
195	9	11	12	13	14	15	16	18	19
200	9	10	11	12	14	15	16	17	18
205	9	10	11	12	13	14	15	17	18
210	8	9	11	12	13	14	15	16	17
215	8	9	10	11	12	13	15	16	17
220	8	9	10	11	12	13	14	15	16
225	8	9	10	11	12	13	14	15	16
230	7	8	9	10	11	12	13	14	15
235	7	8	9	10	11	12	13	14	15
240	7	8	9	10	11	12	13	14	15
245	7	8	9	9	10	11	12	13	14
250	6	7	8	9	10	11	12	13	14
255	6	7	8	9	10	11	12	13	14
260	6	7	8	9	10	10	11	12	13
265	6	7	8	8	9	10	11	12	13
270	6	7	7	8	9	10	11	12	13
275	5	6	7	8	9	10	11	11	12
280	5	6	7	8	9	9	10	11	12
285	5	6	7	8	8	9	10	11	12
290	5	6	7	7	8	9	10	11	11
295	5	6	6	7	8	9	10	10	11
300	5	5	6	7	8	9	9	10	11

	(허리손목)둘레(인치)								
	30	30.5	31	31.5	32	32.5	33	33.5	34
체중(파운드)									
120	35	37	39	41	43	45	47	49	50
125	33	35	37	39	41	43	45	46	48
130	32	34	36	37	39	41	43	44	46
135	31	32	34	36	38	39	41	43	44
140	29	31	33	34	36	38	39	41	43
145	28	30	31	33	35	36	38	39	41
150	27	29	30	32	33	35	36	38	40
155	26	28	29	31	32	34	35	37	38
160	25	27	28	30	31	33	34	35	37
165	24	26	27	29	30	31	33	34	36
170	24	25	26	28	29	30	32	33	34
175	23	24	25	27	28	29	31	32	33
180	22	23	25	26	27	28	30	31	32
185	21	23	24	25	26	28	29	30	31
190	21	22	23	24	26	27	28	29	30
195	20	21	22	24	25	26	27	28	30
200	19	21	22	23	24	25	26	28	29
205	19	20	21	22	23	25	26	27	28
210	18	19	21	22	23	24	25	26	27
215	18	19	20	21	22	23	24	25	26
220	17	18	19	20	22	23	24	25	26
225	17	18	19	20	21	22	23	24	25
230	16	17	18	19	20	21	22	23	24
235	16	17	18	19	20	21	22	23	24
240	16	17	17	18	19	20	21	22	23
245	15	16	17	18	19	20	21	22	23
250	15	16	17	18	18	19	20	21	22
255	14	15	16	17	18	19	20	21	22
260	14	15	16	17	18	19	19	20	21
265	14	15	15	16	17	18	19	20	21
270	13	14	15	16	17	18	19	19	20
275	13	14	15	16	16	17	18	19	20
280	13	14	14	15	16	17	18	19	20
285	12	13	14	15	16	17	17	18	19
290	12	13	14	15	15	16	17	18	19
295	12	13	14	14	15	16	17	17	18
300	12	12	13	14	15	16	16	17	18

	(허리손목)둘레(인치)								
	34.5	35	35.5	36	36.5	37	37.5	38	38.5
체중(파운드)									
120	52	54							
125	50	52	54						
130	48	50	52	53	55				
135	46	48	50	51	53	55			
140	44	46	48	49	51	53	54		
145	43	44	46	47	49	51	52	54	55
150	41	43	44	46	47	49	50	52	53
155	40	41	43	44	46	47	49	50	52
160	38	40	41	43	44	46	47	48	50
165	37	38	40	41	43	44	45	47	48
170	36	37	39	40	41	43	44	45	47
175	35	36	37	39	40	41	43	44	45
180	34	35	36	37	39	40	41	43	44
185	33	34	35	36	38	39	40	41	43
190	32	33	34	35	37	38	39	40	41
195	31	32	33	34	35	37	38	39	40
200	30	31	32	33	35	36	37	38	39
205	29	30	31	32	34	35	36	37	38
210	28	29	30	32	33	34	35	36	37
215	28	29	30	31	32	33	34	35	36
220	27	28	29	30	31	32	33	34	35
225	26	27	28	29	30	31	32	33	34
230	25	26	27	28	30	31	32	33	34
235	25	26	27	28	29	30	31	32	33
240	24	25	26	27	28	29	30	31	32
245	24	25	26	27	27	28	29	30	31
250	23	24	25	26	27	28	29	30	31
255	23	24	24	25	26	27	28	29	30
260	22	23	24	25	26	27	27	28	29
265	22	22	23	24	25	26	27	28	29
270	21	22	23	24	25	25	26	27	28
275	21	22	22	23	24	25	26	27	27
280	20	21	22	23	24	24	25	26	26
285	20	21	21	22	23	24	25	26	26
290	19	20	21	22	23	23	24	25	26
295	19	20	21	21	22	23	24	25	25
300	19	19	20	21	22	22	23	24	25

	(허리손목)둘레(인치)								
	39	39.5	40	40.5	41	41.5	42	42.5	43
체중(파운드)									
120									
125									
130									
135									
140									
145									
150	55								
155	53	55							
160	51	53	54						
165	50	51	52	54	55				
170	48	49	51	52	54	55			
175	47	48	49	51	52	53	55		
180	45	47	48	49	50	52	53	54	
185	44	45	46	48	49	50	51	53	54
190	43	44	45	46	48	49	50	51	52
195	41	43	44	45	46	47	49	50	51
200	40	41	43	44	45	46	47	48	50
205	39	40	41	43	44	45	46	47	48
210	38	39	40	42	43	44	45	46	47
215	37	38	39	40	42	43	44	45	46
220	36	37	38	39	41	42	43	44	45
225	35	36	37	38	40	41	42	43	44
230	35	36	37	38	39	40	41	42	44
235	34	35	36	37	38	39	40	41	42
240	33	34	35	36	37	38	39	40	41
245	32	33	34	35	36	37	38	39	40
250	31	32	33	34	35	36	37	38	39
255	31	32	33	34	34	35	36	37	38
260	30	31	32	33	34	35	35	36	37
265	29	30	31	32	33	34	35	36	36
270	29	30	31	31	32	33	34	35	36
275	28	29	30	31	32	32	33	34	35
280	28	29	29	30	31	32	33	33	34
285	27	28	29	30	30	31	32	33	34
290	27	27	28	29	30	31	31	32	33
295	26	27	28	28	29	30	31	32	32
300	26	26	27	28	29	29	30	31	32

	(허리손목)둘레(인치)								
	43.5	44	44.5	45	45.5	46	46.5	47	47.5
체중(파운드)									
120									
125									
130									
135									
140									
145									
150									
155									
160									
165									
170									
175									
180									
185	55								
190	54	55							
195	52	53	55						
200	51	52	53	54	55				
205	49	51	52	53	54	55			
210	48	49	50	51	53	54	55		
215	47	48	49	50	51	52	53	54	55
220	46	47	48	49	50	51	52	53	54
225	45	46	47	48	49	50	51	52	53
230	44	45	46	47	48	49	50	51	52
235	43	44	45	46	47	48	49	50	51
240	42	43	44	45	46	46	47	48	49
245	41	42	43	44	44	45	46	47	48
250	40	41	42	43	44	44	45	46	47
255	39	40	41	42	43	44	44	45	46
260	38	39	40	41	42	43	44	44	45
265	37	38	39	40	41	42	43	43	44
270	37	37	38	39	40	41	42	43	43
275	36	37	38	38	39	40	41	42	43
280	35	36	37	38	38	39	40	41	42
285	34	35	36	37	38	39	39	40	41
290	34	35	35	36	37	38	39	39	40
295	33	34	35	36	36	37	38	39	39
300	33	33	34	35	36	36	37	38	39

(허리손목)둘레(인치)					
	48	48.5	49	49.5	50
체중(파운드)					
120					
125					
130					
135					
140					
145					
150					
155					
160					
165					
170					
175					
180					
185					
190					
195					
200					
205					
210					
215					
220	55				
225	54	55			
230	53	54	55		
235	51	52	53	54	55
240	50	51	52	53	54
245	49	50	51	52	53
250	48	49	50	51	52
255	47	48	49	50	51
260	46	47	48	49	50
265	45	46	47	48	49
270	44	45	46	47	48
275	43	44	45	46	47
280	43	43	44	45	46
285	42	43	43	44	45
290	41	42	43	43	44
295	40	41	42	43	43
300	39	40	41	42	43

부록 VI

존 다이어트 메뉴와 요리법

출처: 도서 《나와 가족을 위한 휴면영양학》

존의 상태를 유지하면서 미식가의 입맛에 맞도록 요리하는 것은 어렵지 않다. 쉽게 준비할 수 있는 몇 가지 존 다이어트 메뉴를 소개하겠다.

① 다음은 존 다이어트를 실천하려고 식사를 준비하는 과정을 보여주는 것이다.

② 식품 블록 수가 1/20블록 또는 11/30블록 등이 있는데, 이것은 식품을 준비하는 방법을 소개하려고 자세하게 계산한 것이다.

③ 3대 영양소 블록 수를 자신에 맞는 식사량(블록 수)에 맞게 조합해서 식사를 쉽게 준비할 수 있다.

④ 입맛에 맞춰서 스스로 요리를 준비할 수도 있다.

⑤ 3블록 메뉴는 보통 체격 여성에게 그리고 4블록 메뉴는 보통 체격 남성에게 맞는 식사량이기는 하지만, 각자에게 맞는 식사량을 직접 계산하는 것이 유리하다.

⑥ 간식은 1블록 메뉴다.

햄버그 스테이크, 채소샐러드

소고기와 돼지고기를 반반 준비하고 양파, 피망, 당근, 달걀 물, 빵가루와 준비한 양념을 넣어 점성이 나도록 치댄 다음 햄버거 모양으로 동글납작하게 만들어 프라이팬에 기름을 두르고 달궈지면 구워낸다.

샐러드용 채소로는 양배추, 오이, 방울토마토, 붉은 양배추, 피망을 접시에 가지런히 담고 한 옆으로 익은 고기를 놓고 야채 위에 참깨간장 소스를 뿌려낸다.

● 3블록

단백질	2 4/5블록	소고기, 돼지고기-살만 다진 것 85g
	1/5블록	달걀 1/5개
탄수화물	1/4블록	양파-다진 것 1/4컵, 마늘, 파, 생강-다진 것, 소금, 후추 약간씩
	1/10블록	피망 3/20컵
	1/2블록	빵가루 7.5g
	1/8블록	당근-다진 것 1/16컵
	1블록	황설탕 1 1/2작은술, 식초약간
	4/9블록	양배추-채 썬 것 8/9컵
	1/6블록	오이-어슷하게 썬 것 1/6개
	1/8블록	붉은 양배추-채 썬 것 18g
	1/6블록	방울토마토 52g

	1/9블록	피망-링 썰기 15g
지방	2블록	참깨간장 드레싱
		-참깨 2작은술, 청주, 물 3큰술
	1블록	올리브유 1/3작은술

● 4블록

단백질	3 4/5블록	소고기, 돼지고기-살만 다진 것 130g
	1/5블록	달걀 1/5개
탄수화물	1/4블록	양파-다진 것 1/4컵, 마늘, 파,
		생강-다진 것, 소금, 후추 약간씩
	1/10블록	피망 3/20컵
	1/2블록	빵가루 7.5g
	1/8블록	당근-다진 것 1/16컵
	1블록	황설탕 1 1/2작은술, 식초약간
	4/9블록	양배추-채 썬 것 8/9컵
	1/6블록	오이-어슷하게 썬 것 1/6개
	1/8블록	붉은 양배추-채 썬 것 18g
	1/6블록	방울토마토 52g
	1/9블록	피망-링 썰기 15g
	1블록	딸기 1컵
지방	2블록	참깨간장 드레싱
		- 참깨 2작은술, 청주, 물 3큰술
	2블록	올리브유 2/3작은술

참치 양상추 샐러드

양상추, 양파, 오이피클, 붉은 양배추, 깻잎을 접시에 옆옆이 담고, 한가운데에 참치를 얹고 케첩과 마요네즈를 뿌려낸다. 수박은 후식으로 한다.

● 3블록

단백질	3블록	참치-물기 꼭 짜낸 것 90g
탄수화물	1/2블록	양상추-손으로 자른 것 3컵
	1/3블록	양파-채 썬 것 1/3컵
	1/4블록	오이피클 8g
	1/15블록	붉은 양배추-채 썬 것 10g
	1/20블록	깻잎-가늘게 채 썬 것 10g
	4/5블록	케첩 1 2/3큰술
	1블록	수박-깍둑썰기 1/2컵
지방	3블록	마요네즈 1작은술

● 4블록

단백질	4블록	참치-물기 꼭 짜낸 것 120g
탄수화물	1/2블록	양상추-손으로 자른 것 3컵
	1/3블록	양파-채 썬 것 1/3컵
	1/4블록	오이피클 8g
	1/15블록	붉은 양배추-채 썬 것 10g

	1/20블록	깻잎-가늘게 채 썬 것 10g
	4/5블록	케첩 1 2/3큰술
	2블록	수박-깍둑썰기 1컵
지방	4블록	마요네즈 1 1/3작은술

두부김치

프라이팬에 기름을 두르고 돼지고기를 볶다가 김치와 양파를 넣고 함께 볶아놓고, 두부는 끓는 물에 데쳐내어 알맞은 크기로 썰어 담아낸다. 사과는 후식으로 한다.

● 3블록

단백질	2블록	두부 180g
	1블록	돼지고기-살만 채 썬 것 30g
탄수화물	1블록	김치 1컵, 통깨 약간
	1/2블록	양파-채 썬 것 1/2컵
	1/2블록	설탕 1작은술
	1블록	사과 1/2개
지방	3블록	올리브유 1작은술

● 4블록

단백질	2블록	두부 180g
	1블록	돼지고기-살만 채 썬 것 30g
탄수화물	1블록	김치 1컵, 통깨 약간

	1/2블록	양파-채 썬 것 1/2컵
	1/2블록	설탕 1작은술
	1블록	사과 1/2개
단백질	1블록	저지방우유 1컵
탄수화물	1블록	저지방우유 1컵에 함께 있음
지방	1블록	저지방우유 1컵에 함께 있음
지방	3블록	올리브유 1작은술

파슬리 오믈렛, 과일샐러드

달걀에 양파와 파슬리를 넣고 포크로 저은 후에 소금과 후추를 약간 넣고, 프라이팬에 기름을 두르고 달걀 물을 부어 저어주면서 약한 불에서 익히다가, 거의 다 익어갈 때 오믈렛 모양으로 만들어 프라이팬에 올려놓고, 뚜껑을 덮은 후에 속까지 익혀서 접시에 담아내고, 플레인 요구르트로 버무린 과일 샐러드를 옆에 담아 내거나 썰어놓은 샐러드용 과일을 요구르트에 찍어서 식사한다.

●3블록

단백질	1블록	달걀 1개
	1 1/2블록	달걀흰자 3개
탄수화물	1/3블록	양파-다진것 1/3컵, 파슬리-다진것 8g
	2/3블록	사과-깍둑썰기 1/3개
	1/10블록	방울토마토 30g
지방	2블록	올리브유 2/3작은술

단백질	1/2블록	플레인 요구르트 1/2컵
탄수화물	19/10블록	플레인 요구르트 1/2컵에 함께 있음
지방	1블록	플레인 요구르트 1/2컵에 함께 있음

● 4블록

단백질	1블록	달걀 1개
	1 1/2블록	달걀흰자 3개
탄수화물	1/3블록	양파-다진것 1/3컵, 파슬리-다진것 8g
	2/3블록	사과-깍둑썰기 1/3개
	1/10블록	방울토마토 30g
지방	2블록	올리브유 2/3작은술
단백질	1/2블록	플레인 요구르트 1/2컵
탄수화물	19/10블록	플레인 요구르트 1/2컵에 함께 있음
지방	1블록	플레인 요구르트 1/2컵에 함께 있음
단백질	1블록	저지방우유 1컵
탄수화물	1블록	저지방우유 1컵에 함께 있음
지방	1블록	저지방우유에 함께 있음

닭 안심 구이, 소스

닭 안심을 사방 1cm, 두께 4cm로 썰어서 생강 물에 담갔다가 소금과 후추를 뿌려놓는다. 프라이팬에 기름을 두르고 닭고기를 볶다가 썰어 놓은 양파, 당근, 피망, 양송이를 함께 섞어 볶다가 마지막에 소스를 넣고 잠깐 더 볶은 뒤 접시에 담아낸다.

소스는 두꺼운 냄비에 물, 케첩, 핫 소스, 양파, 피망, 후추, 소금, 간장을 넣고 센 불에서 끓이다가 약하게 불을 줄이고 저어주면서 야채가 으깨질 때까지 뭉근히 끓여준다.

소스(8인분/탄수화물 8블록)-케첩 6큰술(3블록), 설탕 2큰술(3블록), 핫 소스 30g, 물 4큰술, 양파 다진 것 1 1/2컵(1 1/2블록), 피망 다진 것 3/4컵(1/2블록), 후추, 소금, 간장 약간씩

● 3블록

단백질	3블록	닭 안심 90g
탄수화물	5/6블록	양파-굵은 채 썬 것 5/6컵
	2/3블록	당근-굵은 채 썬 것 1/3컵
	1/3블록	피망-굵은 채 썬 것 1/2컵
	1/6블록	양송이 버섯-슬라이스 1/2컵
	1블록	소스 1인분
지방	3블록	올리브유 1작은술

● 4블록

단백질	4블록	닭 안심 120g
탄수화물	5/6블록	양파-굵은 채 썬 것 5/6컵
	2/3블록	당근-굵은 채 썬 것 1/3컵
	1/3블록	피망-굵은 채 썬 것 1/2컵
	1/6블록	양송이 버섯-슬라이스 1/2컵
	1블록	소스 1인분

	1블록	고구마-직사각형 썰기 40g
지방	4블록	올리브유 1 1/3작은술

오징어순대

오징어는 몸통에서 다리와 내장을 떼어내고 씻은 후에 물기를 빼놓는다. 오징어 다리와 양파, 당근은 다지고 당면은 물에 30분쯤 불렸다가 끓는 물에 삶아 다진다.

앞에 다져 놓은 재료들과 생강, 소금, 후추, 파, 마늘 다진 것을 함께 섞고 찹쌀가루를 섞어서 속을 만들어 놓고, 오징어 몸통 안쪽에 밀가루를 넣어 고르게 묻도록 흔들어 주고 속을 넣고 이쑤시개로 끝을 두세 번 꿰어서 막아준 다음, 김 오른 찜통에 쪄내어 식은 다음에 썰어서 접시에 담는다. 포도는 후식으로 한다.

● 3블록

단백질	2 1/3블록	오징어 175g
	2/3블록	돼지고기 - 살만 다진 것 20g
		생강, 파, 마늘-다진 것, 소금, 후추 약간씩
탄수화물	1/3블록	양파 1/3컵
	1/4블록	당근 1/8컵
	1/3블록	밀가루 2작은술
	1/2블록	찹쌀가루 6g
	7/12블록	당면 6g
	1블록	포도 1컵

지방	2블록	참기름 2/3작은술
	1블록	깨소금 1작은술

● 4블록

단백질	2 2/3블록	오징어 200g
	1 1/3블록	돼지고기 – 살만 다진 것 40g
		생강, 파, 마늘–다진 것, 소금, 후추 약간씩
탄수화물	1/2블록	양파 1/2컵
	1/3블록	당근 1/6컵
	1/2블록	밀가루 1큰술
	1블록	찹쌀가루 12g
	2/3블록	당면 7g
	1블록	포도 1컵
지방	3블록	참기름 1작은술
	1블록	깨소금 1작은술

생선전, 삶은 감자, 나물

생선 포를 떠서 밀가루를 묻이고 달걀 물을 씌워서 프라이팬이 달궈지면 기름을 두르고 지져낸다. 시금치는 소금 후추, 다진 마늘, 깨소금을 약간씩 넣고 무쳐낸다.

접시에 생선 전과 삶은 감자, 토마토, 시금치 데친 것을 가지런히 담아낸다.

● 3블록

단백질	2 2/3블록	동태 또는 대구-포 뜬 것 120g
	1/3블록	달걀-풀어놓은 것 1/3개
탄수화물	2/3블록	밀가루 4작은술
	1 1/3블록	감자-삶은 것 4/9컵
	1/2블록	토마토 1개
	1/2블록	시금치-데친 것 1/2컵
		소금, 후추, 참깨 약간씩
지방	3블록	올리브유 1작은술

- 4블록

단백질	3 1/2블록	생선-포 뜬 것(동태 또는 대구) 155g
	1/2블록	달걀-풀어놓은 것 1/2개
탄수화물	2/3블록	밀가루 4작은술
	2 1/3블록	감자-삶은 것 7/9컵
	1/2블록	토마토 1개
	1/2블록	시금치-데친 것 1/2컵
		소금, 후추, 참깨 약간씩
지방	4블록	올리브유 1 1/3작은술

오픈 샌드위치, 과일

접시에 마늘 바게트와 햄, 달걀, 치즈를 놓고 옆에 과일들을 모양 있게 놓는다.

- 3블록

단백질	1블록	콩으로 만든 햄-슬라이스 한 것 45g
	1블록	달걀-프라이 한 것 1개
탄수화물	1 1/3블록	마늘 바게트 21g
	2/3블록	오렌지 1/3개
	2/3블록	키위 2/3개
	2/9블록	방울토마토 70g
	1/9블록	양상추 5/9컵
지방	2블록	올리브유 2/3작은술
단백질	1블록	치즈 30g
지방	1블록	치즈 30g에 함께 있음

● 4블록

단백질	1블록	콩으로 만든 햄-슬라이스 한 것 45g
	1블록	달걀-프라이 한 것 1개
탄수화물	1 1/3블록	마늘 바게트 21g
	2/3블록	오렌지 1/3개
	2/3블록	키위 2/3개
	2/9블록	방울토마토 70g
	1/9블록	양상추 5/9컵
단백질	1블록	치즈 30g
지방	1블록	치즈 30g에 함께 있음
단백질	1블록	저저지방우유 1컵
탄수화물	1블록	저지방우유 1컵에 함께 있음

지방	1블록	지방우유 1컵에 함께 있음
지방	2블록	올리브유 2/3작은술

고기 채소 볶음 면

끓는 물에 넣어서 삶은 우동을 건져내어 물기를 빼고, 오목한 프라이팬을 달구어 기름을 두르고 돼지고기를 먼저 넣어 볶다가 겉 표면이 익으면 표고버섯, 당근, 양배추, 양파, 우동 을 넣고 양념 고추장을 1인분을 덜어넣고, 재빨리 볶아주고 거의 다 익으면 깻잎을 넣고 잠시 더 볶아준 후에 접시에 담는다.

양념 고추장(4인분)-설탕 1큰술, 고추장 2큰술, 고춧가루 1큰술, 양파 간 것 2큰술, 다진 마늘 1/2큰술

● 3블록

단백질	2 블록	돼지고기-안심으로 굵게 4cm 길이로 채 썬 것 90g
탄수화물	1블록	달걀-삶은 것 1개
	2블록	우동-삶은 것 90g
	1/4블록	양배추-채 썬 것 1/2컵, 표고버섯 1/2개, 실파-4cm 길이로 자른 것 5g
	1/8블록	양파-채 썬 것 1/8컵, 깻잎-채 썬 것 약간
	1/4블록	당근-4cm 길이로 굵게 채 썬 것 1/8컵
	3/8블록	양념 고추장(1인분)
지방	1 1/2블록	참기름 1/3작은술, 깨소금 1/2작은술
	1 1/2블록	올리브유 1/2작은술

- **4블록**

단백질	3블록	돼지고기-안심으로 굵게 4cm 길이로 채 썬 것 90g
	1블록	달걀-삶은 것 1개
탄수화물	3블록	우동-삶은 것 135g
	1/4블록	양배추-채 썬 것 1/2컵 표고버섯 1/2개, 실파-4cm 길이로 자른 것 5g
	1/8블록	양파-채 썬 것 1/8컵, 깻잎-채 썬 것 약간
	1/4블록	당근-4cm 길이로 굵게 채 썬 것 1/8컵
	3/8블록	양념 고추장(1인분)
지방	1 1/2블록	참기름 1 1/3작은술, 깨소금 2작은술
	2 1/2블록	올리브유 5/6작은술

브로콜리 소고기 찜

브로콜리는 송이를 작게 잘라 끓는 물에 소금을 넣고 1분 정도 데쳐내어 빨리 찬물에 헹구어 건진다. 소고기는 한 입 크기로 얇게 저며서 냄비에 담고, 감자와 당근을 넣어 양념장의 반을 뿌려 물을 넣고 은근한 불에서 찜한다. 채소가 익으면 데친 브로콜리와 남은 양념장을 얹어 잠깐 조려낸다.

- **3블록**

단백질	3블록	소고기 살 90g
탄수화물	1 1/2블록	감자-3cm 길이로 길게 자른 것 1/2컵

	1/2블록	브로콜리-데친 것 1컵
	1/2블록	당근-3cm 길이로 길게 자른 것 1/4컵
	1/6블록	표고버섯-슬라이스

들기름 5/6작은술, 간장 2큰술,

다진 파 1/2작은술, 마늘 1/2작은술, 후추가루 약간

* 들기름 양념장

지방	2 1/2블록	
	1블록	깨소금 1작은술, 물 1/5컵
탄수화물	1/3블록	설탕 2/3작은술

● 4블록

단백질	4블록	소고기 살 120g
탄수화물	2블록	감자-3cm 길이로 길게 자른 것 2/3컵
	1/2블록	브로콜리-데친 것 1컵
	2/3블록	당근-3cm 길이로 길게 자른 것 1/3컵
	1/3블록	표고버섯-슬라이스 1컵

들기름 5/6작은술, 간장 2큰술,

다진 파 1/2작은술, 마늘 1/2작은술, 후추가루 약간

* 들기름 양념장

지방	3블록	
	1블록	깨소금 1작은술, 물 1/5컵
탄수화물	1/2블록	설탕 1작은술

해파리 오이냉채

오이는 소금을 뿌리고 문질러 씻어낸 뒤 어슷하게 저며 채 썬다. 새우살은 끓는 물에 대파(1/5대)를 넣고 살짝 데쳐 건진다. 해파리는 물에 2시간 정도 담가 놓았다가 나쁜 냄새를 빼고, 중간에 물을 2번 갈아준 후에 뜨거운 물에 담가 살짝 데친 뒤 찬물에 헹궈 물기를 빼고 해파리 양념을 넣은 후에 냉장고에 차게 보관한다.

오이채, 양념해 둔 해파리, 새우 살을 접시에 담고 냉장고에 차게 넣어 놓았던 겨자마늘 양념장을 준비된 음식에 뿌려 놓는다. 푸르츠 칵테일은 후식으로 한다.

겨자마늘 양념장 만들기-겨자가루에 물을 넣고 섞어 1시간 발효 시킨 후에, 식초와 물을 넣어 멍울 없이 풀어주고 설탕과 소금을 넣어 달콤한 맛을 내고, 우유를 섞어 부드럽게 하고 마늘을 넣은 후에 차게 보관한다.

● 3블록

단백질	1블록	해파리(염장) 170g
		해파리양념-물 1큰술, 설탕 1/2큰술, 소금약간
	1블록	새우 살 35g
	1블록	햄(순돈육햄)-채 썬 것 3g
탄수화물	1/2블록	오이 1/2개
	1/2블록	당근-채 썬 것 1/4컵
	1블록	겨자마늘 양념장 1 1/2큰술
	1블록	푸루츠 칵테일 1/2컵
지방	3블록	호도 1 1/2작은술

겨자마늘 양념장(6인용) – 겨자가루 2큰술, 식초, 설탕, 우유, 물 각각 2큰술, 다진 마늘 1큰술

● 4블록

단백질	1 1/3블록	해파리(염장) 225g
		해파리양념–물 1큰술, 설탕 1/2큰술, 소금약간
	1블록	새우 살 35g
	1 2/3블록	햄(순돈육햄)–채 썬 것 60g
탄수화물	3/4블록	오이 3/4개
	3/4블록	당근–채 썬 것 3/8컵
	1블록	겨자마늘 양념장 1 1/2큰술
	1 1/2블록	푸루츠 칵테일 3/4컵
지방	4블록	호도 2작은술

버섯 오절판

소고기는 파, 마늘, 간장, 후추 약간씩을 넣어 양념해 놓는다. 느타리는 잘게 찢어 프라이팬에 기름을 두르고 볶으면서 양념해 볶아낸다.

오이는 6cm길이로 도막을 내어 껍질 쪽을 돌려 깎기해서 채로 썰고 소금을 넣어 절여, 꼭 짠 다음 프라이팬에 기름을 두르고 볶으면서 참기름과 조미료를 약간 넣는다.

그릇에 밀가루, 물, 달걀 흰자, 소금을 넣고 잘 풀어 체에 걸러낸 다음 프라이팬에 기름을 두르고 한 술씩 떠 넣어 얇게 부쳐 밀전병을 만들어서 오절판에 담아서 상차림 한다.

● 3블록

단백질	1블록	햄-채 썬 것 35g
	1 5/6블록	소고기 기름 적은 등심-가늘게 채 썬 것 55g
	1/6블록	달걀 흰자 1/3개, 소금, 물 약간씩
탄수화물	2블록	밀가루 4큰술
	1/3블록	표고버섯 1컵
	1/3블록	오이 1/3개
	1/3블록	느타리버섯-데친 것 1/3컵, 다진 파, 마늘 깨소금 간장, 소금 약간씩
지방	1블록	참기름 1/3작은술
	2블록	올리브유 2/3작은술

● 4블록

단백질	1 1/2블록	햄-채 썬 것 47g
	2 1/3블록	소고기 기름 적은 등심-가늘게 채 썬 것 70g
	1/6블록	달걀 흰자 1/3개, 소금, 물 약간씩
탄수화물	2 1/2블록	밀가루 5큰술
	1/2블록	표고버섯 1 1/2컵
	1/2블록	오이 1/2개
	1/2블록	느타리버섯-데친 것 1/2컵, 다진 파, 마늘 깨소금 간장, 소금 약간씩
지방	1블록	참기름 1/3작은술

	3블록	올리브유 1작은술

마늘종 돼지고기 볶음, 과일

고기는 양념한 다음 녹말가루를 넣고 버무려 둔다.프라이팬을 달구어 기름을 두르고 표고버섯, 마늘종, 양파를 넣고 소금 간하여 볶아낸다.

프라이팬에 다시 기름을 두르고 고추를 동글게 썰어서 매운 향이 나도록 볶다가 양념한 고기를 넣고, 젓가락으로 서로 붙지 않도록 흩뜨리면서 볶아 주다가 거의 다 익으면 볶아둔 마늘종과 표고버섯을 함께 넣는다. 다시 전체에 간장을 조금 뿌려서 간을 맞춘다. 오렌지는 후식으로 한다.

● 3블록

단백질	2블록	돼지고기-기름 없는 것 굵은 채 썬 것 60g
	1블록	게맛살 어묵 65g
탄수화물	1/2블록	고기양념-간장 2작은술, 다진 파, 마늘, 후추 약간씩, 설탕 1작은술, 표고버섯 슬라이스 1/3개, 고추1/3개
	1/6블록	녹말가루 1작은술
	1/3블록	양파-채 썬 것 1/2컵
	1블록	마늘종-4cm 길이로 썬 것 80g
	1블록	오렌지 1/2개
지방	3블록	올리브유 1작은술

● **4블록**

단백질	3블록	돼지고기-기름 없는 것 굵은 채 썬 것 90g
	1블록	게맛살 어묵 65g
탄수화물	1/2블록	고기양념-간장 2작은술, 다진 파, 마늘, 후추 약간씩, 설탕 1작은술, 표고버섯 슬라이스 1/3개, 고추1/3개
	1/6블록	녹말가루 1작은술
	1/3블록	양파-채 썬 것 1/2컵
	1 1/2블록	마늘종-4cm 길이로 썬 것 120g
	1 1/2블록	오렌지 3/4개
지방	4블록	올리브유 1 1/3작은술

닭고기 오이 셀러리 샐러드

닭은 소금, 후추, 생강즙에 재어 놓았다가 찜통에 김이 오르면 20분 정도 쪄내, 약간 식으면 닭살을 찢어 놓는다. 오이는 어슷하게 썰고, 양상추는 먹기 좋은 크기로 손으로 자르고, 셀러리는 껍질을 벗겨 어슷하게 썬다. 모두 접시에 담고 닭고기를 올려놓고 소스를 뿌려낸다.

● **3블록**

단백질	2 3/4블록	닭살-찜 해서 굵게 찢은 것 85g 소금, 후추, 생강즙 약간씩

탄수화물	1/2블록	오이 1/2개
	1/2블록	양상추 3컵
	1/6블록	셀러리 1/3컵
	1/3블록	방울토마토 105g
	1/3블록	오렌지 1/6개
* 소스		
단백질	1/4블록	플레인 요구르트 1/6컵
탄수화물	2/3블록	플레인 요구르트 1/6컵에 함께 있음
	1/2블록	케첩 1큰술, 레몬 즙 1작은술, 흰 후추 약간
지방	3블록	마요네즈 1작은술

● 4블록

단백질	3 1/2블록	닭살-찜 해서 굵게 찢은 것 105g
		소금, 후추, 생강즙 약간씩
탄수화물	1/2블록	오이 1/2개
	1/2블록	양상추 3컵
	1/6블록	샐러리 1/3컵
	1/3블록	방울토마토 105g
	2/3블록	오렌지 1/3개
* 소스		
단백질	1/2블록	플레인 요구르트 3/8컵
탄수화물	1 1/3블록	플레인 요구르트 3/8컵에 함께 있음
	1/2블록	케첩 1큰술, 레몬 즙 1작은술, 흰 후추 약간

지방	4블록	마요네즈 1 1/3작은술

버섯 고기 고추장볶음, 쌈

고기를 버섯, 양파와 함께 양념장에 고르게 주물러 재어 놓았다가 프라이팬에서 충분히 볶은 후에 채소와 쌈을 싸서 식사한다.

● 3블록

단백질	3블록	돼지고기 살-불고기용으로 썬 것 90g
탄수화물	1/2블록	느타리버섯-데쳐 굵게 찢은 것 1/2컵
	1/3블록	양파-채 썬 것 1/3컵
	1/2블록	양념-간장 2작은술, 고추장 2작은술, 다진 파, 마늘, 후추 약간씩
	1/2블록	설탕 1작은술
	1/2블록	물엿 1작은술
	1/3블록	양배추-데친 것 1/2컵
	1/6블록	상추 43g
	1/12블록	치커리 17g
	1/12블록	케일 47g
지방	2블록	참기름 2/3작은술
	1블록	참깨 1작은술

● 4블록

단백질	4블록	돼지고기 살-불고기용으로 썬 것 120g
탄수화물	3/4블록	느타리버섯-데쳐 굵게 찢은 것 3/4컵
	1/3블록	양파-채 썬 것 1/3컵
	3/4블록	양념-간장 2작은술, 고추장 3작은술, 다진 파, 마늘, 후추 약간씩
	3/4블록	설탕 1 1/2작은술
	1/2블록	물엿 1작은술
	1/2블록	양배추-데친 것 3/4컵
	1/6블록	상추 43g
	1/9블록	치커리 23g
	1/9블록	케일 62g
지방	3블록	참기름 1작은술
	1블록	참깨 1작은술

김치 홍합 스프, 과일

냄비에 물을 넣고 홍합을 삶아 건져 내고, 국물은 보에 바쳐서 찌꺼기를 걸러 놓는다.

다른 냄비에 물 1컵을 넣고 당근, 양파, 김치 헹군 것, 감자, 셀러리 순으로 넣어 끓이다가 홍합 삶은 국물 1컵을 붓고, 국물이 자작해 질 때까지 끓인 다음에 홍합스프를 그릇에 담고 홍합 살을 위에 얹고 파미산 치즈와 다진 파슬리를 뿌려 낸다.

● 3블록

단백질	2블록	홍합 살 140g
탄수화물	1/4블록	다진 당근 1/8컵
	1/2블록	헹궈서 다진 김치 1/2컵
	1/3블록	다진 양파 1/3컵
	1/12블록	다진 셀러리 1/6컵
	5/6블록	다진 감자 2/7컵, 다진 파슬리 약간, 홍합 삶은 국물 1컵, 물 1컵
탄수화물	1블록	사과 1/4개, 오렌지 1/4개
단백질	1블록	파미산 치즈 20g
지방	3블록	파미산 치즈 20g에 함께 있음

● 4블록

단백질	2 2/3블록	홍합 살 190g
탄수화물	1/4블록	다진 당근 1/8컵
	1/2블록	헹궈서 다진 김치 1/2컵
	1/3블록	다진 양파 1/3컵
	1/12블록	다진 샐러리 1/6컵
	1 5/6블록	다진 감자 4/9컵, 다진 파슬리 약간, 홍합 삶은 국물 1컵, 물 1컵
탄수화물	1 1/2블록	사과 1/2개, 오렌지 1/4개
단백질	1 1/3블록	파미산 치즈 25g
지방	4블록	파미산 치즈 25g에 함께 있음

생선 커틀릿, 채소샐러드

생선 살을 두껍게 저며서 소금과 후추를 뿌려 10분 정도 두었다가 밀가루를 묻히고 달걀 물을 씌워서 빵가루를 입히고 프라이팬이 달궈지면 기름을 두르고, 구워서 접시에 담고 야채와 방울토마토 샐러드를 담고 소스를 먹기 직전에 뿌려 내거나 따로 담아낸다.

당근소스 만들기-당근과 사이다를 함께 믹서에서 갈고, 레몬 즙 1작은술과 플레인 요구르트를 섞어준다.

● 3블록

단백질	2 2/3블록	대구 또는 동태 살 120g
	1/3블록	달걀 1/3개
탄수화물	1/2블록	밀가루 1큰술
	2/3블록	빵가루 10g
	3/4블록	당근소스-당근 1/12컵, 레몬 즙 1작은술, 탄산수사이다 22g, 플레인 요구르트 20ml
	1/2블록	오렌지 1/4개
	3/8블록	양배추-채 썬 것 3/4컵
	1/10블록	붉은 양배추-채 썬 것 14g
	1/8블록	방울토마토 40g
지방	3블록	올리브유 1작은술

● 4블록

단백질	3 1/2블록	대구 또는 동태 살 160g

	1/2블록	달걀 1/2개
탄수화물	2/3블록	밀가루 4작은술
	5/6블록	빵가루 13g
	8/15블록	당근소스-당근 1/10컵, 레몬 즙 1작은술, 탄산수사이다 34g, 플레인 요구르트 30ml
	2/3블록	오렌지 1/3개
	1/2블록	양배추-채 썬 것 1컵
	1/10블록	붉은 양배추-채 썬 것 14g
	11/30블록	방울토마토 115g
지방	4블록	올리브유 1 1/3작은술

카레 간장 고기볶음, 과일

고기는 양념을 넣고 5-6분 재어둔다.

오이는 반 갈라서 2cm 두께로 어슷하게 썰어 굵게 채 썰고, 방울 토마토는 반 갈라 놓는다. 프라이팬에 기름을 두르고 마늘을 넣어 볶다가 향이 나면 고기를 넣어 잘 볶아낸다.

프라이팬에 기름을 두르고 강한 불에서 오이를 볶은 후에 토마토를 넣어 잘 볶고서, 여기에 볶아놓은 고기를 넣고 섞은 후에 카레소스를 넣고 볶아서 접시에 담아내고 후식으로 키위와 참외를 준비 한다.

• 3블록

단백질	2블록	소고기-한 입 크기로 얄팍하게 썬 것 60g
	1블록	돼지고기-한 입 크기로 도톰하게 썬 것 30g

탄수화물	1/4블록	고기양념-간장 1작은술, 술 1작은술, 카레가루 1 작은술, 전분 1작은술
	1/2블록	느타리버섯-데친 것 1/2컵
	1/6블록	양파-채 썬 것 1/6컵, 다진 마늘약간
	1/2블록	오이 1/2개
	1/6블록	방울토마토 50g
	1/2블록	키위 1/2개
	5/12블록	참외 1/5컵
	1/2블록	카레소스-카레가루 1/2작은술, 설탕 1작은 술, 간장 1작은술, 술 1작은술, 후추 약간
지방	3블록	올리브유 1작은술

● 4블록

단백질	2 1/2블록	소고기-한 입 크기로 얇팍하게 썬 것 75g
	1 1/2블록	돼지고기-한 입 크기로 도톰하게 썬 것 45g
탄수화물	1/3블록	고기양념-간장 1작은술, 술 1작은술, 카레가루 1작은술, 전분 1 1/3작은술
	3/4블록	느타리버섯-데친 것 3/4컵
	1/3블록	양파-채 썬 것 1/3컵, 다진 마늘약간
	2/3블록	오이 2/3개
	1/6블록	방울토마토 50g
	1/2블록	키위 1/2개
	7/12블록	참외 7/24컵

	2/3블록	카레소스-카레가루 2작은술, 설탕 1작은 술, 간장 1작은술, 술 1작은술, 후추 약간
지방	4블록	올리브유 1 1/3작은술

유부 주머니 찜, 채소, 과일

유부는 한 쪽 면의 끝을 잘라내고 주머니로 만들어서 끓는 물에 데쳐 찬물에 헹궈 물기를 제거한다.

으깬 두부에 소고기, 달걀 물, 당근, 브로콜리를 넣고 섞어준 다음 다진 파, 마늘, 소금, 후추 가루, 참기름을 넣어 섞어준 다음 유부 주머니에 넣고 데친 미나리로 묶어준 후 조림양념에서 조려낸다.

배는 후식으로 한다.

- 3블록

단백질	1블록	유부 35g
	1/3블록	다진 소고기 10g
	1 1/3블록	두부-물기 꼭 짜낸 것 40g
	1/3블록	달걀 푼 물 1/3개
탄수화물	1/6블록	데친 브로콜리-작게 분리한 것 1/3컵
	1/6블록	다진 당근 1/12컵
	1/6블록	붉은 양배추-채 썬 것 23g
	9/10블록	양배추-채 썬 것 4/5컵
	1/10블록	피망-채 썬 것 14g
	1/2블록	조림양념 - 간장 2작은술, 설탕 1작은술,

		다시마물 1/4컵, 생강즙 1/4작은술
	1블록	배 1/3개
지방	2블록	채소소스 – 올리브오일 2/3작은술, 간장, 식초 약간씩
	1블록	참기름 1/3작은술, 후추가루, 다진 파, 마늘 약간씩

● 4블록

단백질	1블록	유부 35g
	1/3블록	다진 소고기 10g
	1 1/3블록	두부–물기 꼭 짜낸 것 40g
	1/3블록	달걀 푼 물 1/3개
탄수화물	1/6블록	데친 브로콜리–작게 분리한 것 1/3컵
	1/6블록	다진 당근 1/12컵
	1/6블록	붉은 양배추–채 썬 것 23g
	9/10블록	양배추–채 썬 것 4/5컵
	1/10블록	피망–채 썬 것 14g
	1/2블록	조림양념–간장 2작은술, 설탕 1작은술, 다시마 물 1/4컵, 생강즙 1/4작은술
	1블록	배 1/3개
지방	2블록	조채소소스– 올리브오일 2/3작은술, 간장, 식초 약간씩
	1블록	참기름 1/3작은술, 후추가루, 다진 파, 마늘 약간씩

단백질	1블록	저지방우유 1컵
탄수화물	1블록	저지방우유 1컵에 함께 있음
지방	1블록	저지방우유 1컵에 함께 있음

낙지볶음, 콩나물샐러드

낙지는 먹물 주머니를 떼내어 굵은 소금을 뿌려 주무른 뒤 물에 헹궈 5cm 길이로 썰어 큰 그릇에 담고, 양념장 재료를 넣어 섞고, 양파와 낙지를 넣고 버무려 잠시 두었다가 프라이팬을 달군 뒤에 기름을 약간 두르고 양념한 낙지를 볶아낸다(너무 오래 볶으면 수분이 빠져나가 질겨진다).

콩나물은 손질해서 씻은 뒤에 냄비에 물을 약간 붓고 콩나물과 소금을 약간 넣어 삶다가, 끓으면 바로 불을 끄고 2분 정도 두었다가 건져서 식힌다. 오이는 4cm길이로 도막을 내어 돌려 깎아서 채 썰고, 배도 채 썬다. 배, 콩나물, 오이의 순으로 단촛물에 담갔다 건져 낸 다음, 먹기 직전에 소스를 뿌려낸다.

● 3블록

단백질	3블록	낙지 190g
탄수화물	1/3블록	양파-채 썬 것 1/3컵
	1/2블록	콩나물 1 1/2컵
	1/3블록	오이 1/3개
	1/2블록	배 1/6개
	1/3블록	단촛물- 식초 2작은술, 설탕 2/3작은술,

		물 2 작은술, 소금 약간
지방	1/2블록	올리브유 1/6작은술
* 채소소스		
탄수화물	1/2블록	식초 2작은술, 설탕 1작은술,
		연겨자 1작은술, 마늘즙 1/2작은술
지방	1블록	마요네즈 1/3작은술
* 양념장		
탄수화물	1/2블록	간장 4작은술, 다진 마늘 1작은술,
		설탕 1작은술, 다진 파 1작은술
지방	1 1/2블록	참기름 1/3작은술, 깨소금 약간,
		후추 1/2작은술, 고춧가루 2작은술,
		생강즙 1/3작은술

● 4블록

단백질	3블록	낙지 190g
탄수화물	1/3블록	양파-채 썬 것 1/3컵
	1/2블록	콩나물 1 1/2컵
	1/3블록	오이 1/3개
	1/2블록	배 1/6개
	1/3블록	단촛물- 식초 2작은술, 설탕 2/3작은술,
		물 2 작은술, 소금 약간
지방	1/2블록	올리브유 1/6작은술
* 채소소스		

탄수화물	1/2블록	식초 2작은술, 설탕 1작은술, 연겨자 1작은술, 마늘즙 1/2작은술
지방	1블록	마요네즈 1/3작은술

* 양념장

탄수화물	1/2블록	간장 4작은술, 다진 마늘 1작은술, 설탕 1작은술, 다진 파 1작은술
지방	1 1/2블록	참기름 1/3작은술, 깨소금 약간, 후추 1/2작은술, 고춧가루 2작은술, 생강즙 1/3작은술
단백질	1블록	저지방우유 1컵
탄수화물	1블록	저지방우유 1컵에 함께 있음
지방	1블록	저지방우유 1컵에 함께 있음

간식

● 저지방 우유

저지방 우유 : 저지방 우유(1.5%) 5/6컵

저지방 우유와 땅콩 : 저지방 우유(1%) 1컵, 땅콩 6개(또는 아몬드 3개)

● 저지방 치즈

저지방 치즈와 과일 : 저지방 치즈 30g, 사과 1/2개

저지방 치즈 토마토 샐러드 : 저지방 치즈 30g, 토마토 2개 슬라이스 한 것, 식초 약간

저지방 치즈와 와인 : 저지방 치즈 30g, 와인 120ml

저지방 치즈와 맥주 : 저지방 치즈 30g, 맥주 180ml

● 두유

두유 : 두유 1컵

● 햄

콩햄과 과일 : 콩햄 45g, 토마토 2개

바비큐 로인햄과 과일 : 바비큐 로인햄 30g, 사과 1/2개, 아몬드 1작은술(또는 마카다미아 1개)

● 참치

참치와 과일 : 참치(캔) 물기 제거한 것 30g, 딸기 1컵, 땅콩 6개

참치 샐러드와 크래커 : 참치(캔) 물기 제거한 것 30g, 크래커, 짭짤한 것 4개, 마요네즈 1/3작은술

● 두부

두부구이와 브로콜리 : 단단한 두부 30g, 데친 브로콜리 1컵 , 소금, 후추, 올리브유 1/3작은술

● 닭

닭고기 채소 샐러드 : 닭고기 삶은 것 30g, 양상추 3컵, 케첩 1큰술,

마요네즈 1/3작은술

● 게살

게살 샐러드 샌드위치 : 게살 45g, 빵 1/2쪽, 마요네즈 1/3작은술

존 영양 바존 영양 바 1/2개

● 단백질 분말

단백질 분말, 과일 주스 및 땅콩 : 단백질 분말 1스쿱, 오렌지 주스 1/3컵, 땅콩 6개

이십 세기가 저물어갈 무렵 배리 시어스(Barry Sears) 박사의 첫 저서인 《The Zone》(1995)을 읽고 두 사람은 다른 선택을 합니다. 한 사람은 책에서 읽은 내용을 바로 실천에 옮겨 무릎을 치는 깨달음을 얻고 다른 사람에게 번역서를 내자고 제안합니다. 다른 사람은 읽은 내용을 머리로는 수긍했으나 실천해 보지도 않고 번역에도 참여하지 않습니다. 한 사람은 할 수 없이 홀로 번역서《나와 가족을 위한 휴먼영양학》(2002)를 내는 한편, 존(The Zone) 기반의 메뉴 생산을 CJ, 풀무원, 삼성, LG 등의 외식사업부에 제안했으나, 내용에는 공감하면서도, 소비시장이 마련되지 않았다며, 사업화는 망설이고 모두 거절합니다. 하지만 이에 굴하지 않고 임상 테스트를 겸한 존 다이어트(Zone Diet) 메뉴 홈 딜리버리(home delivery) 사업을 직접 경영하면서, 고객들의 높은 만족도를 확인하고, 더욱 확신을 다지게 됩니다. 3년 동안의 사업을 접은 다음, 그 소중한 경험을 바탕으로 활동 범위를 넓혀 다양한 강좌를 통해 존 개념의 보급에 열중합니다. 마침내 오랫동안 수수방관하던 다른 사람의 마음이 움직여, 첫 저서 《The Zone》에 이어 출판된 도서 《The AntiInflammation Zone》(2005)의 번역에 동참하면서 새로운 국면을 맞이합니다. 번역이 상당 부분 진행된 무렵에, 존 개념을 이해한 김동호 원장, 김종순 원장, 장연복 원장 등 세 명의 대학 동기가 번역에 합류함으로써, 천군만마를 얻은 듯 그동안의 고군분투가 작은 결실을 봅니다. 하지만 호사다마라고, 번역을 진행하던 중 김종순 원장이 불의의 사고로 별세하는 안타까운 일이 벌어졌고, 따님인 김예슬 선생이 번역을 이어받음으로써 마침내 번역판을 내놓게 되었습니다. 앞의 두 사람은 역자 중에서 장준홍 원장과 필자를 말합니다.

장준홍 원장과 필자가 도서 《The Zone》을 함께 공부할 때, 필자도 깊이 주의를 기울이지 않고, 스쳐 보냈을 정도로 만성 질환과 염증의 상관관계에 대한 인식이 부족했습니다. 21세기에 접어들어 타임지의 표지에 등장할 만큼 만성 질환의 원인으로서, 염증의 중요성이 널리 주목받기 시작하였으며, 지금은 대중 매체에도 염증에 관한 이야기가 자주 등장하고 있습니다. 하지만 그 원인과 대책에 대해서는 장님 코끼리 만지는 식의 논의만 가득합니다. 시어스 박사가 많은 만성 질환의 원인으로 지목하는 침묵의 염증(silent inflammation)과 그 대책으로 제시하는 식사법(Zone Diet)은, 그 이론적 근거와 임상적 결과가 명백하며 누구나 손쉽게 접근할 수 있어 탁월하다는 점에, 역자들은 의견의 일치를 보았습니다. 성경에 더 이상의 개정판이 없듯이, 《The Zone》에 이어서 십 년 만에 출간된 《The Anti-Inflammation Zone》에서도 기본 개념은 같습니다. 고정관념 때문에 시도조차 해보지 않고, 무관심하거나 때로는 깎아내리는 반응을 보이는 의사들에게 실망한 적도 많았습니다. 심지어 예방의학을 전공한 의사로부터, 음식으로 만성 질환을 다루는 것이 가능하겠느냐는, 충격적인 이야기를 듣기도 하였습니다. 하지만 돌이켜 보면, 필자도 장준홍 원장과 뜻을 함께하기까지 무려 십년 가까운 세월이 걸렸습니다.

역자들은 전문 서적과 일반 서적의 중간쯤에 해당하는, 이번 번역서가 독자층이 얇은 국내에서 널리 보급되기 어렵다는 것을 잘 알고 있습니다. 우선 본서에 접근하기 쉬운 동료 의사들이, 자신의 몸을 통해 직접 체험하고 깨달음을 얻어, 자신과 환자들의 건강 증진에 도움을 얻기를 기대합니다. 역자들은 이미 나온 수많은 식사법에 하나를 더 추가하려는 의도로, 번역을 시도한 것이 결코 아닙니다. 찬란한 근대 르네상스가, 오래 잠자고 있던 고대 희랍 문화를 소환함으로써 가능했던 것처럼, 열린 마음으로 책을 읽어보면, 음식과 만성 질환의 연관성에 대해 그동안 너무 소홀했다는 소중한 깨달음을 얻을 수 있다고 확신합니다. 본서를 통해 만성 질환의 예방과 치료에 날개를 하나 더 달고, 더 나아가 음식과 질병의 관계를 바라보는 시야가 한층 더 넓어지기를 간절히 바랍니다.

옮긴이들의 뜻을 모아

안병해 씀

옮긴이 부록

부록 I

노자-예수-부처님과 더 좋은 다이어트

1. 유무상생-노자

   내 몸과 마음을 통제 관리하는 아이카사노이드 시스템의 작동 양상

2. 오병이어-예수

   아이카사노이드 시스템을 탁월하게 운영하는 식사지침

3. 건너가기(바라밀다)-부처

   새롭고 탁월한 식사지침을 내 계율로 삼아 꾸준하게 실천

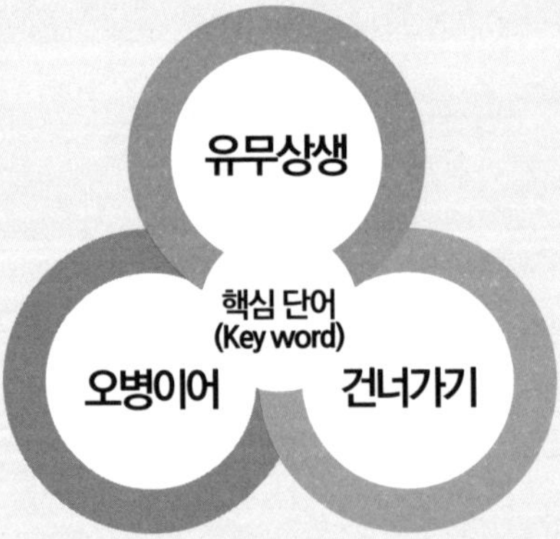

공통 참고도서 저자: 배리 시어스 (Barry Sears)

The Zone (1995)

Mastering The Zone (1997)

The Anti-Aging Zone (1999) - The Age Free Zone (2010)
- 도서명 변경 (내용 동일)

The Soy Zone (2000)

The Omega Rx Zone (2002)

Toxic Fat (2005)

The Anti-Inflammation Zone (2005)

The Mediterranean Zone (2014)

The Resolution Zone (2019)

Zone-Perfect Meals In Minutes (1997)

Zone Food Blocks (1998)

A Week In The Zone (2000)

The Top 100 Zone Foods (2001)

Zone Meals In Seconds (2004)

부록 II

노자와 현대의학

서양의학의 아버지라 불리는 히포크라테스는 인체의 생리나 병리를 체액론에 근거하였고, 병을 낫게 하는 것은 자연이라는 설을 치료 원칙의 기초로 삼았다. 고대 의학으로부터 현대의학에 이르기까지 눈부신 발전에도 불구하고, 인류는 만성질환의 늪에서 빠져나오지 못하고, 아직도 만성질환과 전쟁을 치르고 있다. 히포크라테스는 "음식으로 고치지 못하는 병은 약으로도 고치지 못한다."라고 했지만, 아쉽게도 명쾌한 음식치료법을 제시하지 않았다.

2004년 2월 미국 시사주간지 타임(TIME)에서 심장마비, 암, 알츠하이머병을 비롯한 많은 질병이 염증과 밀접하게 관련 있다며, 염증을 저승사자(secret killer)라 불렀다. 그런데 "염증을 어떻게 극복할 것이냐?"라고 반문하면서 기사를 마무리했다. 정작 염증의 원인을 모른다고 자백한 셈이다. 20년이 지나고 있는 오늘도 만성질환은 물론, 노화의 원인으로 떠오른 염증의 근본 원인을 찾고 있다.

아스피린의 해열 진통 약리기전을 밝혀낸 영국의 존 베인(John Vane)에게 1982년 노벨 생리의학상을 시상했다. 아스피린은 프로스타글란딘, 류코트리인, 트롬복세인 등의 아이카사노이드(eicosanoid) 합성과정에서 아라키돈산(arachidonic acid) 다음 단계에 관여하는 효소(cyclo-oxygenase)를 억제해서 해열 진통 효과를 발휘한다. 이제는 염증 치료는 물론 아스피린의 용량을 낮춰 일부 만성질환의 예방 관리에 적용하고 있다. 아이카사노이드의 많은 기능 중에서 하나를 꼽는다면, 염증반응 담당이다. 모든 아이카사노이드에서 그러하듯이, 염증반응에서도 상반(相反)된 기능을 담당하는 두 개 아이카사노이드가 한 조(組)를 이룬다고 해석하고 있다. 이에 친(親)염증(pro-inflammation)과 항(抗)염증(anti-inflammation) 아이카사노이드, 둘로 나눠 설명하고 있다. 따라서 친염증과 항염증을 상반되는 양상으로 여기고, 음양(陰陽)이나 선악(善惡)(good vs. bad)의 관계로 풀이한다. 그러나 2017년 미국 하버드 의대, 찰스 서르핸(Charles N. Serhan)이 오메가-3 지방산으로부터 시작해서 DHA를 거쳐, 염증반응을 마무리 치유하는 기능을 보유한 레졸빈(resolvin)으로 합성된다는 사실을 확인 규명했다. 따라서 친염증을 침입한 미생물과 전투를 전개하는 "염증 시작" 과정으로, 항염증을 염증 진행으로 손상된 조직을 재생, 보수, 치유하는 "염증 치유" 과정으로, 나누어 해석하는 편이 맞다. 따라서 다르게 기능하는 두 개가 함께 있어, 서로를 존재케 해주는 양상을 "유무상생(有無相生)"이라 주창한 노자(老子)가 염증 시작을 담당하는 아이카사노이드와 염증 치유를 담당하는 레졸빈이 어우러져 염증반응을 시작하고 마무리하는 양상을, 일찍이

2,500년 전에 유무상생으로 정리했으니, 참으로 놀라운 일이 아닐 수 없다. 즉, 염증반응을 시작해서 진행한 다음, 염증 치유 단계로 이어져 마무리해야 건강을 지키지만, 염증반응을 시작하고는 치유 과정을 밟지 못하면 건강이 흔들리고 만다. 이때 염증이 치유되지 못한 상태에서는 염증의 4대 증상 중 하나인 통증을 호소할(screaming) 정도는 아니어서 "침묵의 염증(silent inflammation)"이라 부르기로 한다.

염증반응의 시작을 담당하는 아이카사노이드 합성과정에서 강한 염증반응(more inflammatory) 아이카사노이드와 약한 염증반응(less inflammatory) 아이카사노이드, 둘로 나누어지는 아라키돈산의 합성 직전 단계(△-5-desaturase 담당)에는 인슐린, 글루카곤, EPA가 관여한다(그림2). 즉, 강하거나 약한 어느 쪽이든 염증 시작을 담당하는 아이카사노이드 합성에는 지방(오메가-6와 오메가-3 지방산), 탄수화물(인슐린 분비에 관여) 그리고 단백질(글루카곤 분비에 관여), 3대 영양소가 관여한다. 결국, 내가 먹은 음식은 내 몸으로 들어오는 물질과 자극으로부터 내 몸을 지키는 염증반응이라는 전투에 용병(傭兵)처럼 아군(我軍) 병사(아이카사노이드와 레졸빈)로 투입한다. 적군(敵軍)이 침공하지 않아도 전쟁 상황을 설정하고 실전 대비 훈련하듯이, 이물질이 침입하지 않아도 아이카사노이드와 레졸빈이 이어가며 기능하는 염증반응(그림1에서 과정2)을 되풀이한다. 이때 염증 치유 레졸빈이 부족하면 염증반응을 온전하게 마무리하지 못한다. 염증반응 실패에 해당하는 "침묵의 염증"이다. "내 몸이 음식에 직접 염증 반응하는지?"만 고려하면, 음식과 염증 관계의 일부만 다루는 셈이다. 따라서 내 몸은 음식이 관여해서 합성된, 아이카사노이드와 레졸빈이 염증반응의 시작과 끝을 쉼 없이 진행하고 있다는 사실에 관심을 기울여야 한다. "침묵의 염증"은 혈관 내피세포 기능 장애(endothelial dysfunction)로 나타난다. 가랑비에 옷 젖는 줄 모르듯이 혈관 내피세포 기능 장애는 인슐린 저항성(insulin resistance)으로 이어지고, 고(高) 인슐린 혈증(hyper-insulinemia)으로 진행해서는 각자 유전자에 입력된 정보에 따라 끝내 각종 만성질환으로 넘어가고 만다.

내가 먹은 음식이 흡수된 다음에 염증반응에 참여해서 "침묵의 염증"을 일으키기도 한다. 미처 생각하지 못했던 일이라 어떻게 설명해야 할지 난처했다. 그러나 문득 내 몸과 다른 물질에는 반드시 면역(염증) 반응해야 한다는 생존 전략이 떠올랐다. "내가 먹은 음식은 내 몸과 다르다."라는 생각에까지 이르렀다. 한편, 노자는 "상대를 보고 싶은 대로 보는 이는, 보이는 대로 보는 이를 절대로 이길 수 없다."라고 강조했다. 그럼 이제까지 내가 먹은 음식을 보이는 대로 봤는가? 아니면 보고 싶은 대로 보았는가? 많은 의사가 보고 싶은 대로 봤다고 생각한다(표1).

그렇다면 이제부터 음식을 보이는 대로 보고, "내가 먹은 음식은 내 몸과 달라서 염증반응을 일으킨다."라는 명제(命題)를 받아들여, 만성질환과 연결된 염증의 원인을 새롭게 설정해야 하지 않을까? 과학은 기존 개념이나 이론을 뛰어넘으며(paradigm shift) 발전해왔다. 현대의학의 난제(難題)를 풀어내는 실마리가 고대 동양 철학자 노자의 가르침에 있다니, 늦었지만 의학과 철학을 연결해서, 노화와 만성질환의 관리에 정체를 거듭하고 있는, 안타까운 현실에서 벗어나 최상의 건강을 확보해야 한다.

글쓴이 의학박사 장준홍(2024)

참고도서 : 최진석 지음 《생각하는 힘, 노자 인문학》, 《나홀로 읽는 도덕경》,
《노자와 장자에 기대어》

참고자료 : 유튜브 방송, [EBS 인문학특강] 최진석 교수의 현대철학자 노자

〈그림 1〉

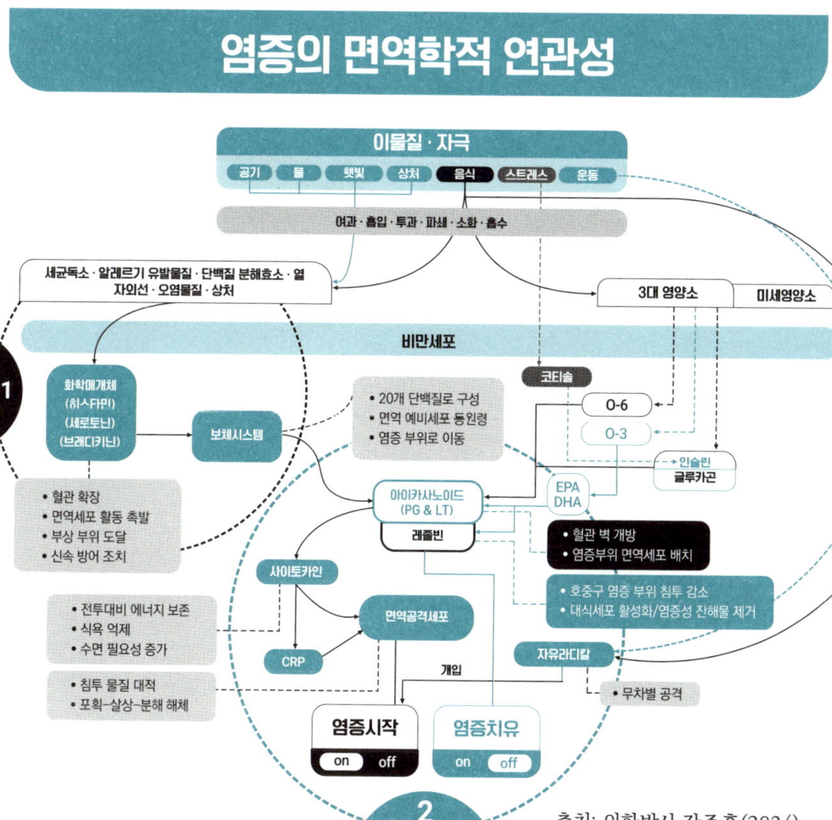

출처: 의학박사 장준홍(2024)

〈그림 2〉

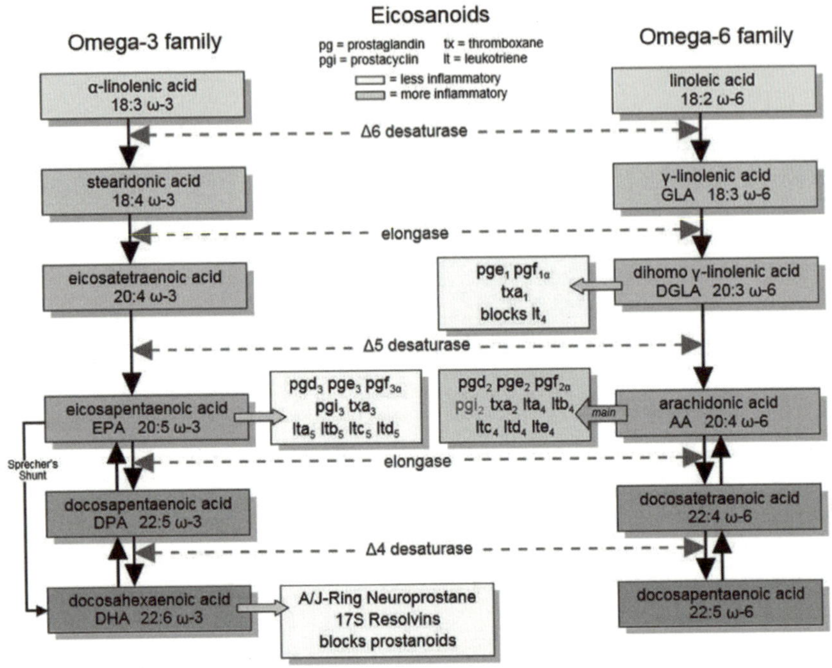

출처: http://en.wikipedia.org/wiki/Eicosanoid

〈표 1〉 **의사 대상 설문결과**

가. 내가 억은 음식은 내 몸과 달라서, 염증반응을 일으킨다.	110 35.6%
나. 내가 먹은 음식은 내 몸과 다르지만, 염증반등을 일으키지 않는다.	104 34.0%
다. 내가 먹은 음식은 내 몸과 같아서, 염증반응을 일으키지 않는다.	65 21.2%
라. 내가 먹은 음식은 내 몸과 같지만, 염증반응을 일으킨다.	27 8.9%

(2023년) 서울시의사회, 대한내과개원의협의원, 서울시남서7개구의사회 학술대회, 서울의대동창회 송년회(총 306명)

출처: 의학박사 장준홍(2023)

부록 III

오병이어(五餠二魚)

'예수님이 우리 건강을 챙겨주신 먹거리가 뭘 까?'라고 떠올려본다. '맞아, 바로 이거야!'라고 금방 떠오르지 않는다. 그래서 인터넷을 검색한다. 거의 모든 국내외 자료에서 예수님이 드셨던 음식을 건강 음식으로 소개하고 있다. 예수님이 드셨던 음식이 곧 건강을 보장하는 음식일까? 그래서 이렇게 생각해보기로 한다.

어느 부모나 자신은 대충 먹더라도, 자식에게는 좋은 음식을 주려고 애쓴다. 그렇다면, 예수님도 예수님이 드셨던 음식이 아니라, 따르는 이들에게 나눠준 음식이 있다면, 바로 그 음식이야 말로 예수님이 건강 음식이라고 보장한 음식이 아닐까? 그래서 마태복음 14장 13절-21절에 적혀 있는 오병이어(五餠二魚)를 살펴봐야 한다. 오병이어는 그날 따르는 군중 속에 있는 한 아이의 도시락이었다. 아이 엄마가 아이를 위해 정성껏 마련한 도시락이었을 게 분명하다. 예수님이 나눠 먹으라고 허락했으니, 오병이어가 건강에 좋은 음식이라는 사실이 확실하다.

떡 다섯 개(오병)는 탄수화물 식품이다. 떡이라 해도 그 옛날에는 지금처럼 정제한, 부드러운 곡류 탄수화물이 아니었다. 정제하지 않은 거친 곡류 탄수화물 식품이라 유리했다. 물론 비타민과 미네랄이 풍부하고 당지수가 낮은 풀(채소)과 열매(과일)였다면, 훨씬 더 유리했을 것이다. 물고기 두 마리(이어)는 오메가-3 지방산이 풍부한 유리한 단백질 식품이다. 물고기가 아닌 단백질 식품으로 육류가 있음에도 물고기를 선택한 점은 탁월하다.

한편 오병이어 한 가지 음식만 허락했다는 점도 놀랍다. 오병이어를 먹은 이에는 예수님이 고쳐준 병자도 있었지만, 병자는 오병이어를 먹지 말라는 말씀이 없었다. 병자에게도 같은 음식을 허락했다. 분자생물학적 연구에서 밝혀진 대로, 우리 몸과 마음을 통제하고, 관리하는 운영체제(아이카사노이드 시스템)는 누구에서나 같다. 심지어 병자에서도 같다. 따라서 운영체제가 제대로 작동하게 식사하면 최고의 건강을 유지한다.

또 오(5)와 이(2)로 정확하게 양을 정한 점이 놀랍다. 식사량을 정확하게 정하려면, 무게 또는 수량으로 계량할 수 있어야 유리하다. 그런 걸 다 고려해서, 쉽게 계량할 수 있도록 떡 다섯 개와 물고기 두 마리를 허락했다. 만약에 탄수화물 식품으로 떡 대신에 풀과 열매를 선택했다면, 떡보다 건강에는 유리하겠지만 수량으로 정하지 못해, 나눠주는 양이 일정하지 않아 불만이 있었을 것이다. 따라서 예수님은 이를 미리 방지할 수 있도록, 수량으로 계량할 수 있는 떡과 물고기를 허락했다.

떡과 물고기의 수량은 정했지만, 크기는 정하지 않았다. 그러나 원시 조상에서 답을 얻을 수 있다. 우리 몸과 마음의 운영체제인 아이카사노이드 시스템에 맞게 먹은 조상만이 자식을 낳을 수 있는 나이를 넘어 생존해서, 후손을 이을 수 있었기에, 종족이 살아남을 수 있었을 것이다. 그 후손이 지금의 우리다. 그 시절에는 식품의 양을 계량하는 도구로, 지금처럼 저울이나 계량컵이 있었을 리 없다. 오로지 손(手)뿐이었다. 손은 그릇이기도 했었다. 지혜로운 원시인 족장은 채취한 풀과 열매를 양손에 담아주고, 사냥한 들짐승 고기는 손바닥 하나의 크기와 두께만큼 나눠줬다. 따라서 우리도 눈대중으로 한 끼에 그만큼 상차림 하면 아이카사노이드 시스템에 맞게 먹을 수 있다.

성경에서 숫자 5와 2도 상징적인 의미를 지니고 있지만, 숫자 7만큼 널리 사용하지 않는다고 한다. 따라서 오병과 이어를 선택했고, 5와 2를 합해 완벽함과 완성의 상징인 7(오병이어)을 만들었다. 실제로 음식 하나하나에 해당하는 오병과 이어는 염증반응을 일으킨다. 그러나 함께 먹은 음식 오병이어에 들어있는 3대 영양소의 양과 비율이, 우리 몸과 마음을 움직이는 아이카사노이드 시스템 운영에 잘 맞는다. 따라서 각각의 음식(오병과 이어)이 일으킨 염증반응을 말끔하게 치유해서, 건강을 획득하고 유지할 수 있다. 그러므로 예수님이 허락한 오병이어는 최고의 건강을 보장하는 음식이다. 더욱이 두 마리 물고기에는 오메가-3 지방산이 풍부하다. 오메가-3 지방산을 부족하지 않게 섭취하라는 뜻이다.

한편 다른 종교의 경전이나 고대 현인 또는 지성인들의 지혜 말씀에서, 식사량을 정확하게 수량으로 정해준 사례를 아직 찾지 못했다. 설령 식사지침으로 제시했더라도 알맞게, 골고루, 규칙적으로 먹으라는 정도로 애매하다. 따라서 예수님의 오병이어가 유일하다.

이상을 종합해보면, 기독교와 천주교 신자들도 만성질환으로 아픈 이가 적지 않을 텐데, 예수님의 오병이어를 제대로 배워 실천하면, 최고의 건강 획득과 유지에 크게 도움이 될 것이다. 또 교회와 성당에서 불우한 이들에게 음식을 제공할 때, 오병이어처럼 오메가-3 지방산이 풍부한 단백질 식품을 함께 제공해야 하는데, 단백질 식품이 부족한 음식을 제공하는 때도 있어 안타깝다.

글쓴이 의학박사 장준홍(2024)

부록 Ⅳ

건너가기(바라밀다)

부처님은 세상이 온통 고통으로 가득하다고 했다. 고통으로 생로병사(生老病死) 네 가지를 먼저 꼽아 보기로 한다. 나이 들고, 병들어, 죽는 데는 까닭이 있다. 내가 아닌 많은 대상과 내가 관계를 맺고 엮이는 과정에서 그 흔적을 남기기 때문이다. 태어나는 일도 부모 사이에서 이루어지는 일이니, 이 또한 관계를 맺는 일과 무관치 않다. 엮이는 과정에 따른 흔적은 대체로 아픔으로 남는다. 그 아픔이 고통의 바다(苦海)를 이룬다.

나이 들어, 병들고, 죽어가는 과정에서 아픔을 의학적으로 살펴보면, 염증의 대표 증상이다. 염증은 외부로부터 침입한 이물질로부터 내 몸을 방어하느라 치열하게 싸운 전투고, 그 흔적이다. 그런데 외부로부터 들어온 이물질 중에는 내가 내 손으로 내 입에 넣어준 음식도 있다는, 불편한 진실을 인정해야 한다. 조금이라도 상했거나 과민반응을 일으키는 음식이 아니라면, 내가 먹은 음식에 직접 염증 반응하지 않는다. 그러나 소화 흡수한 영양소 중에서 탄수화물, 단백질, 지방이 염증반응을 담당하는 핵심 일꾼인 아이카사노이드(eicosanoid)와 레졸빈(resolvin)의 합성에 참여한다. 즉, 이물질에 대항하는 염증반응의 일정 부분을 내가 먹은 음식이 직접 담당한다. 내가 먹은 음식이 염증반응의 일부분을 담당하는 까닭이 뭘 까? 궁금해서 자문(自問)해봤다. 내가 먹은 음식은 내 몸과 달라서 염증 반응하는 건 아닐까? 맞다. '내가 먹은 음식은 내 몸과 달라서, 염증반응을 일으킨다.'라는 명제가 성립한다. 부처님이 말하는 고통에는 생로병사 네 가지 외에, 애별리고(愛別離苦: 사랑하는 사람과 헤어지는 고통), 원증회고(怨憎會苦: 싫고 미운데도 만나게 되는 고통), 구부득고(求不得苦: 갖고 싶거나 원하는 것을 갖지 못하는 고통), 오온성고(五蘊盛苦: 색수상행식(色受想行識) 다섯 가지가 들끓어 마음에 번뇌가 생기는 고통), 네 가지를 더해서 팔고(八苦)라 한다. 팔고 중에서 뒤에 추가한 네 가지 고통은 육체의 고통이 아니라 정신적인 고통이다. 앞에서 생로병사의 고통을 염증반응의 흔적이라 정리했다면, 뒤에 추가한 네 가지 고통은 신경전달물질(neurotransmitter)의 불균형과 관련이 있다. 신경전달물질에는 도파민, 세로토닌, 엔돌핀, 멜라토닌 등이 있다. 신경전달물질은 신경세포와 이웃한 세포 사이를 소통해서 기분 조절, 수면, 식욕 등등의 생리적, 심리적 과정에 개입한다. 신경전달물질의 불균형은 다양한 정신 건강 상태와 신경학적 상태로 이어질 수 있다. 아이카사노이드와 레졸빈이 세포에서 합성해서 바로 그 세포에 분비하는 원 세포 분비(autocrine) 양상과 달리, 신경전달물질은 신경세포에서 이웃한 세포에 분비하는 인접 세포 분비(paracrine) 양상이다. 둘은 분비 양상이 달라도, 3대 영양소의 양과 상호비율에 따라 적정 분비 여부가 결정된다는 점이 같다. 생로병사의 고통과 추가된 네 가지 고통 모두(八苦)는, 나와 내가 아닌 다른 상대와 관계를 맺고 엮이는 바람에 겪는 고통이라 정리할 수 있다.

부처님이 세상을 '고통의 바다'라 했고, 고통의 바다에서 벗어나는 해탈(解脫)을 설파했다. 그런데 해탈의 경지에 이르는 과정에서도, 반드시 먹어야 생존할 수 있다. 따라서 어차피 생존하기 위해 먹어야 한다면, 육체와 정신이 고통을 덜어낼 수 있는 최고의 상태를 유지하도록 식사하는 편이 훨씬 나을 것이다. 지금까지 익숙한 식사습관으로부터 새롭고 탁월한 식사법으로 바꿔서 실천하면, '건너가기(바라밀다)'의 또 다른 첫걸음이다. 아울러 탁월한 식사법을 계율(戒律)로 삼아 오랫동안 반복해서 실천하면, 최고의 건강을 확실하게 획득하고, 유지할 수 있다.

글쓴이 의학박사 장준홍(2024)

참고도서 : 최진석 지음 《건너가는 자》
참고자료 : 유튜브 방송, 최진석의 반야심경

참고문헌

Introduction

Sears, B. The Zone. New York: ReganBooks, 1995.

Chapter 1. What is Wellness?

Oates, J. A. “The 1982 Nobel prize in physiology or medicine.” Science 218:765-768(1982).

Sears, B. The Zone. New York: ReganBooks, 1995.

Sears, B. The Anti-Aging Zone. New York: ReganBooks, 1999.

Sears, B. The Omega Rx Zone. New York: ReganBooks, 2002.

Chapter 2. Why Is Silent Inflammation So Dangerous?

Braunwald, E. “Cardiovascular medicine at the turn of the millennium: triumphs, concerns, and applications.” N Engl J Med 337:1360-1369 (1997).

McGeer, P. L., M. Shulzer, and E. G. McGeer. “Arthritis and anti-inflammatory agents as possible protective factors for Alzheimer’s disease: a review of 17 epidemiological studies.” Neurology 47:45-432 (1996).

Morris, M. C., D. A. Evans, J. L. Bienias, C. C. Tangney, D. A. Bennett, R. S. Wilson, N. Aggarwal, and J. Schneider. “Consumption of fish and n-3 fatty acids and risk of incident Alzheimer disease.” Arch Neurol 60:940-966 (2003).

Moghadasian, M. H. “Experimental atherosclerosis. A historical overview.” Life Sci 70:855-865 (2002).

Olser, W. Lectures on Angina Pectoris and Allied States. New York: Appleton, 1897.

Ross, R. “Atherosclerosis is an inflammatory disease.” N Engl J Jed 340-115-126 (1999).

Wolfe, M. M., R. D. Lichtenstein, and G. Singh. “Gastrointestinal toxicity of nonsteroidal anti-inflammatory drugs.” N Engl J Med 340:1888-1889 (1999).

Yudkin, J. S., C. D. A. Stehouwer, J. J. Emeis, and S. W. Coppack. "C-reactive protein in healthy subjects: associations with obesity, insulin resistance, and endothelial dysfunction—a potential role for cytokines originating from adipose tissue?" Arterioscler Thromb Vasc Biol 19:972-978 (1999).

Chapter 3. The Cause and the Cure for Silent Inflammation

Sears, B. The Zone. New York: ReganBooks, 1995.

Sears, B. The Anti-Aging Zone. New York: ReganBooks, 1999.

Sears, B. The Omega Rx Zone. New York: ReganBooks, 2002.

Chapter 4. Testing for Silent Inflammation

Adams, P., S. Lawson. A. Sanigorski, and A. J. Sinclair. "Arachidonic acid to eicosapentaenoic acid ratio in blood correlates positively with clinical symptoms of depression." Lipids 31:S157-S161 (1996).

Boizel, R., P. Y. Behhamou, B. Lardy, F. Laporte, T. Foulon, and S. Halimi. "Ratio of triglycerides to HDL cholesterol is an indicator of LDL particle size in patients with type 2 diabetes and normal HDL cholesterol levels." Diabetes Care 23:1679-1685 (2000).

Campbell, B., T. Badrick, R. Flatman, and D. Kanowshi. "Limited clinical utility of high-sensitivity plasma C-reactive protein assays." Ann Clin Biochem 39:85-88 (2002)).

Campbell, B., R. Flatman, T. Badrick, and D. Kanowshi. "Problems with high-sensitivity C-reactive protein. "Clin Chem 49:201 (2003).

Conquer, J. A., M. C. Tierney, J. Zecevic, W. J. Bettger, and R. H. Fisher. "Fatty acid analysis of blood plasma of patients with Alzheimer's disease, other types of dementia, and cognitive impairment." Lipids 35;1305-1312 (2000).

Danesh, J., J. G. Wheeler, G. M. Hirschfield, G. Eiriksdottir, A. Remley, G. D. Lowe, M. B. Pepys, and J. Gudnason. "C-reactive protein and other cirdulating markers of inflammation in the prediction of coronary heart disease." N Engl J Med 350:1387-1397 (2004).

DeLongeril, M., S. Renaud, N. Mamelle, P. Salen, J. L. Martin, I, Monjaud, J. Guidollet, P. To9uboul, and J. Delaye. "Mediterranean alpha-linolenic acid rich diet in secondary prevention of coronary heart disease." Lancet 343:1454-1459 (1994).

DeLongeril, M., P. Salen, J. L. Martin, I. Monjaud, J. Delaye, and N. Mamelle. "Mediterranean diet, traditional risk factors, and the rate of cardiovascular complications after myocardial infarction: final report of the Lyon Diet Heart

Study." Circulation 99:779-785 (1999).

Deron, S. J. C-reactive Protein, Chicago: Contemporary Books, 2003.

Feng, D., R. P. Tracy, I. Lipinska, J. Murillo, C. McKenna, and G. H. Tofler. "Effect of short-term aspirin use on C-reactive protein." J Thromb Thrombolysis 9:37-41 (2000)

Feldman, M., I. Jialal, S. Devaraj, and B. Cryer. "Effects of low-dose aspirin on serum C-reactive protein and thromboxane B2 concentrations: a placebo-controlled study using a highly sensitive C-reactive protein assay." J Am Coll Cardiol 37:2036-2041 (2001).

Gaziano, J. M., C. H. Hennekens, C. J. O'Donnell, J. L. Breslow, and J. E. Buring. "Fasting triglycerides, high-density lipoproteins and risk of myocardial infarction." Circulation 96:2520-2525 (1997).

Iso, H., S. Sato, A. R. Falsm, T. Shimamoto, A. Terao, R. G. Munger, A. Kitamure, M. Konishi, M. Iida, and Y. Komachi. "Serum fatty acids and fish intake in rual Japanese, urban Japanese, Japanese American and Caucasian American men." Int J Epidemiol 18:374-381 (1989).

Jeppesen, J., H. O. Hein, P. Suadicani, and F. Gyntelberg. "Low triglycerides-high high-density lipoprotein cholesterol and risk of ischemic heart disease." Arch Intern Med 161:361-366 (2001).

Kagawa, Y., M., Nishizawa, M. Suzuki, T. Miyatake, T. Hamamoto, K. Goto, E. Motonaga, H. Izumikawa, H. Hirata, and A. Ebihara, "Eicosapolyenoic acid of serum lipids of Japanese islanders with low incidence of cardiovascular diseases." J Nutr Sci Vitaminol 28:441-453 (1982).

Klufr, C. and M. P. M. de Maat. "Genetics of C-reacitve protein." Arterioscler Thromb Vasc Biol 23:1956-1959 (2003).

Kromann, N. and A. Green. "Epidemiological studies in Upernavik district, Greenland." Acta Med Scand 208:401-406 (1974).

Laidlaw, M. and B. J. Holub. "Effects of supplementation with fish oil-derived n-3 fatty acids and gamma-linolenic acid on circulating plasma lipids and fatty acid profiles in women." Am J Clin Nutr 77:37-42 (2003).

Lamarche, B., A. Tchernot, P. Mauriege, B. Cantin, G. R. Gagenais, P. J. Lupien, and J-P. Despres. "Fasting insulin and apolipoprotein B levels and low-density particle size as risk factors for ischemic heart disease." JAMA 279:1965-1971 (1998).

Maes, M. "Fatty acid composition in major depression: decresed n-3 fractions in cholesterol csters and increased C20:n6/C20:5n3 ratio in cholesterol ester and phospholipids." J Affect Dis 38:35-46 (1996).

Maes, M., A. Christophe, J. Delanghe, C. Altamura, H. Neels, and H. Y. Meltzer. "Lowered omega-3 polyunsaturated fatty acids in serum phospholipids and cholesteryl esters of depressed patients." Pscyhiatry Res 85:275-291 (1999).

Nakamura, T., A. Azuma, T. Kuribayashi, H. Sugihara, S. Okuda, and M. Nakagawa. "Serum fatty acid levels, dietary style and coronary heart in three neighbouring areas in Japan." Br J Nutr 89:267-272 (2003).

Nordvik, I., K. M. Myhr, H. Nyland, and K. S. Bjerve. "Effect of dietary advice and n-3 supplementation in newly diagnosed MS patients." Acta Neurol Scand 102:143-149 (2000).

Pedesen, H. S., G. Mulvad, K. N. Seidelin, G. T. Malcom, and D. A. Doudreau. "N-3 fatty acids as a risk marker for haemorrhagic stroke." Lancet 353:812-83 (1999).

Pirro, M., J. Bergeron, G. R. Dagenais, P-M. Bernard, B. Cantin, J-P. Depres, and B. Lamarche. "Age and duration of follow-up as modulators of the risk for ischemic heart disease associated with high plasma C-reactive protein levels in men." Arch Intern Med 161:2474-2480 (2001).

Ridker, P. M. "High-sensitivity C-reactive protein." Circulation 103:1813-1818 (2001).

Ridker, P. M., M. Cushman, M. J. Stampfer, R. P. Tracy, and C. H. Hennekens. "Inflammation, aspirin, and the risk of cardiovascular disease in apparently healthy men." N Engl J Med 336:973-979 (1996).

Ridker, P. M., N. Fifai, M. J. Stampfer, and C. H. Hennekens. "Plasma concentration of interleukin-6 and the risk of future myocardinal infarction among apparently healthy men." Circulation 101:1767-1772 (2000).

Ridker, P. M., C. H. Hennekens, J. E. Buring, and N. Rifai. "C-reactive protein and other markers of inflammation in the prediction of cardiovascular disease in women." New Engl J Med 42:836-843 (2000).

Ridker, P. M., N. Rifai, M. A. Pfeffer, F. M. Sacks, L. A. Moye, S. Goldman, G. C. Flaker, E. Braunwald. "Inflammation pravastatin, and the risk of coronary events after myocardial infarction in patients with average cholesterol levels. Cholesterol and Recurrent Events (CARE) Investigators." Circulation 98:839-44 (1998).

Rifai, N. and P. M. Ridker. "High-sensitivity C-reactive protein: a novel and promising marker of coronary heart disease." Clin Chem 47:403-411 (2001).

Sears, B. The Omega Rx Zone. New York: ReganBooks, 2002

Stevens, L. J. and J. Burgess. "Omega-3 fatty acids in boys with behavior, learning, and health problems." Physiology Behavior 59:915-920 (1996).

Stevens, L. J., S. S. Zentall, J. L. Deck, M. L. Abate, B. A. Watkins, S. A. Lipp, and J. R. Burgess. "Essential fatty acid metabolism in boys with attention-deficit hyperactivity disorder." Am J Clin Nutr 62:761-768(1995).

Takeda, T., S. Hoshida, M. Nishino, J. Tanouchi, K. Otsu, and M. Hori. "Relationship between effects of statins, aspirin and angiotensin II modulators on high-sensitive C-reactive protein levels." Atherosclerosis 169:155-188 (2003).

Tall, A. R. "C-reactive protein reassessed." N Engl J Med 350:1450-1452 (2004)

Upritchard, J. E., W. H. Sutherland, and J. I. Mann. "Effect of supplementation with tomato juice, vitamin E. and vitamin C on LDL oxidation and products of inflammatory activity in type 2 diabetes." Diabetes Care 23:733-738 (2000).

Yamada, T., J. P. Strong, T. Ishii, T. Ueno, M. Koyama, H. Wagayama, A. Shimizu, T. Sakai, G. T. Malcom, and M. A. Guzman. "Atherosclerosis and omega-3 fatty acids in the populations of a fishing village and a farming village in Japan." Atherosclerosis 153:469-481 (2000).

Yeni-Komshian, H., M. Caratoni, F. Abbasi, and G. M. Reaven. "Relationship between several surrogate estimates of insulin resistance and quantification of insulin-mediated glucose disposal in 490 healthy nondiabetic volunteers." Diabetes Care 23:171-175 (2000).

Chapter 5. Your Fist Line of Defense Against Silent Inflammation: The Zone Diet

Astrup, P. A., D. T., Meinert Larsen, and A. Harper. "Atkins and other low-carbohydrate diets: hoax or an effective tool for weight loss?" lancet 364:897-899 (2004).

Bell, S. J. and B. Sears, "Low glycemic load diets: impact on obesity and chronic diseases." Crit Rev Food Sci Nutr 43:357-377 (2003).

Bell, S. J. and B. Sears. "A proposal for a new national diet: a low glycemic load diet with a unique macronutrient composition." Metabolic Syndrome and Related Disorders 1:199-200 (2003).

Flegal, K. M., M. D. Carroll, C. L Ogden, and C. L. Johnson. "Prevalence and trends in obesity among US adults, 1999-2000." JAMA 288:1723-1727 (2002).

Foster-Powell, K., S. H. Holt, J. C. Brand-Miller. "International table of glycemic index and glycemic load values: 2002." Am J Clin Nutr 76:5-56 (2002).

Jenkins, D. J. T. M. Wolever, R. H. Taylor, H. Barker, H. Fielden, J. M. Baldwin, A. C. Bowling, H. C. Newman, A. L., Jenkins, and D. V. Goff. "Glycemic index of foods: a physiological basis for carbohydrate exchange." Am J Clin Nutr 34:362-366 (1981).

Leeds, A. R. "Glycemic index and heart disease." Am J Clin Nutr 76:286S-289S (2002).

Liu, S., J. E. Manson, J. E. Buring, M. J. Stampfer, W. C. Willett, and P. M. Ridker. "Relation between a diet with a high glycemic load and plasma concentrations of high-sensitivity C-reactive protein in middle-aged women," Am J Clin Nutr 75:492-498 (2002).

Liu, S., J. E. Manson, M. J. Stampfer, M. D. Holmes, F. B. Hu, S. E. Hankinson, and W. C. Willett. "Dietary glycemic load assessed by food-frequency questionnaire in relation to plasma high-density-lipoprotein cholesterol and fasting plasma triacylglycerols in post-menopausal women." Am J Clin Nutr 73:560-566 (2001).

Liu, S., W. C. Willett, M. J. Stampfer, F. B. Hu, M. Franz, L. Sampson, C. H. Hennekens, and J. E. Manson. "A prospective study of dietary glycemic load, carbohydrate intake, and risk of coronary heart disease in US women." Am J Clin Nutr 71:1455-1461 (2002).

Ludwig, D. S. "The glycemic index: physiological mechanisms relating to obesity, diabetes, and cardiovascular disease." JAMA 287:2414-2423 (2002).

Ludwig. D. S., J. A. Majzoub, A. Al-Zahrani, G. E. Dallal, I. Blanco, and S. B. Roberts. "High glycemic index foods, overeating, and obesity." Pediatrics 103:E26 (1999).

Mokdad, A. H., E. S. Ford, B. A. Bowman, W. H. Dietz, F. Vinicor, V. S. Bales, and J. S. Marks. "Prevalence of obesity, diabetes, and obesity-related health risk factors, 2001." JAMA 289:76-79 (2003).

Mokdad, A. H., E. S. Ford, B. A. Bowman, D. E. Nelson, M. M. Engelgau, F. Vinicor, and J. S. Marks. "Diabetes trends in the U.S." 1990-1998." Diabetes Care 23:1278-1283 (2000).

Ogden, C. L., K. M. Flegal, M. D. Carroll, and C. L. Johnson. "Prevalence and trends in over-weight among US children and adolescents, 1999-2000." JAMA 288:1728-32 (2002).

Roberts, S. B. High-glycemic index foods, hunger, and obesity: is there a connection?" Nutr Rev 58:163-169 (2000).

Salmeron, J., J. E. Manson, M. J. Stampfer, G. A. Colditz, A. L. Wing, and W. C. Willett. "Dietary fiber, glycemic load, and risk of non-insulin-dependent diabetes mellitus in women." JAMA 277:472-477 (1997).

Sears, B. The Zone. New York: ReganBooks, 1995.

Sears, B. Mastering the Zone. New York, ReganBooks, 1997.

Sears, B. A Week in the Zone. New York: ReganBooks, 2000.

Sears, B. and S. J. Bell. "The Zone Diet: an anti-inflmmatory, low glycemic-load diet." Metabolic Syndrome and Related Disorders 2:24-38 (2004).

Sears, B. and L. Sears, Zone Meals in Seconds. New York: ReganBooks, 2002.

Willett, W., J. Manson and S. Liu. "Glycemic index, glycemic load, and risk of type 2 diabetes." Am J Clin Nutr 76:274S-280S (2002).

Chapter 6. Turning Your Kitchen into an Anti-inflammatory Pharmacy

Sears, B. The Zone. New York: ReganBooks, 1995.

Sears, B. Mastering the Zone. New York, ReganBooks, 1997.

Sears B. Zone Perfect Meals in Minutes. New York: ReganBooks, 1998.

Sears B. Zone Blocks. New York: ReganBooks, 1998.

Sears B. Top 100 Zone Foods. New York: ReganBooks, 1999

Sears, B. A Week in the Zone. New York: ReganBooks, 2000.

Sears, B. and L. Sears. Zone Meals in Seconds. New York: ReganBooks, 2004.

Chapter 7. Your Ultimate Defense Against Silent Inflammation: High-Dose Fish Oil

Arisawa, K., T. Matsummura, C. Tohyama, H. Saito, M. Hagai, M. Morita, and T. Suzuki. "Fish intake, plasma omega-3 polyunsaturated fatty acids, and polychlorinated dibenzo-p-dioxins/polychlorinated dibenzo-furans and co-planar polychlorinated biphenyls in the blood of the Japanese population." Int Arch Occup Environ Health 76:205-215 (2003).

Pedesen, H. S., G. Mulvad, K. N. Seidelin, G. T. Malcom, and D. A. Doudreau. "N-3 fatty acids as a risk marker for haemorrhagic stroke." Lancet 353:812-813 (1999).

Sears, B. The Omega Rx Zone. New York: RaganBooks, 2002.

Zuijdgeest-van Leeuwen, S. D., P. C. Dagnelie, T. Rietveld, J. W. O. van den Berg, and J. H. P. Wilson, "Incorporation and washout of rally administered n-3 fatty acid ethyl esters in different plasma lipid fractions." Brit J Nutr 82:481-488 (1999).

Chapter 8. Additional Supplements to Help Reduce Silent Inflammation

Albert, M. A., R. J. Glynn, and P. M. Ridker. “Alcohol consumption and plasma concentration of C-reactive protein.” Circulation 107:443-447 (2003).

DeLongeril, M., S. Renaud, N. Mamelle, P. Salen, J. L. Martin, I. Monjaud, J. Guidollet, P. Touboul, and J. Delaye. “Mediterranean alpha-linolenic acid rich diet in secondary prevention of coronary heart disease.” Lancet 343:1454-1459 (1994).

DeLongeril, M., P. Salen, J. L. Martin, I. Monjaud, J. Delaye, and N. Mamelle. “Mediterrancean diet, traditional risk factors, and the rate of cardiovascular complications after myocardial infarction: final report of the Lyon Diet Heart Study.” Circulation 99:779-785 (1999).

GISSI-Prevenzione Investigators. “Dietary supplementation with n-3 polyunsaturated fatty acids and vitamin E after myocardial infarction: results of the GISSI-Prevenzione trial. Lancet 354:447-455 (1999).

Higdon, J. V., S. H. Du, Y. S. Lee, T. Wu, and R. C. Wander. “Supplementation of postmenopausal women with fish oil does not increase overall oxidation of LDL ex vivo compared to dietary oils rich in oleate and linoleate.” J Lipid Res 42:407-418 (2001).

Horrocks, L. A. and Y. K. Yeo. “Health benefits of docosahexaenoic acid (DHA).” Pharmacol Res 40:211-255 (1999).

Jacobs, E. J., C. J. Connell, A. V. Patel, A. Chao, C. Rodriguez, J. Seymour, M. L. McCullough, E. E. Calle, and M. J. Thun. “Vitamin C and vitamin E supplement use and colorectal cancer mortality in a large American Cancer Society cohort.” Cancer Epidemiol Biomarkers Prev 10:17-23 (2001).

Kangasaho, M., M. Hillborm, M. Kaste, and H. Vapaatalo. “Effects of ethanol intoxication and hangover on plasma levels of thromboxane B2 and 6-keto-prostaglandin F1 alpha and on thromboxane B2 formation by platelets in man.” Thromb Haemost 48:232-234 (1982).

Lee, S. H. and I. A. Blair. “Vitamin C-induced decomposition of lipid hydroperoxides to endogenous genotoxins.” Science 292:2083-2086 (2001).

Leitzmann, M. F., M. J. Stampfer, D. S. Michaud, K. Augustsson, G. C. Colditz, W. C. Willett, and E. L. Giovannucci. “Dietary intake of n-3 and n-6 fatty acids and the risk of prostate cancer.” Am J Clin Nutr 80:204-216 (2004).

Lonn, E., S, Yusuf, B. Hoogwerf, J. Pogue, Q. Yi, B. Zinman, J. Bosch, G. Dagenais, J. F. Mann, and H. C. Gerstein. “Effects of vitamin E on cardiovascular and microvascular outcomes in high-risk patients with diabetes: results of the HOPE study and MICRO-HOPE substudy.” Diabetes Care 25: 1919-1927 (2002).

Omenn, G. S., G. E. Goodman, M. D. Thornquist, J. Balmes, M. R. Cullen, A. Glass, J. P. Keogh, F. L. Meyskens, B. Valanis, J. H. Williams, S. Barnhart, M. G. Cherniaqck, C. A. Brodkin, and S. Hammar. "Risk factors for lung cancer and for intervention effects in CARET, the Beta-Carotene and Retinol Efficacy Trial." J Natl Cancer Inst 88:1550-1559 (1996).

Stephens, N. G., A. Parsons, P. M. Schofield, F. Kelly, K. Cheeseman, and M. J. Mitchinson. "Randomised controlled trial of vitamin E in patiens with coronary disease: Cambridge Heart Antioxidant Study (CHAOS)." Lancet 347:781-786 (1996).

Tornwall, M. E., J. Virtamo, P. A. Korhonen, M. J. Virtanen, P. R. Taylor, D. Albanes, and J. K. Huttunen. "Effect of alpha-tocopherol and beta-carotene supplementation on coronary heart disease during the 6-year post-trial fillow-up in the ATBC study." Eur Heart J 25:1171-1178 (2004).

Chapter 9. Smart Exercise to Help Reduce Silent Inflammation

Calder, P. C. and P. Yaqoob. "Glutamine and the immune system." Amino Acids 17:227-241 (1999).

Church, T. S., Y. J. Cheng, C. P. Earnest, C. E. Barlow, L. W. Gibbons, E. L. Priest, and S. N. Blair. "Exercise capacity and body composition as predictors of mortality among men with diabetes." Diabetes Care 27:83-88 (2004).

Farrell, S. W., L. Braun, C. E. Barlow, Y. J. Cheng, and S. N. Blair. "The relation of body mass index, cardiorespiratory fitness, and all-cause mortality in women." Obesity Res 10:417-423 (2002).

Horner, P. J. and F. H. Gage. "Regenerating the damaged central nervous system." Nature 407:963-970

Lee, C. D., S. N. Blair, and A. S. Jackson. "Cardiorespiratory fitness, body composition, and all-cause and cardiovascular disease mortality in men." Am J Clin Nutr 69:373-380 (1999).

Neeper, S. A. E. Gomez-Pinilla, J. Choi, and C. W. Cotman. "Physical activity increases mRNA for brain-derived neurotrophic factor and nerve growth factor in rat brain." Brain Res 726:49-56 (1996).

Newsholme, P. "Why is L-glutamine metabolism important to cells of the immune system in health, postinjury, surgery or infection?" J Nutr S131:2515S-2522S (2001).

Sears, B. The Omega Rx Zone. New York: RaganBooks, 2002.

Wojtaszewski, J. R. P., B. F. Hansen, J. Gade, B. Kiena, J. F. Markuna, L. J. Goodyear, and E. A. Richter. "Insulin signaling and insulin sensitivity after exercise in human skeletal muscle." Diabetes 49:325-331 (2000).

Chapter 10. Decreasing the Collateral Damage of Silent Inflammation: Cortisol Reduction Strategies

Benson, H. The Relaxation Response. New York: William Morrow, 1975.

Carrington, P. The Book of Mediation. Boston: Element Books, 1998.

Hamazaki, T., M. Itomura, S. Sawazaki, and Y. Nagao. "Anti-stress effects of DHA." Biofactors 13:41-45 (2000).

Homer, H., D. Packan, and R. M. Sapolsky. "Glucocorticoids inhibit glucose transport in cultured hippocampal neurons and glia." Neuroendocrinology 52:57-63 (1990).

Kamei, T., Y. Toriumi, H. Kimura, S. Ohno, H. Kumano, and K. Kimura. "Decrease in serum cortisol during yoga exercise is correlated with alpha wave activation." Percept Mot Skills 90:1027-1032 (2000).

MacLean, C. R., K. G. Walton, S. R. Wenneberg, D. K. Levitsky, J. P. Mandarino R. Waziri, S. L. Hillis, and R. H. Schneider. "Effects of the Transcendental Meditation program on adaptive mechanisms: changes in hormone levels and responses to stress after 4 months of practice." Psychoneuroendocrinology 22:277-295 (1997).

Maes, M., A. Christophe, E. Bosmans, A. Lin, and H. Neels. "In humans, serum polyunsaturated fatty acid levels predict the response of proinflammatory cytokines to psychologic stress." Psychiatry 47:910-920 (2000).

Maier, S. F. and L. R. Watkins. "Cytokines for psychologists: implications of bidirectional immune-to-brain communication for understanding behavior, mood, and cognition." Psychol Rev 105:83-107 (1998).

Sears, B. The Anti-Aging Zone. New York: ReganBooks, 1999.

Sears, B. The Omega Rx Zone. New York: ReganBooks, 2002.

Spiegel, K., R. Leproult, and E. Van Cauter. "Impact of Sleep debt on metabolic and endocrine function." Lancet 354:1435-1439 (1999).

Spolsky, R. M. Stress, the Aging Brain, and the Mechanisms of Neuron Death. Cambridge, MA: MIT Press, 1992.

Spolsky, R. M., D. R. Packan, and W. W. Vale. "Glucocorticoid toxicity in the hippocampus." Brain Res 453:367-371 (1988).

Sudsuang, R., V. Chentanez, and K. Veluvan. "Effect of Buddhist meditation on serum cortisol and total protein levels, blood pressure, pulse rate, lung volume and reaction time." Physiol Behav 50:543-548 (1991).

Talbott, S. and W. Kramer. The Cortisol Connection. Berkeley, CA: Hunter House, 2002.

Vgontzas, A. N., E. Zoumakis, E. O. Bixler, H. M. Lin, H. Follett, A. Kales, and G. P. Chrousos. "Adverse effects of modest sleep restriction on sleepiness, performance, and inflammatory cytokines." J Clin Endocrinol Metab 89:2119-2126 (2004).

Wilson, J. L. Adrenal Fatigue. Petaluma, CA: Smart Publications, 2001.

Chapter 12. Eicosanoids: The Good, the Bad, and the Neutral

Barham, J. B., M. B. Edens, A. N. Fonteh, M. M. Johnson, L.. Easter, and F. H. Chilton. "Addiction of eicosapentaenoic acid to gamma-linolenic-acid supplemented diets prevents serum arachidonic acid accumulation in humans." J Nutr 130:1925-1931 (2000).

Brenner, R. R. "Nutrition and hormonal factors influencing desaturation of essential fatty acids." Prog Lipid Res 20:40-48 (1982)

Burr, G. O. and M. R. Burr. "A new deficiency disease produced by rigid exclusion of fat from the diet." J Biol Chem 82:345-367 (1929).

Chapkin, R. S., S. D. Somer, and K. L. Erickson, "Dietary manipulation of macrophage phospholipids classes: selective increase in dihomo gamma linolenic acid." Lipids 23:776-770 (1988).

Chavali, S. R. and R. A. Forse. "Decreased production of interleukin-6 and prostaglandin E2 associated with inhibition of delta-5 desaturation of omega 6 fatty acids in mice fed saf-flower oil diets supplemented with sesamol." Prostaglandins Leukot Essent Fatty Acids 61:347-352 (1999).

Cho, H. P., M. Nakamura, and S. D. Clarke. "Cloning, expression, and fatty acid regulation of human delta 5 desaturase." J Biol Chem 274:37335-37399 (1999).

Clarke, S. D. "Polyunsaturated fatty acid regulation of gene transcription: a mechanism to improve energy balance and insulin resistance." Br J Nutr 83:S59-S66 (2000).

Connor, W. E. "Importance of n-3 fatty acids in health and disease." Am J Clin Nutr 71:S171S-S175 (2000).

Conquer, J. A. and B. J. Holub. "Dietary docosahexaenoic acid as a source of eicosapentaenoic acid in vegetarians and omnivorses." Lipids 32:341-345 (1997).

El Boustani, S., J. E. Gausse, B. Descomps, L. Monnier, F. Mendy, and A. Crastes de Paulet. "Direct in vivo characterization of the delta-5 desaturase activity in humans by deuterium labeling: effect of insulin." Metabolism 38:315-3321 (1989).

Ferreria, S. H., S. Moncada, and J. R. Vane. "Indomethacin and aspirin abolish prostaglandin release from the spleen." Natur New Bio 231:237-239 (1971)

Garg, M. L., A. B. R. Thomson, and M. T. Clandinin. "Effect of dietary cholesterol and/ or omega-3 fatty acids on lipid composition and delta 5-desaturase activity of rat liver micro-somes." J Nutr 118:661-668 (1998).

Hill, E. G., G. B. Johnson, L. D. Lawson, M. M. Mahfouz, and R. T. Holman. "Perturbation of the metabolism of essential fatty acids by dietary partially hydrogenated vegetable oil." Proc Natl Acad Sci USA 79:953-957 (1982).

Oates, J. A. "The 1982 Nobel prize in physiology or medicine." Science 218:765-768 (1982).

Pelikonova, T., M. Kohout, J. Base, Z. Stefka, L. Kovar, L. Kerdova, and J. Valek. "Effect of acute hyperinsulinemia on fatty acid composition of serum lipid in non-insulin dependent diabetics and healthy men." Clin Chem Acta 203:329-337 (1991).

Phinney, S. "Potential risk of prolonged gamma-linolenic acid use." Ann Intern Med 120:692 (1994).

Robertson, R. P., D. J. Gavarenski, D. Porte, and E. L. Bierman. "Inhibition of in vivo insulin secretion by prostaglandin E1." J Clin Invest 54:310-315 (1974).

Sears, B. The Zone. New York: ReganBooks, 1995.

Sears, B. The Anti-Aging Zone. New York: ReganBooks, 1999.

Sears, B. The Omega Rx Zone. New York: ReganBooks, 2002.

Serhan, C. N. "Lipoxins and aspirin-triggered 15-epi-lipoxin biosynthesis: an update and role in anti-inflammation and pro-resolution." Prostaglandins Other Lipid Mediat 69:433-455 (2002).

Shimizu, S., K. Akimoto, Y. Shinmen, H. Kawashima, M. Sugano, and H. Yamada. "Sesamin is a potent and specific inhibitor of delta 5 desaturase in polyunsaturated fatty acid biosynthesis." Lipids 26:512-516 (1991).

Smith, D. L., A. L. Willis, N. Nguyen, D. Conner, S. Zahedi, and J. Fulks. "Eskimo plasma constituents, hihomo gamma linolenic acid, eicosapentaenoic acid, and docosahexaenoic acid inhibit the release of atherogenic mitogens," Lipids 24:70-75 (1989).

Stone, K. J., A. L. Willis, M. Hurt, s. J. Kirtland, P. B. A. Kernof, and G. F. McNichol. "the metabolism of dihomo gamma linolenic acid in man." Lipids 14:174-180 (1979).

Von euler, U. S. "On specific vasodilating and plain muscle stimulating substances from accessory genital glands in men and certain animals (prostaglandins and vesiglandin)." J Physiol (London) 88:213-234 (1936).

Willis, A. L. Handbook of Eicosanoids, Prostaglandins, and Related Lipids. Boca Raton: CRC Press, 1987.

Yam, D., B. Elitaz, B. Eliraz, and M. Elliot. "Diet and disease: the Israeli paradox: possible dangers of a high omera-6 polyunsaturated fatty acid diet." Isr J Med Sci 32:1134-1143 (1996).

Chapter 13. Why Inflammation Hurts, How Inflammation Heals

Babcok, T., W. S. Helton, and N. J. Espat. "Eicosapentaenoic acid: and anti-inflammatory omega-3 fat with potential clinical applications." Nutrition 16:1116-1118 (2000).

Bazan, N. G. and R. L. Flower. "Lipid signals in pain control." Nature 420:135-138 (2002).

Bechoua, S., M. Dubois, G. Nemoz, P. Chapy, E. Vericel, M. Lagarde, and A. F. Prigent. "Very low dietary intake of n-3 fatty acids affects the immune function of healthy elderly people." Lipids 34:S143 (1999).

Bleumink, G. S., J. Feenstra, M. C. M. J. Sturkenbooom, and B. H. C. Stricker. "Nonsteroidal anti-inflammatory drugs and heart failure." Drugs 63:525-534 (2003).

Blok, W. L., M. B. Katan, and J. W. van der Meer. "Modulation of inflammation and cytokine production by dietary (n-3) fatty acids." J Nutr 126:1515-1533 (1996).

Calder, P. C. "n-3 polyunsaturated fatty acids and cytokine production in health and disease." Ann Nutr Metab 41:203-234 (1997).

Calder, P. C. "n-3 polyunsaturated fatty acids, inflammation and immunity." Nutr Res 21:309-341 (2001)

Calder, P. C. "Dietary modification of inflammation with lipids." Proc Nutr Soc 61:345-358 (2002).

Endres, S. "Messengers and mediators: interactions among lipids, eicosanoids, and cytokines." Am J Clin Nutr 57:798S-800S (1993).

Endres, S. "n-3 polyunsaturated fatty acids and human cytokine synthesis." Lipids 31:S239-242 (1996).

Endres, s., R. Ghorbani, V. E. Kelley, K. Georgilis, G. Lonnemann, J. W. van der Meer, J. G. Cannon, T. S. Rogers, M. S. Klempner, and P. C. Weber. "The effect of dietary supplementation with n-3 polyunsaturated fatty acids on the synthesis of interleukin-1 and tumor necrosis factor by mononuclear cells." N Engl J Med 320:265-271 (1989).

Endres, S., R. Lorenz, and K. Loeschke. "Lipid treatment of inflammatory bowel disease." Curr Opin Clin Nutr Metab Care 2:117-20 (1999).

Endres, S. and von Schachy, C. "n-3 polyunsaturated fatty acids and human cytokine synthesis." Curr Opin Lipidol 7:48-52 (1996).

Hong, S., K. Gronert, P. R. Devchand, R. L. Moussignac, and C. N. Serhan. "Novel docosatrienes and 17S-resolvins generated from docosahexaenoic acid in murine brain, human blood, and glial cells. Autocoids in anti-inflammation." J biol Chem 278:14677-14687 (2003).

Jozsef, L., C. Zouki, N. A. Petasis, C. N. Serhan, and J. G. Filep. "Lipoxin A4 and aspirin-triggered 15-epi-lipoxin A4 inhibit peroxynitriete formation, NF kappa B and AP-1 activation, and IL-8 gene expression in human leukocytes." Proc Natl Acad Sci USA 99:13266-13271 (2002).

Lawrence, T., D. A. Willoughby, and d. W. Gilroy. "Anti-inflammatory lipid mediators and insights into the resolution of inflammation." Nature Rev Immunol 2:787-795 (2002).

Levy, B., C. B. Clish, B. Schmidt, K. Gronert, and C. N. Serhan. "Lipid mediator class switching during acute inflammation: signals in resolution." Nature Immunol 2:612-619 (2001).

Lo, C. J., K. C. Chiu, M. Fu, r. Lo, and S. Helton. "Fish oil decreases macrophage tumor necrosis factor gene transcription by altering the NF kappaB activity." J Surg Res 82:216-221 (1999).

Meydani, s. N. "Effect of n-3 polyunsaturated fatty acid on cytokine production and their biological action." Nutrition 12:S8-14 (1996).

Perretti, M., N. Chiang, M. La, I. M. Fierro, S. Marullo, s. J. Getting, E. Solito, and C. N. Serhan. "Endogenous lipid- and peptide derived anti-inflammatory pathways generated with glucocorticoid and aspirin treatment activate the lipoxin A4 receptor." Nature Med 9:1296-1302 (2002).

Serhan, C. N. "Lipoxins and aspirin-triggered 15-epi-lipoxin biosynthesis: an update and role in anti-inflammation and pro-resolution." Prostaglandins Other Lipid Mediat 69:433-455 (2002).

Serhan, C. N., S. Hong, K. Gronert, S. P. Colgan, P. R. Devchand, G. Mirick, and R. L. Moussignac. "Resolvins: a family of bioactive products of omega-3 fatty acid transformation circuits initiated by aspirin treatment that counter proinflammation signals." J Exp Med 196:1025-1037 (2002).

Sperling, R. I. "The effects of dietary n-3 polyunsaturated fatty acids on neutrophils." Proc Nutr Soc 57:527-534 (1998).

Tak, P. P., and G. S. Firestein. "NF-kappaB: a key role inflammatory diseases." J Clin Invest 107:7-11 (2001).

Teitelbaum, J. E., and W. Allan Walker. "The role of omega-3 fatty acids in intestinal inflammation." J Nutr Biochem 12:21-32 (2001).

Tracey, K. J. "The inflammatory reflex." Nature 420:853-859 (2002).

Trowbridge, H. O. and R.C. Emling. Inflammation. Chicago: Quintessence Publishing, 1997.

Van Dyke, T. E., and C. N. Serhan. "Resolution of inflammation." J Dental Res 82:82-90 (2003).

Zurier, R. B. "Eicosanoids and inflammation." In Prostaglandins in Clinical Practice, ed. W. D. Watkins, M. B. Peterson, and J. R. Flectcher, pp. 79-96. New York: Raven Press, 1989.

Chapter 14. The Obesity-Diabetes-Silent Inflammation Connection

Allison, D. B., R. Zannolli, M. S. Faith, M. Heo, A. Pietrobelli, T. B. Van Itallie, F. X. Pi-Sunyer, and s. B. Hey msfield. "Weight loss increases and fat loss decreses all-cause mortality rate." Int J Obes 23:603-611 (1999).

American Diabetes Association. "Economic costs of diabetes in the U.S. in 2002." Diabetes Care 26:917-932 (2003).

Bloomgarden, Z. T. "Cardiovascular disease and diabetes." Diabetes Care 26:230-237 (2003).

Bloomgarden, Z. T. "Inflammation and insulin resistance," Diabetes Care 26:1922-1926 (2003).

Borkman, M., L. H. Storlien, D. A. Pan, A. B. Jenkins, D. J. Chisholm, and L. V. Campbell. "The relation between insulin sensitivity and the fatty-acid composition of skeletal-muscle phospholipids." N Engl J Med 328:911-917 (1993).

Botion, L. M. and A. Green. "Long-term regulaton of lipolysis and hormone-sensitive lipase by insulin and glucose." Diabetes 48:1691-1697 (1999).

Brandes, J. "Insulin induced overeating in the rat." Physiol Rev 18:1095-1102 (1977).

Challem, J., B. Berkson, and M. D. Smith. Syndrome X. New York: John Wiley and Sons, 2000.

Coste, T. C., A. Gerbi, P. Vague, G. Pieroni, and D. Raccah. "Neuroprotective effect of docosahexaenoic acid-enriched phospholipids in experimental diabetic neuropathy." Diabetes 52:2578-2585 (2003).

Cshe, K., G. Winkler, Z. Melczer, and E. Baranyi. "The role of tumor necrosis factor risistance in obesity and insulin resistance." Diabetologia 43:525 (2000).

Despres, J-P., I. Lemieux, and D. Prudhomme, "Treatment of obesity: need to focus on high risk abdominally obese patients." Brit J Med 322:716-720 (2001).

Drewnowski, A. "Nutrition transition and global dietary trends." Nutrition 16:486-487 (2000).

Ebbeling, C. B., M. M> Leidig, K. B. Sinclair, J. P. Hangen, and D. S. Ludwig. "a reduced glycemic load diet in the treatment of adolescent obesity." Arch Pediatr Adoles Med 157:773-779 (2003).

Fernandez-Real, J-M., M. Vayreda, C. Richart, C. Gutierrez, M. Broch, J. Vendrell, and W. Ricart. "Circulating interleukin-6 levels, blood pressure, and insulin sensitivity in apparently healthy men and women." J Clin Endocrinol Metab 86:1154-1159 (2001).

Festa, A., R. D'Agostino, G. Howard, L. Mykkanen, R. P. Tracy, and S. M. Haffner. "Chronic subclinical inflammation as part of the insulin resistance syndrome." Circulation 102:42-47 (2000).

Freeman, D. J., J. Norrie, M. J. Caslake, A. Gaw, I. Ford, G. D. O. Lowe, D. O'Reilly, C. J. Packard, and N. Sattar. "C-reactive protein is an independent predictor of risk for the development of diabetes in the West of Scotland coronary prevention study." Diabetes 51:1596-1600 (2002)

Freeth, A., V. Udupi, R. Basile, and A. Green. "Prolonged treatment with prostaglandin E1 increases rate of lipolysis in rat adipocytes." Life Sci 73:393-401 (2003).

Friedman, A. N., L. G. Hunsicker, J. Selhub, and A. G. Bostom. "Clinical and nutritional correlates of C-reactive protein in type 2 diabetic nephropathy." Atherosclerosis 172:121-125 (2004).

Folsom, A. R., J. Ma, P. G. Mcgovern, and H. Eckfeldt. "Relationship between plasma phospholipid saturated fatty acids and hyperinsulinemia." Metabolism 45:223-228 (1996).

Fontaine, K. R., D. T. Redden, C. Wang, A. O. Westfall, and D. B. Allison. "Years of life lost due to obesity." JAMA 289:187-193 (2003).

Ford, E. S., W. H. Giles, and W. H. Dietz. "Prevalence of the metabolic syndrome among US adults." JAMA 287:356-359 (2002).

Ford, E. S., W. H. Giles, G. L. Myers, N. Rifai, P. M. Ridker, and D. M. Mannino. "C-reactive protein concentration distribution among US children and young adults." Clin Chem 49:1353-1357 (2003).

Fruhbeck, G., J. Gomez-Ambrosi, F. j. Muruzabal, and M. A. Burrell. "The adipocyte: a model for integration of endocrine and metabolic signaling in energy metabolism regulation." Am J Physiol Endocrinol Metab 280:E827-E847 (2001).

Gannon, M. C., F. Q. Nuttall, A. Saeed, K. Jordan, and H. Hoover. "An increase in dietary protein improves the blood glucose response in persons with type 2 diabetes." Am J Clin Nutr 78:734-741 (2003).

Garg, A. "High-monounsaturated fat diets for patients with diabetes mellitus: a meta analysis." Am J Clin Nutr 67:577S-582S (1998).

Gerbi, A., J-M. Maixent, J-L. Ansaldi, M. Pierlovisi, T. Coste, J-F. Pelissier, P. Vague, and D. Raccah. "Fish oil supplementation prevents diabetes-induced nerve conduction velocity and neuroanatomical changes in rats." J Nutr 129:207-213 (1999).

Gerbi, A., J-M. Maxient, O. Barbey, I. Jamme, M. Pierlovishi, t. Coste, G. Pieroni, A. Nouvelot, P. Vague, and D. Raccah. "Neuroprotective effect of fish oil in diabetic neuropathy." Lipids 34:S93-S94 (1999).

Haemmerle, G., R. Zimmermann, and R. Zechner. "Letting lipids go: hormone-sensitive lipase." Cur Opin Lipidol 14:289-297 (2003).

Hasler, G., d. J. Buysse, R. Klaghofer, A. Gamma, V. Ajdacic, D. Eich, W. Rossler, and J. Angst. "The association between short sleep duration and obesity in young adults: a 13-year prospective study." Sleep 15:661-666 (2004).

Hauner, H. "Insulin resistance and the metabolic syndrome—a challenge of the new millennium." Eur J Clin Nutr 56:S25-S29 (2002).

Herkner, H., N. Klein, C. Joukhadar, e. Lackner, H. Langenberger, M. Frossard, C. Bieglmayer, O. Wagner, M. Roden, and M. Muller. "Transcapillary insulin transfer in human skeletal muscle." Eur J Clin Invest 33:141-146 (2003).

Hostens, K., D. Pavlovic, Y. Zambre, Z. Ling, C van Schravendijk, D. L. Eizirik, and D. G. Pipeleers. "Exposure of human islets to cytokines can result in the disproportionately elevated proinsulin release." J Clin Invest 104:67-72 (1999).

Hotamisligil, G. S. "Mechanisms of TNF induced insulin resistance." Exp Clin endocrinol Diabetes 107:119-125 (1999).

Hotamisligil, G. S., P. Arner, J. F. Caro, R. L. Atkinson, and B. M. Spiegelman. "Increase adipose tissue expression of tumor necrosis factor in human obesity and insulin resistance." J Clin Invest 95:2409-2415 (1995).

Jansen, M. D. "Cytokine regulation of lipolysis in humans." J Clin Endocrinol Metab 88:3003-3004 (2003).

Javisalo, M. J., A. Harmoinen, M. Hakanen, U. Paakunainen, J. Vilkari, J. Hariala, T. Lehtimaki, O.

Simell, and O. T. Raitakari. "Elevated C-reactive protein levels and early arterial changes in healthy children." Arterioscler Thromb Vasc Biol 22:1323-1328 (2002).

Jensen, T., S. Stender, K. Goldstein, G. Holmer, and T. Deckert. "Partial normalization by dietary cod liver oil of increased microvascular albumin leakage in patients with insulin-dependent diabetes and albuminuria." N Engl J Med 321:1572-1577 (1989).

Kahn, B. B. and J. S. Flier. "Obesity and insulin resistance." J Clin Invest 106:473-481 (2000).

Katan, M. B., S. M. Grundy, and W. C. Willett. "Should a low-fat, high-carbohydrate diet be recommended for everyone? Beyond low-fat diets." N Engl J Med 337:563-567 (1997).

Kern, P. A., S. Ranganathan, C. Li, L. Wood, and G. Ranganathan. "Adipose tissue tumor necrosis factor and interleukin-6 expression in human obesity and insulin resistance." Am J Physiol Endocrinol Metab 280:E745-E751 (2001).

Khan, L. K. and B. A. Bowman. "Obesity: a major global public health problem." Ann rev Nutr 19:xii-xvii (1999).

Kim, S. and N. Moustaid-Moussa. "Secretory, endocrine and autocrine/paracrine function of the adipocyte." J Nutr 130:3110S-3115S (2000).

Krogh-Madsen, R., P. Plomgaaard, Keller Pernlle, C. Keller, and B. K. Pedersen. "Insulin Stimulates interleukin-6 and tumor necrosis factor-alpha gene expression in human subcutaneous adipose tissue." Am J Physiol Endocrinol Metab 286:E234-E238 (2004).

Kyselova, P., M. Zourek, Z. Rusavy, L. Trefil, and J. Racek. "Hyperinsulinemia and oxidative stress." Physiol Res 51:591-595 (2002).

Lehrke, M. and M. A. Lazar. "Inflamed about obesity." Nature Med 10:126-127 (2004).

Luo, J., S. W. Rizkalla, J. Boillot, C. Alamwitch, H. Chaib, F. Bruzzo, N. Desplanque, A. M. Dalix, G. Durand, and G. Slama. "dietary (n-3) polyunsaturated fatty acids improve adipocyte insulin action and glucose metabolism in insulin-resistant rats: relationship to membrance fatty acids." J Nutr 126:1951-1958 (1996).

Marett, A. "Molecular mechanisms of inflammation in obesity-linked insulin resistance." Int J Obesity 27:S46-S48 (2003).

Markovic, T. P., A. C. Fleury, L. V. Campbell, L. A. Simons, S. Balasubramanian, D. J. Chisholm, and A. B. Jenkins. "Benefical effect on average lipid levels from energy restriction and fat loss in obese individuals with or without type 2 diabetes." Diabetes Care 21:695-700 (1998).

McLaughlin, T., F. Abbasi, C. Lemendola, L. Liang, G. Reaven, P. Schaaf, and P. Reaven. "Differentiation between obesity and insulin resistance in the association with C-reactive protein." Circulation 106:2908-2912 (2002).

Mobbs, C. V. "Genetic influences on glucose neurotoxicity, aging and diabetes: a possible role for glucose hysteresis." Genetica 91:239-253 (1993).

Mokdad, A. H., E. S. Ford, B. A. Bowman, W. H. Dietz, F. Vinicor, V. S. Bales, and J. S. Marks. "Prevalence of obesity, diabetes, and obesity-related health risk factors, 2001." JAMA 289:76-79 (2003).

Mokdad, A. H., E. S. Ford, B. A. Bowman, D. E. Nelson, M. M. Engelgau, F. Vinicor, and J. S. Marks. "Diabetes trends in the U.S." 1990-1998." Diabetes Care 23:1278-1283 (2000).

Mokdad, A. H., M. K. Serdula, W. H. Dietz, B. A. Bowman, J. S. Marks, and J. P. Kaplan. "The spread of the obesity epidemic in the United States. 1991-1998." JAMA 282:1519-1522 (1999).

Montague, C. T., and S. O'Rahilly. "The perils of portliness: causes and consequences of visceral adiposity." Diabetes 49:883-888 (2000).

Montori, V. M., A. Farmer, P. C. Wollan, and S. F. Dinneen. "Fish oil supplementation in type 2 diabetes: a quantitative systematic review." Diabetes Care 23:1407-1415 (2000).

Moran, T. H. "Cholecystokinin and satiety." Nutrition 16:858-865 (2000).

Mori, T. A., D. Q. Bao, V. Burke, I. B. Puddey, G. F. Watts, L. J. Beilin. "Dietary fish as a major component of a weight-loss diet: effect on serum lipids, glucose, and insulin metabolism in overweight hypertensive subjects." Am J Clin Nutr 70:817-825 (1999).

Narayan, K. M. V., J. P. Boyle, T. J. Thompson, S. W. Sorensen, and D. F. Williamson. "Life-time risk of diabetes mellitus in the United States." JAMA 290:1884-1890 (2003).

Nochols, G. A., H. S. Glauber, and J. B. Brown. "Type 2 diabetes: incremental medical care costs during the 8 years preceding diagnosis." Diabetes Care 23:1654-1659 (2000).

Nuttall, F. Q., M. C. Gannon, A. Saeed, K. Jordan, and H. Hoover. "The metabolic response of subjects with type 2 diabetes to a high-protein, weight-maintenance diet." J Clin Endocrinol Metab 88:3577-3583 (2003).

Park, Y-W., S. Zhu, L. Palaniappan, S. Heshka, M. R. Carethon, and S. Heymsfield. "The metabolic syndrome." Arch Intern Med 163:427-436 (2003).

Peraldi, P. and B. Spegelman. "TNF and insulin resistance: summary and future prospects." Mol Cell Biochem 182:169-175 (1998).

Pittas, A. G., N. A. Joseph, and A. S. Greenberg. "Adipocytokines and insulin resistance." J Clin Endocrinol Metab 89:447-452 (2004)

Pradeepa, R. and V. Mohan. "The changing scenario of the diabetes epidemic: implications for India." Indian J Med Res 116:121-132 (2002).

Qi, C. and P. H. Pekala. "Tumor necrosis factor alpha induced insulin resistance in adipocytes." Proc Soc Exp Biol Med 223:128-135 (2000).

Raheja, B. S., S. M. Sakidot, R. B. Phatak, and M. B. Rao. "Significance of the N-6/N-3 ratio for insulin action in diabetics." Ann NY Acad Sci 983:258-271 (1993).

Rask-Madsen, C., H. Dominguez, N. Ihlemann, T. Hermann, L. Lober, and C. Torp-Pedersen. "Tumor necrosis factor-alpha inhibits insulin's stimulating effect on glucose uptake and endothelium-dependent vasodilation in humans." Circulation 108:1815-1821 (2003).

Reaven, G. M. and A. Laws, Insulin Resistance. The Metabolic Syndrome X. Totowa,

NJ: Humana Press, 1999.

Rivellese, A., A. Maffettone, C. Iovine, L. Di Marino, G. Annuzzi, M. Mancini, and G. Riccardi. "Long-term effects of fish oil on insulin resistance and plasma lipoprotein in NIDDM patients with hypertriglyceridemia." Diabetes Care 19:1207-1213 (1996).

Roberts, S. B. "High glycemic index foods, hunger, and obesity: is there a connection." Nutr Rev 58:163-169 (2000).

Rosenbloom, A. L., J. R. Joe, R. S. Young, and W. E. Winter. "Emerging epidemic of type 2 diabetes in youth." Diabetes Care 22:345-354 (1999).

Salmeron, J., A. Ascherio, E. B. Rimm, G. A. Colditz, D. Spiegelman, D. J. Jenkins, M. J. Stampfer, A. L. Wing, and W. C. Willett. "Dietary fier, glycemic load, and risk of NIDDM in men." Diabetes Care 20:545-550 (1997).

Salmeron, J., J. E. Manson, and W. C. Willett. "Dietary fiber, glycemic load, and risk of non-insulin dependent diabetes mellitus in women." JAMA 277:472-477 (1997).

Samaras, K., and L. V. Campbell. "Increasing incidence of type 2 diabetes in the third millennium." Diabetes Care 23:441-442 (2000).

Sears, B. The Zone. New York: ReganBooks, 1995.

Sears, B. The Anti-Aging Zone. New York: ReganBooks, 1999.

Sears, B. The Omega Rx Zone. New York: ReganBooks, 2002.

Seidell, J. C. "Obesity, insulin resistance and diabetes-a worldwide epidemic." Brit J Nutr 83:S5-S8 (2000).

Sirtori, C. R., G. Crepaldi, E. Manzato, M. Mancini, A. Rivellese, R. Paolett, F. Pazzucconi, F. Pamparana, and E. Stragliotto. "One-year treatment with ethyl esters of n-3 fatty acids in patients with hypertriglyceridemia and glucose intolerance. Reduced triglyceridemia, total cholesterol and increased HDL-C with glycemic alterations." Atherosclerosis 137:419-427 (1998).

Skov, A. R., S. Toubro, B. Renn, L. Holm, and A. Astrup. "Randomized trial on protein vs. carbohydrate in ad libitum fat reduced diet for the treatment of obesity." Int J Obes 23:528-536 (1999).

Steinberg, H. O., H. Chaker, R. Learning, A. Johnson, G. Brechtel, and A. D. Baron. "Obesity/insulin resistance is associated with endothelial dysfunction. Implications for the syndrome of insulin resistance." J Clin Invest 97:2601-2610 (1996).

Stene, L. C., J. Ulriksen, P. Magnus, and G. Joner. "Use of cod liver oil during pregnancy associated with lower risk of type 1 diabetes in the offspring." Diabetologia 42:1093-1098 (2000).

Storlien, L. H., A. B. Jenkins, D. J. Chisholm, W. S. Pascoe, S. Khour, and E. W. Kragen. "Influence of dietary fat composition on development of insulin resistance in rats. Relationship to muscle triglycerides and omega-3 fatty acids in muscle phospholipids." Diabetes 40:280-289 (1991).

Storlien, L. H., E. W. Kraegen, D. J. Chisholm, G. L. Ford, D. G. Bruce, and W. S. Pascoe. "Fish oil prevents insulin resistance induced by high-fat feeding in rats." Science 237:885-888 (1987).

Unger, R. H. "Glucagon and the insulin-glucagon ratio in diabetes and other catabolic illnesses." Diabetes 20:834-838 (1971).

Unger, R. H. and P. J. Lefebvre. Glucagon: Molecular Physiology, Clinical and Therapeutic Implications. Oxford: Pergamon Press, 1972.

Vessby, B., S. Tengblad, and H. Lithell. "Insulin sensitivity is related to the fatty acid composition of serum lipids and skeletal muscle phospholipids in 70-year-old men." Diabetologia 37:1044-1050 (1994).

Visser, M. "Higher levels of inflammation in obese children." Nutrition 17:480-484 (2001).

Visser, M., L. M. Bouter, G. M. McQuillan, M. H. Wener, and T. B. Harris. "Elevated C-reactive protein levels in overweight and obese adults." JAMA 282:2131-2315 (1999).

Willett, W. C. "Dietary fat and obesity: an unconvincing relation." Am J Clin Nutr 68:1149-1150 (1998).

Willett, W. C. "Is dietary fat a major source of body fat?" Am J Clin Nutr 67:556S-562S (1998).

Yudkin, J. S., M. Kumari, S. E. Humphries, and V. Modamed-Ali. "Inflammation, obesity, stress and coronary heart disease: is interleukin-6 the link? Atherosclerosis 148:209-214 (2000).

Yudkin, J. S., C. D. A. Stehouwer, J. J. Emeis, and S. W. Coppack. "C-reactive protein in healthy subjects: associations with obesity, insulin resistance, and endothelial dysfunction—a potential role for cytokines originating from adipose tissue?" Arterioscler Thromb Vasc Biol 19:972-978 (1999).

Chapter 15. Why Heart Disease Has Very Little to Do with Cholesterol but Everything to Do with Silent Inflammation

Albert, C. M., H. Campos, M. J. Stampfer, P. M. Ridker, J. E. Manson, W. C. Willett, and J. Ma. "Blood levels of long-chain n-3 fatty acids and risk of sudden death." N Engl J Med 346:1113-1118 (2002).

Albert, C. M., C. H. Hennekens, C. I. O'Donnel, U. A. Ajani, V. J. Carey, and W. C Willett, "Fish consumption and risk of sudden cardiac death." JAMA 279:23-28 (1998).

Anderson, J. L., and J. B. Muhlestein. "Restenosis after coronary intervention: narrowing C-reactive protein's prognostic potential?" Am J Med 115:147-149 (2003).

Anderson, K. M., W. P. Castelli, and D. Levy. "Cholesterol and mortality: 30 years of follow-up from the Framingham Study." JAMA 257:2176-2180 (1987).

Angerer, P. and C. von Schacky. "N-3 polyunsaturated fatty acids and cardiovascular system." Curr Opin Lipidol 11:57-63 (2000).

Ascherio, A., C. H. Hennekens, J. E. Buring, C. Master, M. J. Stampfer, and W. C. Willett. "Trans fatty acid intake and risk of myocardial infarction." Circulation 89:94-101 (1994).

Ascherio, A., E. B. Rimm, M. J. Stampfer, E. L. Giovannucci, and W. C. Willett. "Dietary intake of marine n-3 fatty acids, fish intake, and risk of coronary heart disease among men." N Engl J Med 332:977-982 (1995).

Ascherio, A. and W. C. Willett. "Health effects of trans fatty acids." Am J Clin Nutr 66:1006S-1010S (1997).

Austin, M. A. "Plasma triglcyceride and coronary heart disease." Arterioscler Thromb vasc Biol 11:2-14 (1991).

Austin, M. A., J. L. Breslow, C. H. Hennekens, J. E. Buring, W. C. Willett, and R. M. Krauss. "Low density lipoprotein subclass patterns and risk of myocardianal infarction." JAMA 260:1917-1920 (1988).

Bang, H., O. Dyerberg, and A. B. Nielsen. "Plasma lipid and lipoprotein pattern in Greenlandic west-coast Eskimos." Lancet i:1143-1145 (1971).

Bao, W., S. R. Srinivasan, and G. S. Berenson. "Persistent elevation of plasma insulin levels is associated with increased cardiovascular risk in children and young adults." Circulation 93:54-59 (1996).

Bataile, R., and B. Klein. "C-reactive protein levels as a direct indicator of interleukin-6 levels in humans in vivo." Arthritis Rheum 35:982-983 (1992).

Bellamy, C. M., P. M. Schofield, E. B. Faragher, and D. R. Ramsdale. "Can supplementation of diet with omega-3 polyunsaturated fatty acids reduce coronary angioplasty restenosis rate?" Eur Heart J 13:1626-1631 (1992).

Bellosta, S., N. Ferri, F. Bernini, R. Paoletti, and A. Corsini. "Non-lipid related effects of statins." Ann Med 32:164-176 (2000).

Billman, G. E., J. X Kang, and A. Leaf. "Prevention of sudden cardiac death by dietary pure omega-3 polyunsaturated fatty acids in dogs." Circulation 99:2452-2457 (1999).

Black, H. R. "The coronary artery disease paradox. The role of hyperinsulinemia and insulin resistance and implications for therapy." J Cardiovascular Pharmacol 15:26S-38S (1990).

Boizel, R., P. Y. Behhamou, B. Lardy, F. Laporte, T. Foulon, and S. Halimi. "Ratio of triglycerides to HDL cholesterol is an indicator of LDL particle size in patients with type 2 diabetes and normal HDL cholesterol levels." Diabetes Care 23:1679-1685 (2000).

Bowles, M. H., D. Klonis, T. G. Plavac, B. Gonzales, D. A. Francisco, R. W. Roberts, G. R. Boxberger, L. R. Poliner, and J. P. Galichia. "EPA in the prevention of restenois post PTCA." Angiology 42:187-194 (1991).

Braunwald, E. "Cardiovascular medicine at the turn of the millennium: triumphs, concerns, and applications." N Engl J Med 337:1360-1369 (1997).

Burr, M. L. "Lessons from the story of n-3 fatty acids." Am J Clin Nutr 71:397S-398S (2000).

Burr, M. L., A. M. Fehily, J. F. Gilbert, S. Rogers, R. M. Holliday, P. M. Sweetnam, P. C. Elwood, and N. M. Deadman. "Effects of changes in fat, fish, and fibre intakes on the death and myocardial reinfarction: diet and reinfarction trial (DART)." Lancet ii:757-761 (1989).

Busse, R., and I. Flemining. "Endothelial dysfunction in atherosclerosis." J Vasc Res 33:181-194 (1996).

Campbell, B., T. Badrick, R. Flatman, and D. Kanowshi. "Limited clinical utility of high-sensitivity plasma C-reactive protein assays." Ann Clin Biochem 39:85-88 (2002).

Campbell, B., R. Flatman, T. Badrick, and D. Kanowshi. "Problems with high-sensitivity C-reactive protein." Clin Chem 49:201 (2003).

Carantoni, M., F. Abbasi, F. Warmerdan, M. Klebanov, P. W. Wang, Y. D. Chen,

S. Azhar, and G. M. Reaven. "Relationship between insulin resistance and partially oxidized LDL particles in healthy, nondiabetic volunteers." Arterioscler Thromb Vasc Biol 18:762-767 (1998).

Chan, D. D., G. F. Watts, T. A. Mori, P. H. R. Barrett, L. J. Beilin, and T. G. Redgrave. "Factorial study of the effects of atorvastatin and fish oil on dyslipidaemia in visceral obesity." Eur J Clin Invest 32:429-436 (2002).

Christensen, J. H., M. S. Christensen, J. Dyerberf, and E. B. Scmidt. "Heart rate variability and fatty acid content of bleed cell membrances: a dose-response study with n-3 fatty acids." Am J Clin Nutr 70:331-337 (1999).

Cleland, S. J., N. Sattar, J. R. Petrie, N. G. Forouhi, H. L. Elliott, and J. M. C. Connell. "Endothelial dysfunction as a possible link between C-reactive protein and cardiovascular disease." Clin Sci 98:531-535 (2000).

Coresh, J., P. O. Kwiterovich, and H. H. Smith. "Association of plasma triglyceride concentration and LDL particle diameter, density, and chemico-compostion with premature coronary artery disease." J Lipid Res 34:1687-1697 (1993).

Corti, M-C., J. M. Guraink, M. E. Saliva, T. Harris, T. S. Field, R. B. Wallace, L. F. Berkman, T. E. Seeman, R. J. Glynn, C. H. Hennekens, and R. J. Havlik. "HDL cholesterol predicts coronary heart disease mortality in older persons." JAMA 274:539-544 (1995).

Cullen, P., S. Lorkowski, H. Schulte, U. Seedorf, and G. Assmann. "Inflammation in atherosclerosis, not yet for a paradigm shift?" Curr Opin Lipidol 14:325-328 (2003).

Davidson, J. and D. Rotondo. "Lipid metabolism: inflammatory-immune response in atherosclerosis." Curr Opin Lipidol 14:337-339 (2003).

Daviglus, M. L., M. Stamler, A. J. Orencia, A. R. Dyer, K. Liu, P. Greenland, M. K. Walsh, D. Morris, and R. B. Shekelle. "Fish consumption and the 30-year risk of myocardial infarction." N Engl J Med 336:1046-1053 (1997).

Davignon, J. and J. S Cohn. "Triglycerides: a risk factor for coronary heart disease." Atherosclerosis 124:S57-S64 (1996).

De Caterina, R., M. I. Cybulsk, S. K. Clinton, M. A. Gimbrone, and P. Libby. "The omega-3 fatty acid docosahexaenoate reduces cytokine-induced expression of proatherogenic and proinflammatory protein in human endothelial cells." Arterioscler Thromb Vasc Biol 14:1829-1836 (1994).

De Caterina, R. and A. Zampolli, "n-3 fatty acids: antiatherosclerotic effects." Lipids 36:S69-S78 (2001).

Dehmer, G. J., J. J. Popma, E. K. van den Ber, E. J. Eichorn, J. B. Previtt, W. B. Campbell, L. Jennigngs, J. T. Willerson, and J. M. Schmitz. "Reduction in the rate of early restenosis after coronary angioplasty by a diet supplemented with n-3 fatty acids." N Engl J Med 319:733-740 (1988).

DeLongeril, M., S. Renaud, N. Mamelle, P. Salen, J. L. Martin, I. Monjaud, J. Guidollet, P. Touboul, and J. Delaye. "Mediterranean alpha-linolenic acid rich diet in secondary prevention of coronary heart disease." Lancet 343:1454-1459 (1994).

DeLongeril, M., P. Salen, and J. Delaye. "Effect of a Mediterranean type of diet on the rate of cardiovascular complications in patients with coronary artery disease." J Am Coll Cardiology 28:1103-1108 (1996).

DeLongeril, M., P. Salen, J. L. Martin, I. Monjaud, J. Delaye, and N. Mamelle. "Mediterranean diet, traditional risk factors, and the rate of cardiovascular complications after myocardial infarction: final report of the Lyon Diet Heart Study." Circulation 99:779-785 (1999).

Depres, J-P., B. Lamarche, P Mauriege, B. Cantin, G. R. Dagenais, S. Mooriani, and P-J. Lupien. "Hyperinsulinemia as an independent risk factor for ischemic heart disease." N Engl J Med 334:952-957 (1996).

Depres, J-P., B. Lamarche, P. Mauriege, B. Cantin, P. J. Lupien, and G. R. Dagenais. "Risk factors for ischaemic heart disease: is it time to measure insulin?" Eur Heart J 17:1453-1454 (1996).

Diomede, L., D. Albani, M. Sottocorno, M. B. Donati, M. Bianchi, Fruscella, and M. Salmona, "In vivo anti-inflammatory effect statins is mediated by nonsterol mevalonate products." Arterioscler Thromb Vasc Biol 21:1327-1332 (2001).

Draznin, B., P. Miles, Y. Kruszynska, J. Olefsky, J. Friedman, I. Golovchenko, R. Stjernholm, K. Wall, M. Reitman, D. Accili, R. Cooksey, D. McClain, and M. Goalstone. "Effects of insulin on the prenylation as a mechanism of potentially detrimental influence of hyperinsulinemia." Endocrinology 141:1310-1316 (2000).

Dreon, D. M., H. A. Fernstrom, B. Miller, and R. M. Krauss. "Low-density lipoprotein subclass patterns and lipoprotein response to a reduced-fat diet in men." FASEB J 8:121-126 (1994).

Dreon, D. M., H. A. Fernstrom, P. T. Williams, and R. M. Krauss. "A very-low fat is not associated with improved lipoprotein profiles in men with a predominance of large, low-density lipoproteins." Am J Clin Nutr 69:411-418 (1999).

Duimetiere, P., E. Eschwege, G. Papoz, J. L. Richard, J. R. Claude, and G. Rosselin. "Relationship of plasma insulin to the incidence of myocardial infraction and coronary heart disease mortality in a middle-aged population." Diabetologia 19:205-210 (1980).

Durrington, P. N. "Triglycerides are more important in atherosclerosis than epidemiology has suggested." Atherosclerosis 141:S57-S62 (1998).

Dyerberg, J., H. O. Bang, E. Stofferson, S. Moncada, and J. R. Vane. "Eicosapentaenoic acid and prevention of thrombosis and atherosclerosis." Lancet ii:117-119 (1978).

Eritsland, J., H. Arnesen, K. Bronseth, N. B. Fjeld, and M. Abdelnoor. "Effect of dietary supplementation with n-3 fatty acids on coronary artery bypass graft patency." Am J Cardiol 77:31-36 (1996).

Erkkila, A. T., S. Lehto, Pyorala, and M. I. J. Uusitupa. "n-3 fatty acids and 5-y risks of death and cardiovascular disease events in patients with coronar artery disease." Am J Clin Nutr 78:65-71 (2003).

Eschwege, E., J. L. Richard, N. Thibult, P. Ducimetiere, J. M. Warsnot, J. R. Claude, and G. E. Rosselin.

"Coronary heart disease mortality in relation with diabetes, blood glucose, and plasma insulin levels." Horm Metab Res Suppl 15:41-46 (1985).

Ferns, G. A. A. "Differential effects of statins on serum CRP levels." Atherosclerosis 169:349-351 (2003).

Fischer, S., P. C. Weber, and J. Dyerberg. "The prostacyclin/thromboxane balance is favourably shifted in Greenland Eskimos." Prostaglandins 32:235-241 (1986).

Fontbonne, A., M. A. Charles, N. Thibult, J. L. Richard, J. R. Claude, J. M. Warnet, G. E. Rosselin, and E. Eschwege. "Hyperinsulinemia as a predictor of coronary heart disease mortality in a healthy population. The Paris Prospective Study, 15 year follow-up." Diabetologia 34:356-361 (1991).

Ford, E. S. and S. Liu. "Glycemic index and serum high-density lipoprotein cholesterol concentration among US adults." Arch Intern Med 161:572-576 (2001).

Foster, D. "Insulin resistance-a secret killer?" N Engl J Med 320:733-734 (1989).

Frolkis, J. P., G. L. Pearce, V. Nambi, S. Minor, and D. L. Sprecher. "Statins do not meet expectations ofr lowering low-density lipoprotein cholesterol levels when used in private practice." Am J Med 113:625-629 (2002).

Gaziano, J. M., C. H. Hennekens, C. J. O'Donnell, J. L. Breslow, and J. E. Buring. "Fasting triglycerides, high-density lipoproteins and risk of myocardial infarction." Circulation 96:2520-2525 (1997).

Gaziano, J. M., P. J. Skerrett, and J. E. Buring. "Aspirin in the treatment and prevention of cardiovascular disease." Haemostasis 30:1-13 (2000).

Gertler, M., H. E. Leetma, E. Saluste, J. L. Rosenberger, and R. G. Guthrie. "Ischemic heart disease, insulin, carbohydrate and lipid inter-relationship." Circulation 46:103-111 (1972).

Gillman, M. W., A. Cupples, B. E. Millen, C. Ellison, and P. A. Wolf. "Inverse association of dietary fat with development of ischemic stroke in men." JAMA 278:2145-2150 (1997).

Ginsburg, G. S., C. Safran, and R. C. Pasternak. "Frequency of low serum high-density lipoprotein cholesterol levels in hospitalized patients with 'desirable' total cholesterol levels." Am J Cardiol 1:187-192 (1991).

Ginsberg, H. N. "Insulin resistance and cardiovascular disease." J Clin Invest 106:453-458 (2000).

GISSI-Prevenzione Investigators. "Dietary supplementation with n-3 polyunsaturated fatty acids and vitamin E after myocardial infarction: results of the GISSI-Prevenzione trial." Lancet 354:447-455 (1999).

Glueck, C. J., J. E. Lang, T. Tracy, L. Sieve-Smith, and P. Wang. "Contribution of fasting hyper-insulinemia to prediction of atherosclerotic cardiovascular disease status in 293 hyperlipidemic patients." Metabolism 48:1437-1444 (1999).

Goto, D., S. Fujii, and A. Kitabatake. "Rho/Rho kinase as a novel therapeutic target in the treatment of cardiovascular diseases." Drugs of the Future 28:267-271 (2003).

Gould, K. L. "Very low-fat diets for coronary heart disease: perhaps but which one." JAMA 275:1402-1403 (1996).

Grundy, S. M. "Small LDL, atherogenic dyslipidemia, and the metabolic syndrome." Circulation 95:1-4 (1997).

Haffner, S. M., L. Mykkanen, M. P. Stern, and R. Valdez, J. A. Heisserman, and R. R. Bowsher. "Relationship of proinsulin and insulin to cardiovascular risk factors in nondiabetic subjects." Diabetes 42:1297-1302 (1993).

Harris, T. B., L. Ferrucci, R. P. Tracy, M. C. Corti, S. Wacholder, W. H. Ettinger, H. Heimovitz, H. J. Cohen, and R. Wallace. "Association of elevated interleukin-6 and C-reactive protein levels with mortality in the elderly." Am J Med 106:506-512 (1999).

Harris, W. S. "n-3 fatty acids and serum lipoproteins: human studies." Am J Clin Nutr

65:1645S-1654S (1997).

Harris, W. S., H. N. Ginsberh, N. Arunakul, N. S. Shachter, S. L. Windsor, M. Adams, L. Berlund, and K. Osmundsen. "Safety and efficacy of Omacor in severe hypertriglyceridemia." J Cardiovasc Risk 4:385-392 (1997).

Harris, W. S. "n-3 fatty acids and human lipoprotein metabolism: an update." Lipids 34:S257-S258 (1999).

Harris, W. S., and W. L. Isley, "Clinical trial evidence for the cardioprotective effects of omega-3 fatty acids." Curr Atheroscler Rep 3:174-179.(2001)

Hegele, R. A. "Premature atherosclerosis associated with monogenic insulin resistancde." Circulation 103:2225-2229 (2001).

Hirai, A., T. Hamazaki, T. Terano, T. Nishikawa, Y. Tamura, A. Kumagai, and J. Sajiki. "Eicosapentaenoic acid and platelet function in Japanese." Lancet II:1132 (1982).

Hirai, A., T. Terano, Y. Tamura, and S. Yoshida. "Eicosapentaenoic acid and adult disease in Japan." J Intern Med 225:69-75 (1989).

Hollenbeck, C. and G. M. Reaven. "Variations in insulin-stimulated glucose uptake in healthy individuals with normal glucose tolerance." J Clin Endocrinol Metab 64:1169-1173 (1987).

Horne, B. D., J. B. Muhlestein, J. F. Carlquist, T. L. Blair, T. E. Madsen, N. I. Hart, and J. L. Anderson. "Statin therapy, lipid levels, C-reactive protein and the survival of patients with angiographically severe coronary artery disease." J Am Coll Cardiol 36:1774-1780 (2000).

Howard, B. V. "Insulin resistance and lipid metabolism." Am J Cardiol 84:28J-32J (1999).

Hrboticky, N., L. Tang, B. Zimmer, I. Lux, and P. C. Weber. "Lovastatin increases arachidonic acid levels and stimulates thromboxane synthesis in human liver and monocytic cell lines." J Clin Invest 93:195-203 (1994).

Hu, F. B., E. Cho, K. M. Rexrode, C. M. Albert, and J. E. Manson. "Fish and long-chain omega-3 fatty acid intake and risk of coronary heart disease and total mortality in diabetic women." Circulation 107:1852-1857 (2003).

Hu, F. B. J. E. Manson, and W. C. Willett. "Types of dietary fat and risk of coronary heart disease: a critical review." J AM Coll Nutr 20:5-19 (2001).

Hu, F. B., M. J. Stampfer, J. E. Manson, E. Rimm, G. A. Colditz, F. E. Speizer, C. H. Hennekens, and W. C. Willett. "Dietary protein and risk of ischemic heart disease in women." Am J Clin Nutr 70:221-227 (1999).

Hudgins, L. C., M. Hellerstein, C. Seidman, and J. Hirsch. "Human fatty acid synthesis is stimulated by a eucaloric low fat, high carbohydrate diet." J Clin Invest 97:2081-2091 (1996).

Ikeda, U., M. Takahashi, and K. Shimad. A"C-reactive protein directly inhibits nitric oxide production by cytokine-stimulate vascular smooth muscle cells." Cardiovasc Pharmacol 42:607-611 (2003).

Iso, H., S. Sata, A. R. Falsm, T. Shimamoto, A. Terao, R. G. Munger, A. Kitamure M. Konishi, M. Iida, and Y. Komachi. "Serum fatty acids and fish intake in rual Japanese, urban Japanese, Japanese American and Caucasian American men." Int J Epidemiol 18:374-381 (1989).

Jeppesen, J., H. O. Hein, P. Suadicani, and F. Gyntelberg. "Relation of high TG low HDL cholesterol and LDL cholesterol to the incidence of ischemic heart disease-an 8-year follow-up in the Copenhagen Male Study." Arterioscler Thromb Vasc Biol 17:1114-1120 (1997).

Jeppesen, J., H. O. Hein, P. Suadicani, and F. Gyntelberg. "Low triglycerides-high high-density lipoprotein cholesterol and risk of ischemic heart disease." Arch Intern Med 161:361-366 (2001).

Job, F. P., J. Wolfertz, R. Meyer, A. Hubinger, F. A. Gries, and H. Kuhn. "Hyperinsulinism in patients with coronary artery disease." Coronary Artery Disease 5:487-492 (1994).

Kagawa, Y., M. Nishizawa, M. Suzuki, T. Miyatake, T. Hamamoto, K. Goto, E. Motonaga, H. Izumikawa, H. Hirata, and A. Ebihara. "Eicosapolyenoic acid of serum lipids of Japanese islanders with low incidence of cardiovascular disease." J Nutr Sci Vitaminol 28:441-453 (1982).

Kang, J. X., and A Leaf. "The cardiac antiarrhythmic effects of polyunsaturated fatty acids." Lipids S541-544 (1996).

Kannel, W. B., W. P. Castelli, and T. Gordon. "Cholesterol in the prediction of atherosclerotic disease." Ann Intern Med 90:85-91 (1979).

Kano, H., T. Hayashi, D. Sumi, T. Esaki, Y. Asai, N. K. Thakur, M. Jayachandran, and A. Iguchi. "A HMG-CoA reductase inhibitor improved regression of atherosclerosis in the rabbit aorta without affecting serum lipid levels: possible relevance of up-regulation of endothelial NO synthase mRNA." Biochem Biophys Res Commun 259:414-419 (1999).

Kaplan, N. "The deadly quartet: upper body obesity, glucose intolerance, hypertriglyceridemia, and hypertension." Arch Intern Med 149:1514-1520 (1989).

Karhapaa, P., M. Malkki, and M. Laakso. “Isolated low HDL cholesterol: an insulin-resistant state.” Diabetes 43:411-417 (1994).

Katan, M. B., S. M. Grundy, and W. C. Willett. “Beyond low-fat diets.” N Engl J Med 337:563-566 (1997).

Kereiakes, D. J. “The fire that burns within.” Circulation 107:373-374 (2003).

Kesaniemi, Y. A. “Relevance of the reduction of triglycerides in the prevention of coronary heart disease.” Curr Opin Lipidol 9:571-574 (1998).

Kiinjo, K., H. Sato, Y. Ohnishi, E. Hisida, Nakaka, Y. Matsumura, H. Takeda, and M. Hori. “Impact of high-sensitivity C-reactive protein on predicting long-term mortality of acute myocardial infarction.” Am J Cardiol 91:931-935 (2003).

Kluft, C. and M. P. M. de Maat. “Genetics of C-reactive protein.” Arterioscler Thromb Vasc Biol 23:1956-1959 (2003).

Knopp, R. H. “Serum lipids after a low-fat diet.” JAMA 279:1345-1346 (1998).

Knopp, R. H., C. E. Walden, B. M. Retzlaff, B. S. McCann, A. A. Dowdy, J. J. Albers, G. O. Gey, and M. N. Cooper. “Long-term cholesterol-lowering effects of 4 fat-restricted diets in hypercholesterolemic and combined hyperlipidemic men: the dietary alternative study.” JAMA 278:1509-1515 (1997).

Koh, K. K. “Effects of statins on vascular wall: vasomotor function, inflammation, and plaque stability.” Cardio Res 1:23-32 (2000).

Kondo, T., K. Ogawa, T. Satake, M. Kitazawa, M. Taki, and S. Sugiyama. “Plasma-free eicosapentaenoic/arachidonic acid ratio: a possible new coronary risk factor.” Clinical Cardiology 9:413-416 (1986).

Kris-Etherton, P. M., W. S. Harris, and L. J. Appel. “Omega-3 fatty acids and cardiovascular disease: new recommendations frm the American Heart Association.” Arterioscler Thromb Vasc Biol 23:151-152 (2003).

Kromann , N., and A. Green. “Epidemiological studies in the Upernavik district, Greenland. Incidence of some chronic disease 1950-1974.” Acta Med Scand 208:401-406 (1980).

Laino, C. “Trans fatty acids in margarine can increase MI risk.” Circulation 89:94-101 (1994).

Lakshmanan, M. R., C. M. Nepokroeff, G. C. Ness, R. E. Dugan, and J. W. Porter. “Stimulation by insulin of rat liver beta hydroxyl methyl HMGCoA reductase and cholesterol synthesizing activities.” Biochem Biophys Res Commun 50:704-710 (1973).

Lamarche, B., J-P, Despres, S. Moorijani, B. Cantin, G. R. Dagenais, and P. J. Lupien. "Triglycerides and HDL-cholesterol as risk factors for ischemic heart disease: results from the Quebec Cardiovascular Study." Atherosclerosis 119:235-245 (1996).

Lamarche, B., I. Lemieux, and J-P. Despres. "The small, dense LDL phenotype and the risk of coronary heart disease: epidemiology, pathophysiology and therapeutic aspects." Diabetes Metab 25:199-211 (1999).

Lamarche, B., L. Rashid, and G. F. Lewis. "HDL metabolism in hypertriglyceridemic states: an overview." Clin Chim Acta 286:145-161 (1999).

Lamarche, B., A. Tchernof, G. R. Dagenais, B. Cantin, P. J. Lupien, and J-P. Despres. "Small, dense LDL particles and the risk of ischemic heart disease: prospective results from the Quebec Cardiovascular Study." Circulation 95:69-75 (1997).

Lamarche, B., A. Tchernot, P. Mauriege, B. Cantin, G. R. Cagenais, P. J. Lupien, and J-P. Despres. "Fasting insulin and apolipoprotein B levels and low=density particle size as risk factors for ischemic heart disease." JAMA 279:1965-1961 (1998).

Laws, A., A. C. King, W. L. Haskell, and G. M. Reaven, "Relation of fasting plasma insulin concentration to high density lipoprotein cholesterol and triglyceride concentration in men." Arterioscler Thromb Vasc Biol 11:1636-1642 (1991).

Laws, A. J. and G. M. Reaven. "Evidence for an independent relationship between insulin resistance and fasting HDL-cholesterol, triglyceride and insulin concentrations." J Intern Med 231:25-30 (1992).

Laws, A. and G. M. Reaven. "Insulin resistance and risk factors for coronary heart disease." Clin Endocrinol Metab 7:1063-1078 (1993).

Leaf, A. "Dietary prevention of coronary heart disease: the Lyon diet heart study." Circulation 99:733-735 (1999).

Leaf, A. and J. X. Kang. "Dietary n-3 fatty acids in the prevention of lethal cardiac arrhythmias." Curr Opin Lipidol 8:4-6 (1997).

Leaf, A., J. X. Kang, Y-F. Xiao, and G. E. Billman. "n-3 fatty acids in the prevention of cardiac arrhythmias." Lipids 34:S187-S189 (1999).

Leaf, A. J. X. Kang, Y-F. Xiao, and G. E. Billman. "Clinical prevention of sudden cardiac death by n-3 polyunsaturated fatty acids and mechanism of prevention of arrhythmias by n-3 fish oils." Circulation 107:2646-2652 (2003).

Leaf, A. and P. C. Weber. "Cardiovascular effects of omega-3 fatty acids." N Engl J Med

318:549-557 (1988).

Lefer, A. M., R. Scalia, and D. J. Lefer. "Vascular effect of HMG CoA-reductase inhibitors(statins) unrelated to cholesterol lowering: new concepts for cardiovascular disease." Cardiovascular Res 49:281-287 (2001).

Lefer, D. J. "Statins as potent anti-inflammatory drugs." Circulation 106:2041-2042 (2002).

Libby, P. "Inflammation in atherosclerosis." Nature 20:868-874 (2002).

Lichtenstein, A. H. "Trans fatty acids and cardiovascular disease risk." Curr Opin Lipidol 11:37-42 (2000).

Lichtenstein, A. H. and L. van Horn. "Very low fat diets." Circulation 98:935-939 (1998).

Liu, S., W. C. Willett, M. J. Stampfer, F. B. Hu, M. Franz, L. Sampson, C. H. Hennekens, and J. E. Manson. "A prospective study of dietary glycemic load, carbohydrate intake, and risk of coronary heart disease in US women." Am J Clin Nutr 71:1455-1461 (2000).

Lopez, P. M. and R. M. Ortega. "Omega-3 fatty acids in the prevention and control of cardiovascular disease." Eur J Clin Nutr 57:S22-S25 (2003).

Lundman, P., M. J. Eriksson, A. Silveia, L-O. Hansson, J. Pernow, C-G, Ericsson, A. Hamsten, and P. Tornvall. "Relation of hypertriglyceridemia to plasma concentrations of biochemical markers of inflammation and endothelial activation." Am J Cardiol 91:1128-1131 (2003).

Madsen, T., J. H. Christensen, M. Blom, and E. B. Schmidt. "The effect of dietary N-3 fatty acids on serum concentrations of C-reactive protein." Br J Nutr 89:517-522 (2003).

Marcheselli, V. L., S. Hong, W. J. Lukiw, X. H. Tian, K. Gronert, A. Musto, M. Hardy, J. M. Gimenz, N. Chian, C. N. Serhan, and G. Bazan. "Novel docosanoids inhibit brain ischemia-reperfusion-mediate leukocyte infiltration and pro-inflammatory gene expression." J Biol Chem 278:43807-43817 (2003).

Marchioli, R., F. Barzi, E. Bomba, and C. Chieffo. "Early protection against sudden death by n-3 polyunsaturated fatty acid after myocardial infarction." Circulation 105:1897-1903 (2002).

Marz, W., K. Winkler, M. Nauck, B. Bohm, and B. R. Winkelmann. "Effect of statins on C-reactive protein and interleukin-6." Am J Cardiol 92:305-308 (2003).

McLaughlin, T., F. Abbasi, C. Lamendola, H. Yen-Komshian, and G. Reaven. "Carbohydrate-induced hypertriglyceridemia: an insight into the link between plasma insulin and triglyceride concentrations." J Clin Endocrinol Metab 85:3085-3088 (2000).

McNamara, J. R., J. L. Jenner, Z. Li, P. W. Wilson, and E. J. Schaefer. "Change in LDL particle size is associated with change in plasma triglyceride concentration." Arterioscler Thromb Vasc Biol 12:1284-1290 (1992).

Meagher, E. A., O. P. Barry, J. A. Lawson, J. Rokach, and G. A. FitzGerald. "Effects of vitamin E on lipid peroxidation in healthy persons." JAMA 285:1178-1182 (2001).

Modan, M., J. Or, A. Karasik, Y. Drory, Z. Fuchs, A. Lusk, and A. Cherit. "Hyperinsulinemia, sex, and risk of atherosclerotic cardiovascular disease." Circulation 84:1165-1175 (1991).

Moghadasian, M. H. "Experimental atherosclerosis. A historical overview." Life Sci 70:855-865 (2002).

Nair, S. S. D., J. W. Leitch, J. Faalconer, and M. Garg. "Prevention of cardiac arrhythmia by dietary (n-3) polyunsaturated fatty acids and their mechanism of action." J Nutr 127:383-393 (1997).

Nakamura, T., A. Azuma, T. Kuribayashi, H. Sugihara, S. Okuda, and M. Nakagawa. "Serum fatty acid levels, dietary style and coronary heart in three neighboring areas in Japan." Brit J Nutr 89:267-272 (2003).

O'keefe, J. H., and W. S. Harris. "Omega-3 fatty acids: time for clinical implementation?" Am J Cardiol 85:1239-1241 (2000).

Okumuar, T., Y. Fujioka, S. Morimoto, S. Tsuboi, ZM. Masai, T. Tsujino, M. Ohyanagi, and T. Iwasaki. "Eicosapentaenoic acid improves endothelial function in hypertriglyceridemic subjects despite increased lipid oxidizability." Am J Med Sci 324:247-253 (2002).

Okuyama, H. "High n-6 to n-3 ratio of dietary fatty acid rather than serum cholesterol as a major risk factor for coronary heart disease." Eur J Lipid Sci and Tech 103:418-422 (2001).

Olser, W. Lectures on Angina Pectoris and Allied States. New York: Appleton, 1897.

Olszewski, A. J. "Fish oil decreases homocysteine in hyperlipidemic men" Coronary Artery Dis 4:53-60 (1993).

Orchard, T. J., D. j. Becker, M. Bates, L. H. Kuller, and A. L. Drash. "Plasma insulin and lipoprotein concentrations: an atherogenic association?" Am J Epidem 118:326-337 (1983).

Ornish, D., L. W. Scherwitz, J. H. Billings, K. K. Gould, T. A. Merritt, S. Sparler, W. T. Armstrong, T. A. Ports, R. L. Kirkeeide, C. Hogeboom, and R. J. Brand. "Intensive lifestyle changes for reversal of coronary heart disease" JAMA 280:2001-2007 (1998).

Palinski, W. "New evidence for beneficial effects fo statins unrelated to lipid lowering." Arterioscler Thromb Vasc Biol 21:3-5 (2001).

Papanicolau, D. A. and A. N. Vgontzas. "Interleukin-6: the endocrine cytokine." J Clin Endocrinol Metab 85:1331-1332 (2000).

Pentikainen, M. O., K. Oorni, M. Ala-Korpela, and P. T. Kovaen. "Modified LDL-trigger of atherosclerosis and inflammation in the arterial initima." J Intern Med 247:359-370 (2000).

Perry, I. J., S. G, Wannamethee, P. H. Whincup, A. G. Shaper, M. K. Walker, and K. G. Alberti. "Serum insulin and incident coronary heart disease in middle-aged British men." Am J Epidemiol 144:244-234 (1996).

Pinkey, J. A., C. D. Stenhower, S. W. Coppack, and J. S. Yudkin. "Endothelial cell dysfunction: cause of insulin resistance syndrome." Diabetes 46:S9-S13 (1997).

Pirro, M., J. Bergeron, G. R. Dagenais, P-M. Bernard, B. Cantin, J-P. Depres, and B. Lamarche. "Age and duration of follow-up as modulators of the risk for ischemic heart disase associated with high plasma C-reactive protein levels in men." Arch Intern Med 161:2474-2480 (2001).

Pyorala, K., E. Savolainen, S. Kaukula, and J. Haapakowski. "Plasma insulin as coronary heart disease risk factor." Acad Med Scand 701:38-52 (1985).

Pyorala, M., H. Miettinen, P. Halonen, M. Laasko, and K. Pyorala. "Insulin resistance syndrome predicts the risk of coronary heart disease and stroke in healthy middle-aged men." Arterioscler Thromb Vasc Biol 20:538-544 (2000).

Rader, D. J. "Inflammatory markers of coronary risk." N Engl J Med 343:11790-1182 (2000).

Ravnskov, U. The Cholesterol Myths. Washington DC: New Trends Publishing, 2000.

Reaven, G. M. "Role of insulin resistance in human disease." Diabetes 37:1595-1607 (1989).

Reaven, G. M. "The rold of insulin resistance and hyperinsulinemia in coronary heart disease." Metabolism 41:16-9 (1992).

Reaven, G. M., Y. D. Chen, J. Jeppesen, P. Maheux, and R. M. Krauss. "Insulin resistance and hyperinsulinemia in individuals with small, dense low density lipoprotein particles." J Clin Invest 92:141-146 (1993).

Ridker, P. M. "High-sensitivity C-reactive protein." Circulation 103:1813-1818 (2001).

Ridker, P. M., M. Cushman, M. J. Stampfer, R. P. Tracy, and C. H. Hennekens. "Inflammation, aspirin, and the risk of cardiovascular disease in apparently healthy men." N Engl J Med 336:973-979 (1996).

Ridker, P. M., R. J. Glynn, and C. H. Hennekens. "C-reactive protein adds to the predictive value of total and HDL cholesterol in determining risk of first myocardial infarction." Circulation 97:2007-2011 (1997).

Ridker, P. M., C. H. Hennekens, J. E. Buring, and N. Rifai. "C-reactive protein and other markers of inflammation in the prediction of cardiovascular disease in women." New Engl J Med 42:836-843 (2000).

Rise, P., S. Ghezzi, and C. Galli. "Relative potencies of statins in reducing cholesterol synthesis and enhancing linoleic acid metabolism." Eur J Pharmcol 467:73-75 (2003).

Rise, P., F. Pazzucconi, C. R. Sirtori, and C. Galli. "Statins enhance arachidonic acid synthesis in hypercholesterolemic patients." Nutr Metab Cardiovasc Dis 11:88-94 (2001).

Rodwell, V. W., J. L. Nordstrom, and Mitschelen. "Regulation of HMG-CoA reductase." Adv Lipid Res 14:1-76 (1976).

Rohde, L. E. P., C. H. Hennekens, and P. M. Ridker. "Survey of C-reactive protein and cardiovascular risk factors in apparently healthy men." Am J Cardiol 84:1018-1022 (1999).

Rosamond, W. D., L. E. Chambless, A. R. Folsom, L. S. Cooper, D. E. Conwill, L. Legg, Ch-H. Wang, and G. Heiss. "Trends in the incidence of myocardial infarction and in mortality due to coronary heart disease, 1987 to 1994." N Engl J Med 339:861-867 (1998).

Ross, R. "The pathogensis of atheroscherosis: a perspective for the 1990s." Nature 362:801-809 (1993).

Ross, R. "Atherosclerosis is an inflammatory disease." N Engl J Med 340:115-126 (1999).

Rubins, H. B., s. J. Robins, D. Collins, A. Iranmanesh, T. J. Wilt, D. Mann, M. Mayo-Smith, F. H. Fass, M. R. Elam, and G. H. Rutan. "Distribution of lipids in 8,500 men with coronary heart disease." Am J Cardiol 75:1196-1201 (1995).

Sacks, F. M., M. A. Pfeffer, L. A. Moye, J. L. Pouleau, J. D. Rutherford, T. G. Cole, L. Brown, J. W. Warnica, J. M. Arnold, C. C. Wun, B. R. Davis, and E.

Braunwald. "The effect of pravastation on coronary events after myocardial infarction in patients with average cholesterol levels." N Engl J Med 335:1001-1009 (1996).

Salmeron, J., J. E. Manson, M. J. Stampfer, G. A. Colditz, A. L. Wing, and W. C. Willett. "Dietary fiber, glycemic load, and risk of coronary heart disease in women." JAMA 277:427-477 (1997).

Scandinavian Simvastatin Survival Study Group. "Randomized trial of cholesterol lowering in 4444 patients with coronary heart disease: the Scandinavian simvastatin survival study (4S)." Lancet 344:1383-1389 (1994).

Sears, B. The Zone. New York: ReganBooks, (1995).

Sears, B. The Anti-Aging Zone. New York: ReganBooks, (1999).

Sears, B. The Omega Rx Zone. New York: ReganBooks, (2002).

Serhan, C. N. and e. Oliw. "Unorthodix routes to prostanoid formation: new twists in cyclooxygenase-initiated pathways." J Clin Invest 107:1481-1489 (2001).

Serhan, C. N., C. B. Clish, J. Brannon, S. P. Colgan, N. Chiang, and K. Gronert. "Novel functional sets of lipid-derived mediators with anti-inflammatory actions generated from omega 3 fatty acids via cyclooxygenase 2-nonsteroidal anti-inflammatory drugs and transcellular processing." J Exp Med 192:1197-1204 (2000).

Serhan, C. N., C. B. Clish, J. Brannon, S. P. Colgan, K. Gronert, and N. Chiang. "Anti-microinflammatory lipid signals generated from dietary n-3 fatty acids via cyclooxygenase-2 and transcellular processing: a novel mechanism for NSAID and n-3 PUFA therapeutic actions." J Physiol Pharmacol 51:643-654 (2000).

Serhan, C. N., K. Gotlinger, S. Hong, and M. Arita. "Resolvins, docosatrienes, and neuroprotectins, novel omega-3-derived mediators, and their aspirin-triggered endogenous epimers: and overview of their protective roles in catabasis." Prostaglandins Other Lipid Mediat 73:155-172 (2004).

Serhan, C. N. "Lipoxins and novel aspirin-triggered 15-epi-lipoxins." Prostaglandins 53:107-137 (1997).

Shanoff, H. M., J. A. Little, and A. Csima. "Studies of male survivors of myocardial infarction: xii. Relation of serum lipids and lipoproteins to survival over a 10-year period." Can Med Assoc J 103:927-931 (1970).

Sinclair, H. M. "Deficiency of essential fatty acids and atherosclerosis, et cetera." Lancet i:381-383 (1956).

Singh, R. B., M. A. Niaz, J. P. Sharma, R. Kumar, V. Rastogi, and M. Moshiri. "Randomized, double-blind, placebo-controlled trial of fish oil and mustard oil in patients with suspected acute myocardial infarction. The Indian Experiment of Infarct Survival-4." Cardiovasc Drugs Ther 11:485-491 (1997).

Siscovick, D. S., R. N. Lemaitre, and D. Mozaffarian. "The fish story. A diet-heart hypothesis with clinical implications: n-3 polyunsaturated fatty acids, myocardial vulnerability, and sudden death." Circulation 107:2632-2634 (2003).

Solheim, S., H. Arnesen, L. Eikvar, M. Hurlen, and I. Seljeflot. "Influence of aspirin on inflammatory markers in patients after acute myocardial infarction." Am J Cardiol 92:843-845 (2003).

Sprecher, D. L. "Triglycerides as a risk factor for coronary artery disease." Am J Cardiol 82:49U-56U (1998).

Steering Committee of Physicians Health Study Research Group. "Preliminary Report: findings for aspirin component of the on-going physician health study." N Engl J Med 320:262-264 (1988).

Stout, R. "The relationship of abnormal circulating insulin levels to atherosclerosis." Atherosclerosis 27:1-13 (1977).

Tchernof, A., B. Lamarche, D. Prud'Homme, A. Nadeau, S. Moorjani, F. Labrie, P. J. Lupien, and J. D. Depres. "The dense LDL phenotype: association with plasma lipoprotein levels, visceral obesity and hyperinsulinemia in men." Diabetes Care 19:629-637 (1996).

Thies, F., J. M. C. Garry, P. Yaqoob, K. Kerkasem, J Williams, C. P. Shearman, P. J. Gallaher, P. C. Calder, and R. F. Grimble. "Association of n-3 polyunsaturated fatty with stability of atherosclerotic plaques." Lancet 361:477-485 (2003).

Thompson, P. D. "More on low-fat diets." New Engl J Med 338:1623-1624 (1998).

Torjesen, P. A., K. J. Kirkeland, S. A. Andersson, I. Hjermann, I. Holme, and P. Urdal. "Lifestyle changes may reverse development of the insulin resistance syndrome." Diabetes Care 30:26-31 (1997).

Tracy, R. P. "Inflammation in cardiovascular disease." Arterioscler Thromb Vasc Biol 22:1514-1515 (2002).

Van der Meer, I. R., P. M. de Maat, A. J. Kiliaan, D. A. M. van der Kuip, A. Hofman, and J. A. M. Witteman. "The value of C-reactive protein in cardiovascular risk prediction." Arch Intern Med 163:1323-1328 (2003).

Villa, B., L. Calabresi, G. Chiesa, P. Rise, C. Galli, and C. R. Sirtori. "Omega-3 fatty acid ethyl esters increase heart rate variability in patients with coronary disease." Pharmacol Res 45:475 (2002).

Virchow, R. Die cellularpathologic in ihrer begrundung auf physiologische und pathologische gewebelehre. Berlin: Verlag von August Hirschwald, 1858.

Volek, J. S., A. L. Gomez, and W. J. Kraemer. "Fasting lipoprotein and postprandial triacylglycerol responses to a low-carbohydrate diet supplemented with n-3 fatty acids." J Am Coll Nutr 19:383-391 (2000).

Von Lente, F. V. "Markers of inflammation as predictors in cardiovascular disease." Clin Chim Acta 293:31-52 (2000).

Von Schacky, C. "Omega-3 fatty acids: from Eskimos to clinical cardiology—What took us so long?" World Rev Nutr Diet 88:90-99 (2001).

Von Schacky, C. "Prophylaxis of atherosclerosis with marine omega-3 fatty acids." Ann Intern Med 107:890-899 (1987).

Von Schacky, C., P. Angerer, W. Kothny, K. Theisen, and H. Mudra. "The effect of dietary omega-3 fatty acids on coronary atherosclerosis: a randomized, double-blind placebo-controlled trial." Ann Intern Med 130:554-562 (1999).

Weiner, B. H., I. S. Ockene, P. H. Levine, H. F. Cuenoud, M. Fisher, B. F. Johnson, A. S. Daoud, J. Jarmolych, D. Hosmer, and M. H. Johnson. "Inhibition of atherosclerosis by cod-liver oil in a hyperlipidemic swine model." N Engl J Med 315:841-846 (1986).

Westphal, S. A., M. C. Gannon, and F. Q. Nutrall. "Metabolic response to glucose ingested with various amounts of protein." Am J Clin Nutr 62:267-272 (1990).

Wierzbicki, A. S., R. Poston, and A. Ferro. "The lipid and non-lipid effects of statins." Pharmacol and Therapeutics 99:95-112 (2003).

Willams, P. T. and R. M. Krauss. "Low-fat diets, lipoprotein subclasses, and heart disease risk." Am J Clin Nutr 70:949-950 (1999).

Yarnell, J. W. G., P. M. Sweetnam, V. Marks, and J. D. Teale. "Insulin in ischaemic heart disease: are associations explained by triglyceride concentrations? The Caerphilly prospective study." Br Heart J 171:293-296 (1994).

Young, B., M. Gleeson, and A. W. Cripps. "C-reactive protein: a critical review." Pathology 23:118-124 (1991).

Yudkin, J. S., M. Kumari, S. E. Humphries, and V. Mohamed-Ali. "Inflammation, obesity, stress and coronary heart disease: is interleukin-6 the link?" Atherosclerosis 148:209-214 (2000).

Zaman, A. G., G. Helft, S. G. Worthley, and J. J. Badimon. "The role of plaque rupture and thrombosis in coronary artery disease." Artheosclerosis (Ireland) 149:251-266 (2000).

Zavroni, I., L. Bonini, M. Fantuzzi, E. Dall'Aglio, M. Passeri, and G. M. Reaven. "Hyperinsulinemia, obesity, and syndrome X." J Intern Med 235:51-56 (1994).

Zavaroni, I., E. Bonora, M. Pagliara, E. Dall'Aglio, L. Luchetti, G. Buonnanno, P. A. Bonati, M.

Bergonzani, L. Gnudi, M. Passeri, and G. Reaven. "Risk factors for coronary artery disease in healthy persons with hyperinsulinemia and normal glucose tolerance." N Engl J Med 320:702-706 (1989).

Zhou, Y. R., G. Csako, J. T. Grayston, S. P. Wang, Z. X. Yu, M. Shou, M. Leon, and S. E. Epstein. "Lack of association of restenosis following coronary angioplasty with elevated C-reactive protein levels or seropositivity to Chlamydia pneumoniae." Am J Cardiol 84:595-598 (1999).

Zwaka, T. P., V. Hombach, and Torzewski. "C-reactive protein-mediated low density lipoprotein uptake by macrophage: implications for atherosclerosis." Circulation 103:2094-2099 (2000).

Chapter 16. Cancer and Silent Inflammation

Ablin, R. J. and M. W. Shaw. "Prostaglandin modulation of prostate tumor growth and metastases." Anticancer Res 6:327-388 (1986).

Akre, K., A. M Ekstrom, L. B. Signorello, L. E. Hansson, and O. Nyren. "Aspirin and risk for gastric cancer." Br J Cancer 84:965-968 (2001).

Aktas, H. and J. A. Halperin. "Translational regulation of gene expression by omega-3 fatty acids." J Nutr 134:2487S-2491S (2004).

Aronson, W. J., J. A. Glaspy, S. T. Reddy, D. Reese, D. Heber, and D. Bagga. "Modulation of omega-3/omega-6 polyunsaturated ratios with dietary fish oils in men with prostate cancer." Urology 58:283-288 (2001).

Attiga, F. A., P. M. Fernandez, A. T. Weeraratna, M. J. Manyak, and S. R. Patierno. "Inhibitors of prostaglandin synthesis inhiit human prostate tumor cell invasiveness and reduce the release of matrix metalloproteinases." Cancer Res 60:4629-4637 (2000).

Augustin, L. S. A., L. Dal Maso, C. La Vecchia, M. Papinel, E. Negri, S. Vaccarella, C. W. C. Kendal, D. J. A. Jenkins, and S. Francechi. "Dietary glycemic index and glycemic load, and breast cancer risk." Ann Ocol 12:1533-1538 (2001).

Augustsson, K., D. S. Michaud, E. B. Rimm, M. F. Leitzmann, M. J. Stampfer, W. C. Willett, and E. Giovannucci. "A prospective study of intake of fish and marine fatty acids and prostate cancer." Cancer Epidemiology, Biomarkers and Prevention 12:64-67 (2003).

Bagga, D., S. Capone, H. J. Wang, D. Heber, M. Lill, L. Chap, and J. A. Glaspy. "Dietary modulation of omega-3/omega-6 polyunsaturated fatty acid ratios in patients with breast cancer." J Natl Cancer Inst 6:1123-1131 (1997).

Barber, M. D. "Cancer cachexia and its treatment with fish oil enriched nutritional supplementation." Nutrition 217:751-755 (2001).

Barber, M. D. and K. C. H. Fearon. "Tolerance and incorporation of a high-dose eicosapentaenoic acid diester emulsion by patients with pancreatic cancer cachexia." Lipids 36:347-351 (2001).

Barber, M. D., J. A. Ross, and K. C. H. Fearon. "Changes in nutritional, functional, and inflammatory markers in advanced pancreatic cancer." Nutr Cancer 35:106-110 (1999).

Baron, J. A., and R. S. Sandler. "Nonsteroidal anti-inflammatory drugs and cancer prevention." Ann Rev Med 51:511-523 (2000).

Baronzio, G. F, F. Galante, A. Gramaglia, A. Barlocco, S. de Grandi, and I. Freitas. "Tumor microcirculation and its significance in therapy: possible role of omega-3 fatty acids as rheological modifiers." Med Hypotheses 50:175-182 (1998).

Bartsch, H., J. Nair, and R. W. Owen. "Dietary polyunsaturated fatty acids and cancer of the breast and colorectum: emerging evidence for their role as risk modifiers." Carcinogenesis 20:2209-2218 (1999).

Bougnoux, P. "n-3 polyunsaturated fatty acids and cancer." Curr Opin Clin Nutr Metab Care 2:121-126. (1999).

Bougnoux, P., E. Germain, V. Chajes, B. Hubert, C. Lhuillery, O. Le Floch, G. Body, and G. Calais. "Cytotoxic drugs efficacy correlates with adipose tissue docosahexaenoic acid level in locally advanced breast carcinoma." Br J Cancer 79:1765-1769 (1999).

Bruce, W. R., Wolever T. M. S, and A. Giacca. "Mechanisma linking diet and colorectal cancer: the possible role of insulin resistance." Nutr Cancer 37: 19-26 (2000).

Bruning, P. F., J. M. G. Bonfrer, AP. A. H. van Noodr, A. A. M. Hart, M. de Jong-Bakker, and W. J. Nooijen. "Insulin resistance and breast cancer." Int J Cancer 52:511-516 (1992).

Burns, C. P., S. Halabi, G. H. Clamon, V. Hars, B. A. Wagner, R. J. Hohl, E. Lester, J. J. Kirshner, V. Vinciguerra, and E. Paskett. "Phase I clinical study of fish oil fatty acid capsules for patients with cancer cachexia: cancer and leukemia group B study 9473." Clin Cancer Res 5:3942-3947 (1999).

Cannizzo Jr., F. and S. A. Broitman. "Postpromotional effects of dietary marine or safflower oils on large bowel or pulmonary implants of CT-26 in mice." Cancer Res 49:4289-4294 (1989).

Capuron, L., A. Ravaud, and R. Dantzer. "Early depressive symptoms in cancer patients receiving interleukin 2 and/or interferon alfa-2b therapy." J Clin Oncol 18:2143-2151 (2000).

Chapkin, R. S., N. E. Hubbard, D. K. Buckman, and K. L. Erickson. "Linoleic acid metabolism in metasttic and nonmetastatic murine mammary tumor cells." Cancer Res 49:4724-4728 (1989).

Chatenoud, L., C. La Vecchia, S. Franceschi, A. Tavani, D. R. Jacobs, M. T. Parpinel, M. Sosler, and E. Negri. "Refined-cereal intake and risk of selected cancers in Italy." Am J Clin Nutr 70:1107-1110 (1999).

Chen, Y. Q., Z. M. Duniec, B. Liu, W. Hagmann, X. Gao, K. Shimoji, L. J. Marnett, C. R. Johnson, and K. V. Honn. "Endogenous 12(S)-HETE production by tumor cells and its role in metastasis." Cancer Res 15:1574-1579 (1994).

Cho, E., D. Spiegelman, D. J. Hunter, W. Y. Chen, G. A. Colditz, and W. C. Willett. "Premenopausal dietary carbohydrate, glycemic index, and glycemic load, and fiber in relation to risk of breast cancer." Cancer Epidemiology, Biomarkers and Prevention 12:1153-1158 (2003).

Claria, J., M. H. Lee, and C. N. Serhan. "Aspirin-triggered lipoxins are generated by human lung adrenocrcinoma cell (A549)-neutrophil interactions and are potent inhibitors of cell proliferation." Mol Med 2:583-596 (1996).

Colas, S., L. Paon, F. Denis, M. Prat, P. Louisot, C. Hoinard, O. Le Floch, G. Ogilive, and P. Bougnoux. "Enhanced radiosensitivity of rat autochthonous mammary tumors by dietary docosahexaenoic acid." Int J Cancer 109:449-454 (2004).

Connolly, J. M., X. H. Liu, and D. P. Rose. "Dietary linoleic acid-stimulated human breast cancer cell growth and metastasis in nude mice and their suppression by indomethacin, a cyclooxygenase inhibitor." Nutr Cancer 25:231-240 (1996).

Copeland, G. P., S. J. Leinster, J. C. Davis, and L. J. Hipkin. "Insulin resistance in patients with colorectal cancer." Br J Surg 74:1031-1036 (1987).

Damtew, B. and P. J. Spagnuolo. "Tumor cell-endothelial cell interactions: evidence for roles for lipoxygenase products of arachidonic acid in metastasis." Prostaglandins Leukot Essent Fatty Acids 56:295-300 (1997).

DeLongeril, M., P. Salen, J. L. Martin, I. Monjaud, P. Boucher, and N. Mamelle. "Mediterranean dietary pattern in a randomized trial: prolonged survival and possible reduced rated of cancer." Arch Intern Med 158:1181-1188 (1998).

Dewailly, E., G. Mulvad, H. S. Pedersen, J. C. Hansen, N. Behrendt, and J. P. H. Hansen. "Inuit are protected against prostate cancer." Cancer Epidemiology, Biomarkers and Prevention 12:926-927 (2001).

DuBois, R. N. F. M. Giardiello, and W. E. Smalley. "Nonsteroidal anti-inflammatory drugs, eicosanoids, and colorectal cancer prevention." Gastroenterol Clin North Am 25:773-791 (1996).

Dunlop, R. J. and C. W. Campbell. "Cytokines and cancer." J Pain Symptom Manage 20:214-232 (2000).

Folsom, A. R., Z. Demissi, and L. Harnack. "Glycemic index, glycemic load, and incidence of endometrial cancer." Nutr Cancer 46:119-124 (2003).

Form, D. M. and Auerbach. "PGE2 and angiogenesis." Exp Biol Med 172:214-218 (1983).

Ellis, L. M., E. N. Copeland, K. I. Bland, and H. S. Sitren. "Inhibition of tumor growth and metastasis by chronic intravenous infusion of prostaglandin E1." Ann Surg 212:45-50 (1990).

Fernandez, E., L. Chatenoud, C. La Vecchia, E. Negri, and S. Franceschi. "Fish consumption and cancer risk." Am J Clin Nutr 70:85-90 (1999).

Franceschi, S., L. Dal Maso, L. Augustin, E. Negri, M. Parpinci, P. Boyle, D. J. Jenkins, and C. La Vecchia. "Dietary glycemic load and colorectal cancer risk." Ann Oncol 12:173-178 (2001).

Franceschi, S., A. Favero, A. Decari, E. Negri, C. La Vecchia, M. Ferraroni, A. Russo, S. Salvini, D. Amadori, and E. Conti. "Intake of marronutrients and the risk of breast cancer." Lancet 347:1351-1356 (1996).

Franceschi, S., A. Favero, M. Parpinel, A. Giacosa, and C. La Vecchia. "Italian study of colorectal cancer with emphasis on influence of cereals." Eur J Cancer Prev 7:S19-S223 (1998).

Franceschi, S., C. La Vecchia, A. Russo, A. Favero, E. Negri, E. Conti, M. Montella, R. Filiberti, D. Amadori, and A. Decarli. "Macronutrient intake and risk of colorectal cancer in Italy." Int J Cancer 76:321-324 (1998).

Fulton, A. M. "The role of eicosanoids in tumor metastasis." Prostaglandins Leukot

Essent Fatty Acids 34:229-237 (1988).

Gago-Dominguez, M., J. E. Castelao, C-L. Sun, D. van den Berg, W-P. Koh, H-P. Lee, and M. C. Yu. "Marine n-3 fatty acid intake, glutathione S-transferease polymorphisms and breast cancer risk in postmenopausal Chinese women in Singapore." Carcinogenesis 25:978-982 (2004).

Gao, X., W. Hagmann, A. Zacharek, N. Wu, M. Lee, A. T. Porter, and ZK. V. Honn. "Eicosanoids, cancer metastasis, and gene regulation: an overview." Adv Exp Med Biol 400A:545-55 (1997).

Garcia-Rodriguez, L. A., and C. Huerta-Alvarez. "Reduced risk of colorectal cancer among long-term users of aspirin and nonaspirin nonsterodial anti-inflammatory drugs." Epidemiology 12:88-93 (2001).

Germain, E., V. Chajes, S. Cognault, C. Lhuillery, and P. Bougnoux. "Enhancement of doxorubicin cytotoxicity by polyunsaturated fatty acids in the human breast tumor cell line MDA-MB-231: relationship to lipid peroxidation." Int J Cancer 75:578-583 (1998).

Germain, E., F. Lavandier, V. Chajes, V. Schubnel, P. Bonnet, C. Lhuillery, and P. Bougnoux. "Dietary n-3 polyunsatureated fatty acids and oxidants increase rat mammary tumor sensitivity to epirubicin without change in cardiac toxicity." Lipids 34:S203 (1999).

Ghost, J. and C. E. Myers. "Archidonic acid stimulates prostate cancer cell growth: critical role of 5-lipooxygenase." Biochem Biophys Res Commun 235:418-423 (1997).

Ghost, J. and C. E. Myers. "Archidonic acid metabolism and cancer of the prostate." Nutrition 14:48-57 (1998).

Giardiello, F. M., G. J. Offerhaus, and R. N. Dubois. "The role of nonsteroidal anti-inflammatory drugs in colorectal cnacer prevention." Eur J Cancer 31A:1071-1076 (1995).

Giovannucci, E. "Insulin and colon cancer." Cancer Causes and Control 6:164-179 (1995).

Gogos, C. A., P. Ginopoulos, B. Salsa, E. Apostolidou, N. C. Zoumbos, and F. Kalfarentzos. "Dietary omega-3 polyunsaturated fatty acids plus vitamin E restore immunodeficiency and prolong survival for severely ill patients with generalized malignancy: a randomized control trial." Cancer 1998 82:395-402 (1998).

Hansen-Petrik, M. B., M. F. McEntee, C-H, Chiu, and J. Whelan. "Antagonism of arachidonic acid is linked to the antitumorigenic effect of dietary eicosapentaenoic acid in APC mice." J Nutr 130:1153-1158 (2000).

Hardman, W. E., C. P. Avula, G. Fernandes, and I. L. Cameron. "Three percent dietary fish oil concentrate increased efficacy of doxorubicin against mda-mb 231 breast cancer xenografts." Clin Cancer Res 7:2041-2049 (2001).

Hardman, W. E., M. P. Moyer, and I. L. Cameron. "Dietary fish oil sensitizes A549 lung xenografts to doxorubicin chemotherapy." Cancer Lett 151:145-151 (2000).

Honn, K. V., D. G. Tang, X. Gao, I. A. Butovich, B. Liu, J. Timar, and W. Hagmann. "12-lipoxygenases and 12(S)-HETE: role in cancer metastasis." Cancer Metastasis Rev 13:365-396 (1994).

Honn, K. V., D. G. Tang, I. M. Grossi, C. Renaud, Z. M. Duniec, C. R. Johnson, and C. A. Diglio.

"Enhanced endothelial cell retraction mediated by 12(S)-HETE: a proposed mechanism for the role of platelets in tumor cell metastasis." Exp Cell Res 210:1-9 (1994).

Huang, Y. C., J. M. Jessup, and G. L. Blackburn. "N-3 fatty acids decrease colonic epithelial cell proliferation in high-risk bowel mucosa." Lipids 31:S313-S316 (1996).

Hubbar, N. E., D. Lim, and K. L. Erickson. "Alternation of murine mammary tumorigenesis by dietary enrichment with n-3 fatty acids in fish oil." Cancer Lett 124:1-7 (1998).

Hussey, H. J., and M. H. Tidale. "Inhibition of tumour growth by lipoxygenase inhibitors." Br J Cancer 74:683-687 (1996).

Hwang, D., D. Scollard, J. Byrne, and E. Levine. "Expression of cyclooxygenase-1 and cyclooxygenase-2 in human breast cancer." J Natl Cancer Res 90:455-460 (1998).

Iniquez, M. A., A. Rodriguez, O. V. Volpert, M. Fresno, and J. M. Redondo. "Cyclooxygenase-2: a therapeutic target in angiogenesis." Trends in Mol Med 9:73-78 (2003).

Jiag, W. G., R. P. Bryce, and D. F. Horrobin. "Essential fatty acids: molecular and cellular basis of their anti-cancer action and clinical implications." Crit Rev Oncol Hematol 27:179-209 (1998).

Kaizer, L., N. F. Boyd, V. Kriukov, and D. Trichler. "Fish consumption and breast cancer risk." Nutr Cancer 12:61-68 (1989).

Karmali, R. "N-3 fatty acids: biochemical actions in cancer." J Nutr Sci Vitaminol

(Tokyo) Spec No:148-152 (1992).

Karmali, R. A. "Eicosanoids and cancer." Prog Clin Biol Res 222:687-697 (1986).

Karmali, R. A. "Historical perspective and potential use of n-3 fatty acids in therapy of cancer cachexia." Nutrition 12:S2-S4 (1996).

Karmali, R. A. "N-3 fatty acids and cancer." J Intern Med 225:197-200 (1989).

Kinoshita, K., M. Noguchi, M. Earashi, M. Tanaka, and T. Sasaki. "Inhibitory effects of purified eicosapentaenoic acid and docosahexaenoic acid on growth and metastasis of murine transplantable mammary tumor." In Vivo 8:371-374 (1994).

Kopp, E. and S. Ghosh. "Inhibition of NF-kappa B by sodium salicylate and aspirin." Science 265:956-959 (1994).

Kort, W. J., I. M. Weijma, A. M. Bijma, W. P. van Schalkwijk, A. J. Vergroesen, and D. L. West-bro다. "Omega-3 fatty acids inhibiting the growth of a transplantable rat mammary adenocarcinoma." J Natl Cancer Inst 79:593-599 (1987).

Lane, J., R. E. Mansel, and W. G. Jiang. "Expression of human delta 6-desaturase is associated with aggressiveness of human breast cancer." Int J Mol Med 12:253-257 (2003).

Levi, F., C. Pasche, R. Lucchini, L. Chatenoud, D. R. Jacobs, and C. La Vecchia. "Refined and whole grain cereals and the risk of oral, esophageal and laryngeal cancer." Eur J Clin Nutr 54:487-489 (2000).

Liu, B., R. J. Maher, Y. A. Hannum, A. T. Porter, and K. V. Honn. "12-HETE enhancement of prostate tumor cell invasion: selective role of PKC alpha." J Natl Cancer Inst 86:1145-1151 (1994).

Lloyd, F. P., V. Slivova, T. Valaachovicova, and D. Sliva. "Aspirin inhibits highly invasive prostate cancer cells." Int J Oncol 23:1277-1283 (2003).

Lundholm, K., G. Holm, and T. Schersten. "Insulin resistance in patients with cancer." Cancer Res 38:4665-4670 (1978).

Marcus, A. J. "Aspirin as prophylaxis against colorectal cancer." N Engl J Med 333:656-658 (1995).

Marks, F., K. Muller-Decker, and A. Furstenberger. "A casual relationship between unscheduled eicosanoid signaling and tumor development: cancer chemoprevention by inhibitors of archidonic acid metabolism." Toxicology 153:11-26 (2000).

McCarty, M. F. "Fish oil may impede tumour angiogenesis and invasiveness by downregulating protein kinase C and modulating eicosanoid production." Med Hypotheses 46:107-115 (1996).

McKeown-Eyssen, G. "Epidemiology of colorectal cancer revisted: are serum triglycerides and/or plasma glucose associated with risk?" Cancer Epidemiol Biomarkers and Prev 3:687-695 (1994).

Michaud, D. S., S. Liu, E. Giovannucci, W. C. Willett, G. A. Colditz, and C. S. Fuchs. "Dietary sugar, glycemic load, and pancreatic cancer risk in a prospective study." J Nat Cancer Inst 94:1293-1300 (2002).

Moysich, K. B., C. Mettlin, M. S. Piver, N. Natarajan, R. J. Menezes, and H. Swede. "Regular use of analgesic drugs and ovarian cancer risk." Cancer Epidemiol Biomarkers Prev 10:903-906 (2001).

Mukutmoni-Norris, M., N. E. Hubbard, and K. L. Erickson. "Modulation of murine mammary tumor vasculature by dietary n-3 fatty acids in fish oil." Cancer Lett 150:101-109 (2000).

Narisawa, T., H. Kusaka, Y. Yamazaki, M. Takahashi, H. Koyama, K. Koyama, Y. Fukaura, and A. Wakizaka. "Relationship between blood plasma prostaglandin E2 and liver and lung metastases in colorectal cancer." Dis Colon Rectum 33:840-845 (1990).

Natarajan, R. and J. Nadler. "Role of lipoxygenases in breast cancer." Front Biosci 3:E81-88. (1998).

Nie, D., G. G. Hillman, T. Geddes, K. Tang, C. Peirson, D. J. Grignon, and K. V. Honn. "Platelet-type 12-lipoxygenase in a human prostate carcinoma stimulates angiogenesis and tumor growth." Cancer Res 58:4047-4051 (1998).

Nie, D., J. Nemeth, Y. Qiao, A. Zacharek, L. Li, K. Hanna, K. Tang, G. G. Hillman, M. L. Cher, D. J. Grignon, and K. V. Honn. "Increased metastatic potential in human prostate carcinoma cells by overexpression of arachidonate 12-lipoxygenase." Clin Exp Metastasis 20:657-663 (2003).

Nie, D., K. Tang, K. Szekeres, M. Trikha, and K. V. Honn. "The role of eicosanoids in tumor growth and metastasis." Ernst Schering Res Found Workshop 31:201-217 (2000).

Nie, D., K. Tang, K. Szekeres, L. Li, and K. V. Honn. "Eicosanoid regulation of angiogenesis: role of endothelial arachidonate 12-lipoxygenase." Ann N Y Acad Sci 905:165-176 (2000).

Noguchi, Y., T. Yoskikawa, D. Marat, C. Doi, T. Makin, K. Fukuzawa, A. Tsuburaya, S. Staoh, T. Ito, and S. Mitsuse. "Insulin resistance in cancer patients is associated with enhanced tumor necrosis factor expression in skeletal muscle." Biochem Biophys Res Commun 253:887-892 (1998).

Norrish, A. E., C. M. Skeaff, G. L. Arribas, S. J. Sharpe, and R. T. Jackson. "Prostate cancer risk and consumption of fish oils: a dietary biomarker-based case-control study." Br J Cancer 81:1238-1242 (1999).

Ogilvie, G. K., M. J. Fettman, C. H. Mallinckrodt, J. A. Walton, R. A. Hansen, D. J. Davenport, K. L. Gross, K. L. Richardson, Q. Rogers, and M. S. Hand. "Effect of fish oil, arginine, and doxorubicin chemotherapy on remission and survival time for dogs with lymphoma: a double-blind, randomized placebo-controlled study." Cancer 88:1916-1928 (2000).

Okuno, K., H. Jinnai, Y. S. Lee, K. Nakamura, T. Hirohata, H. Shigeoka, and M. Yasutomi. "A high level of prostaglandin E2 (PGE2) in the portal vein suppresses liver-associated immunity and promotes liver metastases." Surg Today 25:954-958 (1995).

Pham, H., T. Banerjee, G. M. Nalbandian, and V. A. Ziboh. "Acitivation of peroxisome proliferators-activated receptor gamma by 15S-hydroxyeicosatrienoic acid parallels growth suppression of androgen-dependent prostatic adenocarcinoma cells." Cancer Lett 17-23 (2003).

Pratt, V. C., S. Watanable, E. Bruera, J. Mackey, M. R. Clandinin, V. E. Baracos, and C. J. Field. "Plasma and neutrophil fatty acid composition in advanced cancer patients and response to fish oil supplementation." Br J Cancer 87:1370-1378 (2002).

Prescott, S. M. and F. A. Fitzpatrick. "Cyclooxygenase-2 and carcinogenesis." Biochim Biophys Acta 1470:M69-M78 (2000).

Radisky, D., C. Hagois, and M. J. Bissell. "Tumors are unique organs defined by abnormal signaling and context." Cancer Biol 11:87-95 (2001).

Reich, R. and G. R. Martin. "Identification of arachidonic acid pathways required for the invasive and metastatic activity of malignant tumor cells." Prostaglandins 51:1-17 (1996).

Rigas, B., I. S. Goldman, and L. Levine. "Altered eicosanoid levels in human colon cancer." J Lab Clin Med 122:518-523 (1993).

Rioux, N. and Castonguay. "Inhibitors of lipoxygenase: a new class of cancer chemopreventative inhibitors." Carcinogenesis 19:1393-1400 (1998).

Rohdeburg, G. L., A. Bernhard, and O. Krehniel. "Sugar tolerance in cancer." JAMA 72:1528 (1919).

Rolland, P. H., M. Martin, and M. Toga. "Prostaglandin in human breast cancer: evidence suggesting the elevated prostaglandin production is a marker of high metastatic potential." J Nat Cancer Inst 64:1061-1070 (1980).

Rose, D. P. and J. M. Connolly. "Antiangiogenicity of docosahexaenoic acid and its role in the suppression of breast cancer cell growth in nude mice." Int J Oncol 15:1011-1015 (1999).

Rose, D. P. and J. M. Connelly. "Omega-3 fatty acids as cancer chemopreventive agents." Pharmacol Ther 83:217-244 (1999).

Rose, D. P. and J. M. Connolly. "Regulation of tumor angiogenesis by dietary fatty acids and eicosanoids." Nutr Cancer 37:119-127 (2000).

Rudra, P. K. and H. E. Krokan. "Cell-specific enhancement of doxorubicin toxicity in human tumour cells by docosahexaenoic acid." Anticancer Res 21(1A):29-38 (2001).

Sauer, L. A., R. T. Dauchy, and D. E. Blask. "Mechanism for the antitumor and anticachectic effects of n-3 fatty acids." Cancer Res 60:5289-5295 (2000).

Sawaoka, H., S. Tsuji, M. Tsuji, E. S. Gunawan, Y. Sasaki, S. Kawano, and M. Hori. "Cyclooxygenase inhibitors suppress angiogenesis and reduce tumor growth in vivo." Lab Invest 79:1469-1477 (1999).

Schirner, M., R. B. Lichtner, and M. R. Schneider. "The stable prostacyclin analogue Cicaprost inhibits metastasis to lungs and lymph nodes in the 13762NF MTLn3 rat mammary carcinoma." Clin Exp Metastasis 12:24-30 (1994).

Schoen, R. E., C. M. Tengen, L. H. Kuller, G. I., Bruke, M. Cushman, R. P. Tracy, A. Dops, and P. J. Savage. "Increased blood glucose and insulin, body size, and incidence of colorectal cancet." J Natl Cancer Inst 91:1147-1154 (1999).

Sears, B. The Zone. New York: ReganBooks, 1995.

Sears, B. The Anti-Aging Zone. New York: ReganBooks, 1999.

Sears, B. The Omega Rx Zone. New York: ReganBooks, 2002.

Sheehan, K. M., K. Sherhan, D. P. O'Donoghue, F. MacSweeney R. M. Conroy, D. J. Fitzgerald, and F. E. Murray. "The relationship between cyclooxygenase-2 expression and colorectal cancer." JAMA 282:1254-1257 (1999).

Shiff, S. J. and B. Rigas. "Aspirin for cancer." Nature Medicine 5:1348-1349 (1999).

Singh, J., R. Hamid, and B. S. Reddy. "Dietary fat and colon cancer: modulation of cyclooxygenase-2 by types and amount of dietary fat during the post-initiating stage of colon carcinogenesis." Cancer Res 57:3465-3470 (1997).

Steele, V. E., C. A. Holmes, E. T. Hawk, L. Kipelovich, R. A. Lubet, J. A. Crowell, C. C. Sigman, and g. J. keloff. "Lipoxygenase inhibitors as potential cancer chemopreventives." Cancer Epidemiol Biomarkers Prevent 8:467-483 (1999).

Stoll, B. A. "Essential fatty acids, insulin resistance, and breast cancer risk." Nutrition and Cancer 31:72-77 (1998).

Stoll, B. A. "Western nutrition and the insulin resistance syndrome: a link to breast cancer." Eur J Clin Nutr 53:83-87 (1999).

Takahata, K., M. Tada, K. Yazawa, and T. Tamaki. "Protection from chemotherapy-induced alopecia by docosahexaenoic acid." Lipids 34:S105 (1999).

Taketo, M. M. "Cyclooxygenase-2 inhibitors in rumorigenesis (Part II)." J Natl Cancer Inst 90:1609-1620 (1998).

Tang, D. G., C. Renaud, S. Stojakovic, C. A. Diglio, A. Porter, and K. V. Honn. "12-HETE is a mitogenic factor for microvascular endothelial cells: its potential role in angiogenesis." Biochem Biophys Res Comm 211:462-468 (1995).

Tang, K., and K. V. Honn. "12(S)-HETE in cancer metastasis." Adv Exp Med Biol 447:181-191 (1999).

Terry, P., P. Lichtenstein, M. Feychting, A. Ahlbom, and A. Wolk. "Fatty fish consumption and risk of prostate cancer." Lancet 357:1764-1766 (2001).

Thun, M. J. "NSAID use and decreased risk of gastrointestinal cancers." Gastroenterol Clin North Am 25:333-348 (1996).

Tran, T. T., A. Medline, and W. R. Bruce. "Insulin promotion of colon tumors in rats." Cancer Epidemiol Biomarkers Prev 5:1013-1015 (1996).

Tsujii, M., S. Kawano, and R. N. Dubois. "Byclooxygenase-2 expression in human colon cancer cells increases metastatic potential." Proc Natl Acad Sci USA 94:3336-3340 (1997).

Uefuji, K., T. Ichikura, and H. Mochizuki. "Cyclooxygenase-2 expression is related to prostaglandin biosynthesis and angiogenesis in human gastric cancer." Clin Cancer Res 6:135-138 (2000).

Vergote, I. B., P. A. van Dam, G. M. Laekeman, G. H. Keersmaechers, F. L. Uyttenbroeck, and A. G. Herman. "Prostacyclin/thromboxane ratio in human breast cancer." Tumour Biol 12:261-266 (1991).

Welch, H. G., L. —. Schwartz, and S. Woloshin. "Are increasing 5-year survival rates evidence of success against cancer?" JAMA 283:2975-2978 (2000).

Wen, B., E. Deutsch, P. Opolon, A. Auperin, V. Frascogna, E. Connault, and J. Bourhis. "n-3 polyunsaturated fatty acids decrease mucosal/epidermal reactions and enhance antitumour effect of ionizing radiation with inhibition of tumour angiogenesis." Br J Cancer 89:1102-1107 (2003).

Wigmore, S. J., M. D. Barber, J. A. Ross, M. J. Tisdale, and K. C. Fearon. "Effect of oral eicosapentaenoic acid on weight loss in patients with pancreatic cancer." Nutr Cancer 36:177-814 (2000).

Willams, C. S., M. D. Barber, J. A. Ross, M. J. Tisdale, and K. C. Featron. "Effect of oral eicosapentaenoic acid on weight loss in patients with pancreatic cancer." Nutr Cancer 36:177-814 (2000).

Willams, C. S., M. Mann, and R. N. Dubois. "The role of cyclooxygenases in inflammation, cancer, and development." Oncogene 18:7980-7916 (1999).

Yam, A. "Insulin-cancer relationships. Possible dietary implications." Med Hypotheses 38:111-117 (1992).

Yam, D., A. Peled, and M. Shinitzky. "Suppression of tumor growth and metastasis by dietary fish oil combined with vitamins E and C and cisplatin." Cancer Chemother Pharmacol 47:34-40 (2001).

Yokoyama, I., S. Hayashi, T. Kobayashi, M. Negita, M. Yasutomi, K. Uchida, and H. Takagi. "Prevention of experimental hepatic metastasis with thromboxane synthase inhibitor." Res Exp Med (Berl) 195:209-215 (1995).

Yoshikawa, T., Y. Noguchi, C. Doi, T. Makino, and K. Noruma. "Insulin resistance in patients with cancer: relationships with tumor site, tumor stage, body-weight loss, acute-phase response, and energy expenditure." Nutrition 17:590-593 (2001).

Chapter 17. Brain Drain Due to Silent Inflammation

Adams, P., S. Lawson, A. Sanigorski, and A. J. Sinclair. "Arachidonic acid to eicosapentaenoic acid ratio in blood correlates positively with clinical symptoms of depression." Lipids 31:S157-S161 (1996).

Ahmann, P. A., s. J. Waltonen, K. A. Olson, F. W. Theye, A. J. van Erem, and R. J. Leplant. "Placebo-controlled evaluation of Ritalin side effects." Prediatrics 91:1101-1106 (1993).

Aisen, P. S. "Anti-inflammatory therapy for Alzheimer's disease: implication of the prednisone trial." Acta Neurol Scand 176:85-89 (2000).

Akiyama, H., T. Arai, H. kondo, E. Tanno, C. Haga, and K. Ikeda. "Cell mediators of inflammation in the Alzheimer disease brain." Alzheimer Diseae and Associated Disorders 14:S47-S53 (2000).

Amen, D. G. Change Your Brain, Change Your life. New York: Random House, 1998.

Amen, D. G. Healing ADD. New York: G. P. Puttnam, 2001.

Bell, J. G., E. E. MacKinlay, J. R. Dick, D. J. MacDonald, R. M. Boyle, and A. C. Glen. "Essential fatty acids and phospholipase A(2) in autistic spectrum disorders." Prostaglandins Leukot Essent Fatty Acids 71:201-204 (2004).

Burdge, G. C., S. M. Wright, J. O. Warner, and A. D. Postle. "Fetal brain and liver phosphor lipids fatty acid composition in a guinea pig model of fetal alcohol syndrome: effect of maternal supplementation with tuna oil." J Nutr Biochem 8:438-444 (1997).

Burgress, J. R., L. Stevens, and L. Peck. "Long-chain polyunsatureated fatty acids in children with attention-deficit hyperactivity disorder." Am J Clin Nutr 71:327S-330S (2000).

Bush, G., J. A. Frazier, S. L. Rauch, L. J. Seidman, P. J. Whalen, M. A. Jenike, B. R. Rosen, and J. Biederman. "Anterior cingulated cortex dysfuction in attention deficit/hyperactivity disorder revealed by fMRI and the counting stroop." Biol Psychiatry 45:1542-1552 (1999).

Calon, F., G. P. Lim, F. Yang, T. Morihara, B. Teter, O. Ubeda, P. Rostaing, A. Triller, N. Salem, K. H. Ashe, S. A. Frutschy, and G. M. Cole. "Docosahexaenoic acid protects for dendritic pathology in a Alzheimer's disease mouse model." Neuron 43:633-645 (2004).

Carrie, I., M. Clement, D. De Javel, H. Frances, and J. M. Bourre. "Learning deficits in the first generation OF1 mice deficient in (n-3) polyunsaturated fatty acids do not result from visual alteration." Neurosci Lett 266:69-72 (1999).

Connor, W. E., M. Neuringer, and S. Reisbick. "Essential fatty acids: importance of n-3 fatty acids in the retina and brain." Nutr Rev 50:21-29 (1992).

Conquer, J. A., M. C. Tierney, J. Zecevic, W. J. Bettger, and R. H. Fisher. "Fatty acid analysis of blood plasma of patients with Alzheimer's disease, other types of dementia, and cognitive implirment." Lipids 35:1305-1312 (2000).

Cooper, N. R., R. N. Kalaria, P. L. McGeer, and J. Rogers. "Key issues in Alzheimer's disease inflammation." Neurobiology Aging 21:451-453 (2000).

Delion, s., S. Chalon, D. Guilloteau, J. C. Besnard, and G. Durand. "Alpha-linolenic acid deficiency alters age-related changes of dopaminergic and serotoninergic neurotransmitters in the rat frontal cortex." J Neurochem 66:1582-1591 (1996).

Delion, S., s. Chalon, J. Herault, D. guilloteau, J. C. Besnard, and g. Durand. "Chronic dietary alpha-linolenic acid deficiency alters dopaminergic and serontoninergic neurotransmitters in rats." J Nutr 124:2466-2476 (1994).

Ensel, M., H. Milon, and A. Malnoe. "Effect of low intake of n-3 fatty acids during development of brain phospholipid, fatty acid composition and exploratory behavior in rats." Lipids 26:203-208 (1991).

Fenton, W. S., J. Hibbeln, and M. Knable. "Essential fatty acids, lipid membrance abnormalities, and the diagnosis and treatment of schizophrenia." Biol Psychiatry 47:8-21 (2000).

Fernstrom, J. D. "Effects of dietary polyunsaturated fatty acids on neuronal function." Lipids 34:161-169 (1999).

Freychet, P. "Insulin receptors and insulin actions in the nervous system." Diabetes Metab Res Rev 16:390-392 (2000).

Gayo, A., L. Mozo, a. suarez, A. Tunon, c. Lahoz, and c. Gutierrez. "Inteferon beta treatment modulates TNF and interferon gamma spontaneous gene expression in MS." Neurology 52:1764-1770 (1999).

Gesch, C. B., S. M. Hammond, S. E. Hampson, A. Eves, and M. J. Crowder. "Influence of supplementary vitamins, minerals and essential fatty acids on the anti-social behavior of young adult prisoners." Br J Psychiatry 181:22-28 (2002).

Glueck, C. J., M. Tieger, R. Kunkel, T. Tracy, J. Speirs, P. Streicher, and E. Illig. "Improvement in symptoms of depression and in an index of life stressors accompany treatment of severe hypertriglyceridemia." Biol Psychiatry 34:240-252 (1993).

Hallahan, B. and M. R. Garland. "Essential fatty acids and their role in the treatment of impulsivity disorders." Prostaglandins Leukot Essent Fatty Acids 71:211-216 (2004).

Hallowell, E. and J. J. Ratey. Driven to Distraction. New York: Touchstone Books, 1995.

Hamazaki, T. and S. Hirayama. "The effect of docosahexaenoic acid-containing food administration on symptoms of attention-deficit/hyperactivity disorder—a placebo control double-blind study." Eur J Clin Nutr 58:838 (2004).

Hamazaki, T., S. Sawazaki, M. Itomura, E. Asoka, Y. Nagao, N. Nishimura, K. Yazawa, T. Kuwamori, and M. Kobayashi. "The effect of docosahexaenoic acid on aggression in young adults." J Clin Invest 97:1129-1134 (1996).

Hamaszki, T., S. Sawazaki, M. Itomura, Y. Nagao, A. Thienprasert, T. Nagasawa, and S Watanabe. "Effect of docosahexaenoic acid on hostility." World Rev Nutr Diet 88:47-52 (2001).

Hibbeln, J. R. "Fish consumption and major depression." Lancet 351:1213 (1998).

Hibbeln, J. R. "Seafood consumption and homicide mortality." World Rev Nutr Diet 88:41-46 (2001).

Hibbeln, J. R. and N. Salem. "Dietary polyunsaturated fatty acids and depression: when cholesterol does not satisfy." Am J Clin Nutr 62:1-9 (1995).

Hirayama, S., T. Hamazaki, and K. Terasawa. "Effect of docosahexaenoic acid containing food administration on symptoms of attention-deficit/hyperactivity disorder—a placebo-controlled double-blind study." Eur J Clin Nutr 58:467-473 (2004).

Hohlfeld, R. and H. Wiendl. "The ups and downs of multiple sclerosis therapeutics." Ann Neurol 49:281-284 (2001).

Holden, R. J., I. S. Pakula, and P. A. Mooney. "The role of brain insulin in the neurophysiology of serious mental disorders: review." Med Hypothesis 52:193-200 (1999).

Hoozemans, J. J. M., A. J. M. Rozemuller, I. Janssen, C. J. A. De Groot, R. Veerhuls, and P. Eikelenboon. "Cyclooxygenase expression in microglia and neurons in Alzheimer's disease and control brain." Acta Neuropathol 101:2-8 (2001).

Hoozemans, J. J. M., R. Veerhuis, I. Janssen, A. J. M. Rozemuler, and P. Eikelenboom. "Interleukin-1 beta induced cyclooxygenase 2 expression and prostaglandin E2 secretion by human neroblastoma cells: implications for Alzheimer's disease." Exp Gerontology 36:559-570 (2001).

Horrobin, D. F. "Essential fatty acids, prostaglandins, and alcoholism: an overview." Alcohol Clin Exp Res 11:2-9 (1987).

Hunot, S., and e. C. Hirsch. "Neuroinflammatory processes in Parkinson's disease." Ann Neurol 53:S49-S60 (2003).

Ikemoto, A., A. Nitta, S. Furukawa, M. Ohishi, A. Nakamure, Y. Fujii, and H. Okuyama. "Dietary n-3 fatty acid deficiency decreases nerve growth factor content in rat hippocampus." Neurosci Lett 285:99-102 (2000).

Kademi, M., E. Wallstrom, M. Andersson, F. Piehl, R. Di Marco, and T. Olsson. "Reduction of both pro- and anti-inflammatory cytokines after 6 months of interferon beta-1a treatment of multiple sclerosis." J Neurochem 103:202-210 (2000).

Kalmijn, s., D. Foley, L. white, C. M. Burchfiel, J. D. Curb, H. Petrovitch, G. W. Ross, R. J. Havlik, and L. J. Launer. "Metabolic cardiovascular syndrome and risk of dementia in Japanese-American elderly men." Arterioscler Thromb Vasc Biol 20:2255-2260 (2000).

Kawas, C. H. and R. Brookmeyer. "Aging and the public health: effects of dementia." N Engl J Med 344:1160-1161 (2001).

Kyle, D. J., E. Schaefer, G. Patton, and A. Beiser. "Low serum docosahexaenoic acid is a significant risk factor for Alzheimer's dementia." Lipids 34:S245 (1999).

Lauritzen, I., N. Blondeau, C. Heurteaux, C. Widmann, G. Romey, and M. Lazdunski. "Polyunsaturated fatty acids are potent neuroprotectors." EMBO J 19:1784-1793 (2000).

Maes, M. "Fatty acid composition in major depression: decreased n-3 fractions in cholesterol esters and increased C20:n6/C20:5n3 ratio in cholesterol ester and phospholipids." J Affect Dis 38:35-46 (1996).

Maes, M., A. Christophe, J. Delanghe, C. Altamura, H. Neels, and H. Y. Meltzer. "Lowered omega-3 polyunsaturated fatty acids in serum phospholipids and cholesteryl esters of depressed patients." Psychiatry Res 85:275-291 (1999).

Manev, H., U. Tolga, K. Sugaya, and T. Qu. "Putative role of neuronal 5-lipoxygenase in an againg brain." FASEB J 14:1464-1469 (2000).

Marcheselli, V. L., S. Hong, W. J. Lukiw, X. H. Tian, K. Gronert, A. Musto, M. Hardy, J. M. Gimenz, N.

Chian, C. N. Serhan, and G. Bazan. "Novel docosanoids inhibit brain ischemia-reperfusion-mediate leukocyte infiltration and pro-inflammatory gene expression." J Biol Chem 278:43807-43817 (2003).

McGeer, P. L., E. G. McGeer, and K. Yasojima. "Alzheimer disease and neuroinflammation." J Neural Transm 59:53-57 (2000).

McGeer, P. L., M. Shulzer, and e. G. McGeer. "Arthritis and anti-inflammatory agents as possible protective factors for Alzheimer's disease: a review of 17 epidemiological studies." Neurology 47:425-432 (1996).

Mills, D. E., K. M. Prkochin, K. A. Harvey, and R. P. Ward. "Dietary fatty acid supplementation alters stress reactivity and performance in man." J Human Hypertension 3:111-116 (1989).

Mischoulon, D. and M. Fava. "Docosahexanoic acid and omega-3 fatty acids in depression." Psychiatr Clin North Am 23:785-794 (20000.

Miyanga, K., K. Yonemura, T. Takagi, R Kifune, Y. Kishi, F. Miyakawa, K. Yazawa, and Y. Shirota. "Clinical effects of DHA in demented patients." J Clin Ther Med 11:881-901 (1995).

Montine, T. J., K. R. Sidell, B. C. Crews, W. R. Markesbery, L. J. Marnett, L. J. Roberts, and J. D. Morrow. "Elevated CSF prostaglandin E2 levels in patients with probable AD." Neurology 53:1495-1498 (1999).

Moriguchi, T., R. S. Greiner, and N. Salem. "Behavioral deficits associated with dietary induction of decreased brain docosahexaenoic acid concentration." J Neurochem 75:2563-2573 (2000).

Morris, M. C., D. A. Evans, J. L. Bienias, C. C. Tangney, D. A. Bennett, R. S. Wilson, N. Aggarwal, and J. Schneider. "Consumption of fish and n-3 fatty acids and risk of incident Alzheimer disease." Arch Neurol 60:940-966 (2003).

Nagatsu, T., M. Mogi, H. Ichinose, and A. Togari. "Cytokines in Parkinson's disease." J Neural Transm 58:143-151 (2000).

Nemets, B., Z. Stahl, and R. H. Belmarker. "Addition of omega-3 fatty acid to maintenance medication treatment for recurrent unipolar depressive disorder." Am J Psychiatry 159:477-479 (2002).

Neuroinflammation Working Group. "Inflammation and Alzheimer's disease." Neurobiology Aging 21:383-421 (2000).

Nightingale, S., E. Woo, A. D. Smith, J. M. French, M. M. Gale, H. M. Sinclair, D. Bates, and D. A. Shaw. "Red blood cell and adipose tissue fatty acids in active and inactive multiple sclerosis patients." Acta Neurol Scand 82:43-50 (1990).

Nordvik, I., K-M. Myhr, H. Nyland, and K. S. Bjerve. "Effect of dietary advice and n-3 supplementation in newly diagnosed MS patients." Acta Neurol Scand 102:143-149 (2000).

Pasinetti, G. M., and P. S. Aisen. "Cyclooxygenase-2 expression is increased in frontal cortex of Alzheimer's disease brain." Neuroscience 87:319-324 (1997).

Pawlosky, R. J. and N. Salem. "Ethanol exposure causes a decrease in docosahexanenoic acid and an increase in docosapentaenoic acid in feline brain and retina." Am J Clin Nutr 61:1284-1289(1995).

Peet, M. "Essential fatty acid deficiency in erythrocyte membranes from chronic schizophrenic patients and clinical effects of dietary supplementation."

Prostaglandins Leukot Essent Fatty Acids 55:71-75 (1996).

Peet, M., J. Brind, C. N. Ramchand, S. Shah, and G. K. Vankar. "Two double-blind placebo-controlled pilot studies of eicosapentaenoic acid in the treatment of schizophrenia." Schizophr Res 49:243-251 (2001).

Pratico, D. and J. Q. Rojanowski. "Inflammatory hypothesis: novel mechanisms of Alzheimer's neurodegradation and new therapeutic targets?" Neurobiology Aging 21:441-445 (2000).

Rasgon, N. and L. Jarvik. "Insulin resistance, affective disorders, and Alzheimer's disease." J Gerontology 59A:178-183 (2004).

Reisbick, S., M. Neuringer, R. Hasnain, and W. E. Connor. "Home cage behavior of rhesus monkey with long-term deficiency of omega-3 fatty acids." Physiol Behav 55:231-239 (1994).

Remarque, E. J., E. L. E. M. Bollen, A. W. E. Weverling-Rijnsburger, J. C. Laterveer, G. J. Blauw, and R. G. J. Westendorp. "Patients with Alzheimer's disease display a pro-inflammatory phenotype." Exp Gerontology 36:171-176 (2001).

Richardson, A. J., C. M. Calvin, C. Clisby, D. R. Schoenheimer, P. Montgomery, J. A. Hall, G. Hebb, E. Westwood, J. B. Talcott, and J. F. Stein. "Fatty acid deficiency signs predict the severity of reading and related difficulties in dyslexic children." Prostaglandins Leukot Essent Fatty Acids 63:69-74 (2000).

Richardson, A. J. and B. K. Puri. "A randomized double-blind, placebo-controlled study of the effects of supplementation with highly unsaturated fatty acids on ADHD-related symptoms in children with specific learning difficulties." Prog Neuropsychopharmacol Biol Psychiatry 26:233-239 (2002).

Richardson, A. J. and M. A. Ross. "Fatty acid metabolism in neurodevelopmental disorder: a new perspective on associations between attention-deficit/hyperactivity disorder, dyslexia, dyspraxia and the autistic spectrum." Prostaglandins Leukot Essent Fatty Acids 63:1-9 (2000).

Ross, B. M., I. McKenzie, I. Glen, and C. P. Bennett. "Increased levels of ethane, a non-invasive marker of n-3 fatty acid oxidation, in breath of children with attention deficit hyperactivity disorder." Nutr Neurosci 6:277-281 (2003).

Sachdev, P. "Attention deficit hyperactivity disorder in adults." Psychological Med 29:507-514 (1999).

Sears, B. The Zone. New York: ReganBooks, 1995.

Sears, B. The Anti-Aging Zone. New York: ReganBooks, 1999.

Sears, B. The Omega Rx Zone. New York: ReganBooks, 2002.

Sonderberg, M., C. Edlund, K. Kristensson, and G. Dallner. "Fatty acid composition of brain phospholipids in aging and Alzheimer's disease." Lipids 26:421-423 (1991).

Stein, J. "The neurobiology of reading difficulties." Prostaglandins Leukot Essent Fatty Acids 63:109-116 (2000).

Stevens, L. J. and J. Burgess. "Omega-3 fatty acids in boys with behavior, learning, and health problems." Physiology Behavior 59:915-920 (1996).

Stevens, L. J., S. S. Zentall, J. L. Deck, M. L. Abate, B. A. Watkins, S. A. Lipp, and J. R. Burgess. "Essential fatty acid metabolism in boys with attention-deficit hyperactivity disorder." Am J Clin Nutr 62:761-768 (1995).

Stevens, L., W. Zhang, L. Peck, T. Kuczek, N. Grevstad, A. Mahon, S. S. Zentall, L. E. Arnold, and J. R. Burgess. "EFA supplementation in children with inattention, hyperactivity, and other disruptive behaviors." Lipids 38:1007-1021 (2003).

Stewart, W. F., C. Kawas, M. Corrada, and E. J. Metter. "Risk of Alzhemier's disease and duration of NSAID use." Neurology 48:626-632 (1997).

Stoll, A. L., E. Sverus, M. P. Freeman, S. Rueter, H. A. Zhoyan, E. Diamond, K. K. Cress, and L. B. Marangell. "Omega-3 fatty acids in bipolar depression: a preliminary double-blind, placebo-controlled trial." Arch Gen Psychiatry 56:407-412 (1999).

Stordy, B. J. "Benefit of docosahexaenoic acid supplements to dark adaption in dyslexics." Lancet 346:385 (1995).

Su, K. P., S. Y. Huang, C. C. Chiu, and W. W. Shen. "Omega-3 fatty acids in major depressive disorder." Eur Neuropsychopharmacology 13:267-271 (2003).

Tanskanen, A. "Fish consumption, depression, and suicidality in a general population." Arch Gen Psychiatry 58:512-513 (2001).

Taylor, K. E. and a. J. Richardson. "Visual function, fatty acids and dyslexia." Prostglandins Leukot Essent Fatty Acids 63:89-93 (2000).

Terano, T., s. Fujishiro, T. Ban, K. Ymamoto, T. Tanaka, Y. Noguchi, Y. Tamura, K. Yazawa, and T. Hirayama. "Docosahexaenoic acid supplementation improves moderately severe dementia from thrombotic cerebrovascular disease." Lipids 34:S345-S346 (1999)

Teunissen, C. E., M. P. J. van Boxtel, H. Bosma, E. Bosmans, J. Delanghe, De Bruijin, A. Wauters, M. Maes, J. Jolles, H. W. M. Steinbusch, and J. de Vente.

"Inflammatory markers in relation to cognition in a healthy aging population." J Neuroimmunity 134:142-150 (2003).

Tully, A., H. M. Roche, R. Doyle, C. Fallon, I. Bruce, B. Lawlor, D. Coakley, and M. J. Gibney. "Low serum cholesteryl ester-docosahexaenoic acid levels in Alzheimer's disease." Br J Nutr 89:483-489 (2003).

Uauy, R., P. Peirano, D. Hoffman, P. Mena, D. Birch, and E. Birch. "Role of essential fatty acids in the function of the developing nervous system." Lipids 31:s167-S176 (1996).

Venters, H. D., R. Dantzer, and K. W. Kelly. "A new concept in neurodegeneration: TNF is a silencer of survival signals." Trends in Neuroscience 23:175-180 (2000).

Virkkunen, M. E., D. F. Horrobin, K. Douglas, K. Jenkins, and M. S. Manku. "Plasma phospholipids essential fatty acids and prostaglandin inalcoholic, habitually violent, and impulsive offenders." Biol Psychiatry 22:1087-1096 (1987).

Vitkovic, L., J. Bockaert, and C. Jacque. "Inflammatory cytokines: neuromodulators in normal brain?" J Neurochem 74:457-471 (2000).

Yehuda, S., S. Rabinovitz, R. L. Carasso, and D. I. Mostofsky. "Essential fatty acid preparation improves Alzheimer's patients quality of life." Int J Neurosci 87:141-149 (1996).

Yehuda, S., S. Rabinovitz, and D. I. Mostofsky. "Essential fatty acids are mediators of brain bio-chemistry and cognitive functions." J Neurosci Res 56:565-570 (1999).

Zametkin, A. J., and M. Ernst. "Problems in the management of attention-deficit-hyperactivity disorder." N Engl J Med 340:40-46 (1999).

Zametkin, A. J., t. E. Nordahl, A. C. King, W. e. semple, J. Rmsey, S. Hamburger, and R. M. Cohen. "Cerebral glucose metabolism in adults with hyperactivity of childhood onset." N Engl J Med 323:1361-1366 (1990).

Zimmer, L., S. Hembert, G. Durand, P. Breton, D. Guillotau, J. C. Besnard, and s Chalon. "Chronic n-3 polyunsaturated fatty acid diet-deficiency acts on dopamine metabolism in the rat frontal cortex." Neurosci Letter 240:177-181 (1998).

Zimmer, L., S. Vancassel, S. Cantagrel, P. Breton, S. Delamanche, D. Guilloteau, G. Durand, and S. Chalon. "The dopamine mesocorticolimbic pathway is affected by deficiency in n-3 polyunsaturated fatty acids." Am J Clin Nutr 75:662-667 (2002).

Chapter 18. Screaming Pain

Adam, O., C. Beringer, T. Kless, C. Lemmen, A. Adam, M. Wiseman, P. Adam, R. Klimmek, and W. Forth. "Anti-inflmmatory effects of a low arachidonic acid diet and fish oil in patients with rheumatoid arthritis." Rheumatol Int 23:27-36 (2003).

Ariza-Ariza, R., M. Mestanza-Peralta, and M. H. Cardiel. "Omega-3 fatty acids in rheumatoid arthritis: an overview." Semin Arthritis Rheum 27:366-370 (1998).

Babcok, T., W. S. Helton, and N. J. Espat. "Eicosapentaenoic acid: an anti-inflammatory omega-3 fat with potential clinical applications." Nutrition 16:1116-1118 (2000).

Belluzzi, A., S. Boschi, C. Brignola, A. Munarini, G. Cariani, and F. Miglio. "Polyunsaturated fatty acids and inflammatory bowel disease." Am J Clin Nutr 71:39S-42S (2000).

Belluzzi, A., c. Brignola, M. Campieri, A. Pera, S. Boschi, and M. Miglioli. "Effect of an enteric-coated fish-oil preparation on relapses in Crohn's disease." N Engl J Med 354:1557-1560 (1996).

Blok, W. L., M. B. Katan, and J. W. van der Meer. "Modulation of inflammation and cytokine production by dietary (n-3) fatty acids." N Nutr 126:1515-1533 (1996).

Calder, P. C. "n-3 polyunsaturated fatty acids, inflammation and immunity." Nutr Res 21:309-341 (2001).

Chandrasekar, B., and G. Fernades. "Decreased pro-inflammatory cytokines and increased antioxidant enzyme gene expression by omega-3 lipids in murine lupus nephritis." Biochem Biophys Res Commun 200(2):893-898 (1994).

Clar, W. F., A. Parbtani, C. D. Naylor, C. M. Levinton, N. Muirhead, E. Spanner, M. W. Huff, D. J.

Philbrick, and B. J. Holub. "Fish oil in lupus nephritis: clinical findings and methodological implications." Kidney Int 44:75-86 (1993).

Cleland, L. G., J. K. French, W. H. Betts, G. A. Murphy, and M. J. Elliot. "Clinical and biochemical effects of dietary fish oil supplements in rheumatoid arthritis." J Rheumatol 15:1471-1475 (1998).

Das, U. N. "Beneficial effects of eicosapentaenoic and docosahexaenoic acids in the management of systemic erthematosus and it relationship to the cytokine network." Prostaglandins Leukot Essent Fatty Acids 51:207-213 (1994).

Donadio, J. V., J. P. Grande, E. J. Bergstralh, R. A. Dart, T. S. Larson, and D. C. Spencer. "The long-term outcome of patients with IgA nephropathy treated with fish oil in a controlled trial." J Am Soc Nephrol 10:1772-1777 (1999).

Endres, S. “Messengers and mediators: interactions among lipids, eicosanoids, and cytokines.” Am J Clin Nutr 57:798S-800S (1993).

Endres, S. “n-3 polyunsaturated fatty acids and human cytokine synthesis.” Lipids 31:S239-S242 (1996).

Endres, S., R. Ghorbani, V. E. Kelley, K. Georgilis, G. Lonnemann, J. W. van der Meer, J. G. Cannon, T. S. Rogers, M. S. Klempner, and P. C. Weber. “The effect of dietary supplementation with n-3 polyunsaturated fatty acids on the synthesis of interleukin-1 and tumor necrosis factor by mononuclear cells.” N Engl J Med 320:265-271 (1989).

Endres, S., R. Lorenz, and K. Loeschke. “Lipid treatment of inflammatory bowel disease.” Curr Opin Clin Nutr Metab Care 2:117-120 (1999).

Endres, S., B. Sinha, and T. Eisenhut. “Omega 3 fatty acids in the regulation of cytokine synthesis.” World Rev Nutr Diet 76:89-94 (1994).

Endres, S., and C. von Schacky. “n-3 polyunsaturated fatty acids and human cytokine synthesis.” Curr Opin Lipidol 7:48-52 (1996).

Fox, D. A. “Cytokine blockade as a new strategy to treat rheumatoid arthritis. Inhibition of tumor necrosis factor.” Arch Intern Med 160:437-444 (2000).

Geusens, P., C. wouters, J. nijs, Y. Jiang, and J. Dequeker. “Long-term effect of omega-3 fatty acid supplementation in active rheumatoid arthritis. A 12-month, double-blind, controlled study.” Arthritis Rheum 37:824-829 (1994).

Kilkens, T. O. C., A. Honig, M. Maes, R. Lousberg, and R. J> Brummer. “Fatty acid profile and affective dysregulation in irritable bowel syndrome.” Lipids 39:425-431 (2004).

Kremer, J. M. “N-3 fatty acid supplements in rheumatoid arthritis.” Am J Clin Nutr 71:349S-351S. (2000).

Kremer, J. M., D. A. Lawrence, G. F. Petrillo, L. L. Litts, P. M. Mullay, R. I. Rynes, R. P. Stocker, N. Parhami, N. S Greenstein, and B. R. Fuchs, “Effects of high-dose fish oil on rheumatoid arthritis after stopping nonsteroidal antiinflmmatory drugs. Clinical and immune correlates.” Arthritis Rheum 38:1107-1114 (1995).

Lo, C. J., K. C. Chiu, M. Fu, R. Lo, and s. Helton. “Fish oil decreases macrophage tumor necrosis factor gene transcription by altering the NF kappaB activity.” J Surg Res 82:216-221 (1999).

Meydani, S. H. “Effect of n-3 polyunsaturated fatty acid on cytokine production and their biological action.” Nutrition 12:S8-14 (1996).

Ozgocmen, S., S. A. Catal, O. Ardicoglu, and A. Kamanli. "Effect of omega-3 fatty acids in the management of fibromyalgia syndrome." Int Clin Pharmacol Ther 38:362-363 (2000).

Pisetsky, D. S. "Tumor necrosis factor blockers in rheumatoid arthritis." N Engl J Med 342:810-811 (2000).

Prickett, J. D., D. R. Robinson, and a. D. Steinberg. "Dietary enrichment with polyunsaturated acid eicosapentaenoic acid prevents proteinuria and prolongs survival in NZBxNZW F1 mice." J Clin Invest 68:556-559 (1981).

Robinson, D. R., L. L. xu, S. Tateno, M. Guo, and R. B. Colvin. "Suppression of autoimmune disease by dietary n-3 fatty acids." J Lipid Res 34:1435-1444 (1993).

Ross, E. "The role of marine oils in the treatment of ulcerative colitis." Nutr Rev 51:47-49 (1993).

Shapiro, H. "Could n-3 polyunsaturated fatty acids reduce pathological pain direct actions on the nervous system." Prostaglandins Leukot Essent Fatty Acids 68:219-224 (2003).

Simopoulos, A. P. "Omega-3 fatty acids in inflammation and autoimmune diseases." J Am Coll Nutr 21:495-505 (2002).

Sperling, R. I. "The effects of dietary n-3 polyunsaturated fatty acids on neutrophils." Proc Nutr Soc 57:527-534 (1998).

Teitelbaum, J. E. and W. Allan Walker. "The role of omega 3 fatty acids in intestinal inflammation." J Nutr Biochem 12:21-32 (2001).

Wolfe, F., K. Ross, J. Anderson, I. J. Russel, and L. Hebert. "The prevalence and characteristics of fibromyalgia in the general population." Arthritis Rheum 38:19-28 (1995).

Zaloga, G. P. and P. Parik. "Lipid modulation and systemic inflammation." Crit Care Clin 17:201-217.

Zurier, R. B. "Prostaglandins, immune responses and murine lupus." Arth Rheum 25:804-809 (1982).

Zurier, R. B. "Lipids and lupus." In Lupus: Molecular and Cellular Pathogenesis, ed. G. M. Kammer and G. C. Tsokos, pp. 599-611, Totowan, N.J.: Humana Press, 1998.

Chapter 19. Who Is to Blame for the Epidemic of Silent Inflammation?

Darman, N., A. Briend, and A. Drewnowski. "Energy-dense diets are associated with lower diet costs." Public Health Nutrition 7:21-27 (2004).

Drewnowski, A. "Energy density, palatability and satiation: implications for weight control." Nutr Rev 56:347-353 (1998).

Drewnowski, A. "Fat and sugar: an economic analysis." N Nutr 133:838S-840S (2003).

Drewnowski, A. "The role of energy density." Lipids 38:109-115 (2003).

Nestle, M. Food Politics. How the Food Industry Influences Nutrition and Health. Berkeley, CA: University of California Press, 2002.

Nestle, M "The ironic politics of obesity." Science 299:781 (2003).

Nielsen, S. J., and b. M. Popkin. "Patterns and trends in food portion sizes, 1977-1998." JAMA 289:450-453 (2003).

Popkin, B. M. and S. J. Nielsen. "The sweetening of the world's diet." Obesity Res 11:1325-1331 (2003).

Chapter 20. Avoiding the Coming Collapse of the Health Care System

Noakes, M., P. R. Foster, J. B. Keogh, and P. M. Clifton. "Meal replacements are as effective as structured weight-loss diets for treating obesity in adults with features of metabolic syndrome." J Nutr 134:1894-1899 (2004).

Willet, W. C. Eat, Drink and Be Healthy. The Harvard Medical School Guide to Healthy Eating. New York: Fireside, 2001.

Yao, M. and S. B. Roberts. "Dietary energy density and weight regulation." Nutr Rev 59:247-258 (2001).